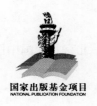

国家出版基金项目
NATIONAL PUBLICATION FOUNDATION

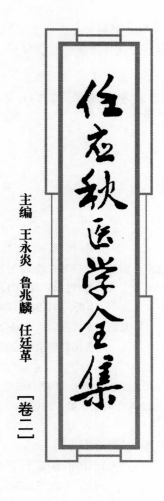

任应秋医学全集

【卷二】

主编 王永炎 鲁兆麟 任廷革

中国中医药出版社

·北京·

图书在版编目（CIP）数据

任应秋医学全集／王永炎，鲁兆麟，任廷革主编．—北京：中国中医
药出版社，2015.1

ISBN 978 - 7 - 5132 - 2115 - 3

Ⅰ．①任…　Ⅱ．①王…　②鲁…　③任…　Ⅲ．①中国医药学 - 文集
Ⅳ．①R2 - 53

中国版本图书馆 CIP 数据核字（2014）第 253130 号

中 国 中 医 药 出 版 社 出 版
北京市朝阳区北三环东路 28 号易亨大厦 16 层
邮政编码　100013
传真　010 64405750
北京天宇万达印刷有限公司印刷
各地新华书店经销

*

开本 710×1000　1/16　印张 456.75　字数 7600 千字
2015 年 1 月第 1 版　2015 年 1 月第 1 次印刷
书号　ISBN 978 - 7 - 5132 - 2115 - 3

*

定价　1980.00 元（全 12 册）
网址　www.cptcm.com

社长热线　010 64405720

购书热线　010 64065415　010 64065413

微信服务号　zgzyycbs

书店网址　csln.net/qksd/

官方微博　http://e.weibo.com/cptcm

淘宝天猫网址　http://zgzyycbs.tmall.com

总目录

卷二
目录

《内经》研究

黄帝内经讲稿

内经十讲

阴阳五行

运气学说

《内经》研究

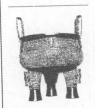

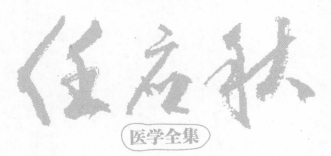

任应秋

医学全集

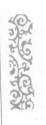

黄帝内经讲稿

灵枢经

九针十二原第一

（此篇未收集到录音资料，据《黄帝内经章句索引》整理）

篇解：篇中讨论了镵针、圆针、锃针、锋针、铍针、圆利针、毫针、长针、大针等九针，又叙述二太渊、二大陵、二太冲、二太白、二太溪、一鸠尾、一脖胦等十二原穴，故以"九针十二原"名篇。全篇的主要内容为阐明九针的名数、形状及其功用等，特别是对针刺的效用和应验发挥得极其精深。故第三篇《小针解》及《素问·针解》等，都在着重解释本篇之九针，其意义的深远可以概见。全篇可分作八节。

第一节　针之效用

【原文】黄帝问于岐伯曰：余子万民，养百姓，而收其租税。余哀其不给，而属有疾病。余欲勿使被毒药，无用砭石，欲以微针通其经脉，调其血气，营其逆顺出入之会。令可传于后世，必明为之法。令终而不灭，久而不绝，易用难忘，为之经纪。异其章，别其表里，为之终始。令各有形，先立针经。愿闻其情。

【提要】总言针之效用，以冒全篇。

第二节　补虚泻实

【原文】岐伯答曰：臣请推而次之，令有纲纪，始于一，终于九焉。请言其道。小针之要，易陈而难入，粗守形，上守神，神乎神，客在门，未睹其疾，恶知其原。刺之微，在速迟，粗守关，上守机，机之动，不离其空，空中之机，清静而微，其来不可逢，其往不可追。知机之道者，不可挂以发

（髪），不知机道，扣之不发，知其往来，要与之期，粗之闇乎，妙哉工独有之。往者为逆，来者为顺，明知逆顺，正行无问。逆而夺之，恶得无虚？追而济之，恶得无实？迎之随之，以意和之，针道毕矣。

【提要】言小针之妙用，在于补虚泻实。

第三节　补泻手法

【原文】凡用针者，虚则实之，满则泄之，宛陈则除之，邪胜则虚之。《大要》曰：徐而疾则实，疾而徐则虚。言实与虚，若有若无，察后与先，若存若亡，为虚与实，若得若失。虚实之要，九针最妙，补泻之时，以针为之。泻曰必持内之，放而出之，排阳得针，邪气得泄。按而引针，是谓内温，血不得散，气不得出也。补曰随之，随之意，若妄之，若行若按，如蚊虻止，如留如还，去如弦绝，令左属右，其气故止，外门已闭，中气乃实，必无留血，急取诛之。持针之道，坚者为宝，正指直刺，无针左右，神在秋毫，属意病者，审视血脉者，刺之无殆。方刺之时，必在悬阳，及与两卫，神属勿去，知病存亡。血脉者，在腧横居，视之独澄，切之独坚。

【提要】阐述针刺补泻的手法。

第四节　九针功用

【原文】九针之名，各不同形。一曰镵针，长一寸六分；二曰圆针，长一寸六分；三曰锓针，长三寸半；四曰锋针，长一寸六分；五曰铍针，长四寸，广二分半；六曰圆利针，长一寸六分；七曰毫针，长三寸六分；八曰长针，长七寸；九曰大针，长四寸。镵针者，头大末锐，去泻阳气；圆针者，针如卵形，揩摩分间，不得伤肌肉，以泻分气；锓针者，锋如黍粟之锐，主按脉勿陷，以致其气；锋针者，刃三隅，以发痼疾；铍针者，末如剑锋，以取大脓；圆利针者，大如厘，且圆且锐，中身微大，以取暴气；毫针者，尖如蚊虻喙，静以徐往，微以久留之而养，以取痛痹；长针者，锋利身薄，可以取远痹；大针者，尖如梃，其锋微圆，以泻机关之水也。九针毕矣。

【提要】叙述九针的名数形状，以及九针不同的功用。

第五节　候气取效

【原文】夫气之在脉也，邪气在上，浊气在中，清气在下。故针陷脉则邪气出，针中脉则浊气出，针太深则邪气反沉，病益。故曰：皮肉筋脉，各有所处，病各有所宜，各不同形，各以任其所宜。无实无虚，损不足而益有余，是谓甚病，病益甚取五脉者死，取三脉者恇，夺阴者死，夺阳者狂，针害毕矣。刺之而气不至，无问其数；刺之而气至，乃去之，勿复针。针各有所宜，各不同形，各任其所，为刺之要。气至而有效，效之信，若风之吹云，明乎若见苍天，刺之道毕矣。

【提要】先言针害，次言针效，针之效用最在"候气"。

第六节　刺贵审气

【原文】黄帝曰：愿闻五脏六腑所出之处。岐伯曰：五脏五腧，五五二十五腧；六腑六腧，六六三十六腧。经脉十二，络脉十五，凡二十七气，以上下。所出为井，所溜为荥，所注为腧，所行为经，所入为合，二十七气所行，皆在五腧也。节之交，三百六十五会，知其要者，一言而终，不知其要，流散无穷。所言节者，神气之所游行出入也，非皮肉筋骨也。睹其色，察其目，知其散复；一其形，听其动静，知其邪正。右主推之，左持而御之，气至而去之。凡将用针，必先诊脉，视气之剧易，乃可以治也。五脏之气已绝于内，而用针者反实其外，是谓重竭，重竭必死，其死也静，治之者，辄反其气，取腋与膺。五脏之气已绝于外，而用针者反实其内，是谓逆厥，逆厥则必死，其死也躁，治之者，反取四末。刺之害中而不去，则精泄；害中而去，则致气。精泄则病益甚而恇，致气则生为痈疡。

【提要】阐明刺法贵在审气，凡知五脏、观形色、重诊脉等，无一不是在辨气之虚实逆顺也。

第七节　十二原穴

【原文】五脏有六腑，六腑有十二原，十二原出于四关，四关主治五脏，五脏有疾，当取之十二原。十二原者，五脏之所以禀三百六十五节气味也。五脏有疾也，应出十二原，十二原各有所出，明知其原，睹其应，而知五脏之害矣。阳中之少阴，肺也，其原出于太渊，太渊二；阳中之太阳，心也，其原出于大陵，大陵二；阴中之少阳，肝也，其原出于太冲，太冲二；阴中之至阴，脾也，其原出于太白，太白二；阴中之太阴，肾也，其原出于太溪，太溪二；膏之原，出于鸠尾，鸠尾一；肓之原，出于脖胦，脖胦一。凡此十二原者，主治五脏六腑之有疾者也。胀取三阳，飧泄取三阴。

【提要】叙述十二原穴。

第八节　贵得其术

【原文】今夫五脏之有疾也，譬犹刺也，犹污也，犹结也，犹闭也。刺虽久，犹可拔也；污虽久，犹可雪也；结虽久，犹可解也；闭虽久，犹可决也。或言久疾之不可取者，非其说也。夫善用针者，取其疾也，犹拔刺也，犹雪污也，犹解结也，犹决闭也。疾虽久，犹可毕也。言不可治者，未得其术也。刺诸热者，如以手探汤；刺寒清者，如人不欲行。阴有阳疾者，取之下陵、三里，正往无殆，气下乃止，不下复始也。疾高而内者，取之阴之陵泉；疾高而外者，取之阳之陵泉也。

【提要】疗效是临床之本，贵在得其术。

本输第二

（此篇录音资料仅限于答疑，其他据《黄帝内经章句索引》整理）

篇解：叙述了十二经脉气穴之所在，以明脏腑之气所以能相互灌输之理，故名"本输"，"本"者，气穴各本于经也。全篇主要讨论了五个问题：十二经脉终始；络脉别处；五输所留；六腑所合；四时出入。全篇可分作五章。

第一章　针刺之道

【原文】黄帝问于岐伯曰：凡刺之道，必通十二经络之所终始，络脉之所别处，五腧之所留，六腑之所与合，四时之所出入，五脏之所溜处，阔数之度，浅深之状，高下所至，愿闻其解。岐伯曰：请言其次也。

【提要】主要提出十二经脉始终、络脉别处、五脏所溜、六腑所合、四时出入等问题，为全篇的总挈。

第二章　经脉终始

【原文】从"肺出于少商"至"上合于手者也"。

【提要】叙十二经终始，五脏所溜即在其中。此章可分作五节。

第一节　手之两阴经的五输穴

【原文】肺出于少商，少商者，手大指端内侧也，为井木；溜于鱼际，鱼际者，手鱼也，为荥；注于太渊，太渊，鱼后一寸陷者中也，为腧；行于经渠，经渠，寸口中也，动而不居，为经；入于尺泽，尺泽，肘中之动脉也，为合；手太阴经也。心出于中冲，中冲，手中指之端也，为井木；流于劳宫，劳宫，掌中中指本节之内间也，为荥；注于大陵，大陵，掌后两骨之间方下者也，为腧；行于间使，间使之道，两筋之间，三寸之中也，有过则至，无过则止，为经；入于曲泽，曲泽，肘内廉下陷者之中也，屈而得之，为合；手少阴也。

【提要】叙手之两阴经（手太阴、手少阴）之五输穴。

第二节　足之三阴经的五输穴

【原文】肝出于大敦，大敦者，足大指之端及三毛之中也，为井木；溜于行间，行间，足大指间也，为荥；注于太冲，太冲，行间上二寸陷者之中也，为腧；行于中封，中封，内踝之前一寸半陷者之中，使逆则宛，使和则通，摇足而得之，为经；入于曲泉，曲泉，辅骨之下大筋之上也，屈膝而得之，为合；足厥阴也。脾出于隐白，隐白者，足大指之端内侧也，为井木；溜于大都，大都，本节之后下陷者之中也，为荥；注于太白，太白，腕骨之下也，为腧；行于商丘，商丘，内踝之下陷者之中也，为经；入于阴之陵泉，

阴之陵泉，辅骨之下陷者之中也，伸而得之，为合；足太阴也。肾出于涌泉，涌泉者，足心也，为井木；溜于然谷，然谷，然骨之下者也，为荥；注于太溪，太溪，内踝之后，跟骨之上陷中者也，为腧；行于复溜，复溜，上内踝二寸，动而不休，为经；入于阴谷，阴谷，辅骨之后大筋之下小筋之上也，按之应手，屈膝而得之，为合；足少阴经也。

【提要】 叙足之三阴经（足厥阴、足太阴、足少阴）的五输穴。

第三节　足之三阳经的五输穴及原穴

【原文】 膀胱出于至阴，至阴者，足小指之端也，为井金；溜于通谷，通谷，本节之前外侧也，为荥；注于束骨，束骨，本节之后陷者中也，为腧；过于京骨，京骨，足外侧大骨之下，为原；行于昆仑，昆仑，在外踝之后跟骨之上，为经；入于委中，委中，腘中央，为合，委而取之；足太阳也。胆出于窍阴，窍阴者，足小指次指之端也，为井金；溜于侠溪，侠溪，足小指次指之间也，为荥；注于临泣，临泣，上行一寸半陷者中也，为腧；过于丘墟，丘墟，外踝之前下陷者中也，为原；行于阳辅，阳辅，外踝之上，辅骨之前，及绝骨之端也，为经；入于阳之陵泉，阳之陵泉，在膝外陷者中也，为合，伸而得之；足少阳也。胃出于厉兑，厉兑者，足大指内次指之端也，为井金；溜于内庭，内庭，次指外间也，为荥；注于陷谷，陷谷者，上中指内间上行二寸陷者中也，为腧；过于冲阳，冲阳，足跗上五寸陷者中也，为原，摇足而得之；行于解溪，解溪，上冲阳一寸半陷者中也，为经；入于下陵，下陵，膝下三寸，胻骨外三里也，为合；复下三里三寸为巨虚上廉，复下上廉三寸为巨虚下廉也；大肠属上，小肠属下，足阳明胃脉也，大肠小肠，皆属于胃是，足阳明也。

【提要】 叙足之三阳经（足太阳、足少阳、足阳明）的五输穴及原穴。

第四节　手之三阳经的五输穴及原穴

【原文】 三焦者，上合手少阳，出于关冲，关冲者，手小指次指之端也，为井金；溜于液门，液门，小指次指之间也，为荥；注于中渚，中渚，本节之后陷者中也，为腧；过于阳池，阳池，在腕上陷者之中也，为原；行于支沟，支沟，上腕三寸，两骨之间陷者中也，为经；入于天井，天井，在肘外大骨之上陷者中也，为合，屈肘而得之；三焦下腧，在于足大指之前，少阳之后，出于腘中外廉，名曰委阳，是太阳络也，手少阳经也。三焦者，足少阳、太阴之所将，太阳之别也，上踝五寸，别入贯腨肠，出于委阳，并太阳之正，入络膀胱，约下焦，实则闭癃，虚则遗溺，遗溺则补之，闭癃则泻之。手太阳小肠者，上合于太阳，出于少泽，少泽，小指之端也，为井金；溜于前谷，前谷，在手外廉本节前陷者中也，为荥；注于后溪，后溪者，在手外侧本节之后也，为腧；过于腕骨，腕骨，在手外侧腕骨之前，为原；行于阳谷，阳谷，在锐骨之下陷者中也，为经；入于小海，小海，在肘内大骨之外，去端半寸陷者中也，伸臂而得之，为合；手太阳经也。太阳上合手阳明，出于商阳，商阳，大指次指之端也，为井金；溜于本节之前二间，为荥；注于本节之后三间，为腧；过于合谷，合谷，在大指歧骨之间，为原；行于阳溪，阳溪，在两筋间陷者中也，为经；入于曲池，在肘外辅骨陷者中，屈臂而得之，为合；手阳明也。

【提要】叙手之三阳经（手少阳、手太阳、手阳明）的五输穴及原穴。

第五节 十二经输穴概要

【原文】是谓五脏六腑之腧，五五二十五腧，六六三十六腧也。六腑皆出足之三阳，上合于手者也。

【提要】总结十二经之输。

第三章 络脉别处

【原文】从"缺盆之中，任脉也"至"五腧之禁也"。
【提要】叙临近腧穴之部位、刺法，及所禁之穴，可分作三节。

第一节 十脉要腧

【原文】缺盆之中，任脉也，名曰天突一；次任脉侧之动脉，足阳明也，名曰人迎二；次脉手阳明也，名曰扶突三；次脉手太阳也，名曰天窗四；次脉足少阳也，名曰天容五；次脉手少阳也，名曰天牖六；次脉足太阳也，名曰天柱七；次脉颈中央之脉，督脉也，名曰风府八；腋内动脉，手太阴也，名曰天府；腋下三寸手心主也，名曰天池。……足阳明夹喉之动脉也，其腧在膺中；手阳明次在其腧外，不至曲颊一寸；手太阳当曲颊；足少阳在耳下曲颊之后；手少阳出耳后上加完骨之上；足太阳夹项大筋之中发（髪）际。

【提要】十脉临近要腧的分布部位。

第二节　五腧刺法

【原文】刺上关者，呿不能欠；刺下关者，欠不能呿；刺犊鼻者，屈不能伸；刺两关者，伸不能屈。

【提要】叙上关、下关、犊鼻、内关、外关刺法。

第三节　五腧所禁

【原文】阴尺动脉在五里，五腧之禁也。

【提要】叙五腧之禁。

第四章　六腑之合

【原文】肺合大肠，大肠者，传道之腑。心合小肠，小肠者，受盛之腑。肝合胆，胆者，中精之腑。脾合胃，胃者，五谷之腑。肾合膀胱，膀胱者，津液之腑也。少阳属肾，肾上连肺，故将两脏。三焦者，中渎之腑也，水道出焉，属膀胱，是孤之腑也。是六腑之所与合者。

【提要】叙六腑之所合。

第五章　四时刺法

【原文】春取络脉诸荥大经分肉之间，甚者深取之，间者浅取之；夏取诸腧孙络肌肉皮肤之上；秋取诸合，余如春法；冬取诸井诸腧之分，欲深而留之。此四时之序，气之所处，病之所舍，脏之所宜。转筋者，立而取之，可令遂已。痿厥者，张而刺之，可令立快也。

【提要】叙诸输分主四时，故四时之刺各有浅深。

答疑

问：怎样理解"少阳属肾，肾上连肺，故将两脏"？

答：有人专门写了一篇文章，认为这里的"少阳"要改成"少阴"，我是不同意这种改法的，否则《灵枢·本藏》提出的"肾火，三焦膀胱者"又应该怎样改呢？

所谓"少阳属肾"的"少阳"是指"三焦"，三焦之脉上布于胸中与肺联系，下布于膀胱与膀胱联系，膀胱是肾之合，二者互为表里，这是肾、膀胱、三焦、肺之间的关系。"三焦"是中渎之腑，"膀胱"是津液之腑，"肾"这个水脏统领三焦、膀胱这两个水腑，故曰"故将两脏"。"两脏"实际上是"两腑"，《内经》中很多地方"脏""腑"不分，是宏观的一种提法而已。"肾火，三焦膀胱者"就是"肾"脏统领"三焦""膀胱"两腑的意思。"肾"为什么能够统领两腑呢？因为肾中有真阳，膀胱之水和三焦之水要有肾的阳气才得以气化，所以只能是"肾将两腑"，而不是膀胱或者是三焦"将肾"，因此这里的"少阳"是不能改成"少阴"的。

小针解第三

（此篇未收集到录音资料，据《黄帝内经章句索引》整理）

篇解：本篇主要是在诠释《九针十二原》中"小针之要"一段文字的意义，因名"小针解"。《素问·针解》与本篇小同。全篇可分作四节。

第一节　小针之要

【原文】所谓易陈者，易言也。难入者，难著于人也。粗守形者，守刺法也。上守神者，守人之血气有余不足，可补泻也。神客者，正邪共会也。神者，正气也；客者，邪气也。在门者，邪循正气之所出入也。未睹其疾者，先知邪正何经之疾也。恶知其原者，先知何经之病，所取之处也。刺之微在数迟者，徐疾之意也。粗守关者，守四肢而不知血气正邪之往来也。上守机者，知守气也。机之动，不离其空中者，知气之虚实，用针之徐疾也。空中之机，清静以微者，针已得气，密意守气勿失也。其来不可逢者，气盛不可补也。其往不可追者，气虚不可泻也。不可挂以发（髪）者，言气易失也。扣之不发者，言不知补泻之意也，血气已尽而气不下也。知其往来者，知气之逆顺盛虚也。要与之期者，知气之可取之时也。粗之阇者，冥冥不知气之微密也。妙哉！工独有之者，尽知针意。往者为逆者，言气之虚而小，小者，逆也。来者为顺者，言形气之平，平者，顺也。明知逆顺正行无问者，言知所取之处也。迎而夺之者，泻也；追而济之者，补也。

【提要】言小针的妙用，在于补虚泻实。

第二节　补泻手法

【原文】所谓虚则实之者，气口虚而当补之也。满则泄之者，气口盛而当泻之也。宛陈则除之者，去血脉也。邪胜则虚之者，言诸经有盛者，皆泻其邪也。徐而疾则实者，言徐内而疾出也。疾而徐则虚者，言疾内而徐出也。言实与虚，若有若无者，言实者有气，虚者无气也。察后与先若亡若存者，言气之虚实，补泻之先后也，察其气之已下与常存也。为虚与实，若得若失者，言补者佖然若有得也，泻则怳然若有失也。

【提要】叙针刺补泻的手法。

第三节　针效针害

【原文】夫气之在脉也，邪气在上者，言邪气之中人也高，故邪气在上也。浊气在中者，言水谷皆入于胃，其精气上注于肺，浊溜于肠胃，言寒温不适，饮食不节，而病生于肠胃，故命曰浊气在中也。清气在下者，言清湿地气之中人也，必从足始，故曰清气在下也。针陷脉，则邪气出者，取之上。

针中脉，则浊气出者，取之阳明合也。针太深，则邪气反沉者，言浅浮之病，不欲深刺也，深则邪气从之入，故曰反沉也。皮肉筋脉，各有所处者，言经络各有所主也。取五脉者死，言病在中，气不足，但用针尽大泻其诸阴之脉也。取三阳之脉者唯，言尽泻三阳之气，令病人惟然不复也。夺阴者死，言取尺之五里五往者也。夺阳者狂，正言也。

【提要】言针效与针害。

第四节　审气候气

【原文】睹其色，察其目，知其散复，一其形，听其动静者，言上工知相五色于目，有知调尺寸小大缓急滑涩，以言所病也。知其邪正者，知论虚邪与正邪之风也。右主推之，左持而御之者，言持针而出入也。气至而去之者，言补泻气调而去之也。调气在于终始。一者，持心也。节之交三百六十五会者，络脉之渗灌诸节者也。所谓五脏之气，已绝于内者，脉口气内绝不至，反取其外之病处与阳经之合，有留针以致阳气，阳气至则内重竭，重竭则死矣。其死也，无气以动，故静。所谓五脏之气，已绝于外者，脉口气外绝不至，反取其四末之输，有留针以致其阴气，阴气至则阳气反入，入则逆，逆则死矣。其死也，阴气有余，故躁。所以察其目者，五脏使五色循明，循明则声章，声章者，则言声与平生异也。

【提要】言刺法贵在审气、候气。

邪气藏府病形第四

（此篇未收集到录音资料，据《黄帝内经章句索引》整理）

篇解：全篇前半论邪气，后半论病形，而无不关系于脏腑，故以"邪气藏府病形"名之。总的精神在阐发邪气之伤于脏腑有浅有深，而表现出的病形便各有不同，因而针刺之法亦各其治矣。全篇可分作三章。

第一章 邪气伤脏腑之病机

【原文】"黄帝问于岐伯曰：邪气之中人也奈何？"至"寒不能胜之也"。

【提要】发明邪气伤脏腑之病机。此章可分作二节。

第一节 邪之中人阴阳有异

【原文】黄帝问于岐伯曰：邪气之中人也奈何？岐伯答曰：邪气之中人高也。黄帝曰：高下有度乎？岐伯曰：身半以上者，邪中之也。身半以下者，湿中之也。故曰：邪之中人也，无有常，中于阴则溜于腑，中于阳则溜于经。黄帝曰：阴之与阳也，异名同类，上下相会，经络之相贯，如环无端。邪之中人，或中于阴，或中于阳，上下左右，无有恒常，其故何也？岐伯曰：诸阳之会，皆在于面。中人也，方乘虚时及新用力，若饮食汗出，腠理开而中于邪。中于面，则下阳明；中于项，则下太阳；中于颊，则下少阳；其中于膺背两胁，亦中其经。黄帝曰：其中于阴，奈何？岐伯答曰：中于阴者，常从臂胻始，夫臂与胻，其阴皮薄，其肉淖泽，故俱受于风，独伤其阴。黄帝曰：此故伤其脏乎？岐伯答曰：身之中于风也，不必动脏，故邪入于阴经，则其脏气实，邪气入而不能客，故还之于腑，故中阳则溜于经，中阴则溜于腑。黄帝曰：邪之中人脏奈何？岐伯曰：愁忧恐惧则伤心，形寒寒饮则伤肺，以其两寒相感，中外皆伤，故气逆而上行。有所堕坠，恶血留内，若有所大怒，气上而不下，积于胁下，则伤肝。有所击仆，若醉入房，汗出当风，则伤脾。有所用力举重，若入房过度，汗出浴水，则伤肾。黄帝曰：五脏之中风奈何？岐伯曰：阴阳俱感，邪乃得往。黄帝曰：善哉。

【提要】言邪之中人阴阳有异。

第二节 精气所会邪气难伤

【原文】黄帝问于岐伯曰：首面与身形也，属骨连筋，同血合于气耳。天寒则裂地凌冰，其卒寒，或手足懈惰，然而其面不衣，何也？岐伯答曰：

十二经脉，三百六十五络，其血气皆上于面而走空窍，其精阳气上走于目而为睛，其别气走于耳而为听，其宗气上出于鼻而为臭，其浊气出于胃，走唇舌而为味。其气之津液，皆上熏于面，而皮又厚，其肉坚，故天气甚，寒不能胜之也。

【提要】言精气之所会处，则邪气难伤。

第二章　色脉尺为病形之纲

【原文】"黄帝曰：邪之中人"至"微涩为不月，沉痔"。

【提要】从邪气说到病形，并以色、脉、尺为病形之纲。此章可分作四节。

第一节　色脉尺诊

【原文】黄帝曰：邪之中人，其病形何如？岐伯曰：虚邪之中身也，洒淅动形，正邪之中人也微，先见于色，不知于身，若有若无，若亡若存，有形无形，莫知其情。黄帝曰：善哉。黄帝问于岐伯曰：余闻之，见其色，知其病，命曰明；按其脉，知其病，命曰神；问其病，知其处，命曰工。余愿闻见而知之，按而得之，问而极之，为之奈何？岐伯答曰：夫色、脉与尺之相应也，如桴鼓影响之相应也，不得相失也，此亦本末根叶之出候也，故根死则叶枯矣。色脉形肉，不得相失也，故知一则为工，知二则为神，知三则神且明矣。

【提要】提出色、脉、尺以概病形，而为全章的总冒。

第二节　色脉之诊

【原文】黄帝曰：愿卒闻之。岐伯答曰：色青者，其脉弦也；赤者，其脉钩也；黄者，其脉代也；白者，其脉毛；黑者，其脉石；见其色而不得其脉，反得其相胜之脉，则死矣；得其相生之脉，则病已矣。黄帝问于岐伯曰：五脏之所生变化之病形何如？岐伯答曰：先定其五色五脉之应，其病乃可别也。

【提要】以叙病形之色为主，兼叙其脉。

第三节　脉尺之诊

【原文】黄帝曰：色脉已定，别之奈何？岐伯说：调其脉之缓急、小大、滑涩，而病变定矣。黄帝曰：调之奈何？岐伯答曰：脉急者，尺之皮肤亦急；脉缓者，尺之皮肤亦缓；脉小者，尺之皮肤亦减而少气；脉大者，尺之皮肤亦贲而起；脉滑者，尺之皮肤亦滑；脉涩者，尺之皮肤亦涩。凡此变者，有微有甚，故善调尺者，不待于寸，善调脉者，不待于色，能参合而行之者，可以为上工，上工十全九；行二者，为中工，中工十全七；行一者，为下工，下工十全六。

【提要】兼叙病形之脉和尺。

第四节　六脉病形

【原文】黄帝曰：请问脉之缓急、小大、滑涩之病形何如？岐伯曰：臣请言五脏之病变也。心脉急甚者为瘛疭；微急为心痛引背，食不下；缓甚为狂笑；微缓为伏梁；在心下上下行，时唾血；大甚为喉吤；微大为心痹引背，善泪出；小甚为善哕；微小为消瘅；滑甚为善渴；微滑为心疝引脐，小腹鸣；涩甚为瘖；微涩为血溢、维厥、耳鸣、颠疾。肺脉急甚为癫疾；微急为肺寒热、怠惰、欬唾血，引腰背胸，若鼻息肉不通；缓甚为多汗；微缓为痿瘘、偏风，头以下汗出不可止；大甚为胫肿；微大为肺痹，引胸背，起恶日光；小甚为泄；微小为消瘅；滑甚为息贲上气；微滑为上下出血；涩甚为呕血；微涩为鼠瘘，在颈支腋之间，下不胜其上，其应善酸矣。肝脉急甚者为恶言；微急为肥气在胁下，若覆杯；缓甚为善呕；微缓为水瘕痹也；大甚为内痈，善呕衄；微大为肝痹，阴缩，欬引小腹；小甚为多饮；微小为消瘅；滑甚为癀疝；微滑为遗溺；涩甚为溢饮；微涩为瘛挛筋痹。脾脉急甚为瘛疭；微急为膈中，食饮入而还出，后沃沫；缓甚为痿厥；微缓为风痿，四肢不用，心慧然若无病；大甚为击仆；微大为疝气，腹里大，脓血在肠胃之外；小甚为寒热；微小为消瘅；滑甚为癀癃；微滑为虫毒蛔蝎腹热；涩甚为肠癀；微涩为内癀，多下脓血。肾脉急甚为骨癫疾；微急为沉厥奔豚，足不收，不得前

632

后；缓甚为折脊；微缓为洞，洞者，食不化，下嗌还出；大甚为阴痿；微大为石水，起脐以下至小腹腄腄然，上至胃脘，死不治；小甚为洞泄；微小为消瘅；滑甚为癃㿉；微滑为骨痿，坐不能起，起则目无所见；涩甚为大痈；微涩为不月，沉痔。

【提要】分析六脉之病形。

第三章 脏腑病形之针刺法

【原文】“黄帝曰：病之六变者”至“以顺为逆也”。

【提要】叙脏腑病形的刺法。此章可分作四节。

第一节 六脉之刺

【原文】黄帝曰：病之六变者，刺之奈何？岐伯答曰：诸急者多寒，缓者多热，大者多气少血，小者血气皆少，滑者阳气盛，微有热，涩者多血少气，微有寒。是故刺急者，深内而久留之；刺缓者，浅内而疾发针，以去其热；刺大者，微泻其气，无出其血；刺滑者，疾发针而浅内之，以泻其阳气而去其热；刺涩者，必中其脉，随其逆顺而久留之，必先按而循之，已发针，疾按其痏，无令其血出，以和其脉；诸小者，阴阳形气俱不足，勿取以针，而调以甘药也。

【提要】总言六种脉象之刺。

第二节 腑病取合

【原文】黄帝曰：余闻五脏六腑之气，荥腧所入为合，令何道从入，入安连过，愿闻其故。岐伯答曰：此阳脉之别入于内，属于腑者也。黄帝曰：荥腧与合，各有名乎？岐伯答曰：荥腧治外经，合治内腑。黄帝曰：治内腑奈何？岐伯曰：取之于合。黄帝曰：合各有名乎？岐伯答曰：胃合于三里，大肠合入于巨虚上廉，小肠合入于巨虚下廉，三焦合入于委阳，膀胱合入于委中央，胆合入于阳陵泉。黄帝曰：取之奈何？岐伯答曰：取之三里者，低跗；取之巨虚者，举足；取之委阳者，屈伸而索之；委中者，屈而取之；阳陵泉者，正竖膝，予之齐下，至委阳之阳取之；取诸外经者，揄申而从之。

【提要】言刺六腑之病当取之于"合"穴。

第三节　腑病之刺

【原文】黄帝曰：愿闻六腑之病。岐伯答曰：面热者，足阳明病；鱼络血者，手阳明病；两跗之上脉竖陷者，足阳明病，此胃脉也。大肠病者，肠中切痛而鸣濯濯，冬日重感于寒即泄，当脐而痛，不能久立，与胃同候，取巨虚上廉。胃病者，腹䐜胀，胃脘当心而痛，上支两胁，膈咽不通，食饮不下，取之三里也。小肠病者，小腹痛，腰脊控睾而痛，时窘之后当耳前热，若寒甚，若独肩上热甚，及手小指次指之间热，若脉陷者，此其候也，手太阳病也，取之巨虚下廉。三焦病者，腹气满，小腹尤坚，不得小便，窘急溢则水留，即为胀，候在足太阳之外大络，大络在太阳少阳之间，亦见于脉，取委阳。膀胱病者，小腹偏肿而痛，以手按之，即欲小便而不得，肩上热，若脉陷，及足小指外廉及胫踝后皆热，若脉陷，取委中央。胆病者，善太息，口苦，呕宿汁，心下澹澹，恐人将捕之，嗌中吤吤然，数唾，在足少阳之本末，亦视其脉之陷下者，灸之，其寒热者，取阳陵泉。

【提要】言六腑病形之刺。

第四节　刺法概要

【原文】黄帝曰：刺之有道乎？岐伯答曰：刺此者必中气穴，无中肉节。中气穴，则针染于巷；中肉节，即皮肤痛；补泻反则病益笃。中筋则筋缓，邪气不出，与其真相搏乱而不去，反还内著，用针不审，以顺为逆也。

【提要】言刺法概要。

根结第五

（此篇未收集到录音资料，据《黄帝内经章句索引》整理）

篇解：根结者，言三阴三阳的经气各有所"起"各有所"归"也，凡经气之所由起为"根"，经气之所从归为"结"，是名"根结"。但本篇并非专言"根结"，还论及阴阳多少、虚实补泻等内容。故全篇主要内容有三：根结、阴阳、补泻。全篇可分作四章。

第一章　根结与阴阳

【原文】岐伯曰：天地相感，寒暖相移，阴阳之道，孰少孰多？阴道偶，阳道奇，发于春夏，阴气少，阳气多，阴阳不调，何补何泻？发于秋冬，阳气少，阴气多，阴气盛而阳气衰，故茎叶枯槁，湿雨下归，阴阳相移，何泻何补？奇邪离经，不可胜数，不知根结，五脏六腑，折关败枢，开阖而走，阴阳大失，不可复取。九针之玄要在终始，故能知终始，一言而毕，不知终始，针道咸绝。

【提要】提出根结、阴阳、补泻三大问题，为全篇总冒。

第二章　足脉之根结

【原文】太阳根于至阴，结于命门，命门者，目也；阳明根于厉兑，结于颡大，颡大者钳耳也；少阳根于窍阴，结于窗笼，窗笼者，耳中也。太阳为开，阳明为阖，少阳为枢。故开折则肉节渎而暴病起矣，故暴病者取之太阳，视有余不足，渎者皮肉宛膲而弱也；阖折则气无所止息而痿疾起矣，故痿疾者，取之阳明，视有余不足，无所止息者，真气稽留，邪气居之也；枢折即骨繇而不安于地，故骨繇者，取之少阳，视有余不足，骨繇者节缓而不收也，所谓骨繇者摇故也，当穷其本也。太阴根于隐白，结于太仓；少阴根于涌泉，结于廉泉；厥阴根于大敦，结于玉英，络于膻中。太阴为开，厥阴为阖，少阴为枢。故开折则仓廪无所输膈洞，膈洞者取之太阴，视有余不足，故开折者气不足而生病也；阖折即气绝而喜悲，悲者取之厥阴，视有余不足；枢折则脉有所结而不通，不通者取之少阴，视有余不足，有结者皆取之不足。

【提要】论足三阳、足三阴的根结。

第三章　阴阳之多少

【原文】"足太阳根于至阴"至"乍数乍疎也"。

【提要】叙阴阳之多少。此章可分作二节。

第一节　三阳之盛络

【原文】足太阳根于至阴，溜于京骨，注于昆仑，入于天柱、飞扬也；足少阳根于窍阴，溜于丘墟，注于阳辅，入于天容、光明也；足阳明根于厉兑，溜于冲阳，注于下陵，入于人迎、丰隆也；手太阳根于少泽，溜于阳谷，注于少海，入于天窗、支正也；手少阳根于关冲，溜于阳池，注于支沟，入于天牖、外关也；手阳明根于商阳，溜于合谷，注于阳溪，入于扶突、偏历也。此所谓十二经者，盛络皆当取之。

【提要】叙手足三阳之盛络，是阳多之极致。

第二节　五脏之无气

【原文】一日一夜五十营，以营五脏之精，不应数者，名曰狂生，所谓五十营者，五脏皆受气。持其脉口，数其至也，五十动而不一代者，五脏皆受气；四十动一代者，一脏无气；三十动一代者，二脏无气；二十动一代者，三脏无气；十动一代者，四脏无气；不满十动一代者，五脏无气。予之短期，要在终始。所谓五十动而不一代者，以为常也。以知五脏之期，予之短期者，乍数乍疎也。

【提要】叙五脏之无气，乃阴少之极致。

第四章　虚实之补泻

【原文】"黄帝曰：《逆顺五体》者"至"而后取之也"。
【提要】言虚实补泻之法。此章可分作二节。

第一节　辨体质

【原文】黄帝曰：《逆顺五体》者，言人骨节之大小，肉之坚脆，皮之厚薄，血之清浊，气之滑涩，脉之长短，血之多少，经络之数，余已知之矣，此皆布衣匹夫之士也。夫王公大人，血食之君，身体柔脆，肌肉软弱，血气慓悍滑利，其刺之徐疾浅深多少，可得同之乎。岐伯答曰：膏粱菽藿之味，何可同也？气滑即出疾，其气涩则出迟，气悍则针小而入浅，气涩则针大而入深，深则欲留，浅则欲疾。以此观之，刺布衣者深以留之，刺大人者微以徐之，此皆因气慓悍滑利也。

【提要】言膏粱菽藿致病之治不同，即寓有虚实补泻之意。

第二节　论补泻

【原文】黄帝曰：形气之逆顺奈何？岐伯曰：形气不足，病气有余，是邪胜也，急泻之；形气有余，病气不足，急补之；形气不足，病气不足，此阴阳气俱不足也，不可刺之，刺之则重不足，重不足则阴阳俱竭，血气皆尽，五脏空虚，筋骨髓枯，老者绝灭，壮者不复矣；形气有余，病气有余，此谓阴阳俱有余也，急泻其邪，调其虚实。故曰：有余者泻之，不足者补之，此之谓也。故曰：刺不知逆顺，真邪相搏。满而补之，则阴阳四溢，肠胃充郭，肝肺内膜，阴阳相错；虚而泻之，则经脉空虚，血气竭枯，肠胃儳辟，皮肤薄著，毛腠夭膲，予之死期。故曰：用针之要，在于知调阴与阳，调阴与阳，精气乃光，合形与气，使神内藏。故曰：上工平气，中工乱脉，下工绝气危生。故曰下工不可不慎也。必审五脏变化之病，五脉之应，经络之实虚，皮之柔粗，而后取之也。

【提要】叙补泻之法。

寿夭刚柔第六

（此篇未收集到录音资料，据《黄帝内经章句索引》整理）

篇解：本篇首先提出"人之生也，有刚有柔"之问，后又专论寿夭之形气，合两者而言之，故名"寿夭刚柔"。全篇的主要内容，则在阐发行针之时，当审察形气之强弱盛衰而易其刺也。可分作四节。

第一节　针刺先务在识阴阳

【原文】 黄帝问于少师曰：余闻人之生也，有刚有柔，有弱有强，有短有长，有阴有阳，愿闻其方。少师答曰：阴中有阴，阳中有阳。审知阴阳，刺之有方，得病所始，刺之有理，谨度病端，与时相应，内合于五脏六腑，外合于筋骨皮肤，是故内有阴阳，外亦有阴阳。在内者，五脏为阴，六腑为阳；在外者，筋骨为阴，皮肤为阳。故曰，病在阴之阴者，刺阴之荥输；病在阳之阳者，刺阳之合；病在阳之阴者，刺阴之经；病在阴之阳者，刺络脉。故曰病在阳者名曰风，病在阴者名曰痹，病阴阳俱病名曰风痹。病有形而不痛者，阳之类也；无形而痛者，阴之类也。无形而痛者，其阳完而阴伤之也，急治其阴，无攻其阳；有形而不痛者，其阴完而阳伤之也，急治其阳，无攻其阴；阴阳俱动，乍有形乍无形，加以烦心，命曰阴胜其阳，此谓不表不里，其形不久。

【提要】 言形气的刚柔强弱、病变的风痹痛痞，皆不外乎阴阳的变化，故针刺当以审知阴阳为先务。

第二节　病有深浅刺有多少

【原文】 黄帝问于伯高曰：余闻形气，病之先后外内之应，奈何？伯高答曰：风寒伤形，忧恐忿怒伤气。气伤脏，乃病脏；寒伤形，乃应形；风伤筋脉，筋脉乃应。此形气外内之相应也。黄帝曰：刺之奈何？伯高答曰：病九日者，三刺而已；病一月者，十刺而已。多少远近，以此衰之。久痹不去身者，视其血络，尽出其血。黄帝曰：外内之病，难易之治，奈何？伯高答曰：形先病而未入脏者，刺之半其日；脏先病而形乃应者，刺之倍其日。此月内难易之应也。

【提要】 言病有内外深浅之别，刺有多少难易之殊。

第三节　形体气质知其寿夭

【原文】 黄帝问于伯高曰：余闻形有缓急，气有盛衰，骨有大小，肉有坚脆，皮有厚薄，其以立寿夭奈何？伯高答曰：形与气相任则寿，不相任则夭；皮与肉相果则寿，不相果则夭；血气经络胜形则寿，不胜形则夭。黄帝曰：何谓形之缓急？伯高答曰：形充而皮肤缓者则寿，形充而皮肤急者则夭。形充而脉坚大者顺也，形充而脉小以弱者气衰，衰则危矣。若形充而颧不起者骨小，骨小则夭矣。形充而大肉䐃坚而有分者肉坚，肉坚则寿矣；形充而大肉无分理不坚者肉脆，肉脆则夭矣。此天之生命，所以立形定气而视寿夭者。必明乎此立形定气，而后以临病人，决死生。黄帝曰：余闻寿夭，无以度之。伯高答曰：墙基卑，高不及其地者，不满三十而死；其有因加疾者，不及二十而死也。黄帝曰：形气之相胜，以立寿夭奈何？伯高答曰：平人而气胜形者寿；病而形肉脱，气胜形者死，形胜气者危矣。

【提要】言因人之形体气质而知其寿夭。

第四节　营卫寒痹刺有三变

【原文】黄帝曰：余闻刺有三变，何谓三变？伯高答曰：有刺营者，有刺卫者，有刺寒痹之留经者。黄帝曰：刺三变者奈何？伯高答曰：刺营者出血，刺卫者出气，刺寒痹者内热。黄帝曰：营卫寒痹之为病奈何？伯高答曰：营之生病也，寒热少气，血上下行；卫之生病也，气痛时来时去，怫忾贲响，风寒客于肠胃之中；寒痹之为病也，留而不去，时痛而皮不仁。黄帝曰：刺寒痹内热奈何？伯高答曰：刺布衣者，以火焠之；刺大人者，以药熨之。黄帝曰：药熨奈何？伯高答曰：用淳酒二十升，蜀椒一升，干姜一斤，桂心一斤，凡四种，皆㕮咀，渍酒中，用绵絮一斤，细白布四丈，并内酒中，置酒马矢煴中，盖封涂，勿使泄。五日五夜，出布绵絮，曝干之，干复渍，以尽其汁。每渍必晬其日，乃出干。干，并用滓与绵絮，复布为复巾，长六七尺，为六七巾。则用之生桑炭炙巾，以熨寒痹所刺之处，令热入至于病所，寒复炙巾以熨之，三十遍而止。汗出以巾拭身，亦三十遍而止。起步内中，无见风。每刺必熨，如此病已矣，此所谓内热也。

【提要】刺营者刺其阴，刺卫者刺其阳，刺寒痹者温其经，是为刺有三变。

官针第七

（此篇未收集到录音资料，据《黄帝内经章句索引》整理）

篇解： 如篇首云："九针之宜，各有所为，长短大小，各有所施"，即言九针各有所主之义。此外，全篇着重阐发诸种不同的刺法，即所谓九变、十二节、五刺等，无一而非刺法也。全篇可分作六节。

第一节　九针所宜

【原文】凡刺之要，官针最妙。九针之宜，各有所为，长短大小，各有所施也，不得其用，病弗能移。疾浅针深，内伤良肉，皮肤为痈；病深针浅，病气不泻，支为大脓；病小针大，气泻太甚，疾必为害；病大针小，气不泄泻，亦复为败。失针之宜，大者泻，小者不移。已言其过，请言其所施。

【提要】从正反两个方面概述九针各有所宜之大意，以冒全篇。

第二节　九针所主

【原文】病在皮肤无常处者，取以镵针于病所，肤白勿取；病在分肉间，取以圆针于病所；病在经络痼痹者，取以锋针；病在脉气少当补之者，取以锓针于井荥分输；病为大脓者，取以铍针；病痹气暴发者，取以圆利针；病痹气痛而不去者，取以毫针；病在中者，取以长针；病水肿不能通关节者，取以大针；病在五脏固居者，取以锋针，泻于井荥分输，取以四时。

【提要】分言九针各有所主。

第三节　九针刺法

【原文】凡刺有九，以应九变。一曰输刺，输刺者，刺诸经荥输脏腧也；二曰远道刺，远道刺者，病在上，取之下，刺腑腧也；三曰经刺，经刺者，刺大经之结络经分也；四曰络刺，络刺者，刺小络之血脉也；五曰分刺，分刺者，刺分肉之间也；六曰大泻刺，大泻刺者，刺大脓以铍针也；七曰毛刺，毛刺者，刺浮痹皮肤也；八曰巨刺，巨刺者，左取右，右取左；九曰焠刺，焠刺者，刺燔针则取痹也。

【提要】分述九种刺法之所主治。

第四节　十二刺法

【原文】凡刺有十二节，以应十二经。一曰偶刺，偶刺者，以手直心若背，直痛所，一刺前，一刺后，以治心痹，刺此者，傍针之也；二曰报刺，报刺者，刺痛无常处也上下行者，直内无拔针，以左手随病所按之，乃出针复刺之也；三曰恢刺，恢刺者，直刺傍之，举之前后，恢筋急，以治筋痹也；四曰齐刺，齐刺者，直入一，傍入二，以治寒气小深者，或曰三刺，三刺者，治痹气小深者也；五曰扬刺，扬刺者，正内一，傍内四，而浮之，以治寒气之搏大者也；六曰直针刺，直针刺者，引皮乃刺之，以治寒气之浅者也；七曰输针，输刺者，直入直出，稀发针而深之，以治气盛而热者也；八曰短刺，短刺者，刺骨痹，稍摇而深之，致针骨所，以上下摩骨也；九曰浮刺，浮刺者，傍入而浮之，以治肌急而寒者也；十曰阴刺，阴刺者，左右率刺之，以治寒厥，中寒厥，足踝后少阴也；十一曰傍针刺，傍针刺者，直刺傍刺各一，以治留痹久居者也；十二曰赞刺，赞刺者，直入直出，数发针而浅之出血，是谓治痈肿也。

【提要】分叙十二种刺法之各有所主。

第五节　深浅手法

【原文】脉之所居，深不见者，刺之微内针而久留之，以致其空脉气也。脉浅者勿刺，按绝其脉乃刺之，无令精出，独出其邪气耳。所谓三刺则谷气出者，先浅刺绝皮，以出阳邪；再刺则阴邪出者，少益深，绝皮致肌肉，未入分肉间也；已入分肉之间，则谷气出。故《刺法》曰：始刺浅之，以逐邪气而来血气；后刺深之，以致阴气之邪；最后刺极深之，以下谷气。此之谓也。故用针者，不知年之所加，气之盛衰，虚实之所起，不可以为工也。

【提要】叙浅深刺的手法。

第六节　五脏之刺

【原文】凡刺有五，以应五脏。一曰半刺，半刺者，浅内而疾发针，无针伤肉，如拔毛状，以取皮气，此肺之应也；二曰豹文刺，豹文刺者，左右前后针之，中脉为故，以取经络之血者，此心之应也；三曰关刺，关刺者，直刺左右，尽筋上，以取筋痹，慎无出血，此肝之应也，或曰渊刺，一曰岂刺；四曰合谷刺，合谷刺者，左右鸡足，针于分肉之间，以取肌痹，此脾之应也；五曰输刺，输刺者，直入直出，深内之至骨，以取骨痹，此肾之应也。

【提要】叙五种刺法之应五脏，以及用针手法。

本神第八

（此篇未收集到录音资料，据《黄帝内经章句索引》整理）

篇解：全篇着重阐发神志的生理和病变，故开首即有"先本于神"之语，用以名篇。从生理言，精气为神之本，凡魂、魄、意、志、思、智、虑，皆为神也，并分主于五脏。从病变言，则怵惕思虑愁忧不解、悲哀动中、喜乐无极、盛怒不止等，无不伤人之神志。而神志之变虽多，其要不外乎虚之与实两个方面，故"以知其气之虚实，谨而调之"实为调治神志病变的基本法则。全篇可分作三章。

第一章　神之生理病理

【原文】从"黄帝问于岐伯曰：凡刺之法"至"神荡惮而不收"。

【提要】总叙神的生理病理。此章可分作三节。

第一节 神之基本内容

【原文】 黄帝问于岐伯曰：凡刺之法，先必本于神。血、脉、营、气、精神，此五脏之所藏也，至其淫泆离藏则精失、魂魄飞扬、志意恍乱、智虑去身者，何因而然乎？天之罪与？人之过乎？何谓德、气、生、精、神、魂、魄、心、意、志、思、智、虑？请问其故。

【提要】 提出魂、魄、意、志、思、智、虑等，为神志的基本内客。

第二节 神之基本功能

【原文】 岐伯答曰：天之在我者德也，地之在我者气也，德流气薄而生者也。故生之来谓之精，两精相搏谓之神，随神往来者谓之魂，并精而出入者谓之魄，所以任物者谓之心，心有所忆谓之意，意之所存谓之志，因志而存变谓之思，因思而远慕谓之虑，因虑而处物谓之智。

【提要】 阐明神志的基本功能。

第三节 神之主要病变

【原文】 故智者之养生也，必顺四时而适寒暑，和喜怒而安居处，节阴阳而调刚柔，如是，则僻邪不至，长生久视。是故怵惕思虑者，则伤神，神伤则恐惧流淫而不止；因悲哀动中者，竭绝而失生；喜乐者，神惮散而不藏；愁忧者，气闭塞而不行；盛怒者，迷惑而不治；恐惧者，神荡惮而不收。

【提要】 叙述神志的病变。

第二章 神之病变预后

【原文】 心，怵惕思虑则伤神，神伤则恐惧自失，破䐃脱肉，毛悴色夭，死于冬；脾，愁忧而不解则伤意，意伤则悗乱，四肢不举，毛悴色夭，死于春；肝，悲哀动中则伤魂，魂伤则狂忘不精，不精则不正当人，阴缩而挛筋，两胁骨不举，毛悴色夭，死于秋；肺，喜乐无极则伤魄，魄伤则狂，狂者意不存，人皮革焦，毛悴色夭，死于夏；肾，盛怒而不止则伤志，志伤则喜忘其前言，腰脊不可以俛仰屈伸，毛悴色夭，死于季夏；恐惧而不解则伤精，精伤则骨酸痿厥，精时自下。是故五脏主藏精者也，不可伤，伤则失守而阴虚，阴虚则无气，无气则死矣。是故用针者，察观病人之态，以知精神魂魄之存亡，得失之意，五者以伤，针不可以治之也。

【提要】分言五脏神志的病变及其死期。

第三章　补泻调神治法

【原文】肝藏血，血舍魂，肝气虚则恐，实则怒；脾藏营，营舍意，脾气虚则四肢不用，五脏不安，实则腹胀、经溲不利；心藏脉，脉舍神，心气虚则悲，实则笑不休；肺藏气，气舍魄，肺气虚则鼻塞不利少气，实则喘喝胸盈仰息；肾藏精，精舍志，肾气虚则厥，实则胀，五脏不安。必审五脏之病形，以知其气之虚实，谨而调之也。

【提要】神志的病变有虚实，故补虚泻实为调神大法。

终始第九

（此篇录音资料仅限于提要，其他据《黄帝内经章句索引》整理）

篇解：马莳云："《终始》本古经篇名，而伯乃述之。故前《根结》篇有云：'九针之玄，要在终始'，此又曰'毕于终始'，故知其为古经篇名也。按首无起句，当同前篇，俱为岐伯言也。"（《黄帝内经灵枢注证发微》）本篇中备述经脉为病之阴阳虚实，以及针刺治法之先后补泻，并于经气特加阐发，经病之极可致气终，故针刺为治贵在得气也。全篇可分作七章。

【讲解】"终始"是古代研究经脉针法的一篇文献，此篇的精神是在发挥《终始》这篇古代文献中有关于经脉为病之阴阳虚实及用针先后的方法，如哪种情况该先补后泻，哪种病该先泻后补等。文献中还强调了"气"的问题，"营"行脉中"卫"行脉外，因此经脉之病总是营气、卫气的病变，病到了伤"气"的程度就变得难以治疗。用针刺这种治疗方法，关键是要"得气"，针下若能得气，说明尽管病情严重但是经气还存在，预后就好，若针下不能得气，疗效就差。

第一章　脏气阴阳之补泻

【原文】凡刺之道，毕于终始，明知终始，五脏为纪，阴阳定矣。阴者主脏，阳者主腑，阳受气于四末，阴受气于五脏。故泻者迎之，补者随之，知迎知随，气可令和。和气之方，必通阴阳，五脏为阴，六腑为阳，传之后世，以血为盟，敬之者昌，慢之者亡，无道行私，必得夭殃。谨奉天道，请言终始，终始者，经脉为纪，持其脉口人迎，以知阴阳有余不足，平与不平，天道毕矣。所谓平人者不病，不病者，脉口人迎应四时也，上下相应而俱往来也，六经之脉不结动也，本末之寒温之相守司也，形肉血气必相称也，是谓平人。少气者，脉口人迎俱少而不称尺寸也。如是者，则阴阳俱不足，补阳则阴竭，泻阴则阳脱。如是者，可将以甘药，不愈，可饮以至剂。如此者弗灸，不已者，因而泻之，则五脏气坏矣。

【提要】总叙脏气"平"与"不平"，以及阴阳补泻之大意。

【讲解】"平"即正常，"不平"是不正常。不正常又有盛、衰两个方面，有余者盛也属实证，不足者衰也属虚证，因此于针刺就有补泻之别，虚则补之、实则泻之。若阴阳都不足，则要阴阳俱补，不能再用泻法，甚至于不能再用针，要用甘温的药物补阳、养阴。若对阴阳俱不足者，不但没有用灸法，反而还用针法泻之，就会导致"五脏气坏矣"。针与灸虽然是各有补泻之法，但"针"更适应于泻，而"灸"更适用于补。总之此章是从阴阳偏盛偏衰来讨论补泻治法的。

第二章　有余脉证之刺法

【原文】人迎一盛，病在足少阳，一盛而躁，病在手少阳；人迎二盛，病在足太阳，二盛而躁，病在手太阳；人迎三盛，病在足阳明，三盛而躁，病在手阳明；人迎四盛，且大且数，名曰溢阳，溢阳为外格。脉口一盛，病在足厥阴，厥阴一盛而躁，在手心主；脉口二盛，病在足少阴，二盛而躁，在手少阴；脉口三盛，病在足太阴，三盛而躁，在手太阴；脉口四盛，且大且数者，名曰溢阴，溢阴为内关，内关不通，死不治。人迎与太阴脉口俱盛四倍以上，名曰关格，关格者，与之短期。人迎一盛，泻足少阳而补足厥阴，二泻一补，日一取之，必切而验之，疏取之上，气和乃止；人迎二盛，泻足太阳补足少阴，二泻一补，二日一取之，必切而验之，疏取之上，气和乃止；人迎三盛，泻足阳明而补足太阴，二泻一补，日二取之，必切而验之，疏取之上，气和乃止。脉口一盛，泻足厥阴而补足少阳，二补一泻，日一取之，必切而验之，疏而取上，气和乃止；脉口二盛，泻足少阴而补足太阳，二补一泻，二日一取之，必切而验之，疏取之上，气和乃止；脉口三盛，泻足太阴而补足阳明，二补一泻，日二取之，必切而验之，疏取之上，气和乃止。所以日二取之者，太阳主胃，大富于谷气，故可日二取之也。人迎与脉口俱盛三倍以上，命曰阴阳俱溢，如是者不开，则血脉闭塞，气无所行，流淫于中，五脏内伤。如此者，因而灸之，则变易而为它病矣。

【提要】叙述有余的脉证及针刺手法，即实证的治法。

第三章　针刺补泻候气法

【原文】凡刺之道，气调而止，补阴泻阳，音气益彰，耳目聪明，反此者，血气不行。所谓气至而有效者，泻则益虚，虚者脉大如其故而不坚也，坚如其故者，适虽言故，病未去也。补则益实，实者脉大如其故而益坚也，夫如其故而不坚者，适虽言快，病未去也。故补则实，泻则虚，痛虽不随针，病必衰去。必先通十二经脉之所生病，而后可得传于终始矣。故阴阳不相移，虚实不相倾，取之其经。凡刺之属，三刺至谷气，邪僻妄合，阴阳易居，逆顺相反，沉浮异处，四时不得，稽留淫泆，须针而去。故一刺则阳邪出，再刺则阴邪出，三刺则谷气至，谷气至而止。所谓谷气至者，已补而实，已泻而虚，故以知谷气至也。邪气独去者，阴与阳未能调，而病知愈也。故曰：补则实，泻则虚，痛虽不随针，病必衰去矣。

【提要】叙针刺补泻候气之法。

【讲解】讨论的是"得气"问题，不管是"补"还是"泻"，都必须要获取针感才会有疗效。

第四章　虚实补泻先后刺

【原文】阴盛而阳虚，先补其阳，后泻其阴而和之。阴虚而阳盛，先补其阴，后泻其阳而和之。三脉动于足大指之间，必审其实虚。虚而泻之，是谓重虚，重虚病益甚。凡刺此者，以指按之，脉动而实且疾者，疾泻之，虚而徐者，则补之，反此者，病益甚。其动也，阳明在上，厥阴在中，少阴在下。膺腧中膺，背腧中背，肩膊虚者，取之上。重舌，刺舌柱以铍针也。手屈而不伸者，其病在筋，伸而不屈者，其病在骨，在骨守骨，在筋守筋。补须一方实，深取之，稀按其痏，以极出其邪气；一方虚，浅刺之，以养其脉，疾按其痏，无使邪气得入。邪气来也紧而疾，谷气来也徐而和。脉实者深刺之，以泄其气；脉虚者，浅刺之，使精气无泻出，以养其脉，独出其邪气。

【提要】叙阴阳虚实补泻先后之刺法，实证用泻法要深刺，虚证用补法要浅刺。

【讲解】这章主要讲的是针刺方法。文中讲通过针感判断是邪气还是正气，故曰"邪气来也紧而疾，谷气来也徐而和"，其实在切脉时也是如此，脉来"徐而和"是有胃气的脉象，脉来"紧而疾"是邪气盛的表现。

第五章　分叙诸病之刺法

【原文】从"刺诸痛者"至"刺道毕矣"。
【提要】分叙实痛、时气、寒痛、寒热痹、久病等之刺，可分作五节。

第一节　实痛之刺法

【原文】刺诸痛者，其脉皆实。故曰：从腰以上者，手太阴阳明皆主之；从腰以下者，足太阴阳明皆主之。病在上者下取之，病在下者高取之，病在头者取之足，病在足者取之腘。病生于头者头重，生于手者臂重，生于足者足重。治病者，先刺其病所从生者也。

【提要】论诸痛实证的刺法。

【讲解】"先刺其病所从生者也"是此节的主要精神所在，即要从病"本"来治，故"病在上者下取之，病在下者高取之，病在头者取之足，病在腰（原作'足'，据《甲乙》改作'腰'）者取之腘"。

第二节　时气之刺法

【原文】春气在毛，夏气在皮肤，秋气在分肉，冬气在筋骨，刺此病者各以其时为齐。故刺肥人者，以秋冬之齐；刺瘦人者，以春夏之齐。

【提要】四时邪气病人的刺法。

【讲解】"各以其时为齐"，"齐"是"剂"之意，是说要按照不同的季节气候选用不同的穴位，以及深浅补泻的刺法。

第三节　寒痛之刺法

【原文】病痛者阴也，痛而以手按之不得者阴也，深刺之。病在上者阳也，病在下者阴也。痒者阳也，浅刺之。病先起阴者，先治其阴而后治其阳；病先起阳者，先治其阳而后治其阴。

【提要】寒痛的刺法。

【讲解】这节主要是讲刺"寒痛证"，"阴"即为寒邪，寒邪侵于筋脉筋骨之间凝滞不散，"痛而以手按之不得者阴也"，说明病邪深在，前一个"阴"是指寒证，后一个"阴"是指病邪深在，所以要深刺之。"痒者阳也"，一般辨"痒"在气分"痛"在血分，"痒"主邪气在表，所以要浅刺。"病先起阴者，先治其阴而后治其阳；病先起阳者，先治其阳而后治其阴"，"先病"为本，"后病"为标，治疗是要先治其本。

第四节　寒热厥之刺

【原文】刺热厥者，留针反为寒；刺寒厥者，留针反为热。刺热厥者，二阴一阳；刺寒厥者，二阳一阴。所谓二阴者，二刺阴也；一阳者，一刺阳也。

【提要】寒热厥的刺法。

第五节　久病之刺法

【原文】久病者邪气入深，刺此病者，深内而久留之，间日而复刺之，必先调其左右，去其血脉，刺道毕矣。

【提要】久病的刺法。

【讲解】对顽疾久病，针刺要深，留针要久，因其邪气深在故也。

第六章　得气失气与刺法

【原文】从"凡刺之法"至"是谓失气也"。

【提要】叙明刺法的得气与失气。可分作二节。

第一节　论得气

【原文】凡刺之法，必察其形气，形肉未脱，少气而脉又躁，躁厥者，必为缪刺之，散气可收，聚气可布。深居静处，占神往来，闭户塞牖，魂魄不散，专意一神，精气之分，毋闻人声，以收其精，必一其神，令志在针，浅而留之，微而浮之，以移其神，气至乃休。男内女外，坚拒勿出，谨守勿内，是谓得气。

【提要】论得气。

【讲解】这节主要讲"得气"问题。医者要精神高度集中，细细体会。"男内女外"是说针刺后的调养问题，男子要忌内，女子要忌外，好好调养。

第二节　论失气

【原文】凡刺之禁：新内勿刺，新刺勿内；已醉勿刺，已刺勿醉；新怒勿刺，已刺勿怒；新劳勿刺，已刺勿劳；已饱勿刺，已刺勿饱；已饥勿刺，已刺勿饥；已渴勿刺，已刺勿渴。大惊大恐，必定其气，乃刺之；乘车来者，卧而休之，如食顷乃刺之；出行来者，坐而休之，如行十里顷，乃刺之。凡此十二禁者，其脉乱气散，逆其营卫，经气不次，因而刺之，则阳病入于阴，阴病出为阳，则邪气复生，粗工勿察，是谓伐身，形体淫泺，乃消脑髓，津液不化，脱其五味，是谓失气也。

【提要】论失气及十二禁。

第七章　十二经终之病变

【原文】太阳之脉，其终也，戴眼、反折、瘛瘲，其色白，绝皮乃绝汗，绝汗则终矣。少阳终者，耳聋，百节尽纵，目系绝，目系绝一日半则死矣，其死也，色青白乃死。阳明终者，口目动作，喜惊、妄言，色黄，其上下之经盛而不行则终矣。少阴终者，面黑、齿长而垢，腹胀闭塞，上下不通而终矣。厥阴终者，中热、嗌干、喜溺、心烦，甚则舌卷、卵上缩而终矣。太阴终者，腹胀闭不得息，气噫、善呕，呕则逆，逆则面赤，不逆则上下不通，上下不通则面黑，皮毛燋而终矣。

【提要】论十二经终之症，可参考《素问·诊要经终论》。

经脉第十

（此篇录音资料仅限于提要，其他据《黄帝内经章句索引》整理）

篇解：马莳云："按此篇言十二经之脉，故以经脉名篇。……凡《内经》全书之经络，皆自此而推之耳。"（《黄帝内经灵枢注证发微》）全篇从生理言，包括十二经脉、十二经别等内容；从病变言，包括十二经脉所生病症，以及三阴三阳气绝死证；从诊断言，则有人迎、寸口虚实之诊；从治法言，则有针灸补泻之治。全篇可分作五章。

【讲解】这是《内经》讲"经脉"最为完整的一篇文献，除了经脉的循行之外，还涉及了病症、诊断、治法等内容。从生理角度，系统地提出了十二经脉、十二经别；从病理角度，列举了十二经脉的主要病症、三阴三阳气绝气终的病症等；从诊断方面来看，文献讨论了人迎诊、寸口诊；从治法方面来看，对各经针灸补泻的治法都涉及了。所以这一篇文献不单纯讲经脉循行，应该是包括经脉的生理、病证、诊断、治疗等系统内容。

原文就不细讲了，大家很容易懂。对每一经的循行和病症大家要熟悉，比如手太阴肺应该出现些什么症状，足太阳膀胱应该有些什么症状出现，这关系到临床辨证，大家应该弄清楚。

第一章　经脉之生理

【原文】 雷公问于黄帝曰：禁脉之言，凡刺之理，经脉为始，营其所行，制其度量，内次五脏，外别六腑，愿尽闻其道。黄帝曰：人始生，先成精，精成而脑髓生，骨为干，脉为营，筋为刚，肉为墙，皮肤坚而毛发长，谷入于胃，脉道以通，血气乃行。雷公曰：愿卒闻经脉之始也。黄帝曰：经脉者，所以能决死生，处百病，调虚实，不可不通。

【提要】 这节解释了什么是经脉，并阐述了经脉的重要性，所以"不可不通"。

【讲解】 "经脉"的概念是什么？有什么功用？要理解好这些问题。原文中有"禁脉之言"，这个"脉"字应该改为"服"，即"禁服之言"，是指《灵枢·禁服》这篇文献，此处若为"禁脉之言"就不好理解了。

"凡刺之理，经脉为始"，是说要掌握针刺这一技术，首先要搞明白经脉理论，这是针刺的基础。"营其所行"，要知道经脉在人体是如何运行的、如何分布的，如哪些经脉从头到足，哪些经脉从足到腹，哪些经脉从腹到手，哪些经脉从胸走手等等，这就是"营其所行"的意思。还要"制其度量"，在《灵枢·骨度》篇中，专门讲经脉之长短，在人体运行需要多少个时刻，这些都是"度量"的范畴。"内次五脏，外别六腑"，这是讲经脉的表里关系。

"人始生，先成精，精成而脑髓生，骨为干，脉为营，筋为刚，肉为墙，皮肤坚而毛发长，谷入于胃，脉道以通，血气乃行。"在人体中，"精"是最重要的物质基础，精成后发展为脑髓，脑髓可灌溉五脏，故五脏均藏精。"骨为干"，人体要靠骨架来作为支撑。"脉为营"，把人体所需要的营养输送到各个组织器官要靠经脉。"筋为刚，肉为墙"，筋把大小肢体联系起来，即

"为刚"之意，肌肉就像墙一样把人的身体支架包裹起来。"皮肤坚而毛发长"，肉之外有皮肤和毛发，整个人体就这样构造起来了。"谷入于胃，脉道以通，血气乃行"，通过胃，水谷精微化成营气、卫气，"营"行脉中"卫"行脉外，所以"脉道以通，血气乃行。"

"雷公曰：愿卒闻经脉之始也。"经脉到底是什么呢？"黄帝曰：经脉者，所以能决死决生，处百病，调虚实，不可不通。""经脉"理论是一门"不可不通"的知识，临床的诊断与治疗需要经脉的知识。所谓"能决死生"者，十二经脉之绝气是"决死"，十二经脉的循行是"决生"，即在生理上"经脉"沟通了脏与腑，在病理上，无论寒热虚实都可以通过"经脉"反映出来。下面还提出"人迎"脉与"寸口"脉的关系，从人迎、寸口来观察，也能"决死生"。不管是内伤还是外感，病邪都要通过经脉表现出来，在表、在里、在脏、在腑，都不能离开经脉来谈。所以下面在讨论每条经脉的循行时都列举了相关的病症表现，因为经脉是百病的处所，此即"处百病"的意思。有了经脉的理论知识，就可以通过经脉来"调虚实"，虚则补、实则泻，从哪里来调，还是要从"经脉"来调，例如用药要看"归经"，针灸治疗更要循经而治。

总之，第一章主要阐述了"经脉"对人体的重要性。

第二章　经脉之循行

【原文】从"肺手太阴之脉"至"寸口反小于人迎也"。

【提要】分叙经脉的循行、病证及其诊治。可分作十二节。

【讲解】第二章分述各经脉的循行。先讲经脉的循行，接着讲相应的病证表现，每一经都是这样表达的。《难经》据此提出每一经都有"是动"病、"所生"病，例如大肠经，"是动则病齿痛，颈肿""是主津液所生病者，目黄，口干，鼽衄，喉痹，肩前臑痛，大指次指痛不用……"什么叫"是动"病？什么叫"所生"病？《难经·二十二难》文中云："经言是动者，气也；所生病者，血也。"就是说不管内伤、外感，病之中期、晚期，凡是其邪在气分，则为该经的"是动"病，凡其邪在血分，则为该经的"所生"病，这是《难经》的解释。

《难经》的这种发挥有没有道理呢？还是要依据《灵枢·经脉》所述来解答。先看"所生"病。《灵枢·经脉》所述是有规律的，在"所生"病中，凡是心、肝、脾、肺、肾五脏的所生病均为本脏所生。至于六腑就不一样了，如"大肠"不是主大肠所生病，而是主津液所生病者，胃是主血所生病者，胆经是主骨所生病，《难经》与此认识一致；小肠是主液所生病，膀胱是主筋所生病，心包络是主脉所生病，三焦是主气所生病，《难经》与此说法就不一致了。五脏"所生"病就是其本脏的病变，至于六腑"所生"病，有主血所生的，有主气所生的，有主津液所生的，有主脉所生的，有主骨所生的。由此看来，《难经》对于"所生"病均为"血也"的解释没有什么根据，至少《灵枢·经脉》中没有这层意思。历史上有的医学家不认同《难经》的这种观点，我也认为《难经》的这个说法没有什么意义，尤其是没有临床意义。

再看"是动"病。这个"动"是"变动"之意，是相对经脉的正常循行而言，经脉受到病邪的侵袭，就叫作"是动"病变。如肺病变就会出现"肺胀满，膨膨而喘咳，缺盆中痛"，肺主气，肺气不降则胀满，满则胸痛，缺盆位于胸部嘛；"甚则交两手而瞀，此为臂厥"，"瞀"是"麻木"之意，"臂厥"是因为两臂之气厥逆，两臂之气即为肺气，肺之气系于肩背，肩背是心肺的所主部位，所以临床上心肺的病变都会出现肩背的疼痛。后面所云"主肺所生病者"，与前面没有分别的意义，这些表现都是肺脏不能宣发肃降引起的，而不是所谓的"血分"的问题。咳、上气、喘咳、烦心、胸满、臑臂内前廉痛、掌中热、肩背痛等，是肺之经脉所在，为肺气盛而有余的表现；"汗出中风，小便数而欠"，小便的问题与肺主"治节"有关，肺为水之上源，肺不能治节则小便数，"欠"是肺气不宣的表现；肺气虚，则肩背痛寒，少气不足以息，呼吸都短了，溺色变，为此诸病。由此看来，"是动"病是气分的病变，肺本身主气，"所生"病还是气分的病变，看不到血分的问题。所以，是动病、所生病没有区别的必要，认为"是动"病是一种性质，"所生"病又是一种性质，《难经》的这种解释没有足够的依据支持。

治疗仍然是"盛则泻之，虚则补之，热则疾之，寒则留之，陷下则灸之，不盛不虚，以经取之"。但可以看出古人认为"针"和"灸"还是有区别的，虚证者多用灸的办法，不盛不虚者则循经取穴而调之。

关于诊断，文献云："盛者，寸口大三倍于人迎；虚者，则寸口反小于人迎也。"由此可见"寸口脉"和"人迎脉"有做比较的意义。

第一节　手太阴经之循行及证治

【原文】肺手太阴之脉，起于中焦，下络大肠，还循胃口，上膈，属肺，从肺系横出腋下，下循臑内，行少阴心主之前，下肘中，循臂内上骨下廉，入寸口，上鱼，循鱼际，出大指之端；其支者，从腕后直出次指内廉，出其端。是动则病肺胀满，膨膨而喘欬，缺盆中痛，甚则交两手而瞀，此为臂厥；是主肺所生病者，欬、上气、喘渴、烦心、胸满，臑臂内前廉痛厥，掌中热；气盛有余，则肩背痛风寒，汗出中风，小便数而欠；气虚则肩背痛寒，少气不足以息，溺色变。为此诸病，盛则泻之，虚则补之，热则疾之，寒则留之，陷下则灸之，不盛不虚，以经取之。盛者，寸口大三倍于人迎；虚者，则寸口反小于人迎也。

【提要】肺经的循行、病证及其诊治。

第二节　手阳明经之循行及证治

【原文】大肠手阳明之脉，起于大指次指之端，循指上廉，出合谷两骨之间，上入两筋之中，循臂上廉，入肘外廉，上臑外前廉，上肩，出髃骨之前廉，上出于柱骨之会上，下入缺盆，络肺，下膈，属大肠；其支者，从缺盆上颈，贯颊，入下齿中，还出夹口，交人中，左之右，右之左，上夹鼻孔。是动则病齿痛，颈肿；是主津液所生病者，目黄、口干、鼽衄、喉痹，肩前臑痛，大指次指痛不用；气有余则当脉所过者热肿，虚则寒栗不复。为此诸病，盛则泻之，虚则补之，热则疾之，寒则留之，陷下则灸之，不盛不虚，以经取之。盛者，人迎大三倍于寸口；虚者，人迎反小于寸口也。

【提要】大肠经的循行、病证及其诊治。

第三节　足阳明经之循行及证治

【原文】胃足阳明之脉，起于鼻之交頞中，旁纳太阳之脉，下循鼻外，入上齿中，还出夹口，环唇，下交承浆，却循颐后下廉，出大迎，循颊车，上耳前，过客主人，循发（髮）际，至额颅；其支者，从大迎前下人迎，循喉咙，入缺盆，下膈，属胃，络脾；其直者，从缺盆下乳内廉，下夹脐，入气街中；其支者，起于胃口下，循腹里，下至气街中而合，以下髀关，抵伏兔，下膝膑中，下循胫外廉，下足跗，入中指内间；其支者，下廉三寸而别，下入中指外间；其支者，别跗上，入大指间，出其端。是动则病洒洒振寒，善呻、数欠、颜黑，病至则恶人与火，闻木声则惕然而惊，心欲动，独闭户塞牖而处，甚则欲上高而歌，弃衣而走，贲响腹胀，是为骭厥；是主血所生病者，狂疟温淫、汗出、鼽衄、口㖞、唇胗、颈肿、喉痹、大腹水肿、膝膑肿痛，循膺、乳、气街、股、伏兔、骭外廉、足跗上皆痛，中指不用；气盛则身以前皆热，其有余于胃，则消谷善饥，溺色黄，气不足则身以前皆寒栗，胃中寒则胀满。为此诸病，盛则泻之，虚则补之，热则疾之，寒则留之，陷下则灸之，不盛不虚，以经取之。盛者，人迎大三倍于寸口；虚者，人迎反小于寸口也。

【提要】胃经的循行、病证及其诊治。

第四节　足太阴经之循行及证治

【原文】脾足太阴之脉，起于大指之端，循指内侧白肉际，过核骨后，上内踝前廉，上踹内，循胫骨后，交出厥阴之前，上膝股内前廉，入腹，属脾，络胃，上膈，夹咽，连舌本，散舌下；其支者，复从胃，别上膈，注心中。是动则病舌本强，食则呕、胃脘痛、腹胀、善噫，得后与气，则快然如衰，身体皆重；是主脾所生病者，舌本痛，体不能动摇，食不下，烦心，心下急痛，溏、瘕、泄，水闭、黄疸，不能卧，强立股膝内肿厥，足大指不用。为此诸病，盛则泻之，虚则补之，热则疾之，寒则留之，陷下则灸之，不盛不虚，以经取之。盛者，寸口大三倍于人迎；虚者，寸口反小于人迎。

【提要】脾经的循行、病证及其诊治。

第五节　手少阴经之循行及证治

【原文】心手少阴之脉，起于心中，出属心系，下膈，络小肠；其支者，从心系上夹咽，系目系；其直者，复从心系却上肺，下出腋下，下循臑内后廉，行太阴心主之后，下肘内，循臂内后廉，抵掌后锐骨之端，入掌内后廉，循小指之内，出其端。是动则病嗌干、心痛、渴而欲饮，是为臂厥；是主心所生病者，目黄、胁痛，臑臂内后廉痛厥，掌中热痛。为此诸病，盛则泻之，虚则补之，热则疾之，寒则留之，陷下则灸之，不盛不虚，以经取之。盛者，寸口大再倍于人迎；虚者，寸口反小于人迎也。

【提要】心经的循行、病证及其诊治。

第六节　手太阳经之循行及证治

【原文】小肠手太阳之脉，起于小指之端，循手外侧上腕，出踝中，直上循臂骨下廉，出肘内侧两筋之间，上循臑外后廉，出肩解，绕肩胛，交肩上，入缺盆，络心，循咽，下膈，抵胃，属小肠；其支者，从缺盆循颈上颊，至目锐眦，却入耳中；其支者，别颊上䪼，抵鼻，至目内眦，斜络于颧。是动则病嗌痛、颔肿、不可以顾、肩似拔、臑似折；是主液所生病者，耳聋、目黄、颊肿，颈、颔、肩、臑、肘、臂外后廉痛。为此诸病，盛则泻之，虚则补之，热则疾之，寒则留之，陷下则灸之，不盛不虚，以经取之。盛者，人迎大再倍于寸口；虚者，人迎反小于寸口也。

【提要】小肠经的循行、病证及其诊治。

第七节　足太阳经之循行及证治

【原文】膀胱足太阳之脉，起于目内眦，上额，交巅；其支者，从巅至耳上循；其直者，从巅入络脑，还出别下项，循肩髆内，夹脊，抵腰中，入循膂，络肾，属膀胱；其支者，从腰中下夹脊，贯臀，入腘中；其支者，从髆内左右，别下贯胛，夹脊内，过髀枢，循髀外，从后廉下合腘中，以下贯踹内，出外踝之后，循京骨，至小指外侧。是动则病冲头痛，目似脱，项如拔，脊痛，腰似折，髀不可以曲，腘如结，踹如裂，是为踝厥；是主筋所生病者，痔、疟、狂、癫疾、头囟项痛，目黄、泪出、鼽衄，项、背、腰、尻、腘、踹、脚皆痛，小指不用。为此诸病，盛则泻之，虚则补之，热则疾之，寒则留之，陷下则灸之，不盛不虚，以经取之。盛者，人迎大再倍于寸口；虚者，人迎反小于寸口也。

【提要】膀胱经的循行、病证及其诊治。

第八节　足少阴经之循行及证治

【原文】肾足少阴之脉，起于小指之下，斜走足心，出于然谷之下，循内踝之后，别入跟中，以上踹内，出腘内廉，上股内后廉，贯脊，属肾，络膀胱；其直者，从肾上贯肝膈，入肺中，循喉咙，夹舌本；其支者，从肺出络心，注胸中。是动则病饥不欲食，面如漆柴，欬唾则有血，喝喝而喘，坐而欲起，目䀮䀮如无所见，心如悬若饥状，气不足则善恐，心惕惕如人将捕之，是为骨厥；是主肾所生病者，口热、舌干、咽肿、上气、嗌干及痛、烦心、心痛，黄疸，肠澼，脊股内后廉痛，痿厥，嗜卧，足下热而痛。为此诸病，盛则泻之，虚则补之，热则疾之，寒则留之，陷下则灸之，不盛不虚，以经取之。灸则强食生肉，缓带披发（髪），大杖重履而步。盛者，寸口大再倍于人迎；虚者，寸口反小于人迎也。

【提要】肾经的循行、病证及其诊治。

第九节　手厥阴经之循行及证治

【原文】心主手厥阴心包络之脉，起于胸中，出属心包络，下膈，历络三焦；其支者，循胸出胁，下腋三寸，上抵腋下，循臑内，行太阴、少阴之间，入肘中，下臂，行两筋之间，入掌中，循中指，出其端；其支者，别掌中，循小指次指，出其端。是动则病手心热，臂肘挛急，腋肿，甚则胸胁支满，心中憺憺大动，面赤、目黄、喜笑不休；是主脉所生病者，烦心、心痛、掌中热。为此诸病，盛则泻之，虚则补之，热则疾之，寒则留之，陷下则灸之，不盛不虚，以经取之。盛者，寸口大一倍于人迎；虚者，寸口反小于人迎也。

【提要】心包经的循行、病证及其诊治。

第十节　手少阳经之循行及证治

【原文】三焦手少阳之脉，起于小指次指之端，上出两指之间，循手表腕，出臂外两骨之间，上贯肘，循臑外上肩，而交出足少阳之后，入缺盆，布膻中，散落心包，下膈，循属三焦；其支者，从膻中上出缺盆，上项，系耳后直上，出耳上角，以屈下颊至䪼；其支者，从耳后入耳中，出走耳前，过客主人前，交颊，至目锐眦。是动则病耳聋浑浑焞焞、嗌肿、喉痹；是主气所生病者，汗出、目锐眦痛、颊痛，耳后、肩臑、肘臂外皆痛，小指次指不用。为此诸病，盛则泻之，虚则补之，热则疾之，寒则留之，陷下则灸之，不盛不虚，以经取之。盛者，人迎大一倍于寸口；虚者，人迎反小于寸口也。

【提要】三焦经的循行、病证及其诊治。

第十一节　足少阳经之循行及证治

【原文】胆足少阳之脉，起于目锐眦，上抵头角，下耳后，循颈行手少阳之前，至肩上，却交出手少阳之后，入缺盆；其支者，从耳后入耳中，出走耳前，至目锐眦后；其支者，别锐眦，下大迎，合于手少阳抵于䪼，下加颊车，下颈合缺盆，以下胸中，贯膈，络肝，属胆，循胁里，出气街，绕毛际，横入髀厌中；其直者，从缺盆下腋，循胸，过季胁，下合髀厌中，以下循髀阳，出膝外廉，下外辅骨之前，直下抵绝骨之端，下出外踝之前，循足跗上，入小指次指之间；其支者，别跗上，入大指之间，循大指歧骨内出其端，还贯爪甲，出三毛。是动则病口苦、善太息，心胁痛不能转侧，甚则面微有尘，体无膏泽，足外反热，是为阳厥；是主骨所生病者，头痛颔痛、目锐眦痛、缺盆中肿痛、腋下肿，马刀侠瘿，汗出振寒，疟，胸胁肋髀膝外至胫绝骨外踝前及诸节皆痛，小指次指不用。为此诸病，盛则泻之，虚则补之，热则疾之，寒则留之，陷下则灸之，不盛不虚，以经取之。盛者，人迎大一倍于寸口；虚者，人迎反小于寸口也。

【提要】胆经的循行、病证及其诊治。

第十二节　足厥阴经之循行及证治

【原文】肝足厥阴之脉，起于大指丛毛之际，上循足跗上廉，去内踝一寸，上踝八寸，交出太阴之后，上腘内廉，循股阴入毛中，过阴器，抵小腹，夹胃，属肝，络胆，上贯膈，布胁肋，循喉咙之后，上入颃颡，连目系，上出额，与督脉会于巅；其支者，从目系下颊里，环唇内；其支者，复从肝别贯膈，上注肺。是动则病腰痛不可以俯仰，丈夫㿉疝，妇人少腹肿，甚则嗌干、面尘、脱色；是主肝所生病者，胸满、呕逆、飧泄、狐疝、遗溺、闭癃。为此诸病，盛则泻之，虚则补之，热则疾之，寒则留之，陷下则灸之，不盛不虚，以经取之。盛者，寸口大一倍于人迎；虚者，寸口反小于人迎也。

【提要】肝经的循行、病证及其诊治。

第三章　经脉之病理

【原文】手太阴气绝，则皮毛焦，太阴者，行气温于皮毛者也，故气不荣则皮毛焦，皮毛焦则津液去皮节，津液去皮节者则爪枯毛折，毛折者则毛先死，两笃丁死，火胜金也。手少阴气绝则脉不通，脉不通则血不流，血不流则髦色不泽，故其面黑如漆柴者，血先死，壬笃癸死，水胜火也。足太阴气绝者则脉不荣肌肉，唇舌者肌肉之本也，脉不荣则肌肉软，肌肉软则舌萎人中满，人中满则唇反，唇反者肉先死，甲笃乙死，木胜土也。足少阴气绝则骨枯，少阴者冬脉也，伏行而濡骨髓者也，故骨不濡则肉不能著也，骨肉不相亲则肉软却，肉软却故齿长而垢、发无泽，发无泽者骨先死，戊笃己死，土胜水也。足厥阴气绝则筋绝，厥阴者肝脉也，肝者筋之合也，筋者聚于阴气，而脉络于舌本也，故脉弗荣则筋急，急则引舌与卵，故唇青舌卷卵缩则筋先死，庚笃辛死，金胜木也。五阴气俱绝则目系转，转则目运，目运者为志先死，志先死则远一日半死矣；六阳气绝，则阴与阳相离，离则腠理发泄，绝汗乃出，故旦占夕死，夕占旦死。

【提要】叙三阴三阳气绝病证和死候。

【讲解】所谓"气绝"即精气断绝，此章讲述了每一经的精气断绝会出现的症状，以及临死前的表现。

第四章　经络之辨诊

【原文】经脉十二者，伏行分肉之间，深而不见，其常见者，足太阴过于外踝之上，无所隐故也。诸脉之浮而常见者，皆络脉也。六经络手阳明少阳之大络，起于五指间，上合肘中。饮酒者，卫气先行皮肤，先充络脉，络脉先盛，故卫气已平，营气乃满，而经脉大盛。脉之卒然动者，皆邪气居之，留于本末；不动则热，不坚则陷且空，不与众同，是以知其何脉之动也。雷公曰：何以知经脉之与络脉异也？黄帝曰：经脉者常不可见也，其虚实也，以气口知之，脉之见者，皆络脉也。雷公曰：细子无以明其然也。黄帝曰：诸络脉皆不能经大节之间，必行绝道而出，入复合于皮中，其会皆见于外。故诸刺络脉者，必刺其结上，甚血者虽无结，急取之以泻其邪而出其血，留之发为痹也。凡诊络脉，脉色青则寒且痛，赤则有热；胃中寒，手鱼之络多青矣；胃中有热，鱼际络赤；其暴黑者，留久痹也；其有赤、有黑、有青者，寒热气也；其青短者，少气也。凡刺寒热者皆多血络，必间日而一取之，血尽而止，乃调其虚实；其小而短者少气，甚者泻之则闷，闷甚则仆不得言，闷则急坐之也。

【提要】经与络之辨及其刺诊之法。

第五章　十五别络脉

【原文】手太阴之别，名曰列缺，起于腕上分间，并太阴之经直入掌中，散入于鱼际；其病实则手锐掌热，虚则欠㰦，小便遗数，取之去腕半寸，别走阳明也。手少阴之别，名曰通里，去腕一寸半，别而上行，循经入于心中，系舌本，属目系；其实则支膈，虚则不能言，取之掌后一寸，别走太阳也。手心主之别，名曰内关，去腕二寸，出于两筋之间，循经以上系于心，包络心系；实则心痛，虚则为头强，取之两筋间也。手太阳之别，名曰支正，上腕五寸，内注少阴，其别者，上走肘，络肩髃；实则节弛肘废，虚则生肬，小者如指痂疥，取之所别也。手阳明之别，名曰偏历，去腕三寸，别入太阴，其别者，上循臂，乘肩髃，上曲颊偏齿，其别者，入耳合于宗脉；实则龋聋，虚则齿寒痹隔，取之所别也。手少阳之别，名曰外关，去腕二寸，外绕臂，注胸中，合心主；病实则肘挛，虚则不收，取之所别也。足太阳之别，名曰飞扬，去踝七寸，别走少阴；实则鼽窒，头背痛，虚则鼽衄，取之所别也。足少阳之别，名曰光明，去踝五寸，别走厥阴，下络足跗；实则厥，虚则痿躄，坐不能起，取之所别也。足阳明之别，名曰丰隆，去踝八寸，别走太阴，其别者，循胫骨外廉，上络头项，合诸经之气，下络喉嗌；其病气逆则喉痹瘁瘖，实则狂巅，虚则足不收，胫枯，取之所别也。足太阴之别，名曰公孙，去本节之后一寸，别走阳明，其别者，入络肠胃；厥气上逆则霍乱，实则肠中切痛，虚则鼓胀，取之所别也。足少阴之别，名曰大钟，当踝后绕跟，别走太阳，其别者，并经上走于心包，下外贯腰脊；其病气逆则烦闷，实则闭癃，虚则腰痛，取之所别者也。足厥阴之别，名曰蠡沟，去内踝五寸，别走少阳，其别者，径胫上睾，结于茎；其病气逆则睾肿卒疝，实则挺长，虚则暴痒，取之所别也。任脉之别，名曰尾翳，下鸠尾，散于腹；实则腹皮痛，虚则痒搔，取之所别也。督脉之别，名曰长强，夹膂上项，散头上，下当肩胛左右，别走太阳，入贯膂；实则脊强，虚则头重，高摇之，夹脊之有过者，取之所别也。脾之大络，名曰大包，出渊腋下三寸，布胸胁；实则身尽痛，虚则百节尽皆纵，此脉若罗络之血者，皆取之脾之大络脉也。凡此十五络者，实则必见，虚则必下，视之不见，求之上下，人经不同络，脉异所别也。

【提要】叙十五别络。

【讲解】文中云："实则必见，虚则必下，视之不见，求之上下，人经不同络，脉异所别也。"这里有个断句问题，有的版本断在"人经不同"，这里不能断，应该是"人经不同络，脉亦所别也"，即人的"经脉"不同于"络脉"，即脉有经脉、络脉之别。

经别第十一

（此篇录音资料仅限于提要，其他据《黄帝内经章句索引》整理）

篇解：全篇着重阐发十二经脉上下离合、内外出入的状况，与第十篇言经脉的首尾循行、上下起止自有分别，故名"经别"，"别"犹"另"也，犹言经脉之另一义也。因本篇旨在说明经脉的离合，故从手足四肢叙述，虽此略彼详，究因内容各别也。全篇可分作七节。

【讲解】十二经脉，不是个别的、散在的，更不是孤立存在的，十二经脉相互之间有离合、表里关系。此篇与"经脉"篇的意义不同，这里是把十二经脉的离合关系、表里关系联系起来讲的，这一概念也是必须要掌握的。

第一节　总论经脉之离合出入

【原文】黄帝问于岐伯曰：余闻人之合于天道也，内有五脏，以应五音、五色、五时、五味、五位也；外有六腑，以应六律，六律建阴阳诸经，而合之十二月、十二辰、十二节、十二经水、十二时、十二经脉者。此五脏六腑之所以应天道。夫十二经脉者，人之所以生，病之所以成，人之所以治，病之所以起，学之所始，工之所止也，粗之所易，上之所难也。请问其离合出入奈何？岐伯稽首再拜曰：明乎哉问也！此粗之所过，上之所息也，请卒言之。

【提要】提出经脉的离合出入问题。

第二节　足太阳足少阴之离合

【原文】足太阳之正，别入于腘中，其一道下尻五寸，别入于肛，属于膀胱，散之肾，循膂，当心入散；直者，从膂上出于项，复属于太阳，此为一经也。足少阴之正，至腘中，别走太阳而合，上至肾，当十四顀，出属带脉；直者，系舌本，复出于项，合于太阳，此为一合。成以诸阴之别，皆为正也。

【提要】足太阳经与足少阴经的离合。

【讲解】此节最后一句"成以诸阴之别，皆为正也"，这句话可以涵盖下面的五段，即下面之"五合"也都如此。什么意思呢？"别"是太阳阳经经脉可以别入到阴经，即每一条阳经都有一条阴经来配合，成为"一合"，如足太阳配以足少阴，这样一阴一阳的配合才是正常的，故曰"皆为正也"。

每一经都谈"正"，足太阳之正，足少阴之正……不管是阳经还是阴经都曰"正"，什么意思呢？就是说十二经脉本经都属"正经"，所谓"十二正经"就是这样来的。所谓"经"都是正经，不要理解为足太阳是正经，足少阴就不是了，阴经和阳经都是正经。"正"是用来与奇经八脉相分别的，有奇有正嘛。这种阴经阳经间的配合是要有脉络来交互的，即通过彼此络属的络脉联系起来。有的医家解释这种阴阳的配合是一正一负，我认为不存在这个意思，十二经都是正经，之所以称为"正"是与奇经八脉相区别，只是"奇""正"之别。

第三节　足少阳足厥阴之离合

【原文】足少阳之正，绕髀入毛际，合于厥阴；别者，入季胁之间，循胸里属胆，散之上肝贯心，以上夹咽，出颐颔中，散于面，系目系，合少阳于外眦也。足厥阴之正，别跗上，上至毛际，合于少阳，与别俱行，此为二合也。

【提要】足少阳经与足厥阴经的离合。

第四节　足阳明足太阴之离合

【原文】足阳明之正，上至髀，入于腹里，属胃，散之脾，上通于心，上循咽出于口，上颃颡，还系目系，合于阳明也。足太阴之正，上至髀，合于阳明，与别俱行，上结于咽，贯舌中，此为三合也。

【提要】足阳明经与足太阴经的离合。

第五节　手太阳手少阴之离合

【原文】手太阳之正，指地，别于肩解，入腋走心，系小肠也。手少阴之正，别入于渊腋两筋之间，属于心，上走喉咙，出于面，合目内眦，此为四合也。

【提要】手太阳经与手少阴经的离合。

第六节　手少阳手厥阴之离合

【原文】手少阳之正，指天，别于巅，入缺盆，下走三焦，散于胸中也。手心主之正，别下渊腋三寸，入胸中，别属三焦，出循喉咙，出耳后，合少阳完骨之下，此为五合也。

【提要】手少阳经与手厥阴经的离合。

第七节　手阳明手太阴之离合

【原文】手阳明之正，从手循膺乳，别于肩髃，入柱骨下，走大肠，属于肺，上循喉咙，出缺盆，合于阳明也。手太阴之正，别入渊腋少阴之前，入走肺，散之太阳，上出缺盆，循喉咙，复合阳明，此六合也。

【提要】手阳明经与手太阴经的离合。

经水第十二

（此篇录音资料仅限于提要，其他据《黄帝内经章句索引》整理）

篇解：所谓"经水"即言经脉，其意不过拟议远近、浅深、多少之象耳。文中"八尺之士……其死可解剖而视之"的记述十分可贵，反映了中医学在古代的医学实践，在这里以此反证其以经脉比作经水的客观依据。言"经水"是欲探知经脉的生理功能，从经脉之大小、血之多少来决定针刺的浅深，具有一定科学意义。全篇可分作四节。

【讲解】把人体的十二经配比为自然界的十二水，这是古人取象比类的一种方法，但此处之比喻具体的意义不大，特别是对于临床更是如此。为什么要这样比类呢？自然界存在的十二水，有远有近、有多有少、有长有短、有深有浅，十二经脉同样存在着这样的差异，有的经脉长，有的经脉短，有的经脉气血多，有的经脉气血少，如手经就比较短，足经都比较长，尤其是足太阳经就特别长。三阴三阳气血各有多少，此篇也涉及这个问题，这就是曰"经水"的意义。

文献中说："夫十二经水者，其有大小、深浅、广狭、远近各不同，五脏六腑之高下、小大，受谷之多少亦不等，相应奈何？夫经水者，受水而行之；五脏者，合神气魂魄而藏之；六腑者，受谷而行之，受气而扬之；经脉者，受血而营之。"正因为经脉之间有这个分别，所以针刺才有浅深之法，有的宜深刺，有的宜浅刺，有的宜多刺，有的宜少刺，有的灸可宜多，有的灸可宜少，这是因为与每一经之阴阳气血相关的缘故。

文献中云："若夫八尺之士，皮肉在此，外可度量切循而得之，其死可解剖而视之，其脏之坚脆，腑之大小，谷之多少，脉之长短，血之清浊，气之多少，十二经之多血少气，与其少血多气，与其皆多血气，与其皆少血气，皆有大数。"这个"大数"是怎么知道的呢？"外可度量切循而得之，其死可解剖而视之"，是说人活着可以度量，死了还可以解剖观察，这在当时是非常宝贵的医学思想。

第一节　经脉的深浅远近

【原文】黄帝问于岐伯曰：经脉十二者，外合于十二经水，而内属于五脏六腑。夫十二经水者，其有大小、深浅、广狭、远近各不同，五脏六腑之高下、小大，受谷之多少亦不等，相应奈何？夫经水者，受水而行之；五脏者，合神气魂魄而藏之；六腑者，受谷而行之，受气而扬之；经脉者，受血而营之。合而以治奈何？刺之深浅，灸之壮数，可得闻乎？

【提要】了解经脉的深浅远近，目的在便于确定刺之深浅，以及灸之壮数。

第二节　经脉的解剖而视

【原文】岐伯答曰：善哉问也！天至高，不可度，地至广，不可量，此之谓也。且夫人生于天地之间，六合之内，此天之高，地之广也，非人力之所能度量而至也。若夫八尺之士，皮肉在此，外可度量切循而得之，其死可解剖而视之，其脏之坚脆，腑之大小，谷之多少，脉之长短，血之清浊，气之多少，十二经之多血少气，与其少血多气，与其皆多血气，与其皆少血气，皆有大数。其治以针艾，各调其经气，固其常有合乎。

【提要】 略谓欲知经脉的长短大小，最好是通过解剖的方法，解剖的目的就在于准确地知道"其脏之坚脆，腑之大小，谷之多少，脉之长短，血之清浊，气之多少，十二经之多血少气……"。

第三节　十二经水拟经脉

【原文】 黄帝曰：余闻之，快于耳不解于心，愿卒闻之。岐伯答曰：此人之所以参天地而应阴阳也，不可不察。足太阳外合清水，内属膀胱，而通水道焉；足少阳外合于渭水，内属于胆；足阳明外合于海水，内属于胃；足太阴外合于湖水，内属于脾；足少阴外合于汝水，内属于肾；足厥阴外合于渑水，内属于肝；手太阳外合于淮水，内属于小肠，而水道出焉；手少阳外合于漯水，内属于三焦；手阳明外合于江水，内属于大肠；手太阴外合于河水，内属于肺；手少阴外合济水，内属于心；手心主外合于漳水，内属于心包。凡此五脏六腑十二经水者，外有源泉而内有所禀，此皆内外相贯，如环无端，人经亦然。故天为阳，地为阴，腰以上为天，腰以下为地。故海以北者为阴，湖以北者为阴中之阴，漳以南者为阳，河以北至漳者为阳中之阴，漯以南至江者为阳中之太阳，此一隅之阴阳也，所以人与天地相参也。

【提要】 以十二经脉比拟十二经水。

【讲解】 人与天地相参，是说人与自然界有共同之处，这个精神可以理解。但具体到十二水没有很大的意义，比如"足太阳外合清水"，足太阳经与清水没有什么具体的关系，但是这一比喻有抽象的意义，那就是每一经脉的形态、特点都不同。

第四节　刺灸当揣人体质

【原文】 黄帝曰：夫经水之应经脉也，其远近浅深，水血之多少，各不同，合而以刺之，奈何？岐伯答曰：足阳明，五脏六腑之海也，其脉大血多气盛，热壮刺此者不深弗散，不留不泻也。足阳明刺深六分，留十呼；足太

666

阳深五分，留七呼；足少阳深四分，留五呼；足太阴深三分，留四呼；足少阴深二分，留三呼；足厥阴深一分，留二呼。手之阴阳，其受气之道近，其气之来疾，其刺深者皆无过二分，其留皆无过一呼。其少长、大小、肥瘦，以心撩之，命曰法天之常，灸之亦然。灸而过此者得恶火，则骨枯脉涩；刺而过此者，则脱气。黄帝曰：夫经脉之小大，血之多少，肤之厚薄，肉之坚脆，及䐃之大小，可为量度乎？岐伯答曰：其可为度量者，取其中度也，不甚脱肉而血气不衰也。若失度之人，瘠瘦而形肉脱者，恶可以度量刺乎。审切循扪按，视其寒温盛衰而调之，是谓因适而为之真也。

【提要】言刺灸之法，虽随经脉之长短大小而有浅深多少之定准，惟仍当揣人之少长肥瘦而意为增损之，这是"以心撩之"的主要精神。

【讲解】针刺的方法虽然是随着经脉的长短、深浅之不同而有深刺、浅刺之异，但是还是要结合患者的具体情况决定针法，如年轻、年长、体质胖瘦等，这是很有道理的。"若失度之人，瘠瘦而形肉脱者，恶可以度量刺乎"，是说若一个人特别瘦弱，仍用一般的针刺方法是不行的。文中说："其少长、大小、肥瘦，以心撩之，命曰法天之常，灸之亦然。"所谓"以心撩之"是说要做到心中有数，"撩之"是"搞清楚"之意。这最后一节的精神是非常可贵的。

经筋第十三

（此篇录音资料仅限于提要，其他据《黄帝内经章句索引》整理）

篇解：十二经脉各有其"筋"，故曰"经筋"。经筋者所以联缀百骸、维络周身，各有定处。虽所行之部多与经脉同，而所结所盛之位独以四肢豀谷之间为最，故皆起于四肢指爪之间，而后盛于辅骨，结于肘腕，繁于膝关，联于肌肉，上于颈项，终于头面。手足三阳之筋行于外，其性多刚；手足三阴之筋行于内，其性多柔。而足三阴阳明之筋，又皆聚于阴器，故曰"前阴者，宗筋之所聚"。而一身之筋又为肝之所主，而曰"罢极之本也"。筋之为病，多起于寒热，成于燥湿，其见症则拘急、缓纵、肢转痿痛、俛仰屈伸，而以痛、痉、痿、废、口僻、眦急为重也。全篇可分作十二节。

【讲解】十二经的筋脉与络脉的运行不一样，筋脉最发达于四肢，在肘、腕、膝等关节之筋脉最大，因为关节越大需要的筋脉越多。十二筋脉的循行与十二经脉也不同，十二经脉都络属于脏腑，筋脉不络属脏腑而以四肢为主体。筋脉还有个特点是会于"前阴"，前阴为宗筋之所会嘛。虽然十二经脉各有筋脉，但主持筋脉者在"肝"，肝为"罢极"之本，筋脉不能维系了就会出现"罢极"问题。筋脉的病变特点是或拘挛、或纵缓、或痿废、或屈伸不利、或疼痛，甚至抽搐、口眼歪斜、痉挛等也都是筋脉的病变表现。

"经筋"出现的病症表现与经脉的见症大不一样，都集中在关节、肢体方面，以"痹症"为主要表现。治疗要用燔针劫刺，还要"以知为数"，要让患者有明显的针感。"以痛为输"，这个"痛"是"病变"之意，即哪个地方不舒服就针或灸那个地方。这些论述虽然出现在第一节中，但适应于下列每一节。

至于"十二经筋"的痹症为什么分为孟、仲、季，大家可以参考《灵枢·阴阳系日月》，其所述的意思大致相同，不过《灵枢·阴阳系日月》十二经是指"足经"而言，足三阳、足三阴有左右之分，来配系十二个月，此篇以手足十二经筋来配系孟、仲、季，两者意思是差不多的，也还可以从阴阳盛衰的角度来理解。

以下十二节内容，均先讲循行，次叙病症，再谈治疗，但与前面《经脉》篇讨论的具体内容不同，因"经筋"与脏腑无络属关系，其病症也就简单得多。

第一节　足太阳之筋

【原文】足太阳之筋，起于足小指上，结于踝，邪上结于膝，其下，循足外侧，结于踵，上循跟，结于腘；其别者，结于踹外，上腘中内廉，与腘中并上结于臀，上夹脊上项；其支者，别入结于舌本；其直者，结于枕骨，上头，下颜，结于鼻；其支者，为目上网，下结于頄；其支者，从腋后外廉，结于肩髃；其支者，入腋下，上出缺盆，上结于完骨；其支者，出缺盆，邪上出于頄。其病小指肢，跟肿痛，腘挛，脊反折，项筋急，肩不举，腋支，缺盆中纽痛，不可左右摇。治在燔针劫刺，以知为数，以痛为输，名曰仲春痹。

【提要】足太阳之筋的循行、病症和刺法。

第二节　足少阳之筋

【原文】足少阳之筋，起于小指次指，上结外踝，上循胫外廉，结于膝外廉；其支者，别起外辅骨，上走髀，前者结于伏兔之上，后者结于尻；其直者，上乘䏚季胁，上走腋前廉，系于膺乳，结于缺盆；直者，上出腋，贯缺盆，出太阳之前，循耳后，上额角，交巅上，下走颔，上结于頄；支者，结于目眦为外维。其病小指次指肢转筋，引膝外转筋，膝不可屈伸，腘筋急，前引髀，后引尻，即上乘䏚季胁痛，上引缺盆、膺乳颈维筋急，从左之右，右目不开，上过右角，并跷脉而行，左络于右，故伤左角，右足不用，命曰维筋相交。治在燔针劫刺，以知为数，以痛为输，名曰孟春痹也。

【提要】足少阳之筋的循行、病症和刺法。

第三节　足阳明之筋

【原文】足阳明之筋，起于中三指，结于跗上，邪外上加于辅骨，上结于膝外廉，直上结于髀枢，上循胁，属脊；其直者，上循骭，结于膝；其支者，结于外辅骨，合少阳；其直者，上循伏兔，上结于髀，聚于阴器，上腹而布，至缺盆而结，上颈，上夹口，合于頄，下结于鼻，上合于太阳，太阳为目上网，阳明为目下网；其支者，从颊结于耳前。其病足中指肢胫转筋，脚跳坚，伏兔转筋，髀前肿，㿗疝，腹筋急，引缺盆及颊，卒口僻，急者目不合，热则筋纵，目不开；颊筋有寒，则急引颊移口，有热则筋弛纵缓，不胜收故僻。治之以马膏，膏其急者，以白酒和桂，以涂其缓者，以桑钩钩之，即以生桑炭置之坎中，高下以坐等，以膏熨急颊，且饮美酒，啖美炙肉，不饮酒者，自强也，为之三拊而已。治在燔针劫刺，以知为数，以痛为输，名曰季春痹也。

【提要】足阳明之筋的循行、病症和刺法。

第四节　足太阴之筋

【原文】足太阴之筋，起于大指之端内侧，上结于内踝；其直者，络于膝内辅骨，上循阴股，结于髀，聚于阴器，上腹，结于脐，循腹里，结于肋，散于胸中；其内者，着于脊。其病足大指肢，内踝痛，转筋痛，膝内辅骨痛，阴股引髀而痛，阴器纽痛，上引脐、两胁痛，引膺中、脊内痛。治在燔针劫刺，以知为数，以痛为输，命曰孟秋痹也。

【提要】足太阴之筋的循行、病症和刺法。

第五节　足太阴之筋

【原文】足少阴之筋，起于小指之下，并足太阴之筋，邪走内踝之下，结于踵，与太阳之筋合而上结于内辅之下，并太阴之筋而上循阴股，结于阴器，循脊内夹膂，上至项，结于枕骨，与足太阳之筋合。其病足下转筋，及所过而结者皆痛及转筋；病在此者主痫瘛及痉，在外者不能俛，在内者不能仰；故阳病者腰反折不能俛，阴病者不能仰。治在燔针劫刺，以知为数，以痛为输，在内者熨引饮药。此筋折纽，纽发数甚者，死不治，名曰仲秋痹也。

【提要】足太阴之筋的循行、病症和刺法。

第六节　足厥阴之筋

【原文】足厥阴之筋，起于大指之上，上结于内踝之前，上循胫，上结内辅之下，上循阴股，结于阴器，络诸筋。其病足大指肢，内踝之前痛，内辅痛，阴股痛转筋，阴器不用，伤于内则不起，伤于寒则阴缩入，伤于热则纵挺不收。治在行水清阴气；其病转筋者，治在燔针劫刺。以知为数，以痛为输，命曰季秋痹也。

【提要】足厥阴之筋的循行、病症和刺法。

第七节　手太阳之筋

【原文】手太阳之筋，起于小指之上，结于腕，上循臂内廉，结于肘内锐骨之后，弹之应小指之上，入结于腋下；其支者，后走腋后廉，上绕肩胛，循颈出走太阳之前，结于耳后完骨；其支者，入耳中；直者，出耳上，下结于颔，上属目外眦。其病小指肢，肘内锐骨后廉痛，循臂阴入腋下，腋下痛，腋后廉痛，绕肩胛引颈而痛，应耳中鸣痛，引颔目瞑，良久乃得视，颈筋急则为筋瘘颈肿。寒热在颈者，治在燔针劫刺之，以知为数，以痛为输，其为肿者，复而锐之。本支者，上曲牙，循耳前，属目外眦，上颔，结于角，其痛当所过者，肢转筋。治在燔针劫刺，以知为数，以痛为输，名曰仲夏痹也。

【提要】手太阳之筋的循行、病症和刺法。

第八节　手少阳之筋

【原文】手少阳之筋，起于小指次指之端，结于腕，上循臂，结于肘，上绕臑外廉，上肩走颈，合手太阳；其支者，当曲颊入系舌本；其支者，上曲牙，循耳前，属目外眦，上乘颔，结于角。其病当所过者即肢转筋，舌卷。治在燔针劫刺，以知为数，以痛为输，名曰季夏痹也。

【提要】手少阳之筋的循行、病症和刺法。

第九节　手阳明之筋

【原文】手阳明之筋，起于大指次指之端，结于腕，上循臂，上结于肘外，上臑，结于髃；其支者，绕肩胛，夹脊；直者，从肩髃上颈；其支者，上颊，结于頄；直者，上出手太阳之前，上左角，络头，下右颔。其病当所过者肢痛及转筋，肩不举，颈不可左右视。治在燔针劫刺，以知为数，以痛为输，名曰孟夏痹也。

【提要】手阳明之筋的循行、病症和刺法。

第十节 手太阴之筋

【原文】手太阴之筋，起于大指之上，循指上行，结于鱼后，行寸口外侧，上循臂，结肘中，上臑内廉，入腋下，出缺盆，结肩前髃，上结缺盆，下结胸里，散贯贲，合贲下，抵季胁。其病当所过者肢转筋痛，甚成息贲，胁急吐血。治在燔针劫刺，以知为数，以痛为输，名曰仲冬痹也。

【提要】手太阴之筋的循行、病症和刺法。

第十一节 手厥阴之筋

【原文】手心主之筋，起于中指，与太阴之筋并行，结于肘内廉，上臂阴，结腋下，下散前后夹胁；其支者，入腋，散胸中，结于臂。其病当所过者肢转筋，前及胸痛息贲。治在燔针劫刺，以知为数，以痛为输，名曰孟冬痹也。

【提要】手厥阴之筋的循行、病症和刺法。

第十二节 手少阴之筋

【原文】手少阴之筋，起于小指之内侧，结于锐骨，上结肘内廉，上入腋，交太阴，夹乳里，结于胸中，循臂，下系于脐。其病内急，心承伏梁，下为肘网；其病当所过者肢转筋，筋痛。治在燔针劫刺，以知为数，以痛为输。其成伏梁唾血脓者，死不治。经筋之病，寒则反折筋急，热则筋弛纵不收，阴痿不用。阳急则反折，阴急则俯不伸。焠刺者，刺寒急也，热则筋纵不收，无用燔针。名曰季冬痹也。足之阳明，手之太阳，筋急则口目为僻，眦急不能卒视，治皆如方也。

【提要】手少阴之筋的循行、病症和刺法。

【讲解】最后一句："足之阳明，手之太阳，筋急则口目为僻，眦急不能卒视，治皆如右方也"，从描述的症状分析仍属中风病，基本上是足阳明、手太阳的问题，因为阳明经脉、太阳经脉系于目眦，应该归纳到前面足阳明经筋、手太阳经筋的病症中去。

"治皆如右方"，前面所有"经筋"的病症都没有提到"口眼歪斜"的表现，而这些症状仍属"筋脉"的病变，因为属于阳明、太阳两经之病，所以还是要像治阳明、太阳那样去治疗。

骨度第十四

（此篇录音资料仅限于提要，其他据《黄帝内经章句索引》整理）

篇解：骨度，指全身骨骼之长短、大小、广狭等度数而言，非多寡之数也。文中虽有三百六十五骨节之说，但系神气游行出入而言，亦非多寡之数也。全篇可分作六节。

第一节　骨度的意义

【原文】黄帝问于伯高曰：脉度言经脉之长短，何以立之？伯高曰：先度其骨节之大小、广狭、长短，而脉度定矣。黄帝曰：愿闻众人之度，人长七尺五寸者，其骨节之大小长短各几何？伯高曰：头之大骨围二尺六寸，胸围四尺五寸，腰围四尺二寸。

【提要】言骨度之义，并及头身骨的横度。

【讲解】广狭、长短，这是"骨度"的具体内容，之所以要讨论"骨度"，是因为要知道"脉度"，即以"骨度"作为标准来度量"脉度"，这是"骨度"的意义所在。"骨度"有什么样的标准呢？"先度其骨节之大小、广狭、长短"，以此来作为标准，"骨度"有了，脉的长短大小也就有了。

第二节　身前骨之长

【原文】发所覆者，颅至项尺二寸，发以下至颐长一尺，君子终折。结喉以下至缺盆中长四寸，缺盆以下至骷骺长九寸，过则肺大，不满则肺小。骷骺以下至天枢长八寸，过则胃大，不及则胃小。天枢以下至横骨长六寸半，过则回肠广长，不满则狭短。横骨长六寸半，横骨上廉以下至内辅之上廉长一尺八寸，内辅之上廉以下至下廉长三寸半，内辅下廉下至内踝长一尺三寸，内踝以下至地长三寸，膝腘以下至跗属长一尺六寸，跗属以下至地长三寸，故骨围大则太过，小则不及。

【提要】叙身前骨之长度。

第三节　身侧骨之长

【原文】角以下至柱骨长一尺，行腋中不见者长四寸，腋以下至季胁长一尺二寸，季胁以下至髀枢长六寸，髀枢以下至膝中长一尺九寸，膝以下至外踝长一尺六寸，外踝以下至京骨长三寸，京骨以下至地长一寸。

【提要】叙身侧骨之长度。

第四节　头身骨之宽

【原文】耳后当完骨者广九寸，耳前当耳门者广一尺三寸，两颧之间相去七寸，两乳之间广九寸半，两髀之间广六寸半。足长一尺二寸，广四寸半。

【提要】叙头身骨之宽度。

第五节　身后骨之长

【原文】肩至肘长一尺七寸，肘至腕长一尺二寸半，腕至中指本节长四寸，本节至其末长四寸半，项发（髪）以下至背骨长二寸半，膂骨以下至尾骶二十一节长三尺，上节长一寸四分分之一，奇分在下，故上七节至于膂骨九寸八分分之七。

【提要】叙身后骨之长度。

第六节　骨度辨脉度

【原文】此众人骨之度也，所以立经脉之长短也。是故视其经脉之在于身也，其见浮而坚，其见明而大者，多血；细而沉者，多气也。

【提要】 言立骨度以辨经脉之度。

【讲解】 这最后一节再次强调为什么要知道"骨度"。"骨度"也好，"脉度"也好，"五十营"也好，就《内经》中所有的数字，我曾经请教过科学院度量衡研究所的几位老先生，他们是研究古代度量衡的专家，他们认为《内经》中的尺寸是汉代的，他们曾把其中的尺寸都折合成了现代的尺寸，可惜现在这些资料都没有了，在"文革"中被毁了，如果我现在再来搞这项研究，时间、精力已经不允许了，就交给你们来研究吧，还是要依靠科学院的力量。据我掌握的资料，汉代的尺寸如果折合成现代的尺寸，尺寸越小者越准确，尺寸越大者误差越大，这个结论还没有论证过，还不知道是什么原因造成的。

五十营第十五

（此篇录音资料仅限于提要，其他据《黄帝内经章句索引》整理）

篇解： 营气运行于人身，一昼夜凡五十度为一周，故曰"五十营"。文中，惟"五十营"概以一万三千五百息，与正常人一昼夜约二万四千至二万六千的息数相较，差距甚大，恐有错简也。全篇可分作三节。

【讲解】 关于"五十营"，这里有一个问题，一昼一夜行五十营，按呼吸来计算是一万三千五百息，这个数字与现在的差别很大，现在正常人一天的呼吸次数一般是两万多，这里说一昼夜的呼吸是一万三千五百息，起码有一万次的差别，不知道是文献的差错，还是什么其他的原因造成了这个误差。一呼一吸，脉来四至，这基本上又是对的，说明这个总数应该是准的，一万三千五百息，到底为什么和现在差别这么大，现在也查不清楚了，可能还是文字上的错误，如果是二万三千五百息，就差不多了。

对此篇文献要知道三个数字：第一节中的"十六丈二尺"，是全身经脉的长度；第二节中"一万三千五百息"，是一般人一天的呼吸次数，这个数字是有问题的；第三节中的"八百一十丈"，是指五十营循行的长度。

第一节　脉度之长

【原文】黄帝曰：余愿闻五十营奈何？岐伯答曰：天周二十八宿，宿三十六分，人气行一周，千八分。日行二十八宿，人经脉上下、左右、前后二十八脉，周身十六丈二尺，以应二十八宿。

【提要】言脉度的长度。

【讲解】脉度的总长度是"十六丈二尺"，是指十二经脉的总长度，即"日行二十八宿"的总长度是十六丈二尺。

第二节　营气之息

【原文】漏水下百刻，以分昼夜。故人一呼，脉再动，气行三寸，一吸，脉亦再动，气行三寸，呼吸定息，气行六寸。十息，气行六尺，日行二分。二百七十息，气行十六丈二尺，气行交通于中，一周于身，下水二刻，日行二十五分。五百四十息，气行再周于身，下水四刻，日行四十分。二千七百息，气行十周于身，下水二十刻，日行五宿二十分。一万三千五百息，气行五十营于身，水下百刻，日行二十八宿。漏水皆尽，脉终矣。

【提要】言营气一昼夜五十周于身，凡一万三千五百息。

【讲解】"漏水皆尽"是指古代计时铜壶的水滴尽为一百刻。

第三节　营运之长

【原文】所谓交通者，并行一数也，故五十营备，得尽天地之寿矣，凡行八百一十丈也。

【提要】总概五十营运行的长度为八百一十丈。

【讲解】所谓"交通者"是指第二节中"二百七十息，气行十六丈二尺，气行交通于中"的"交通"。"并行"是说二十八脉的并行，营气行于二十八脉。"故五十营备，得尽天地之寿矣"，是说营气在人体完整地运行五十周，就完成了一天的生理循环。"天地"是指三阴三阳五脏六腑。"寿"就是数，即阴阳之数，一共环行八百一十丈，"八百一十丈"就是五十个"十六丈二尺"，即营气五十周于全身的长度。

营气第十六

（此篇录音资料仅限于提要，其他据《黄帝内经章句索引》整理）

篇解： 本篇言营气运行之次，始于手太阴，经手阳明、足阳明、足太阴、手少阴、手太阳、足太阳、足少阴、手厥阴、手少阳、足少阳、足厥阴、督脉、任脉，复还于手太阴，是为十四经营气之序也。全篇可不分章节。

【原文】 黄帝曰：营气之道，内谷为宝。谷入于胃，乃传之肺，流溢于中，布散于外，精专者行于经隧，常营无已，终而复始，是谓天地之纪。故气从太阴出，注手阳明，上行注足阳明，下行至跗上，注大指间，与太阴合，上行抵髀；从脾注心中，循手少阴，出腋下臂，注小指，合手太阳，上行乘腋出𬮿内，注目内眦，上巅，下项，合足太阳，循脊下尻，下行注小指之端，循足心，注足少阴，上行注肾；从肾注心，外散于胸中，循心主脉出腋下臂，出两筋之间，入掌中，出中指之端，还注小指次指之端，合手少阳，上行注膻中，散于三焦；从三焦注胆，出胁注足少阳，下行至跗上，复从跗注大指间，合足厥阴，上行至肝；从肝上注肺，上循喉咙，入颃颡之窍，究于畜门。其支别者，上额，循巅，下项中，循脊入骶，是督脉也，络阴器，上过毛中，入脐中，上循腹里，入缺盆，下注肺中，复出太阴。此营气之所行也，逆顺之常也。

【讲解】 营气运行从手太阴开始，故曰"气从太阴出"，手阳明是第二，足阳明是第三，足太阴是第四，手少阴是第五，手太阳是第六，足太阳是第七，足少阴是第八，手厥阴心主是第九，手少阳是第十，足少阳是第十一，足厥阴是第十二。"究于畜门"，"畜门"是指上呼吸道，喉头上通鼻窍，包括会厌。"其支别者，上额，循巅，下项中，循脊入骶，是督脉也"，是说营气由足厥阴交于"督脉"。从督脉，"络阴器，上过毛中，入脐中，上循腹里，入缺盆"，这是"任脉"，由"督脉"交"任脉"，"下注肺中，复出太阴"，这就是营气运行的次序。

"营气之道，内谷为宝。谷入于胃，乃传之肺"，这几句话可以理解为营气的来源。"内谷"是"饮食"之意，营气是由水谷精微生成，是"谷"入于胃来的；然后散精于肺，故曰"乃传之肺"。营气运行就是从手太阴肺起，到足厥阴终，通过督脉、任脉，十四条经脉就这样运行一周，故曰"此营气之所行也，逆顺之常也"，"逆顺"就指手足阴阳上下而言。

脉度第十七

（此篇录音资料仅限于提要，其他据《黄帝内经章句索引》整理）

篇解：脉度，计全身经脉之长度也。二十八脉，通长一十六丈二尺，而为周身经隧之总数。篇中除叙"脉度"而外，对于经脉内溉脏腑、外濡腠理之常变发挥尤多，而于跷脉之起止亦有敷陈也。全篇可分作五节。

第一节　经络孙之别

【原文】黄帝曰：愿闻脉度。岐伯答曰：手之六阳，从手至头长五尺，五六三丈；手之六阴，从手至胸中三尺五寸，三六一丈八尺，五六三尺，合二丈一尺；足之六阳，从足上至头八尺，六八四丈八尺；足之六阴，从足至胸中六尺五寸，六六三丈六尺，五六三尺，合三丈九尺；跷脉从足至目七尺五寸，二七一丈四尺，二五一尺，合一丈五尺；督脉、任脉各四尺五寸，二四八尺，二五一尺，合九尺。凡都合一十六丈二尺，此气之大经隧也。经脉为里，支而横者为络，络之别者为孙，盛而血者疾诛之，盛者泻之，虚者饮药以补之。

【提要】论脉度，兼及经脉、络脉、孙脉之辨。

第二节　经脉之常变

【原文】五脏常内阅于上七窍也。故肺气通于鼻，肺和则鼻能知臭香矣；心气通于舌，心和则舌能知五味矣；肝气通于目，肝和则目能辨五色矣；脾气通于口，脾和则口能知五谷矣；肾气通于耳，肾和则耳能闻五音矣。五脏不和，则七窍不通，六腑不合，则留为痈。故邪在腑则阳脉不和，阳脉不和则气留之，气留之则阳气盛矣；阳气太盛则阴不利，阴脉不利则血留之，血留之则阴气盛矣。阴气太盛，则阳气不能荣也，故曰关；阳气太盛，则阴气弗能荣也，故曰格；阴阳俱盛，不得相荣，故曰关格。关格者，不得尽期而死也。

【提要】言经脉内溉脏腑、外濡腠理的常变。

【讲解】经脉内通脏腑，外通腠理，营气五十周于身，脏腑由经脉得到营养，这是常态。"故邪在腑则阳脉不和，阳脉不和则气留之，气留之则阳气盛矣。阳气太盛则阴不利，阴脉不利则血留之，血留之则阴气盛矣"，这是讲"变"，即经脉阴阳的偏盛偏衰。回过头来看开头这句"五脏常内阅于上七窍也"，就是说，可以观察七窍的常与变而内阅脏腑之常与变。

第三节　跷脉之起止

【原文】黄帝曰：跷脉安起安止，何气荣水？岐伯答曰：跷脉者，少阴之别，起于然骨之后，上内踝之上，直上循阴股入阴，上循胸里入缺盆，上出人迎之前，入頄（同"鼽"），属目内眦，合于太阳、阳跷而上行，气并相还，则为濡目，气不荣则目不合。

【提要】叙跷脉之起止。

【讲解】阴跷起于少阴，阳跷起于太阳，跷脉本身没有单独的经脉，他们都依附在少阴、太阳的经脉上。

第四节　经脉之功能

【原文】黄帝曰：气独行五脏，不荣六腑，何也？岐伯答曰：气之不得无行也，如水之流，如日月之行不休，故阴脉荣其脏，阳脉荣其腑，如环之无端，莫知其纪，终而复始。其流溢之气，内溉脏腑，外濡腠理。

【提要】补叙阴脉营脏、阳脉营腑之生理意义。

第五节　跷脉之男女

【原文】黄帝曰：跷脉有阴阳，何脉当其数？岐伯曰：男子数其阳，女子数其阴，当数者为经，其不当数者为络也。

【提要】补叙跷脉男女之异。

【讲解】跷脉在男女身上还有所不同，意思是说跷脉有阴数、阳数之分。男为阳，所以男子以"当数"的阳跷为经，以"不当数"的阴跷为络；女为阴，所以女子以"当数"的阴跷为经，以"不当数"的阳跷为络。"数"是"计算"之意，"经"者当计，"络"者不计。

营卫生会第十八

（此篇录音资料仅限于提要，其他据《黄帝内经章句索引》整理）

篇解：篇中论营气、卫气之所生、所会，故以"营卫生会"名篇。营卫的"生""会"是指两种功能，"生"是"产生"之意，"会"是"交会"之意，营气有所"生"有所"会"，卫气也有所"生"有所"会"。例如，"营出中焦，卫出下焦"，"清者为营，浊者为卫"，此言营卫之所由"生"也；"营在脉中，卫在脉外，营周不休，五十而复大会，阴阳相贯，如环无端"，此言营卫之所由"会"也。生、会之义大略如此。全篇可分作三章。

第一章　营卫所生所会

【原文】黄帝问于岐伯曰：人焉受气？阴阳焉会？何气为营？何气为卫？营安从生？卫于焉会？老壮不同气，阴阳异位，愿闻其会。岐伯答曰：人受气于谷，谷入于胃，以传与肺，五脏六腑，皆以受气，其清者为营，浊者为卫，营在脉中，卫在脉外，营周不休，五十度而复大会，阴阳相贯，如环无端。卫气行于阴二十五度，行于阳二十五度，分为昼夜，故气至阳而起，至阴而止。故曰：日中而阳陇，为重阳；夜半而阴陇，为重阴。故太阴主内，太阳主外，各行二十五度，分为昼夜。夜半为阴陇，夜半后而为阴衰，平旦阴尽而阳受气矣。日中而阳陇，日西而阳衰，日入阳尽而阴受气矣。夜半而大会，万民皆卧，命曰合阴，平旦阴尽而阳受气，如是无已，与天地同纪。

【提要】阐明营卫所由生之源及所由会之时。

第二章　营卫生会有异

【原文】黄帝曰：老人之不夜瞑者，何气使然？少壮之人，不昼瞑者，何气使然？岐伯答曰：壮者之气血盛，其肌肉滑，气道通，营卫之行，不失其常，故昼精而夜瞑。老者之气血衰，其肌肉枯，气道涩，五脏之气相搏，其营气衰少，而卫气内伐，故昼不精，夜不瞑。

【提要】言老、壮不同，则营卫之生会有异。

【讲解】如卫气白天行于阳、夜间行于阴，青壮年是如此，老年人就不一定了，以此说明个体的营卫生会是有一定差别的。

第三章　言营卫之所生

【原文】"黄帝曰：愿闻营卫之所行"至篇尾。

【提要】分言营卫之生会，可分作三节。

【讲解】第一节主要讲宗气带动营卫的运行，第二节主要讲营出中焦，第三节主要讲卫出下焦，所以此章主要是讲宗气、营气、卫气。

第一节　宗气导营卫之常与变

【原文】黄帝曰：愿闻营卫之所行，皆何道从来？岐伯答曰：营出中焦，卫出下焦。黄帝曰：愿闻三焦之所出。岐伯答曰：上焦出于胃上口，并咽以上贯膈而布胸中，走腋，循太阴之分而行，还至阳明，上至舌，下足阳明，常与营俱行于阳二十五度，行于阴亦二十五度一周也，故五十度而复大会于手太阴矣。黄帝曰：人有热，饮食下胃，其气未定，汗则出，或出于面，或出于背，或出于身半，其不循卫气之道而出，何也？岐伯曰：此外伤于风，内开腠理，毛蒸理泄，卫气走之，固不得循其道，此气慓悍滑疾，见开而出，故不得从其道，故命曰漏泄。

【提要】言上焦宗气导营卫而行之常与变，可分作三节。

【讲解】此节重点是讲，"宗气"是人体的动气，营气运行、卫气运行都要靠宗气来带动。

第二节　营出中焦之常与变

【原文】黄帝曰：愿闻中焦之所出。岐伯答曰：中焦亦并胃中，出上焦之后，此所受气者，泌糟粕，蒸津液，化其精微，上注于肺脉，乃化而为血，以奉生身，莫贵于此，故独得行于经隧，命曰营气。黄帝曰：夫血之与气，异名同类，何谓也？岐伯答曰：营卫者精气也，血者神气也，故血之与气，异名同类焉。故夺血者无汗，夺汗者无血，故人生有两死，而无两生。

【提要】言营出中焦之常与变。

【讲解】此段文献中云"中焦亦并胃中，出上焦之后"，这里的"之后"是"之下"之意。又文献云"故夺血者无汗，夺汗者无血，故人生有两死而无两生"，"有两死"是指不同原因的死亡，"无两生"是说生命是由先天之精气和后天水谷精微支持的，每个人生命的来源及生命的维系都是一样的。也就是说，人死有各种原因，但人生都是一样的因由。

第三节　卫出下焦之常与变

【原文】黄帝曰：愿闻下焦之所出。岐伯答曰：下焦者，别回肠，注于膀胱而渗入焉。故水谷者，常并居于胃中，成糟粕，而俱下于大肠，而成下焦，渗而俱下，济泌别汁，循下焦而渗入膀胱焉。黄帝曰：人饮酒，酒亦入胃，谷未熟而小便独先下何也？岐伯答曰：酒者熟谷之液也，其气悍以清，故后谷而入，先谷而液出焉。黄帝曰：善。余闻上焦如雾，中焦如沤，下焦如渎，此之谓也。

【提要】言卫出下焦之常与变。

【讲解】此节提出了"卫出下焦"的论点，但基本没有进行论证。问曰："下焦之所出"是什么呢？但回答得并不清楚。卫气还是源于水谷精微的，但必由下焦之肾和膀胱的阳气蒸化而来。为什么膀胱太阳主表呢？就是因为卫气通过膀胱阳气的蒸化而系于表的缘故。文献中举了个例子，"人饮酒，酒亦入胃，谷未熟而小便独先下何也？岐伯答曰：酒者熟谷之液也，其气悍以清，故后谷而入，先谷而液出焉。"这里以"酒"的蒸化来比喻"卫气"的蒸化，酒为阳，卫气也为阳，酒会很快蒸化于表，卫气也是这样，文献用这个形象地描述来阐明"卫气出于下焦"这个论题。虽然没有说清楚，但"酒蒸化"的例子形象地描述了"卫气蒸化"的原理，以酒的"气悍以清，故后谷而入，先谷而液出"来比喻卫气的剽悍滑疾，旨在论证"卫出下焦"的论题。

文献总结云："余闻上焦如雾，中焦如沤，下焦如渎，此之谓也。""上焦如雾"，是说上焦为轻清之气，包括宗气、卫气，主要是指宗气，"雾"即肺所主之气，为轻清之气。"中焦如沤"，"沤"是指浑浊稠厚，比喻中焦的水谷精气，其中有清有浊，意指中焦水谷精气之化运。"下焦如渎"，"渎"是地下的水道，仅指水之下行，没有也不包括卫出下焦这个意思。

四时气第十九

（此篇录音资料仅限于提要，其他据《黄帝内经章句索引》整理）

篇解： 本篇开首即言春夏秋冬四时之刺，因四时之气有所不同，四时之刺便有各殊。则所谓"四时之气"者，即因四时之气殊而异其刺也。但全篇的内容，并不止于此，更多的是言对温疟、风水、飧泄、转筋、徒㽲、著痹、肠中不便、疠风、腹鸣气冲、小肠气、善呕、膈塞、小腹痛肿等杂病的刺法，实际上这篇文献讨论的是治杂病的问题。全篇可分作三章。

【讲解】 所谓"四时之气"就是阴阳之气，因其阴阳盛衰升降不同因而要采用不同的治法。这篇文章的内容并不只谈"四时之气"，其中大半的篇幅是关于杂病治疗的。《灵枢经》中这样命题的篇章很多，一般把讨论的第一个问题作为篇名，在我国历史上，不仅医书有这种情况，在其他文献中都有类似的情况，比如《大学》《中庸》都是这样的命题方法。

第一章 四时刺法

【原文】 黄帝问于岐伯曰：夫四时之气，各不同形，百病之起，皆有所生，灸刺之道，何者为定？岐伯答曰：四时之气，各有所在，灸刺之道，得气穴为定。故春取经，血脉分肉之间，甚者，深刺之，间者，浅刺之；夏取盛经孙络，取分间绝皮肤；秋取经腧，邪在腑，取之合；冬取井荥，必深以留之。

【提要】言四时不同之刺。

【讲解】文曰："四时之气，各不同形"，这个"形"是指病变表现，阴阳升降不一样，在人体上发生的疾病各不同形。

文曰："百病之起，皆有所生"，是说春天发的病不能离开春天的气候特点来认识，夏天发生的病不能离开夏季的气候特点来认识，"所生"是指四时气候对人体发病的影响，这体现了中医学的整体观，即人与自然是一个整体。

文曰："四时之气，各有所在，灸刺之道，得气穴为定。"是说要依据四时之气，选择适合的气穴、适合的经气进行治疗。

此章最后叙述了依据四时之气的不同治疗方法，这里所讲的"四时之气"没有《灵枢·本输》篇讲得具体，大家可以参照着进行学习。比如此篇说"春取经"，在《灵枢·本输》中是这样讲的："春取络脉诸荥大经分肉之间，甚者深取之，间者浅取之。"因为春天阳气在外、在上，气血运行较浅，而络脉浅在、经脉深在，所以春天取络脉。这里的"络脉"主要是指十二经之大络，在"大经分肉之间"。取"络脉诸荥"，即取"荥"穴而不取"经"穴。所以此篇文献亦云："春取经，血脉分肉之间。"因此建议大家，最好把两篇文献对照着来学习和理解，下面的夏、秋、冬的取穴都可以参考《灵枢·本输》篇来理解。

第二章　杂病刺法

【原文】"温疟汗不出"至"肿上及胃脘，取三里"。

【提要】刺杂病，共列举了十三个杂病，可分作十三节。

第一节　刺温疟

【原文】温疟汗不出，为五十九痏。

【提要】刺温疟。

【讲解】这里的"五十九痏",即《素问·刺热》篇的五十九刺,"温疟"属于热病。

第二节　刺风水

【原文】风痃肤胀,为五十七痏,取皮肤之血者,尽取之。

【提要】刺风水。

第三节　刺飧泄

【原文】飧泄,补三阴之上,补阴陵泉,皆久留之,热行乃止。

【提要】刺飧泄。

第四节　刺转筋

【原文】转筋于阳治其阳,转筋于阴治其阴,皆卒刺之。

【提要】刺转筋。

【讲解】"卒刺"就是"猝刺",即不要久留针。

第五节　刺徒痃

【原文】徒痃,先取环谷下三寸,以铍针针之,已刺而筩之,而内之,入而复之,以尽其痃,必坚,来缓则烦悗,来急则安静,间日一刺之,痃尽乃止;饮闭药,方刺之时徒饮之,方饮无食,方食无饮,无食他食,百三十五日。

【提要】刺徒痃,所谓"徒痃",是说这个"水"没有合并其他的病,不是"风水",也不是"水热",只是单纯的水邪。

【讲解】文云"环谷下三寸",人体没有"环谷"这个穴位,有人认为是指足少阳的"环跳"穴,现在也还没有定论。"已刺而筩之","筩之"是指反复进出几次，"箭"是古人装剑的剑筒，剑不停地插进去抽出来，故"箭之"是"提插"的意思，相当于现在的"提插"手法，用反复提插的刺法使水邪排出去。

文云"来缓则烦悗，来急则安静"，是说临床通过针的提插来排泄体内的邪水，"来缓"即水量排出的不多，病人往往有烦闷的感觉；"来急"即水量排出得很多，病人就会比较安静。水邪出得不顺畅，说明病人的体质比较衰弱，就会有烦闷的感觉；水邪出得很顺畅，说明人的正气尚好，病人会感觉舒服一些。

文云"间日一刺之，水尽乃止"，是说不能每天都刺，要隔天一刺，这是古人刺"水"的方法。

文云"饮闭药"，古人认为刺"水"也不那么简单，同时还要配合药物治疗，"闭药"是指泄水、渗水的药，来帮助消退水邪。

文云"方刺之时徒饮之"，意思是说可以一面吃药一面用针，二者相互没有妨碍。但是病人的饮食要与服药分开，故曰"方饮无食，方食无饮"，喝药的时候就不要吃饭，刚吃了饭也不要马上服药，饮食和服药要分开，这样药物才能发挥其最大的作用。

文云"无食他食"，是说还要讲究饮食的禁忌，饮食需要谨慎，水肿不能再吃易生水的食物。"百三十五日"，是说在这治疗的一百三十五日当中都应该"无食他食"。

第六节　刺著痹

【原文】著痹不去，久寒不已，卒取其三里骨为干。

【提要】刺著痹。

第七节　刺肠中不便

【原文】肠中不便，取三里，盛泻之，虚补之。

【提要】刺肠中不便。

第八节 刺疬风

【原文】疬风者，素刺其肿上，已刺，以锐针针其处，按出其恶气，肿尽乃止，常食方食，无食他食。

【提要】刺疬风。

【讲解】"锐针"也是九针之一。这里也讲到饮食禁忌问题。

第九节 刺肠鸣

【原文】腹中常鸣，气上冲胸，喘不能久立，邪在大肠，刺肓之原、巨虚上廉、三里。

【提要】刺肠鸣。

第十节 刺疝气

【原文】小腹控睾，引腰脊，上冲心，邪在，小肠者，连睾系，属于脊，贯肝肺，络心系，气盛则厥逆，上冲肠胃，熏肝，散于肓，结于脐，故取之肓原以散之，刺太阴以予之，取厥阴以下之，取巨虚下廉以去之，按其所过之经以调之。

【提要】刺小肠疝气。

【讲解】"小腹控睾，引腰脊"，这是描述小肠疝气疼痛的特点。"按其所过之经以调之"，或者是选择肝经，或者是选择肾经，以调治之。

第十一节 刺呕胆

【原文】善呕，呕有苦，长太息，心中憺憺，恐人将捕之，邪在胆，逆在胃，胆液泄则口苦，胃气逆则呕苦，故曰呕胆，取三里以下胃气逆，则刺少阳血络以闭胆逆，却调其虚实以去其邪。

【提要】刺呕胆。

第十二节　刺膈塞

【原文】饮食不下，膈塞不通，邪在胃脘，在上脘则刺抑而下之，在下脘则散而去之。

【提要】刺胃脘膈塞。

【讲解】此病治疗的关键要看膈塞的部位，在上、在下的治疗是不同的。

第十三节　刺小腹痛肿

【原文】小腹痛肿，不得小便，邪在三焦约，取之太阳大络，视其络脉与厥阴小络结而血者，肿上及胃脘，取三里。

【提要】刺小腹痛肿。

第三章　刺法之诊

【原文】睹其色，察其以，知其散复者，视其目色，以知病之存亡也。一其形，听其动静者，持气口人迎以视其脉，坚且盛且滑者病日进，脉软者病将下，诸经实者，病三日已。气口候阴，人迎候阳也。

【提要】言用刺法之诊。

【讲解】不管是依四时之气的治疗法，还是杂病的一般治疗法，都要留意病人的神态，要随时观察病人的神色，故曰"睹其色，察其以，知其散复者，视其目色，以知病之存亡也"。"散复"是指神气的存亡，"复"是神气在，"散"就是神气亡。"一其形，听其动静者"，"一"是"专一"之意，专注于病人；"听"也是观察方法之一，要观察病人的动静；这里主要是讲识脉，看其寸口、人迎的脉象如何，凡想持针必先诊脉，只会扎针不会看脉，这是个缺陷。脉象"坚且盛且滑"者，预示病邪还在进一步深入；"脉软者病将下"，脉无力了，那么邪气也在减退。"诸经实者病三日已"，"经"是指十二经脉，若邪气盛脉象也盛者，那问题不大，会很快痊愈，反之，邪气盛而脉象衰，那问题就比较复杂了，临床最忌讳的就是邪盛脉衰。"气口候阴，人迎候阳也"，是说手上的脉象候三阴，颈上阳明胃的脉象候三阳。

最后这一章是概括用针的基本精神，一要"望"，二要"切"，望病人的神色变化，切脉的虚实动静，针法也离不开望、闻、问、切这基本的诊断方法。

五邪第二十

（此篇录音资料仅限于提要，其他据《黄帝内经章句索引》整理）

篇解： 言邪在五脏之刺，故以"五邪"名篇。不同之邪，在不同之脏，当有不同之病症，故当取其不同之腧穴，并用不同之刺法以治之，斯所谓辨证论治也。全篇可分作五节。

【讲解】 邪有不同，如风邪、寒邪、湿邪、燥邪、火邪等；脏也有不同的性格，即使是同一种邪气在不同的脏器中，也会出现不同的病症表现；治疗的时候也要采取不同的治法，因此要辨证论治，这就是此篇文献的精神。全篇所描述的病症可以从五脏经脉的特性来认识。

第一节 刺在肺之邪

【原文】 邪在肺，则病皮肤痛，寒热，上气喘，汗出，咳动肩背。取之膺中外腧，背三节五脏之傍，以手疾按之，快然，乃刺之，取之缺盆中以越之。

【提要】 刺肺邪。

第二节 刺在肝之邪

【原文】 邪在肝，则两胁中痛，寒中，恶血在内，行善掣，节时脚肿。取之行间以引胁下，补三里以温胃中，取血脉以散恶血，取耳间青脉以去其掣。

【提要】 刺肝邪。

【讲解】文中"掣"是经脉拘急痉挛的意思。

第三节　刺在脾之邪

【原文】邪在脾胃，则病肌肉痛。阳气有余，阴气不足，则热中善饥；阳气不足，阴气有余，则寒中肠鸣、腹痛；阴阳俱有余，若俱不足，则有寒有热。皆调于三里。

【提要】刺脾邪。

第四节　刺在肾之邪

【原文】邪在肾，则病骨痛阴痹。阴痹者，按之而不得，腹胀、腰痛、大便难、肩背颈项痛、时眩。取之涌泉、昆仑，视有血者，尽取之。

【提要】刺肾邪。

【讲解】《灵枢》中凡是云"有血者"，都是指其经脉充分暴露的部位，利用这些部位可以进行放血治疗。"尽取之"，是说多处"有血者"都可以刺。

第五节　刺在心之邪

【原文】邪在心，则病心痛喜悲，时眩仆。视有余不足而调之其输也。

【提要】刺心邪。

寒热病第二十一

（此篇录音资料仅限于提要，其他据《黄帝内经章句索引》整理）

篇解：篇首便叙述皮寒热、肌寒热、骨寒热三病之刺，便以"寒热病"名篇。但篇中所言者并不止此"寒热"一病，尚有体惰、厥痹、暴瘖、暴聋、暴痖、暴挛、热厥、寒厥、舌纵、痈疽、振寒等病症，以及对阴阳诸经之刺，特别是"刺害"的提出，凡用针刺者，均不可不知。全篇可分作六节。

第一节　寒热病刺法

【原文】皮寒热者，不可附席，毛发焦，鼻槁腊，不得汗；取三阳之络，以补手太阴。肌寒热者，肌痛，毛发焦，而唇槁腊，不得汗；取三阳于下，以去其血者，补足太阴，以出其汗。骨寒热者，病无所安，汗注不休；齿未槁，取其少阴于阴股之络；齿已槁，死不治；骨厥亦然。

【提要】三种寒热病之不同刺法。

第二节　诸痹病刺法

【原文】骨痹，举节不用而痛，汗注、烦心，取三阴之经，补之。身有所伤，血出多，及中风寒，若有所堕坠，四肢懈惰不收，名曰体惰，取其小腹脐下三结交，三结交者，阳明、太阴也，脐下三寸关元也。厥痹者，厥气上及腹，取阴阳之络，视主病也，泻阳补阴经也。

【提要】言骨痹、体惰、厥痹症治。

第三节　诸窍病刺法

【原文】颈侧之动脉人迎，人迎，足阳明也，在婴筋之前。婴筋之后，手阳明也，名曰扶突。次脉，足少阳脉也，名曰天牖。次脉，足太阳也，名曰天柱。腋下动脉，臂太阴也，名曰天府。阳迎头痛，胸满不得息，取之人迎。暴瘖气鞭，取扶突与舌本出血。暴聋气蒙，耳目不明，取天牖。暴挛痫眩，足不任身，取天柱。暴瘅内逆，肝肺相搏，血溢鼻口，取天府。此为天牖五部。

【提要】言头项七窍诸病之刺。

第四节　齿目痛刺法

【原文】臂阳明有入頄遍齿者，名曰大迎，下齿龋取之。臂恶寒补之，不恶寒泻之。足太阳有入颅遍齿者，名曰角孙，上齿龋取之，在鼻与颅前。方病之时，其脉盛，盛则泻之，虚则补之。一曰取之出鼻外。足阳明有夹鼻入于面者，名曰悬颅，属口，对入系目本，视有过者取之，损有余，益不足，反者益其。足太阳有通项入于脑者，正属目本，名曰眼系，头目苦痛取之，在项中两筋间，入脑乃别。阴跷、阳跷，阴阳相交，阳入阴，阴出阳，交于目锐眦，阳气盛则瞋目，阴气盛则瞑目。

【提要】 叙阳明、太阳二经齿痛、目痛之刺。

【讲解】 "目痛"取太阳经穴，"齿痛"取阳明经穴，因为太阳的经脉入于目，阳明的经脉入于齿。

第五节　寒热厥刺法

【原文】 热厥取足太阴、少阳，皆留之；寒厥取足阳明、少阴于足，皆留之。舌纵涎下，烦悗，取足少阴。振寒洒洒，鼓颔，不得汗出，腹胀烦悗，取手太阴。刺虚者，刺其去也；刺实者，刺其来也。春取络脉，夏取分腠，秋取气口，冬取经输，凡此四时，各以时为齐。络脉治皮肤，分腠治肌肉，气口治筋脉，经输治骨髓、五脏。

【提要】 叙热厥、寒厥之刺，并申述其刺法。

第六节　痈疽之刺法

【原文】 身有五部：伏兔一，腓二，腓者腨也，背三，五脏之腧四，项五。此五部有痈疽者，死。病始手臂者，先取手阳明、太阴而汗出；病始头首者，先取项太阳而汗出；病始足胫者，先取足阳明而汗出。臂太阴可汗出，足阳明可汗出。故取阴而汗出甚者，止之于阳；取阳而汗出甚者，止之于阴。凡刺之害，中而不去则精泄，不中而去则致气；精泄则病甚而恇，致气则生为痈疽也。

【提要】 叙痈疽之刺。

【讲解】 "身有五部"，是说五脏在体表有对应的五个部位，这五部都是痈疽好发之所，因此痈疽发生在某部则责之于某脏。"伏兔"，这个部位归阳明胃；"腓"即腓肠肌，属太阳、少阴经，在外侧则为太阳，在内侧就是少阴；"背"为督脉所在，旁边是太阳经；"五脏之腧"是指心、肝、脾、肺、肾等背俞穴；"项"是指脖颈部位。"此五部有痈疽者，死"，若痈疽生于上述这五个部位，病情一般都很凶险，当然不能说都会"死"，但这五个部位的痈疽是较难治的，特别是"疽"，就更不好治了。

下面这段话表达了两点：第一，痈疽袭体，病在经络，浅者在络，深者在经，治疗最好是先用"汗"法，使病邪随汗出而去，可以用仙方活命饮、人参白术散等方药，这是痈疽初起的常用方；第二，"取阴而汗出甚者"需要刺阳经来止汗，故曰"止之于阳"，"取阳而汗出甚者"，就要取阴经来止其汗，故曰"止之于阴"，因为"汗"出意在使邪外解，若汗出过多，则精枯血少，使血分更燥，这是治疗之大忌。

故曰"凡针之害，中而不去则精泄，不中而去则致气"，是说针刺的时候要中病即止，病已经去了，但针还久久不去，就会导致"精泄"，"精"代表正气；相反，还没有"中病"，身体还没有反应，就停针了，就会导致"致气"，即助长邪气。"精泄则病甚而恇，致气则生为痈疽也"，所以针刺治疗时必须要恰到好处，太过和不及都不行。这是"针害"之一。

癫狂病第二十二

（此篇录音资料仅限于提要，其他据《黄帝内经章句索引》整理）

篇解： 全篇叙述对癫狂病的诊治，故以"癫狂病"名篇。于癫狂发作前后之诊察，发作时的不同症状，以及诸种刺法，阐发至为详备。并以厥逆之暴发颇与癫狂近似，故于篇末又论及厥逆的证治。全篇可分作二章。

第一章 癫狂的诊察与刺法

【原文】"目眦外决于面者"至"灸骨骶二十壮"。
【提要】叙癫狂病的诊察和刺法，可分作四节。

第一节　癫疾早期表现和刺法

【原文】目眦外决于面者，为锐眦；在内近鼻者，为内眦；上为外眦，下为内眦。癫疾始生，先不乐，头重痛，视举目赤，甚作极已而烦心，候之于颜，取手太阳、阳明、太阴，血变为止；癫疾始作，而引口啼呼、喘、悸者，候之手阳明、太阳，左强者攻其右，右强者攻其左，血变为止。癫疾始作先反僵，因而脊痛，候之足太阳、阳明、太阴、手太阳，血变为止。

【提要】叙癫病先见三症及其刺法。

【讲解】讨论"癫狂病"为什么开篇提及目内眦、目外眦呢？这应该说是临床经验，癫狂病的发作确实可以从眼睛、眼神中看出来。远离鼻者为外眦，内近鼻者为内眦；"上为外眦"，即上眼皮之内称为目上岗，属外眦，归太阳，主外；"下为内眦"，即下眼皮之内称作目下岗，属内眦，归阳明，主内。这里的意思是说，诊断癫狂病首先要观察眼睛，看其眼睛是不是发红，眼珠是否正常，由此来诊断癫狂病之发作。下面分别叙述癫病发作的三种表现和刺法。

其一，发病初会有点忧郁，逐渐地出现头重、头痛、眼睛发红，开始表现出急躁不安；还可以候之于"颜"，即天庭的颜色，天庭有没有什么反常的颜色出现，有的患者会发青，有的患者会发紫。取手太阳、手阳明、手太阴，刺之出血，手太阳的穴一般取支正、小海，手阳明穴取偏历、温溜，手太阴取太渊、列缺，其血开始是发紫的，直到血变成红色就不再刺了。

其二，癫病发作前会有心悸、气喘，甚至有点"口歪"的表现；一打哈欠，嘴巴就更歪得厉害，那么癫病就要发作了。候之手阳明、手太阳，左强者攻其右，右强者攻其左，还是要刺到血色由不正常变为正常为止。

其三，癫疾始作，身体出现强直、脊痛。候之足太阳、足阳明、足太阴、手太阳，还是要刺到血色由不正常变为正常为止。

第二节　癫疾的表现和其治法

【原文】治癫疾者，常与之居，察其所当取之处。病至，视之有过者泻之，置其血于瓠壶之中，至其发时，血独动矣，不动，灸穷骨二十壮，穷骨者，骶骨也。

【提要】提出对癫病的治法。

【讲解】这里的"骶骨"是指"长强"穴，关于针刺"长强"治癫病，我也看了好几个总结材料，还是很有疗效的。

第三节　三种癫病之不治诸症

【原文】骨癫疾者，顑齿诸腧分肉皆满，而骨居，汗出、烦悗；呕多沃沫，气下泄，不治。筋癫疾者，身倦挛急大，刺项大经之大杼脉；呕多沃沫，气下泄，不治。脉癫疾者，暴仆，四肢之脉皆胀而纵；脉满尽刺之出血，不满灸之夹项太阳，灸带脉于腰相去三寸，诸分肉本输；呕多沃沫，气下泄，不治。癫疾者，疾发如狂者，死不治。

【提要】分叙癫疾不治诸症。

【讲解】为什么说"不治"，大家可以讨论。"骨癫疾"的意思是指病邪生于骨，即病邪深在骨，会有什么反应呢？"顑齿诸腧分肉皆满"，是说脸颊、下巴、齿周上下布满邪气，邪气壅塞在这些骨骼及周边软组织上；"而骨居"是说尽管邪气壅滞在脸部骨骼周围，面部肿胀不已，但身体却是很瘦，瘦得只剩骨头了，故曰"骨居"；而且不停地汗出，还伴有烦闷，汗出于外而烦闷于内；"呕多沃沫"，中焦脾胃之气也已大伤。这种情况就不好治了，先天精气已伤，后天脾胃亦伤，情况比较严重，故属"不治"。

第四节　狂病六证表现及刺法

【原文】狂始生，先自悲也，喜忘、苦怒、善恐者，得之忧饥，治之取手太阴、阳明，血变而止，及取足太阴、阳明；狂始发，少卧不饥，自高贤也，自辩智也，自尊贵也，善骂詈，日夜不休，治之取手阳明、太阳、太阴、舌下少阴，视之盛者，皆取之，不盛，释之也；狂、言惊、善笑、好歌乐、妄行不休者，得之大恐，治之取手阳明、太阳、太阴；狂，目妄见，耳妄闻，善呼者，少气之所生也，治之取手太阳、太阴、阳明、足太阴、头两顑；狂者多食，善见鬼神，善笑而不发于外者，得之有所大喜，治之取足太阴、太阳、阳明，后取手太阴、太阳、阳明；狂而新发，未应如此者，先取曲泉左右动脉，及盛者见血，有顷已，不已，以法取之，灸骨骶二十壮。

【提要】分叙狂病六证之刺。

【讲解】这里的"骨骶"还是指长强穴。这一节专讲狂症，讲狂病的种种表现和其治法。

第二章　厥逆六证表现之刺

【原文】风逆暴四肢肿，身漯漯，晞然时寒，饥则烦，饱则善变，取手太阴表里，足少阴、阳明之经，肉清取荥，骨清取井经也。厥逆为病也，足暴清，胸若将裂，肠若将以刀切之，烦而不能食，脉大小皆涩，暖取足少阴，清取足阳明，清则补之，温则泻之。厥逆腹胀满，肠鸣，胸满不得息，取之下胸二胁欬而动手者，与背输以手按之立快者是也。内闭不得溲，刺足少阴、太阳与骶上以长针，气逆则取其太阴、阳明，厥阴甚，取少阴、阳明动者之经也。少气，身漯漯也，言吸吸也，骨酸体重，懈惰不能动，补足少阴。短气，息短不属，动作气索，补足少阴，去血络也。

【提要】分叙厥逆六证之刺。

【讲解】这里的"厥逆"与《素问·厥论》讲的"厥症"不一样，《素问·厥论》讲的是昏厥，即昏倒不省人事，是现在临床所见的脑血管病，而这里的"厥逆"有的表现为"腹痛"，有的表现为"头痛"，病情没有那么严重。

热病第二十三

（此篇录音资料仅限于提要，其他据《黄帝内经章句索引》整理）

篇解：篇中固非专论"热病"者，但论"热病"之刺却独多，故以"热病"名篇。除热病外，尚及于偏枯、风痱、喘息、心疝、喉痹、目中赤痛、风痉、癃、腹胀等病，及其刺法。全篇可分作三节。

第一节 偏枯风痱症刺

【原文】偏枯，身偏不用而痛，言不变，志不乱，病在分腠之间，巨针取之，益其不足，损其有余，乃可复也。痱之为病也，身无痛者，四肢不收，智乱不甚，其言微知，可治，甚则不能言，不可治也。病先起于阳，后入于阴者，先取其阳，后取其阴，浮而取之。

【提要】叙偏枯、风痱之刺。

第二节 热病诸症刺法

【原文】热病三日，而气口静，人迎躁者，取之诸阳，五十九刺，以泻其热而出其汗，实其阴以补其不足者。身热甚，阴阳皆静者，勿刺也；其可刺者，急取之，不汗出则泄；所谓勿刺者，有死征也。热病七日八日，脉口动喘而短者，急刺之，汗且自出，浅刺手大指间。热病七日八日，脉微小，病者溲血，口中干，一日半而死，脉代者，一日死。热病已得汗出，而脉尚躁喘，且复热，勿刺肤，喘甚者死。热病七日八日，脉不躁，躁不散数，后三日中有汗，三日不汗，四日死，未曾汗者，勿腠刺之。热病，先肤痛，窒鼻充面，取之皮，以第一针，五十九，苛轸鼻，索皮于肺，不得索之火，火者心也。热病，先身涩，倚而热，烦悗、干唇口嗌，取之皮，以第一针，五十九，肤胀、口干，寒汗出，索脉于心，不得索之水，水者肾也。热病，嗌干、多饮、善惊、卧不能起，取之肤肉，以第六针，五十九，目眦青，索肉于脾，不得索之木，木者肝也。热病，面青脑痛，手足躁，取之筋间，以第四针，于四逆，筋躄目浸，索筋于肝，不得索之金，金者肺也。热病，数惊、瘛疭而狂，取之脉，以第四针，急泻有余者，癫疾毛发去，索血于心，不得索之水，水者肾也。热病，身重、骨痛、耳聋而好瞑，取之骨，以第四针，五十九刺，骨病不食，啮齿耳青，索骨于肾，不得索之土，土者脾也。热病，不知所痛，耳聋，不能自收，口干，阳热甚，阴颇有寒者，热在髓，死不可治。热病，头痛、颞颥、目瘛脉痛，善衄，厥热病也，取之以第三针，视有余不足，寒热痔。热病，体重，肠中热，取之以第四针，于其腧，及下诸指间，索气于胃络得气也。热病，夹脐急痛，胸胁满，取之涌泉与阴陵泉，取以第四针，针嗌里。热病，而汗且出，及脉顺可汗者，取之鱼际、太渊、大都、太白，泻之则热去，补之则汗出，汗出大甚，取内踝上横脉以止之。热病，已得汗而脉尚躁盛，此阴脉之极也，死；其得汗而脉静者，生。热病者，脉尚盛躁而不得汗者，此阳脉之极也，死；脉盛躁得汗静者，生。热病不可刺者有九：一曰，汗不出，大颧发赤哕者，死；二曰，泄而腹满甚者，死；三曰，目不明，热不已者，死；四曰，老人、婴儿，热而腹满者，死；五曰，汗不出，呕下血者，死；六曰，舌本烂，热不已者，死；七曰，欬而衄，汗不出，出不至足者，死；八曰，髓热者，死；九曰，热而痉者死，腰折，瘈疭，齿噤齘也。凡此九者，不可刺也。所谓五十九刺者，两手外内侧各三，凡十二痏；五指间各一，凡八痏，足亦如是；头入发一寸旁三分各三，凡六痏；更入发三寸边五，凡十痏；耳前后口下者各一，项中一，凡六痏；巅上一，囟会一，发际一，廉泉一，风池二，天柱二。

【提要】叙热病诸症之刺。

第三节　喘等诸病刺法

【原文】气满胸中，喘息，取足太阴大指之端，去爪甲如薤叶，寒则留之，热则疾之，气下乃止。心疝暴痛，取足太阴、厥阴，尽刺去其血络。喉痹舌卷，口中干，烦心，心痛，臂内廉痛，不可及头，取手小指、次指爪甲下，去端如韭叶。目中赤痛，从内眦始，取之阴跷。风痉，身反折，先取足太阳及腘中及血络出血。中有寒，取三里。癃，取之阴跷及三毛上及血络出血。男子如蛊，女子如怚，身体腰脊如解，不欲饮食，先取涌泉见血，视跗上盛者，尽见血也。

【提要】叙喘息、心疝、喉痹、目赤痛、风痉、中寒、癃、腹胀等诸病之刺。

【讲解】最后一病文云："男子如蛊，女子如怚，身体腰脊如解，不欲饮食，先取涌泉见血，视跗上盛者，尽见血也。"这里的"怚"通"阻"，有些注家对这个字的解释不够妥当，张景岳想改成"女子如胎"，其意思是对的，但这个字不能改，这是肿胀病，男子腹胀如鼓，女子腹胀如孕，这里都是描述"腹胀"的，这种病多伴有体瘦如柴、腰背无劲。

这一节讲了八个病，加上前面第一节的偏枯、风痱，此篇文献一共讲了十个杂病，只有第二节讲的是"热病"的表现与治疗。

厥病第二十四

（此篇录音资料仅限于提要，其他据《黄帝内经章句索引》整理）

篇解：马莳云："篇内所论，不止厥病，然首节有厥头痛、厥心痛等病，故名篇。然此厥之为义乃气逆，而以此连彼之谓，实与素问之厥论不同。"（《黄帝内经灵枢注证发微》）马氏之说是也，除叙厥头痛、厥心痛外，尚及耳鸣、耳聋、足髀不举、病注下血、风痹诸症。全篇可分三节。

【讲解】这里的"厥病"与《素问·厥论》之厥病要区别开，这里的"厥病"是指邪气在内向上厥逆为病机的疾病，如厥头痛、厥心痛等。

第一节　头痛十证刺法

【原文】厥头痛，面若肿起而烦心，取之足阳明、太阴。厥头痛，头脉痛，心悲善泣，视头动脉反盛者，刺尽去血，后调足厥阴。厥头痛，贞贞头重而痛，泻头上五行，行五，先取手少阴，后取足少阴。厥头痛，意善忘，按之不得，取头面左右动脉，后取足太阴。厥头痛，项先痛，腰脊为应，先取天柱，后取足太阳。厥头痛，头痛甚，耳前后脉涌有热，泻出其血，后取足少阳。真头痛，头痛甚，脑尽痛，手足寒至节，死不治。头痛不可取于腧者，有所击堕，恶血在于内，若肉伤，痛未已，可则刺，不可远取也。头痛不可刺者，大痹为恶，日作者，可令少愈，不可已。头半寒痛，先取手少阳、阳明，后取足少阳、阳明。

【提要】叙厥头痛十证的不同刺法。

第二节　心痛七证刺法

【原文】厥心痛，与背相控，善瘛，如从后触其心，伛偻者，肾心痛也，先取京骨、昆仑，发狂不已，取然谷。厥心痛，腹胀胸满，心尤痛甚，胃心痛也，取之大都、太白。厥心痛，痛如以锥针刺其心，心痛甚者，脾心痛也，取之然谷、太溪。厥心痛，色苍苍如死状，终日不得太息，肝心痛也，取之行间、太冲。厥心痛，卧若徒居，心痛间，动作痛益甚，色不变，肺心痛也，取之鱼际、太渊。真心痛，手足清至节，心痛甚，旦发夕死，夕发旦死。心痛不可刺者，中有盛聚，不可取于腧。肠中有虫瘕及蛟蛕，皆不可取以小针。心肠痛，侬，作痛肿聚，往来上下行，痛有休止，腹热喜渴涎出者，是蛟蛕也，以手聚按而坚持之，无令得移，以大针刺之，久持之，虫不动，乃出针也。并心腹侬痛，形中上者。

【提要】 叙厥心痛七证的不同刺法。

【讲解】 这里的"厥心痛"不一定就是今天所说的"心痛"，基本上属"胃痛"范畴，如"虫"引起的"心痛"，这实际上是"腹中痛"。古文献中的"心"有不少是指"里"而言，因此"心痛"可理解为中痛、里痛，与现之"心绞痛"是两码事，后世医家常常讲"心腹痛"也属这种情况。

第三节　耳聋等病诊治

【原文】 耳聋无闻，取耳中。耳鸣，取耳前动脉。耳痛不可刺者，耳中有脓，若有干耵聍，耳无闻也。耳聋，取手小指次指爪甲上与肉交者，先取手，后取足。耳鸣，取手中指爪甲上，左取右，右取左，先取手，后取足。足髀不可举，侧而取之，在枢合中，以圆利针，大针不可刺。病注下血，取曲泉。风痹淫泺，病不可已者，足如履冰，时如入汤中，股胫淫泺，烦心、头痛，时呕时悗，眩已汗出，久则目眩，悲以喜恐，短气，不乐，不出三年死也。

【提要】 叙耳聋、耳鸣、足髀不举、病注下血、风痹等的诊治方法。

【讲解】 "足髀不举"是说骨关节疼痛活动受限，治疗时病人取侧卧位，"在枢合中，以圆利针，大针不可刺"。"病注下血"是指大便出血，可刺"曲泉"穴。"风痹淫泺，病不可已者，足如履冰，时如入汤中"，是说两脚时冷时热，冷时像冰，热时像泡在热水中，现在看来还是"风湿"问题。

病本第二十五

（此篇录音资料仅限于提要，其他据《黄帝内经章句索引》整理）

篇解： 篇中所论，凡病皆当先治其本，因以"病本"名篇。其具体内容与《素问·标本病传论》前半篇基本相同，大旨谓病虽有标、本的区分，但治必从本。何谓"本"？病因、病机之所在也，即病变本质之所在，针对病变的本质而治，即从本而治。篇中虽有"中满""大小便不利"治标之说，而论治之时亦必求其所以为满、所以为大小便不利之因而治之，方能消满通利，准此言之，仍属于治本之道矣。全篇可不分段节。

【原文】先病而后逆者，治其本。先逆而后病者，治其本。先寒而后生病者，治其本。先病而后生寒者，治其本。先热而后生病者，治其本。先泄而后生它病者，治其本，必且调之，乃治其他病。先病而后中满者，治其标。先病后泄者，治其本。先中满而后烦心者，治其本。有客气，有同气。大小便不利，治其标，大小便利，治其本。病发而有余，本而标之，先治其本，后治其标。病发而不足，标而本之，先治其标，后治其本。谨详察间甚，以意调之，间者并行，甚为独行。先小大便不利而后生它病者，治其本也。

【讲解】什么原因导致这样那样的症状？这些症状所反映出的疾病本质是什么？中医讲辨证论治，这些都是"辨证"所要了解的。中医不从症状表现来治疗，而是从"证"来治疗，"证"反映了疾病的本质，是对疾病本质的概括。如阴虚发热证，阴虚是本质，要通过对症状表现的分析来认识疾病的本质。

"病本论"中讨论的基本主题是"治本"，只有两处提及"治标"，"治标"仅仅是权宜之计，是暂时性的处理，即谓"急则治标"也。文云"先病而后中满者，治其标"，"大小便不利，治其标"，中满、饮食不下，属病症急迫，大小便不通，也属病症急迫，这种情况下先治其"标"，治"标"只是暂时的，待病症缓解就要治"本"，否则病症会复发。

中医治疗的着眼点在强调抓住疾病的本质，这是"病本论"的精神所在。《素问·标本病传论》中主要就是两个内容，前半篇讲的是标本问题，后半篇讲的是病传问题，这里虽然只论及标本，但与《素问》的学术思想没有什么不同。

杂病第二十六

（此篇录音资料仅限于提要，其他据《黄帝内经章句索引》整理）

篇解：马莳云："内论杂病不一，故名篇。"（《黄帝内经灵枢注证发微》）篇中包括厥气四种、腹满三种、心痛六种、颠痛二种、喜怒二种、膝痛、喉痹、齿痛、耳聋、疟、腰痛、气逆、项痛、腹痛、痿厥、衄、哕各一。全篇可分作五节。

【讲解】 前面几篇文献虽涉杂病，但还是有中心内容可寻的。如"四时气"中涉及杂病，但"四时气"还是其中心内容；"热病"篇涉及杂病，但主要内容还是"热病"。而此篇没有中心内容，通篇就是讲杂病，故命之曰"杂病"。

第一节　厥气四证刺法

【原文】 厥夹脊而痛者至顶，头沉沉然，目眩眩然，腰脊强，取足太阳腘中血络。厥胸满面肿，唇漯漯然，暴言难，甚则不能言，取足阳明。厥气走喉而不能言，手足清，大便不利，取足少阴。厥而腹向向然，多寒气，腹中殻殻，便溲难，取足太阴。

【提要】 刺厥气四种。

第二节　杂病十二刺法

【原文】 嗌干，口中热如胶，取足少阴。膝中痛，取犊鼻，以圆利针，发而间之，针大如厘，刺膝无疑。喉痹不能言，取足阳明；能言，取手阳明。疟，不渴，间日而作，取足阳明；渴而日作，取手阳明。齿痛，不恶清饮，取足阳明；恶清饮，取手阳明。聋而不痛者，取足少阳；聋而痛者，取手阳明。衄而不止衃，血流，取足太阳；衃血，取手太阳，不已，刺宛骨下，不已，刺腘中出血。腰痛，痛上寒，取足太阳阳明；痛上热，取足厥阴；不可以俛仰，取足少阳。中热而喘，取足少阴、腘中血络。喜怒而不欲食，言益小，刺足太阴；怒而多言，刺足少阳。颠痛，刺手阳明与颠之盛脉出血。项痛不可俛仰，刺足太阳；不可以顾，刺手太阳也。

【提要】 嗌干、膝中痛、喉痹、疟、齿痛、聋、衄、腰痛、中热、喜怒、颠痛、项痛等十二刺法。

第三节　腹满三证刺法

【原文】 小腹满大，上走胃，至心，淅淅身时寒热，小便不利，取足厥阴。腹满，大便不利，腹大，亦上走胸嗌，喘息喝喝然，取足少阴。腹满食不化，腹向向然，不能大便，取足太阴。

【提要】 刺腹满三种。

第四节　心痛六种刺法

【原文】 心痛引腰脊，欲呕，取足少阴。心痛，腹胀啬啬然，大便不利，取足太阴。心痛引背不得息，刺足少阴；不已，取手少阳。心痛引小腹满，上下无常处，便溲难，刺足厥阴。心痛，但短气不足以息，刺手太阴。心痛，当九节刺之，按已，刺按之，立已；不已，上下求之，得之立已。

【提要】 刺心痛六种。

第五节　五种杂病刺法

【原文】 颠痛，刺足阳明曲周动脉，见血，立已；不已，按人迎于经，立已。气逆上，刺膺中陷者与下胸动脉。腹痛，刺脐左右动脉，已刺按之，立已；不已，刺气街，已刺按之，立已。痿厥为四末束悗，乃疾解之，日二；不仁者十日而知，无休，病已止。哕，以草刺鼻，嚏，嚏而已；无息，而疾迎引之，立已；大惊之，亦可已。

【提要】 刺颠痛、气上逆、腹痛、痿厥、哕五病。

周痹第二十七

（此篇录音资料仅限于提要，其他据《黄帝内经章句索引》整理）

篇解： "周痹"是痹病的一种，其特点是随经脉上下周遍于身而作痛，

"周"者"遍"也。另有一种痹病叫"众痹",特征是各在其处随众而发,或左或右更发不休,患无定所。篇虽名曰"周痹",实际在辨别周痹、众痹的病症、病机、针刺之法。全篇可分作二节。

第一节　周痹与众痹的鉴别

【原文】黄帝问于岐伯曰:周痹之在身也,上下移徙随脉,其上下左右相应,间不容空,愿闻此痛,在血脉之中邪?将在分肉之间乎?何以致是?其痛之移也,间不及下针,其熵痛之时,不及定治,而痛已止矣,何道使然?愿闻其故?岐伯答曰:此众痹也,非周痹也。黄帝曰:愿闻众痹。岐伯对曰:此各在其处,更发更止,更居更起,以右应左,以左应右,非能周也,更发更休也。黄帝曰:善。刺之奈何?岐伯对曰:刺此者,痛虽已止,必刺其处,勿令复起。帝曰:善。愿闻周痹何如?岐伯对曰:周痹者,在于血脉之中,随脉以上,随脉以下,不能左右,各当其所。黄帝曰:刺之奈何?岐伯对曰:痛从上下者,先刺其下以过之,后刺其上以脱之;痛从下上者,先刺其上以过之,后刺其下以脱之。

【提要】提出从左右上下来辨别周痹、众痹。

【讲解】痹症之疼痛,如果痛势是从上向下,则要先刺下,如果痛势是从下开始,则要先刺上。"先刺其下以过之,后刺其上以脱之","过""脱"都是"排除"之意。

此节主要讲从左右、上下的不同来鉴别"周痹"和"众痹",从现在临床的角度来看,周痹、众痹鉴别的意义不大,左右也好上下也好,都还是"气分"的病变。

第二节　周痹的病机及刺法

【原文】黄帝曰:善。此痛安生?何因而有名?岐伯对曰:风寒湿气,客于外分肉之间,迫切而为沫,沫得寒则聚,聚则排分肉而分裂也,分裂则痛,痛则神归之,神归之则热,热则痛解,痛解则厥,厥则他痹发,发则如是。帝曰:善。余已得其意矣。此内不在脏,而外未发于皮,独居分肉之间,真气不能周，故命曰周痹。故刺痹者，必先切循其下之六经，视其虚实，及大络之血结而不通，及虚而脉陷空者而调之，熨而通之，其瘛坚，转引而行之。黄帝曰：善。余已得其意矣，亦得其事也。九者，经巽之理，十二经脉阴阳之病也。

【提要】周痹的病机及刺法。

【讲解】这节主要讲解"周痹"的病因、病机。风、寒、湿气逼迫经脉而为"沫"，"沫"即指分泌过多而积液成水，水聚在一起就会引发周痹。

最后一句"九者，经巽之理，十二经脉阴阳之病也"，许多注家认为这句话是多余的，但张景岳不这样认为，并且还做了解释。张氏认为"九者"是指"九针"而言，不管是"周痹"还是"众痹"，最终还是要用"九针"的理论进行分析治疗；"巽"是"具"之意，是说经脉理论在《灵枢》中讲得很完备了，关系到十二经脉三阴三阳之病。张景岳的解释是准确的，但这一解释对这篇文献的意义不大，因此很多注家认为文献在"余已得其意矣，亦得其事也"就可以结束了。意见不统一，我认为最后一句对"周痹"这个主题来说确实针对性不强。

口问第二十八

（此篇录音资料仅限于提要，其他据《黄帝内经章句索引》整理）

篇解：张介宾云："此下诸问，既非风寒之外感，又非情志之内伤，论不在经，所当口传者也，故曰口问。""口问"即"口传"之意，犹言"口授"，即指经口传授的学问。该篇内容讲解了欠气、哕气、唏气、振寒、噫气、嚏气、亸气、哀而泣涕、太息、涎下、耳中鸣、齿舌等表现的病机。全篇可分作三章。

【讲解】这篇文献所记载的病症，既不是六淫外感之病，也不是七情内伤之病，在经典文献中很少专门讨论这些病症，只在口传师授中有之，因此"口问"是指口传的学问。总之，篇中所及的这些病症是常见的、一般的，经典文献中很少记载。

第一章　不在经之论的口传

【原文】 黄帝闲居，辟左右而问于岐伯曰：余已闻九针之经，论阴阳逆顺，六经已毕，愿得口问。岐伯避席再拜曰：善乎哉问也，此先师之所口传也。黄帝曰：愿闻口传。岐伯答曰：夫百病之始生也，皆生于风雨寒暑，阴阳喜怒，饮食居处，大惊卒恐。则血气分离，阴阳破败，经络厥绝，脉道不通，阴阳相逆，卫气稽留，经脉虚空，血气不次，乃失其常。论不在经者，请道其方。

【提要】 提出有关"血气分离，阴阳破败"等不在经之论的口传之问。

第二章　十二种病症之病机

【原文】 "黄帝曰：人之欠者"至"视主病者，则补之"。

【提要】 分别叙述十二病症的病机。此章可分作十二节。

第一节　欠气病机和刺法

【原文】 黄帝曰：人之欠者，何气使然？岐伯答曰：卫气昼日行于阳，夜半则行于阴。阴者主夜，夜者卧。阳者主上，阴者主下。故阴气积于下，阳气未尽，阳引而上，阴引而下，阴阳相引，故数欠。阳气尽阴气盛，则目瞑；阴气尽而阳气盛，则寤矣。泻足少阴，补足太阳。

【提要】 欠气病机及刺法。

第二节　哕气病机及刺法

【原文】 黄帝曰：人之哕者，何气使然？岐伯曰：谷入于胃，胃气上注于肺。今有故寒气与新谷气，俱还入于胃，新故相乱，真邪相攻，气并相逆，复出于胃，故为哕。补手太阴，泻足少阴。

【提要】 哕气病机及刺法。

第三节　唏气病机及刺法

【原文】黄帝曰：人之唏者，何气使然？岐伯曰：此阴气盛而阳气虚，阴气疾而阳气徐，阴气盛而阳气绝，故为唏。补足太阳，泻足少阴。

【提要】唏气病机及刺法。

【讲解】"唏"是描述人的一种气息，像哭泣一样很伤心，但实际上并没有哭出来，即抽泣。

第四节　振寒病机及刺法

【原文】黄帝曰：人之振寒者，何气使然？岐伯曰：寒气客于皮肤，阴气盛，阳气虚，故为振寒寒栗。补诸阳。

【提要】振寒病机及刺法。

第五节　噫气病机及刺法

【原文】黄帝曰：人之噫者，何气使然？岐伯曰：寒气客于胃，厥逆从下上散，复出于胃，故为噫。补足太阴、阳明。

【提要】噫气病机及刺法。

第六节　嚏气病机及刺法

【原文】黄帝曰：人之嚏者，何气使然？岐伯曰：阳气和利，满于心，出于鼻，故为嚏。补足太阳荣、眉本。

【提要】嚏气病机及刺法。

第七节　亸气病机及刺法。

【原文】黄帝曰：人之亸者，何气使然？岐伯曰：胃不实则诸脉虚，诸

卷二　《内经》研究

黄帝内经讲稿

707

脉虚则筋脉懈惰，筋脉懈惰，则行阴用力，气不能复，故为亸。因其所在，补分肉间。

【提要】 亸气病机及刺法。

【讲解】 "亸"是指不因寒而战栗的表现，即不明原因的战栗。

第八节　泣涕病机及刺法

【原文】 黄帝曰：人之哀而泣涕出者，何气使然？岐伯曰：心者，五脏六腑之主也；目者，宗脉之所聚也，上液之道也；口鼻者，气之门户也。故悲哀愁忧则心动，心动则五脏六腑皆摇，摇则宗脉感，宗脉感则液道开，液道开故泣涕出焉。液者，所以灌精濡空窍者也，故上液之道开则泣，泣不止则液竭，液竭则精不灌，精不灌则目无所见矣，故命曰夺精。补天柱经夹颈。

【提要】 泣涕病机及刺法。

第九节　太息病机及刺法

【原文】 黄帝曰：人之太息者，何气使然？岐伯曰：忧思则心系急，心系急则气道约，约则不利，故太息以伸出之。补手少阴、心主、足少阳留之也。

【提要】 太息病机及刺法。

第十节　涎下病机及刺法

【原文】 黄帝曰：人之涎下者，何气使然？岐伯曰：饮食者皆入于胃，胃中有热则虫动，虫动则胃缓，胃缓则廉泉开，故涎下。补足少阴。

【提要】 涎下病机及刺法。

第十一节　耳鸣病机及刺法

【原文】 黄帝曰：人之耳中鸣者，何气使然？岐伯曰：耳者，宗脉之所聚也，故胃中空则宗脉虚，虚则下，溜脉有所竭者，故耳鸣。补客主人、手大指爪甲上与肉交者也。

【提要】耳鸣病机及刺法。

第十二节　齿舌病机及刺法

【原文】黄帝曰：人之自啮舌者，何气使然？岐伯曰：此厥逆走上，脉气辈至也。少阴气至则啮舌，少阳气至则啮颊，阳明气至则啮唇矣。视主病者，则补之。

【提要】齿舌病机及刺法，一般是胃热的问题。

第三章　奇邪走空窍之病机

【原文】凡此十二邪者，皆奇邪之走空窍者也。故邪之所在，皆为不足。故上气不足，脑为之不满，耳为之苦鸣，头为之苦倾，目为之眩；中气不足，溲便为之变，肠为之苦鸣；下气不足，则乃为痿厥心悗。补足外踝下留之。黄帝曰：治之奈何？岐伯曰：肾主为欠，取足少阴。肺主为哕，取手太阴、足少阴。唏者，阴与阳绝，故补足太阳，泻足少阴。振寒者，补诸阳。噫者，补足太阴、阳明。嚏者，补足太阳、眉本。嚲，因其所在，补分肉间。泣出，补天柱经夹颈，夹颈者，头中分也。太息，补手少阴、心主、足少阳，留之。涎下，补足少阴。耳鸣，补客主人、手大指爪甲上与肉交者。自啮舌，视主病者则补之。目眩头倾，补足外踝下留之。痿厥心悗，刺足大指间上二寸留之，一曰足外踝下留之。

【提要】总叙三焦之气不足是奇邪走空窍之病机所在，并阐述对诸邪之刺法。

【讲解】文中指出上述的十二种病症表现，都是因为三焦之气不足造成的，或因上焦之气不足，或因中焦之气不足，或因下焦之气不足，邪之所凑其气必虚嘛。上述所列病症仅为举例而已，不要理解为仅限于此。

师传第二十九

（此篇录音资料仅限于提要，其他据《黄帝内经章句索引》整理）

篇解：师传，即先师心得之传授也。全篇的主要内容有二：首言治病之贵顺，特别是能就病人之情志而顺之，使其尽得其便，则有助于治疗；次言身形肢节为脏腑之外候，脏居于中，形见于外，故阅身表之外状，即可候内在之脏腑。此两者皆属于诊断的范畴。全篇可分作二章。

第一章　诊治贵乎顺之道

【原文】"黄帝曰：余闻先师有所心藏"至"乃不致邪僻也"。

【提要】统言诊治贵顺之道。可分作三节。

第一节　诊治顺乎情志

【原文】黄帝曰：余闻先师有所心藏，弗著于方，余愿闻而藏之，则而行之，上以治民，下以治身，使百姓无病，上下和亲，德泽下流，子孙无忧，传于后世，无有终时，可得闻乎？岐伯曰：远乎哉问也。夫治民与自治，治彼与治此，治小与治大，治国与治家，未有逆而能治之也，夫惟顺而已矣。顺者，非独阴阳脉论气之逆顺也，百姓人民皆欲顺其志也。

【提要】提出诊治贵顺乎病人之情志而不可与之相逆的认识。

【讲解】文中提出，医生在诊断、治疗的时候，要充分了解和分析病人的情绪和心理状态，不能与之相逆，此即所谓"顺"。"顺者，非独阴阳脉论气之逆顺也，百姓人民皆欲顺其志也"，是说医生要把握病人之"顺逆"，不仅仅是机体阴阳气血之顺逆，还包括情志之顺逆。

第二节　诊治便乎病人

【原文】黄帝曰：顺之奈何？岐伯曰：入国问俗，入家问讳，上堂问礼，临病人问所便。黄帝曰：便病人奈何？岐伯曰：夫中热消瘅则便寒，寒中之属则便热。胃中热则消谷，令人悬心善饥，脐以上皮热；肠中热，则出黄如糜，脐以下皮寒。胃中寒，则腹胀；肠中寒，则肠鸣飧泄。胃中寒，肠中热，则胀而且泄；胃中热，肠中寒，则疾饥，小腹痛胀。黄帝曰：胃欲寒饮，肠欲热饮，两者相逆，便之奈何？且夫王公大人血食之君，骄恣从欲，轻人，而无能禁之，禁之则逆其志，顺之则加其病，便之奈何？治之何先？

【提要】论述"便病人"之道。

【讲解】此节文献具体讲医生如何与病人配合得更好。"问所便"就是问病人喜欢什么不喜欢什么，这样才能找到顺应病人的切入点。下面提出了个实际问题，"王公大人血食之君，骄恣从欲，轻人，而无能禁之，禁之则逆其志，顺之则加其病"，这种情况怎么办呢？这里所提出的问题就不仅仅是医术问题了，而是关乎社会人事了，看来古人也意识到人事关系在治疗疾病时的重要性了。

第三节　心理疏导之道

【原文】岐伯曰：人之情，莫不恶死而乐生，告之以其败，语之以其善，导之以其所便，开之以其所苦，虽有无道之人，恶有不听者乎？黄帝曰：治之奈何？岐伯曰：春夏先治其标，后治其本；秋冬先治其本，后治其标。黄帝曰：便其相逆者奈何？岐伯曰：便此者，食饮衣服，亦欲适寒温，寒无凄怆，暑无出汗。食饮者，热无灼灼，寒无沧沧。寒温中适，故气将持，乃不致邪僻也。

【提要】"便病人"在乎于医者善做思想工作，即"告之以其败，语之以其善，导之以其所便，开之以其所苦"。

【讲解】临床时，要把利害关系与病人讲清楚，做好心理疏导工作，医生做好了自己该做的，说了自己该说的，就算是蛮不讲理的人，也会听从医生的劝告，故曰"虽有无道之人，恶有不听者乎"。重要的是要让病人知道医生是救人的而不是害人的，医生不仅要从技术方面解决问题，还要从思想方面解决问题。

第二章　身形为脏腑外候

【原文】"黄帝曰：本脏以身形肢节䐃肉"至"脏安且良矣"。

【提要】叙身形肢节为脏腑之外候。可分作二节。

第一节　五脏之外候

【原文】黄帝曰：本脏以身形肢节䐃肉，候五脏六腑之大小焉。今夫王公大人，临朝即位之君而问焉，谁可扪循之而后答乎？岐伯曰：身形肢节者，脏腑之盖也，非面部之阅也。黄帝曰：五脏之气，阅于面者，余已知之矣，以肢节知而阅之奈何？岐伯曰：五脏六腑者，肺为之盖，巨肩陷咽，候见其外。黄帝曰：善。岐伯曰：五脏六腑，心为之主，缺盆为之道，骺骨有余，以候髑骬。黄帝曰：善。岐伯曰：肝者主为将，使之候外，欲知坚固，视目小大。黄帝曰：善。岐伯曰：脾者主为卫，使之迎粮，视唇舌好恶，以知吉凶。黄帝曰：善。岐伯曰：肾者，主为外，使之远听，视耳好恶，以知其性。

【提要】言身形肢节为五脏之外候。

第二节　六腑之外候

【原文】黄帝曰：善。愿闻六腑之候。岐伯曰：六腑者，胃为之海，广骸、大颈、张胸，五谷乃容；鼻隧以长，以候大肠；唇厚、人中长，以候小肠；目下果大，其胆乃横；鼻孔在外，膀胱漏泄；鼻柱中央起，三焦乃约。此所以候六腑者也。上下三等，脏安且良矣。

【提要】言六腑之外阅于面形者，包括鼻孔、唇、鼻柱等面部五官。

决气第三十

（此篇未收集到录音资料，据《黄帝内经章句索引》整理）

篇解："决"是"分辨"之意，分辨全身之"气"，有精、气、津、液、血、脉之不同，这不同之六气，从生理言各有其部主，从病变言亦各有其特征，故名曰"决气"。全篇可分作三节。

第一节　精气津液血脉之生理

【原文】黄帝曰：余闻人有精、气、津、液、血、脉，余意以为一气耳，今乃辨为六名，余不知其所以然。岐伯曰：两神相搏，合而成形，常先身生，是谓精。何谓气？岐伯曰：上焦开发，宣五谷味、熏肤、充身、泽毛，若雾露之溉，是谓气。何谓津？岐伯曰：腠理发泄，汗出溱溱，是谓津。何谓液？岐伯曰：谷入气满，淖泽注于骨，骨属屈伸，泄泽，补益脑髓，皮肤润泽，是谓液。何谓血？岐伯曰：中焦受气取汁，变化而赤，是谓血。何谓脉？岐伯曰：壅遏营气，令无所避，是谓脉。

【提要】分叙精、气、津、液、血、脉的生理功能。

第二节　精气津液血脉之病变

【原文】黄帝曰：六气者，有余不足，气之多少，脑髓之虚实，血脉之清浊，何以知之？岐伯曰：精脱者，耳聋；气脱者，目不明；津脱者，腠理开，汗大泄；液脱者，骨属屈伸不利，色夭，脑髓消，胫酸，耳数鸣；血脱者，色白，夭然不泽；其脉空虚，此其候也。

【提要】分叙精、气、津、液、血、脉六气的病变特征。

第三节　精气津液血脉之来源

【原文】黄帝曰：六气者，贵贱何如？岐伯曰：六气者，各有部主也，其贵贱善恶，可为常主，然五谷与胃为大海也。

【提要】总叙精、气、津、液、血、脉均来源于水谷之海。

肠胃第三十一

（此篇未收集到录音资料，据《黄帝内经章句索引》整理）

篇解： 日人丹波元简云："内言肠胃长短大小，纡曲屈伸之度，故名篇。疑与后《绝谷》篇为一篇，后人分为二也。"（《灵枢识》）名为"肠胃"，实际包括唇、口、齿、舌、会厌诸器官等内容，因篇首以"肠胃之大小长短"为问，故名之"肠胃"。全篇可分作四节。

第一节　口咽之度

【原文】 黄帝问于伯高曰：余愿闻六腑传谷者，肠胃之大小长短，受谷之多少，奈何？伯高曰：请尽言之。谷所从出入、浅深、远近、长短之度：唇至齿长九分，口广二寸半，齿以后至会厌深三寸半大容五合，舌重十两长七寸广二寸半，咽门重十两广一寸半，至胃长一尺六寸。

【提要】 口咽之度。

第二节　胃脘之度

【原文】 胃纡曲屈，伸之，长二尺六寸，大一尺五寸，径五寸，大容三斗五升。

【提要】 胃之度。

第三节　肠之度

【原文】 小肠后附脊，左环回周迭积，其注于回肠者，外附于脐上，回运环十六曲，大二寸半，径八分分之少半，长三丈二尺；回肠当脐，左环回周叶积而下，回运环反十六曲，大四寸，径一寸寸之少半，长二丈一尺；广肠传脊，以受回肠，左环叶脊，上下辟，大八寸，径二寸寸之大半，长二尺八寸。

【提要】肠之度。

第四节　消化道之度

【原文】肠胃所入至所出，长六丈四寸四分，回曲环反，三十二曲也。

【提要】总结自口而入自便而出之全度。

平人绝谷第三十二

（此篇未收集到录音资料，据《黄帝内经章句索引》整理）

篇解：此篇文献，言胃肠之度虽颇与前篇同，但侧重于胃肠之容积量则与前篇异。绝，止也，言胃肠之容积水谷有一定限量，多则伤，少则馁，无则死。胃满肠虚，肠满胃虚，更虚更满，气得上下，是谓"平人"，所以名"平人绝谷"之义则在乎此。全篇可分作三节。

第一节　胃之水谷容量

【原文】黄帝曰：愿闻人之不食，七日而死，何也？伯高曰：臣请言其故。胃大一尺五寸，径五寸，长二尺六寸，横屈受水谷三斗五升。其中之谷，常留二斗，水一斗五升而满。上焦泄气，出其精微，慓悍滑疾，下焦下溉诸肠。

【提要】言胃之水谷容量。

第二节　肠之水谷容量

【原文】小肠大二寸半，径八分分之少半，长三丈二尺，受谷二斗四升，水六升三合合之大半。回肠大四寸，径一寸寸之少半，长二丈一尺，受谷一斗，水七升半。广肠大八寸，径二寸寸之大半，长二尺八寸，受谷九升三合八分合之一。

【提要】言肠之水谷容量。

第三节　胃肠生理功能

【原文】肠胃之长，凡五丈八尺四寸，受水谷九斗二升一合合之大半。此肠胃所受水谷之数也。平人则不然，胃满则肠虚，肠满则胃虚，更虚更满，故气得上下，五脏安定，血脉和利，精神乃居，故神者，水谷之精气也。故肠胃之中，当留谷二斗，水一斗五升。故平人日再后，后二升半，一日中五升，七日五七三斗五升，而留水谷尽矣。故平人不食饮七日而死者，水谷精气津液皆尽故也。

【提要】言胃肠之生理功能。

海论第三十三

（此篇未收集到录音资料，据《黄帝内经章句索引》整理）

篇解：讨论人之髓海、血海、气海、水谷之海，因以"海论"名篇。髓海在脑，血海在冲脉，气海在膻中，水谷之海在胃，其病，则各有虚实之不同，因以荥输而调其虚实，此为四海之治也。全篇可分作三节。

第一节　十二经与四海关系

【原文】黄帝问于岐伯曰：余闻《刺法》于夫子，夫子之所言，不离于营卫血气。夫十二经脉者，内属于腑脏，外络于肢节，夫子乃合之于四海乎？岐伯答曰：人亦有四海，十二经水。经水者，皆注于海，海有东西南北，命曰四海。黄帝曰：以人应之奈何？岐伯曰：人有髓海，有血海，有气海，有水谷之海，凡此四者，以应四海也。黄帝曰：远乎哉，夫子之合人天地四海也，愿闻应之奈何？岐伯答曰：必先明知阴阳表里荥输所在，四海定矣。

【提要】明确十二经脉与"四海"的关系，各因荥输之所在而名之。

第二节　四海各有荥输所主

【原文】黄帝曰：定之奈何？岐伯曰：胃者水谷之海，其输上在气街，下至三里。冲脉者为十二经之海，其输上在于大杼，下出于巨虚之上下廉。膻中者，为气之海，其输上在于柱骨之上下，前在于人迎。脑为髓之海，其输上在于其盖，下在风府。黄帝曰：凡此四海者，何利何害？何生何败？岐伯曰：得顺者生，得逆者败；知调者利，不知调者害。

【提要】分叙四海各有所主之荥输。

第三节　四海虚实调治方法

【原文】黄帝曰：四海之逆顺奈何？岐伯曰：气海有余者，气满胸中悗，息面赤；气海不足，则气少不足以言。血海有余，则常想其身大，怫然不知其所病；血海不足，亦常想其身小，狭然不知其所病。水谷之海有余，则腹满；水谷之海不足，则饥不受谷食。髓海有余，则轻劲多力，自过其度；髓海不足，则脑转耳鸣，胫酸眩冒，目无所见，懈怠安卧。黄帝曰：余已闻逆顺，调之奈何？岐伯曰：审守其输而调其虚实，无犯其害，顺者得复，逆者必败。黄帝曰：善。

【提要】叙四海之虚实病症及其调治之法。

五乱第三十四

（此篇未收集到录音资料，据《黄帝内经章句索引》整理）

篇解：五乱者，五种经气之逆乱也。乱于内者，上则有心肺二经之别，此为乱气之一、之二；下则在于肠胃，此为乱气之三。乱于外者，下在于四肢，此为乱之四；上在于头，则为乱气之五。是以名曰"五乱"。全篇可分作三节。

第一节　经气之常

【原文】黄帝曰：经脉十二者，别为五行，分为四时，何失而乱？何得而治？岐伯曰：五行有序，四时有分，相顺则治，相逆则乱。黄帝曰：何谓相顺？岐伯曰：经脉十二者，以应十二月。十二月者，分为四时。四时者，春秋冬夏，其气各异，营卫相随，阴阳已知，清浊不相干，如是则顺之而治。

【提要】言经气未乱之常。

第二节　经气之逆

【原文】黄帝曰：何谓逆而乱？岐伯曰：清气在阴，浊气在阳，营气顺脉，卫气逆行，清浊相干，乱于胸中，是谓大悗。故气乱于心，则烦心密嘿，俛首静伏；乱于肺，则俛仰喘喝，接手以呼；乱于肠胃，则为霍乱；乱于臂胫，则为四厥；乱于头，则为厥逆，头重眩仆。

【提要】五种经气逆的见症。

第三节　五乱刺法

【原文】黄帝曰：五乱者，刺之有道乎？岐伯曰：有道以来，有道以去，审知其道，是谓身宝。黄帝曰：善。愿闻其道。岐伯曰：气在于心者，取之手少阴、心主之输；气在于肺者，取之手太阴荥、足少阴输；气在于肠胃者，取之足太阴、阳明，不下者，取之三里；气在于头者，取之天柱、大杼，不知，取足太阳荥输；气在于臂足，取之先去血脉，后取其阳明、少阳之荥输。黄帝曰：补泻奈何？岐伯曰：徐入徐出，谓之导气，补泻无形，谓之同精，是非有余不足也，乱气之相逆也。黄帝曰：允乎哉道，明乎哉论，请著之玉版，命曰治乱也。

【提要】叙治五乱之刺法。

胀论第三十五

（此篇未收集到录音资料，据《黄帝内经章句索引》整理）

篇解：篇中系统地提出关于"胀"病的病机、病证和治法，故名曰"胀论"。"厥气在下，营卫留止，寒气逆上，真邪相攻，乃合为胀"，即胀之病机也。五脏六腑之胀，各有其不同的临床表现，乃胀之病症也。"当泻则泻，当补则补"，乃胀之治法也。全篇可分作三节。

第一节 卫气之逆及治法

【原文】黄帝曰：脉之应于寸口，如何而胀？岐伯曰：其脉大坚以涩者，胀也。黄帝曰：何以知脏腑之胀也？岐伯曰：阴为脏，阳为腑。黄帝曰：夫气之令人胀也，在于血脉之中耶？脏腑之内乎？岐伯曰：三者皆存焉，然非胀之舍也。黄帝曰：愿闻胀之舍。岐伯曰：夫胀者，皆在于脏腑之外，排脏腑而郭胸胁，胀皮肤，故命曰胀。黄帝曰：脏腑之在胸胁腹里之内也，若匣匮之藏禁器也，名有次舍，异名而同处，一域之中，其气各异，愿闻其故。黄帝曰：未解其意，再问。岐伯曰：夫胸腹，脏腑之郭也。膻中者，心主之宫城也；胃者，太仓也；咽喉、小肠者，传送也；胃之五窍者，闾里门户也；廉泉、玉英者，津液之道也。故五脏六腑者，各有畔界，其病各有形状。营气循脉卫气逆为脉胀；卫气并脉循分为肤胀。三里而泻，近者一下，远者三下，无问虚实，工在疾泻。

【提要】提出胀的病变在于气分，特别在于卫气之逆行，而其病部则多为"排脏腑而郭胸胁，胀皮肤"。

第二节 脏腑胀症及治法

【原文】黄帝曰：愿闻胀形。岐伯曰：夫心胀者，烦心短气，卧不安；肺胀者，虚满而喘咳；肝胀者，胁下满而痛引小腹；脾胀者，善哕，四肢烦悗，体重不能胜衣，卧不安；肾胀者，腹满引背央央然，腰髀痛。六腑胀：

胃胀者，腹满，胃脘痛，鼻闻焦臭，妨于食，大便难；大肠胀者，肠鸣而痛濯濯，冬日重感于寒，则飧泄不化；小肠胀者，少腹膜胀，引腰而痛；膀胱胀者，少腹满而气癃；三焦胀者，气满于皮肤中，轻轻然而不坚；胆胀者，胁下痛胀，口中苦，善太息。凡此诸胀者，其道在一，明知逆顺，针数不失；泻虚补实，神去其室，致邪失正，真不可定，粗之所败，谓之夭命；补虚泻实，神归其室，久塞其空，谓之良工。

【提要】分叙五脏六腑的胀症，并提出补虚泻实的治法。

第三节　胀之病机与治则

【原文】黄帝曰：胀者焉生？何因而有？岐伯曰：卫气之在身也，常然并脉循分肉，行有逆顺，阴阳相随，乃得天和，五脏更始，四时循序，五谷乃化。然后厥气在下，营卫留止，寒气逆上，真邪相攻，两气相搏，乃合为胀也。黄帝曰：善。何以解惑？岐伯曰：合之于真，三合而得。帝曰：善。黄帝问于岐伯曰：《胀论》言：无问虚实，工在疾泻，近者一下，远者三下。今有其三而不下者，其过焉在？岐伯对曰：此言陷于肉、肓而中气穴者也。不中气穴，则气内闭；针不陷肓，则气不行；上越中肉，则卫气相乱，阴阳相逐。其于胀也，当泻不泻，气故不下，三而不下，必更其道，气下乃止，不下复始，可以万全，乌有殆者乎。其于胀也，必审其脉，当泻则泻，当补则补，如鼓应桴，恶有不下者乎。

【提要】阐发胀之病机和治法。

五癃津液别第三十六

（此篇未收集到录音资料，据《黄帝内经章句索引》整理）

篇解：五癃，五津癃闭也，五津者，溺、汗、泣、唾、水也。盖气之逆行曰"厥"，津之逆行曰"癃"也。"津液别"者，言有溺、汗、泣、唾、水之区分也。若乙转之而为"五别津液癃"，则其义益显，犹言五种津液逆而癃闭，皆足以成"水胀"也。全篇可分二节。

第一节　津液之源

【原文】黄帝问于岐伯曰：水谷入于口，输于肠胃，其液别为五，天寒衣薄则为溺与气，天热衣厚则为汗，悲哀气并则为泣，中热胃缓则为唾。邪气内逆，则气为之闭塞而不行，不行则为水胀，余知其然也，不知其何由生，愿闻其道。岐伯曰：水谷皆入于口，其味有五，各注其海，津液各走其道。故三焦出气，以温肌肉，充皮肤，为其津；其流而不行者，为液。天暑衣厚则腠理开，故汗出；寒留于分肉之间，聚沫则为痛。天寒则腠理闭，气湿不行，水下留于膀胱，则为溺与气。五脏六腑，心为之主，耳为之听，目为之候，肺为之相，肝为之将，脾为之卫，肾为之主外。故五脏六腑之津液，尽上渗于目，心悲气并则心系急，心系急则肺举，肺举则液上溢。夫心系与，肺不能常举，乍上乍下，故欬而泣出矣。中热则胃中消谷，消谷则虫上下作，肠胃充郭故胃缓，胃缓则气逆，故唾出。

【提要】分叙溺、汗、泣、唾、水五种津液之所由生。

第二节　水胀之变

【原文】五谷之津液和合而为膏者，内渗入于骨空，补益脑髓，而下流于阴股。阴阳不和，则使液溢而下流于阴。髓液皆减而下，下过度则虚，虚故腰背痛而胫酸。阴阳气道不通，四海闭塞，三焦不泻，津液不化，水谷并行肠胃之中，别于回肠，留于下焦，不得渗膀胱，则下焦胀，水溢则为水胀，此津液五别之逆顺也。

【提要】阐发水胀之所由成。

五阅五使第三十七

（此篇未收集到录音资料，据《黄帝内经章句索引》整理）

篇解："五阅"者，五脏之外部也，即五官。"五使"者，五脏之气化也，即五色。五脏居于内，既有五官为之部主，则其气化之常变，恒通过五色而表现于各所主之部，以为诊察之用，即此文之大旨。全篇可分作二节。

第一节　五官五色诊之依据

【原文】黄帝问于岐伯曰：余闻刺有五官五阅，以观五气。五气者，五脏之使也，五时之副也。愿闻其五使当安出？岐伯曰：五官者，五脏之阅也。黄帝曰：愿闻其所出，令可为常。岐伯曰：脉出于气口，色见于明堂，五色更出，以应五时，各如其常，经气入脏，必当治里。帝曰：善。五色独决于明堂乎？岐伯曰：五官已辨，阙庭必张，乃立明堂。明堂广大，蕃蔽见外，方壁高基，引垂居外，五色乃治，平博广大，寿中百岁。见此者，刺之必已，如是之人者，血气有余，肌肉坚致，故可苦以针。

【提要】言五官为五脏之外阅，而五色尤验于明堂也。

第二节　五官五色诊断之法

【原文】黄帝曰：愿闻五官。岐伯曰：鼻者，肺之官也；目者，肝之官也；口唇者，脾之官也；舌者，心之官也；耳者，肾之官也。黄帝曰：以官何候？岐伯曰：以候五脏。故肺病者，喘息鼻张；肝病者，眦青；脾病者，唇黄；心病者，舌卷短，颧赤；肾病者，颧与颜黑。黄帝曰：五脉安出，五色安见，其常色殆者如何？岐伯曰：五官不辨，阙庭不张，小其明堂，蕃蔽不见，又埤其墙，墙下无基，垂角去外，如是者，虽平常殆，况加疾哉。黄帝曰：五色之见于明堂，以观五脏之气，左右高下，各有形乎？岐伯曰：腑脏之在中也，各以次舍，左右上下，各如其度也。

【提要】明外阅五官、五色之法。

逆顺肥瘦第三十八

（此篇未收集到录音资料，据《黄帝内经章句索引》整理）

篇解：篇中所论刺法"逆顺"的内容有二：首先当视人之"肥瘦"而刺

之，如"故刺阴者，深而留之，刺阳者，浅而疾之"之类是也；其次当知经脉之行度，如"手之三阴从脏走手，手之三阳从手走头，足之三阳从头走足，足之三阴从足走腹"之类是也。此皆为"自然之物，易用之教"，而不可或失者也。全篇可分作三节。

第一节　针刺逆顺准绳

【原文】黄帝问于岐伯曰：余闻针道于夫子，众多毕悉矣，夫子之道应，若失而据，未有坚然者也。夫子之问学熟乎，将审察于物而心生之乎？岐伯曰：圣人之为道者，上合于天，下合于地，中合于人事，必有明法，以起度数，法式检押，乃后可传焉。故匠人不能释尺寸而意短长，废绳墨而起平水也，工人不能置规而为圆，去矩而为方。知用此者，固自然之物，易用之教，逆顺之常也。黄帝曰：愿闻自然奈何？岐伯曰：临深决水，不用功力，而水可竭也。循掘决冲，而经可通也。此言气之滑涩，血之清浊，行之逆顺也。

【提要】明针刺逆顺之理，本为自然之事，但确是规矩准绳之所在，而不可废也。

第二节　清浊阴阳之辨

【原文】黄帝曰：愿闻人之白黑肥瘦小长，各有数乎？岐伯曰：年质壮大，血气充盈，肤革坚固，因加以邪，刺此者，深而留之，此肥人也。广肩腋项，肉薄厚皮而黑色，唇临临然，其血黑以浊，其气涩以迟，其为人也，贪于取与，刺此者，深而留之，多益其数也。黄帝曰：刺瘦人奈何？岐伯曰：瘦人者，皮薄色少，肉廉廉然，薄唇轻言，其血清气滑，易脱于气，易损于血，刺此者，浅而疾之。黄帝曰：刺常人奈何？岐伯曰：视其白黑，各为调之，其端正敦厚者，其血气和调，刺此者，无失常数也。黄帝曰：刺壮士真骨者奈何？岐伯曰：刺壮士真骨，坚肉缓节监监然，此人重则气涩血浊，刺此者，深而留之，多益其数；劲则气滑血清，刺此者，浅而疾之。黄帝曰：刺婴儿奈何？岐伯曰：婴儿者，其肉脆血少气弱，刺此者，以豪刺，浅刺而疾发针，日再可也。

【提要】言刺法须因人而施。

第三节　针刺深浅之据

【原文】黄帝曰：临深决水奈何？岐伯曰：血清气浊，疾泻之，则气竭焉。黄帝曰：循掘决冲奈何？岐伯曰：血浊气涩，疾泻之，则经可通也。黄帝曰：脉行之逆顺奈何？岐伯曰：手之三阴，从脏走手；手之三阳，从手走头。足之三阳，从头走足；足之三阴，从足走腹。黄帝曰：少阴之脉独下行何也？岐伯曰：不然。夫冲脉者，五脏六腑之海也，五脏六腑皆禀焉。其上者，出于颃颡，渗诸阳，灌诸精；其下者，注少阴之大络，出于气街，循阴股内廉，入腘中，伏行骺骨内，下至内踝之后属而别；其下者，并于少阴之经，渗三阴；其前者，伏行出跗属，下循跗入大指间，渗诸络而温肌肉。故别络结则跗上不动，不动则厥，厥则寒矣。黄帝曰：何以明之？岐伯曰：以言导之，切而验之，其非必动，然后乃可明逆顺之行也。黄帝曰：窘乎哉！圣人之为道也。明于日月，微于毫厘，其非夫子，孰能道之也。

【提要】言刺法当明经脉之行度。

血络论第三十九

（此篇未收集到录音资料，据《黄帝内经章句索引》整理）

篇解：论刺血络之八种不同的反应，故名"血络论"。所述的病变中，其"射""不能射""血出而汗"者关乎血自身之变化，至于为仆、为肿、为脱色、为烦悗、多出血而不动摇者属于全身性反应，特并论之以为临证之鉴。全篇可分作三节。

第一节　刺血络诸变

【原文】黄帝曰：愿闻其奇邪而不在经者。岐伯曰：血络是也。黄帝曰：刺血络而仆者，何也？血出而射者，何也？血少黑而浊者，何也？血出清而半为汁者，何也？发针而肿者，何也？血出若多若少而面色苍苍者，何也？发针而面色不变而烦悗者，何也？多出血而不动摇者，何也？愿闻其故。

【提要】提出刺血络诸变，而为发论之端。

第二节　诸变之病机

【原文】岐伯曰：脉气盛而血虚者，刺之则脱气，脱气则仆。血气俱盛，而阴气多者，其血滑，刺之则射；阳气蓄积，久留而不泻者，其血黑以浊，故不能射。新饮而液渗于络，而未合和于血也，故血出而汁别焉；其不新饮者，身中有水，久则为肿。阴气积于阳，其气因于络，故刺之血未出而气先行，故肿。阴阳之气，其新相得而未和合，因而泻之，则阴阳俱脱，表里相离，故脱色而苍苍然。刺之血出多，色不变而烦悗者，刺络而虚经。虚经之属于阴者，阴脱，故烦悗。阴阳相得而合为痹者，此为内溢于经，外注于络，如是者，阴阳俱有余，虽多出血而弗能虚也。

【提要】分析刺血络八种不同反应的病机。

第三节　脉盛著针辨

【原文】黄帝曰：相之奈何？岐伯曰：血脉者盛，坚横以赤，上下无常处，小者如针，大者如筋，则而泻之万全也，故无失数矣，失数而反，各如其度。黄帝曰：针入而肉著者，何也？岐伯曰：热气因于针则针热，热则肉着于针，故坚焉。

【提要】叙多血之验，以及著针之理。

阴阳清浊第四十

（此篇未收集到录音资料，据《黄帝内经章句索引》整理）

篇解：阴阳清浊，即论中所谓"清者注阴，浊者注阳"，阴清而阳浊之义。盖人身之气有二，曰清气，曰浊气，浊气即水谷之气，注于阳经之六腑，故曰阳浊，清气即天阳之气，注于阴经之五脏，故曰阴清。所以要明阴清阳浊者，便于针刺之识浅深也。全篇可分作三节。

第一节　清浊相干乱气由生

【原文】黄帝曰：余闻十二经脉，以应十二经水者，其五色各异，清浊不同，人之血气若一，应之奈何？岐伯曰：人之血气，苟能若一，则天下为一矣，恶有乱者乎？黄帝曰：余问一人，非问天下之众。岐伯曰：夫一人者，亦有乱气，天下之象，亦有乱人，其合为一耳。黄帝曰：愿闻人气之清浊。岐伯曰：受谷者浊，受气者清。清者注阴，浊者注阳。浊而清者，上出于咽；清而浊者，则下行。清浊相干，命曰乱气。

【提要】叙明人身气血不一，而有清浊之分，清浊相干，即乱气之所由生。

第二节　清浊相依阴阳经别

【原文】黄帝曰：夫阴清而阳浊，浊者有清，清者有浊，清浊别之奈何？岐伯曰：气之大别，清者上注于肺，浊者下走于胃。胃之清气，上出于口；肺之浊气，下注于经，内积于海。黄帝曰：诸阳皆浊，何阳浊甚乎？岐伯曰：手太阳独受阳之浊。手太阴独受阴之清，其清者上走空窍，其浊者下行诸经。诸阴皆清，足太阴独受其浊。

【提要】分析清中有浊，浊中有清，浊中尤浊，清中尤清等阴阳经之大别。

第三节　辨清浊定针刺深浅

【原文】黄帝曰：治之奈何？岐伯曰：清者其气滑，浊者其气涩，此气之常也。故刺阴者，深而留之；刺阳者，浅而疾之；清浊相干者，以数调之也。

【提要】分辨清浊以定刺法之深浅。

阴阳系日月第四十一

（此篇录音资料仅限于提要，其他据《黄帝内经章句索引》整理）

篇解：日为阳，纪日者有"十干"；月为阴，纪月者有"十二支"。就人而言，腰以上为阳，腰以下为阴，手在腰之上，故属阳，而左右十指，所以系属于纪日之十干。足在腰之下，故属阴，而左右共十二经，所以系属于纪月之十二支，此即所谓"阴阳系日月"也。

【讲解】此篇文献用"十天干"来论述手之经脉，用"十二地支"来论述足经的左右十二经。所谓"阴阳"既包括自然界日月之阴阳，更包括人体三阴三阳之经脉，还包括人形体上下之阴阳。其医学的意义是为治疗服务，知道了手足的阴阳关系，又知道了手足左右的关系，针刺时是选刺阴经还是选刺阳经，医者就会做到心中有数。全篇可分作五节。

第一节　手足阴阳系日月

【原文】黄帝曰：余闻天为阳，地为阴，日为阳，月为阴，其合之于人奈何？岐伯曰：腰以上为天，腰以下为地，故天为阳，地为阴。故足之十二经脉，以应十二月，月生于水，故在下者为阴；手之十指，以应十日，日主火，故在上者为阳。

【提要】总叙手足阴阳系属日月之理。

【讲解】这里的水、火是指日、月，"月"是水之精，"日"是火之精，所以"月"为阴、"日"为阳，这里明确地提出了"阴阳系日月"的概念，把人体手足、上下的阴阳与自然界的阴阳联系起来认识。

第二节　足十二经系纪月

【原文】黄帝曰：合之于脉奈何？岐伯曰：寅者正月之生阳也，主左足之少阳；未者六月，主右足之少阳。卯者二月，主左足之太阳；午者五月，主右足之太阳。辰者三月，主左足之阳明；巳者四月，主右足之阳明。此两阳合于前，故曰阳明。申者七月之生阴也，主右足之少阴；丑者十二月，主左足之少阴。酉者八月，主右足之太阴；子者十一月，主左足之太阴。戌者九月，主右足之厥阴；亥者十月，主左足之厥阴。此两阴交尽，故曰厥阴。

【提要】叙足十二经脉之系属于纪月之十二支。

【讲解】这节主要讲身半以下属于足左右的十二经脉与十二地支联系起来认识，足为阴，阴中还有阴阳之分，即"左"为阳"右"为阴。从自然界来看，上半年六个月都属阳，正月（寅）、二月（卯）、三月（辰）属阳中之阳，四月（巳）、五月（午）、六月（未）属阳中之阴，阳主左足阴主右足，对应起来故有如上所云。七月（申）、八月（酉）、九月（戌）是阴中之阴，阴气不断上升，十月（亥）、十一月（子）、十二月（丑）是阴中之阳，阴气逐渐衰退，阳主左足，阴主右足，对应起来故有如上所云。怎样理解这段文字呢？我们应该从阴阳进退的规律来理解。

第三节　左右手经系纪日

【原文】甲主左手之少阳，己主右手之少阳；乙主左手之太阳，戊主右手之太阳；丙主左手之阳明，丁主右手之阳明。此两火并合，故为阳明。庚主右手之少阴，癸主左手之少阴；辛主右手之太阴，壬主左手之太阴。

【提要】叙左右手系属于纪日之十干。

【讲解】这是讲左右手经与十天干的关系。天干与五行对应，居于前面的为阳，居于后面的为阴，木、火、土在前，即甲乙、丙丁、戊己属阳，金、水在后，即庚辛、壬癸属阴。属阳者应阳经，属阴者应阴经，以此相互配合，则如上述。这里少了左右之手厥阴两经，手厥阴归入于手少阴了，即"心包经"没有单独提出来。

第四节　手足五脏系阴阳

【原文】故足之阳者，阴中之少阳也；足之阴者，阴中之太阴也。手之阳者，阳中之太阳也；手之阴者，阳中之少阴也。腰以上者为阳，腰以下者为阴。其于五脏也，心为阳中之太阳，肺为阴中之少阴，肝为阴中少阳，脾为阴中之至阴，肾为阴中之太阴。

【提要】 总叙手足、全身、五脏所系属之阴阳。

【讲解】 此节从总体上来叙述阴中有阳、阳中有阴的关系，这里的太阳、少阴等与前面第二节、第三节的概念不同，不是"十二经"的概念。应该怎样去理解呢？例如"足之阳者，阴中之少阳也"，足本属阴，若再分阴阳，则左足属阳，即"阴中之少阳"，所以这里的"少阳"绝不是指"少阳经"。后面的"心为阳中之太阳，肺为阴中之少阴，肝为阴中之少阳，脾为阴中之至阴，肾为阴中之太阴"，其太阳、少阴、少阳、太阴等同样不是指经脉，这里的"阴阳"是抽象的概念而不是"六经"的名称，这个问题一定要理解。

第五节　手足阴阳之刺法

【原文】黄帝曰：以治之奈何？岐伯曰：正月、二月、三月，人气在左，无刺左足之阳；四月、五月、六月，人气在右，无刺右足之阳。七月、八月、九月，人气在右，无刺右足之阴；十月、十一月、十二月，人气在左，无刺左足之阴。黄帝曰：五行以东方为甲乙木王春，春者苍色，主肝。肝者，足厥阴也。今乃以甲为左手之少阳，不合于数何也？岐伯曰：此天地之阴阳也，非四时五行之以次行也。且夫阴阳者，有名而无形，故数之可十，离之可百，散之可千，推之可万，此之谓也。

【提要】 叙手足阴阳之刺法。

【讲解】 手足分阴阳，足系十二支，手系十天干，有什么意义呢？有了这些认识，可以帮助我们更好地掌握辨证选穴的针刺方法，如文中的"人气"是指人体之正气。之所以要这样来区分阴阳，目的是为了在针刺时不要伤及人之正气，这就是"阴阳系日月"的基本精神所在。

病传第四十二

（此篇录音资料仅限于提要，其他据《黄帝内经章句索引》整理）

篇解：马莳云："篇内大气入脏，先发于何脏，何日传何脏，即《素问·病传论》之所谓病传也，故以病传名篇。然《素问》以论标本病传为一篇，本经以病本论标本，以病传论病之所传，分为二篇。"（《黄帝内经灵枢注证发微》）文献前半总叙病之有淫传绝败者，后半乃分述病传之次。全篇可分作二节。

【讲解】讨论病的传变有两个要点：第一，是"淫传绝败"，"淫"是指六淫邪气，可传变至精气"败绝"的地步；第二，淫邪传变是有次序的，即是有规律可循的。

第一节　医学局限之论

【原文】黄帝曰：余受九针于夫子，而私览于诸方，或有导引行气、跷摩、灸、熨、刺、焫、饮药，之一者可独守耶？将尽行之乎？岐伯曰：诸方者，众人之方也，非一人之所尽行也。黄帝曰：此乃所谓守一勿失万物毕者也。今余已闻阴阳之要，虚实之理，倾移之过，可治之属，愿闻病之变化，淫传绝败而不可治者，可得闻乎？岐伯曰：要乎哉问。道，昭乎其如旦醒，窘乎其如夜瞑，能被而服之，神与俱成，毕将服之，神自得之，生神之理，可著于竹帛，不可传于子孙。黄帝曰：何谓旦醒？岐伯曰：明于阴阳，如惑之解，如醉之醒。黄帝曰：何谓夜瞑？岐伯曰：瘖乎其无声，漠乎其无形，折毛发理，正气横倾，淫邪泮衍，血脉传溜，大气入脏，腹痛下淫，可以致死，不可以致生。

【提要】虽有治万病之方，究其淫传绝败而有不可治之病，这是医学的局限所在。

【讲解】此节文献的意思是，医学治病的方法尽管很多，如有导引行气、跷摩、灸、熨、刺、焫、饮药等，但是并不是因为有了这些方法所有的病就都可以治愈。中医治病要辨证，要辨别阴阳，要求抓住病变的本质，故曰："此乃所谓守一勿失万物毕者也。""一"就是指病之本质所在，辨证最重要的就是要辨出病之因，即病的本质，能做到这点，就能"万物毕者"，当然这是相对而言。

治疗方法越多越是要用得恰当。文云："道，昭乎其如旦醒，窘乎其如夜瞑。"如果把辨证论治的医学理论学通了，这种人就如"旦醒"，什么病都看得清楚、明白；"窘乎"是指缺乏医学理论知识的人，看病的时候就像夜里睡着了一样，心中没数，连简单的病都看不好。医学理论知识掌握得很牢固，运用得很灵活，那么临床就会得心应手，就可以做到"守一勿失"。于是，你的心得，你的经验便"可著于竹帛"，传于后世。"不可传于子孙"，意思是不能只是传给自己的后人，写书传世则人人可学，不要搞得神乎其神，只传于子孙。这个思想、精神是有利于医学发展的。

此篇文献认为，到了"淫传绝败"的地步，即使是很有建树的医生、医术高明的医生也不能起死回生，这是医学的局限所在，总是会有"淫传绝败"的问题，死亡是不可避免的。

第二节　五脏病传之次

【原文】黄帝曰：大气入脏，奈何？岐伯曰：病先发于心，一日而之肺，三日而之肝，五日而之脾，三日不已，死，冬夜半，夏日中。病先发于肺，三日而之肝，一日而之脾，五日而之胃，十日不已，死，冬日入，夏日出。病先发于肝，三日而之脾，五日而之胃，三日而之肾，三日不已，死，冬日入，夏蚤食。病先发于脾，一日而之胃，二日而之肾，三日而之膂膀胱，十日不已，死，冬人定，夏晏食。病先发于胃，五日而之肾，三日而之膂膀胱，五日而上之心，二日不已，死，冬夜半，夏日昳。病先发于肾，三日而之膂膀胱，三日而上之心，三日而之小肠，三日不已，死，冬大晨，夏早晡。病先发于膀胱，五日而之肾，一日而之小肠，一日而之心，二日不已，死，冬鸡鸣，夏下晡。诸病以次相传，如是者，皆有死期，不可刺也；间一脏及二三四脏者，乃可刺也。

【提要】分叙五脏病传之次及死期。

【讲解】此节讲的是疾病传变的基本规律，分别是从五脏传变的次序来讲的，看懂其中的一条就可以理解其他几条。从病"发于心"开始讨论，"一日而之肺"，是因为火克金的关系；"三日而之肝"，是因为金克木的关系；"五日而之脾"，是因为木克土的关系；"三日不已"，脾病不起，脾气绝，病情就严重了，水谷精微不能生化传输了，故曰"死"。人死亡往往也是有规律的，"冬夜半，夏日中"，冬季、夜半是水气旺盛之时，夏季、日中是阳火亢旺之时，这是两个极端，阴太盛而阳衰则水要克火，阳亢太过则要败绝。这是讲一般的病传规律，是按照相克的次序传变的，但不是所有的病人都会经过这样的次序，不要把这种认识僵化了。

淫邪发梦第四十三

（此篇录音资料仅限于提要，其他据《黄帝内经章句索引》整理）

篇解：病邪淫乱于脏，扰其神志，发为无穷之梦幻，篇中列叙种种梦幻之病机，因以"淫邪发梦"名之。梦幻之变虽无穷，仍不外于阴阳盛衰两个方面，盛为有余则当泻，衰为不足则当补，此为治发梦之大法。全篇可分作三节。

【讲解】人在睡眠中为什么会做梦？世界上已经有文章在讨论这个问题，但现代科学还不能做出非常明确的解释。中医学认为"神"被不同的邪气扰乱以后，就有可能出现多种不同的梦境，风、寒、暑、湿、燥、火扰乱人的神志以后，会出现复杂的梦境，即六淫邪气侵犯神志，神志不安发而为梦，故曰"淫邪发梦"。

此篇文献讨论了病邪扰乱神志而致做梦的病机，梦境不同病机各异，总的来说可归之于阴阳盛衰。因而对"多梦"的治疗还是离不开中医治疗的大原则，即盛者泻之、虚则补之。在临床上，龙胆泻肝汤、归脾汤都可以治疗"多梦"。虚实之梦是不是就像文献中讲的那么具体呢，这也不一定，文献的本意还在于区分梦境虚实的方法，因此不能对号入座。

我的经验是，虚证之梦，多为平平常常的琐事，噩梦或奇奇怪怪的梦、或不可理解的梦，则以实证为多见。临床上治疗"多梦"症，还是应该问问病人梦的具体内容，再参照其他诊断的信息来判断虚实。

第一节　发梦之由

【原文】黄帝曰：愿闻淫邪泮衍奈何？岐伯曰：正邪从外袭内，而未有定舍，反淫于脏，不得定处，与营卫俱行，而与魂魄飞扬，使人卧不得安而喜梦。

气淫于腑，则有余于外，不足于内；气淫于脏，则有余于内，不足于外。

【提要】叙述发梦之由及其病机。

【讲解】此节文献是说，不管哪一种邪气，与营卫并行于三阴三阳，扰乱于五脏六腑，使人卧不得安而喜梦，有的梦是虚证的反映，有的梦是实证的反映。

第二节　有余发梦

【原文】黄帝曰：有余不足有形乎？岐伯曰：阴气盛，则梦涉大水而恐惧；阳气盛，则梦大火而燔炳；阴阳俱盛，则梦相杀。上盛则梦飞，下盛则梦堕，甚饥则梦取，甚饱则梦予。肝气盛则梦怒，肺气盛则梦恐惧、哭泣、飞扬，心气盛则梦善笑恐畏，脾气盛则梦歌乐、身体重不举，肾气盛则梦腰脊两解不属。凡此十二盛者，至而泻之立已。

【提要】分叙十二盛所发之梦。

第三节　不足发梦

【原文】厥气客于心，则梦见丘山烟火。客于肺，则梦飞扬，见金铁之奇物。客于肝，则梦山林树木。客于脾，则梦见丘陵大泽，坏屋风雨。客于肾，则梦临渊，没居水中。客于膀胱，则梦游行。客于胃，则梦饮食。客于大肠，则梦田野。客于小肠，则梦聚邑冲衢。客于胆，则梦斗讼自刳。客于阴器，则梦接内。客于项，则梦斩首。客于胫，则梦行走而不能前，及居深地窌苑中。客于股肱，则梦礼节拜起。客于胞脏，则梦溲便。凡此十五不足者，至而补之立已也。

【提要】分叙十五不足所发之梦。

顺气一日分为四时第四十四

（此篇未收集到录音资料，据《黄帝内经章句索引》整理）

篇解：文曰："以一日分为四时，朝则为春，日中为夏，日入为秋，夜半为冬。朝则人气始生，病气衰，故旦慧；日中人气长，长则胜邪，故安；夕则人气始衰，邪气始生，故加；夜半人气入脏，邪气独居于身，故甚也。"这是本篇的主要精神所在。至于治疗，亦应"顺天之时"而治，此即所谓"顺气一日分为四时"也。全篇可分作三节。

第一节　人气应天顺时之道

【原文】黄帝曰：夫百病之所始生者，必起于燥温、寒暑、风雨、阴阳、喜怒、饮食、居处，气合而有形，得脏而有名，余知其然也。夫百病者，多以旦慧昼安，夕加夜甚，何也？岐伯曰：四时之气使然。黄帝曰：愿闻四时之气。岐伯曰：春生、夏长、秋收、冬藏，是气之常也，人亦应之。以一日分为四时，朝则为春，日中为夏，日入为秋，夜半为冬。朝则人气始生，病气衰，故旦慧；日中人气长，长则胜邪，故安；夕则人气始衰，邪气始生，故加；夜半人气入脏，邪气独居于身，故甚也。黄帝曰：有时有反者何也？岐伯曰：是不应四时之气，脏独主其病者，是必以脏气之所不胜时者甚，以其所胜时者起也。黄帝曰：治之奈何？岐伯曰：顺天之时，而病可与期。顺者为工，逆者为粗。

【提要】言人气应一日四时之衰旺，病邪亦因之而有进退，治法亦顺之而有各别也。

第二节　顺应四时五变之刺

【原文】黄帝曰：善，余闻刺有五变，以主五输，愿闻其数。岐伯曰：人有五脏，五脏有五变，五变有五输，故五五二十五输，以应五时。黄帝曰：愿闻五变。岐伯曰：肝为牡脏，其色青，其时春，其音角，其味酸，其日甲乙。心为牡脏，其色赤，其时夏，其日丙丁，其音徵，其味苦。脾为牝脏，其色黄，其时长夏，其日戊己，其音宫，其味甘。肺为牝脏，其色白，其音商，其时秋，其日庚辛，其味辛。肾为牝脏，其色黑，其时冬，其日壬癸，其音羽，其味咸。是为五变。

【提要】顺应四时而立五变之刺。

第三节　顺应四时脏腑之刺

【原文】黄帝曰：以主五输奈何？岐伯曰：藏主冬，冬刺井；色主春，春刺荥；时主夏，夏刺输；音主长夏，长夏刺经；味主秋，秋刺合。是谓五变，以主五输。黄帝曰：诸原安和，以致六输。岐伯曰：原独不应五时，以经合之，以应其数，故六六三十六输。黄帝曰：何谓藏主冬，时主夏，音主长夏，味主秋，色主春？愿闻其故。岐伯曰：病在脏者，取之井；病变于色者，取之荥；病时间时甚者，取之输；病变于音者，取之经；经满而血者，病在胃及以饮食不节得病者，取之于合。故命曰味主合。是谓五变也。

【提要】言五脏五输、六腑六输而应顺四时之刺。

外揣第四十五

（此篇录音资料仅限于提要，其他据《黄帝内经章句索引》整理）

篇解：外揣，即篇中"远者司外揣内，近者司内揣外"之省文。马莳云："人身之音与色，是之谓远，可以言外也，而即外可以揣五脏之在内者。人身之五脏，是之谓近，可以言内也，而即内可以揣音与色之在外者。"（《黄帝内经灵枢注证发微》）"揣"为"推测"之意，犹言于外察色、闻声、切脉，可以揣知内脏的病变。全文旨在说明，只有明确诊断之后，才能正确地运用针刺大小深浅的手法。全篇可分作二节。

【讲解】"外揣"据本文理应叫"内外揣"，"外揣"是省略文法，意思是可以从外在的表现推测其在内脏腑的病变，如切脉、问诊、望色等都是外揣的内容，所以"外揣"实际上就是"诊断"。

第一节　论针道

【原文】黄帝曰：余闻九针九篇，余亲授其调，颇得其意。夫九针者，始于一而终于九，然未得其要道也。夫九针者，小之则无内，大之则无外，深不可为下，高不可为盖，恍惚无窍，流溢无极，余知其合于天道人事四时之变也，然余愿杂之毫毛，浑束为一，可乎？岐伯曰：明乎哉问也，非独针道焉，夫治国亦然。黄帝曰：余愿闻针道，非国事也。岐伯曰：夫治国者，夫惟道焉，非道，何可小大深浅，杂合而为一乎。

【提要】注重针道。

【讲解】所谓"针道"，是指针刺的理论依据，要学习"针刺"必须掌握其理论知识，这里强调了基础理论的重要性。

第二节　论诊法

【原文】黄帝曰：愿卒闻之。岐伯曰：日与月焉，水与镜焉，鼓与响焉。夫日月之明，不失其影；水镜之察，不失其形；鼓响之应，不后其声，动摇则应和，尽得其情。黄帝曰：窘乎哉！昭昭之明不可蔽。其不可蔽，不失阴阳也。合而察之，切而验之，见而得之，若清水明镜之不失其形也。五音不彰，五色不明，五脏波荡，若是则内外相袭，若鼓之应桴，响之应声，影之似形。故远者司外揣内，近者司内揣外，是谓阴阳之极，天地之盖。请藏之灵兰之室，弗敢使泄也。

【提要】注重诊法。

【讲解】针刺治疗必须以明确诊断为前提，因此要注重诊法。"故远者司外揣内，近者司内揣外"，这就是说"针刺"不能忽略"诊法"，所谓"诊法"即望、闻、问、切四诊合参之法。

五变第四十六

（此篇录音资料仅限于提要，其他据《黄帝内经章句索引》整理）

篇解：所谓"五变"，即指由五种不同类型的体质而发生的五种不同的病变。如：肉不坚，腠理疏，则善病风，一变也；五脏皆柔弱者，善病消瘅，二变也；小骨弱肉者，善病寒热，三变也；粗理而肉不坚者，善病痹，四变也；皮肤薄而不泽，肉不坚而淖泽者，善病肠中积聚，五变也。篇中提出

"夫天之生风者，非以私百姓也，其行公平正直，犯者得之，避者得无殆，非求人而人自犯之"的论点，认为人体内在因素于病变发生是起决定作用的，这一认识符合唯物辩证论观，是很可贵的。全篇可分作三章。

【讲解】"五变"的中心思想认为，不同类型体质所发生的病变是不同的，某种体质的人容易发生某些病变，体质不同脏腑功能之盛衰、强弱也就不一样，这是病变多样性的重要原因，如上述之"五变"。这一认识是非常可取的，病邪的客观存在对每个人来说都是一样的，为什么有的人生病有的人不生病，有的人病得轻有的人病得重，有的人病多有的人病少，"内因"是起决定性作用的。

第一章　发病之内因

【原文】黄帝问于少俞曰：余闻百疾之始期也，必生于风雨寒暑，循毫毛而入腠理，或复还，或留止，或为风肿汗出，或为消瘅，或为寒热，或为留痹，或为积聚，奇邪淫溢，不可胜数，愿闻其故。夫同时得病，或病此，或病彼，意者天之为人生风乎，何其异也？少俞曰：夫天之生风者，非以私百姓也，其行公平正直，犯者得之，避者得无殆，非求人而人自犯之。黄帝曰：一时遇风，同时得病，其病各异，愿闻其故。少俞曰：善乎其问！请论以比匠人。匠人磨斧斤、砺刀，削斫材木，木之阴阳，尚有坚脆，坚者不入，脆者皮弛，至其交节，而缺斤斧焉。夫一木之中，坚脆不同，坚者则刚，脆者易伤，况其材木之不同，皮之厚薄，汁之多少，而各异耶。夫木之蚤花先生叶者，遇春霜烈风，则花落而叶萎；久曝大旱，则脆木薄皮者，枝条汁少而叶萎；久阴淫雨，则薄皮多汁者，皮溃而漉；卒风暴起，则刚脆之木，枝折杌伤；秋霜疾风，则刚脆之木，根摇而叶落。凡此五者，各有所伤，况于人乎！黄帝曰：以人应木奈何？少俞答曰：木之所伤也，皆伤其枝，枝之刚脆而坚，未成伤也。人之有常病也，亦因其骨节皮肤腠理之不坚固者，邪之所舍也，故常为病也。

【提要】发病起主导作用的是人体内在的因素。

【讲解】文献很明确地提出了"内因"在疾病发生中的重要作用，并用"匠人"的例子来打比喻，说明个人体质在发病中的作用是复杂的，发病关键不仅仅在于病邪，还在于个体体质。

第二章　发病之机理

【原文】"黄帝曰：人之善病风厥漉汗者"至"稽积留止，大聚乃起"。

【提要】分叙风厥漉汗、消瘅、寒热、痹、肠中积聚等五病的发病机理。此章可分作五节。

第一节　风厥病机

【原文】黄帝曰：人之善病风厥漉汗者，何以候之？少俞答曰：肉不坚，腠理疏，则善病风。黄帝曰：何以候肉之不坚也？少俞答曰：䐃肉不坚，而无分理理者，粗理；粗理而皮不致者，腠理疏。此言其浑然者。

【提要】风厥病机。

第二节　消瘅病机

【原文】黄帝曰：人之善病消瘅者，何以候之？少俞答曰：五脏皆柔弱者，善病消瘅。黄帝曰：何以知五脏之柔弱也？少俞答曰：夫柔弱者，必有刚强，刚强多怒，柔者易伤也。黄帝曰：何以候柔弱之与刚强？少俞答曰：此人薄皮肤而目坚固以深者，长冲直扬，其心刚，刚则多怒，怒则气上逆，胸中畜积，血气逆留，髋皮充肌，血脉不行，转而为热，热则消肌肤，故为消瘅，此言其人暴刚而肌肉弱者也。

【提要】消瘅病机。

第三节　寒热病机

【原文】黄帝曰：人之善病寒热者，何以候之？少俞答曰：小骨弱肉者，善病寒热。黄帝曰：何以候骨之小大，肉之坚脆，色之不一也。少俞答曰：颧骨者，骨之本也。颧大则骨大，颧小则骨小。皮肤薄而其肉无䐃，其臂懦

738

懦然，其地色殆然，不与其天同色，污然独异，此其候也。然后臂薄者，其髓不满，故善病寒热也。

【提要】寒热病机。

第四节　痹症病机

【原文】黄帝曰：何以候人之善病痹者？少俞答曰：粗理而肉不坚者，善病痹。黄帝曰：痹之高下有处乎？少俞答曰：欲知其高下者，各视其部。

【提要】痹症病机。

第五节　积聚病机

【原文】黄帝曰：人之善病肠中积聚者，何以候之？少俞答曰：皮肤薄而不泽，肉不坚而淖泽，如此则肠胃恶，恶则邪气留止，积聚乃伤。脾胃之间，寒温不次，邪气稍至；稸积留止，大聚乃起。

【提要】肠中积聚病机。

第三章　因形生病论

【原文】黄帝曰：余闻病形，已知之矣，愿闻其时。少俞答曰：先立其年，以知其时，时高则起，时下则殆，虽不陷下，当年有冲通，其病必起，是谓因形而生病，五变之纪也。

【提要】总结全篇，从病气与人体两个方面来说明发病的机理，而归结于"因形生病"，即外因通过内因而起作用之义。

【讲解】问曰，发病和病机已经清楚了，个体病变的发展，或好转、或恶化有什么规律呢？少俞答曰："先立其年，以知其时。"这个问题关乎运气学说，意思是要分析这一年的运气，何气司天，何气在泉等。"时高则起"，病衰，遇到旺气或相生之气辅助，就叫作"时高"，病人的情况就会有所起色；"时下则殆"，病本虚，又遇相克之气，这是"时下"，病情就会恶化；"虽不陷下，当年有冲通，其病必起，是谓因形而生病"，这句话还是在强调人的体质，"形"即指个体体质；"五变之纪也"，人体病变的发生不能排除外因的作用，但外因总是要通过内因来起作用，即所谓"因形而生病"，而这一规律即为"五变之纪"。

本藏第四十七

（此篇录音资料仅限于提要，其他据《黄帝内经章句索引》整理）

篇解：脏腑为人体之本，故以"本藏"名篇。脏腑功能正常则身体康强，脏腑发生病变则身体失健，这一认识与《素问·脉要精微论》所谓"五脏者中之守""五脏者身之强"具有同一意义。此篇文献的具体内容在阐明五脏的二十五变，即五脏各有大小、高下、坚脆、端正、偏倾之不同，在生理、病理方面各有其征候。全篇可分作四章。

第一章　人体生理功能

【原文】黄帝问于岐伯曰：人之血气精神者，所以奉生而周于性命者也；经脉者，所以行血气而营阴阳，濡筋骨，利关节者也；卫气者，所以温分肉，充皮肤，肥腠理，司关阖者也；志意者，所以御精神，收魂魄，适寒温，和喜怒者也。是故血和则经脉流行，营覆阴阳，筋骨劲强，关节清利矣；卫气和则分肉解利，皮肤调柔，腠理致密矣；志意和则精神专直，魂魄不散，悔怒不起，五脏不受邪矣；寒温和则六腑化谷，风痹不作，经脉通利，肢节得安矣。此人之常平也。五脏者，所以藏精神血气魂魄者也；六腑者，所以化水谷而行津液者也。此人之所以具受于天也，无愚智贤不肖，无以相倚也。然有其独尽天寿，而无邪僻之病，百年不衰，虽犯风雨卒寒大暑，犹有弗能害也；有其不离屏蔽室内，无怵惕之恐，然犹不免于病，何也？愿闻其故。岐伯对曰：窘乎哉问也！五脏者，所以参天地，副阴阳，而连四时，化五节者也。五脏者，固有小大、高下、坚脆、端正、偏倾者；六腑亦有小大、长短、厚薄、结直、缓急。凡此二十五者，各不同，或善或恶，或吉或凶，请言其方。

【提要】统言脏腑、经脉、精神、气血、魂魄的生理功能。

第二章　五脏二十五变

【原文】"心小则安"至"人之所苦常病"。

【提要】叙述五脏的二十五变。可分作五节。

第一节　心脏五变

【原文】心小则安，邪弗能伤，易伤以忧；心大则忧不能伤，易伤于邪；心高则满于肺中，悗而善忘，难开以言；心下则脏外易伤于寒，易恐以言；心坚则脏安守固；心脆则善病消瘅热中；心端正则和利难伤；心偏倾则操持不一，无守司也。

【提要】言心脏五变。

【讲解】"心小"是指心气不足，"心小"外邪不一定能中伤，但很容易受内伤之害，即心脏脆弱者容易受到情志的伤害，故曰"心小则安，邪弗能伤，易伤以忧"。"心大"则气散而不固，气不能固于表则易伤于外邪，故曰"心大则忧不能伤，易伤于邪"。"心高"是心气逆上的意思，心气不宣，郁积于内，与肺降之气冲突，于是表现为心情不舒、善忘，故曰"心高则满于肺中，悗而善忘"。"心下"是指阳气郁积不升，外感、内伤都容易引发病变，故曰"心下则脏，外易伤于寒，易恐以言"。以下文曰："心坚则脏安守固；心脆则善病消瘅热中；心端正则和利难伤；心偏倾则操持不一，无守司也。"我就不一一解释了，大家很容易看懂。

"五脏"都是以这样的方式来叙述的，每脏的生理就个体而言肯定是有区别的，但不能以大小、高下、坚脆、端正、偏倾那么绝对地来理解。个体的脏腑功能完全一样，没有差别，这是不辨证的认识；个体的脏腑功能完全不一样，这也太绝对化了，不符合实际。

第二节　肺脏五变

【原文】肺小则少饮，不病喘喝；肺大则多饮，善病胸痹、喉痹、逆气；

肺高则上气、肩息、欬；肺下则居贲迫肺，善胁下痛；肺坚，则不病欬、上气；肺脆则苦病消瘅易伤；肺端正则和利难伤；肺偏倾则胸偏痛也。

【提要】肺脏五变。

第三节　肝脏五变

【原文】肝小则脏安，无胁下之病；肝大则逼胃迫咽，迫咽则苦膈中，且胁下痛；肝高则上支贲，切胁悗，为息贲；肝下则逼胃，胁下空，胁下空则易受邪；肝坚则脏安难伤；肝脆则善病消瘅易伤；肝端正则和利难伤；肝偏倾则胁下痛也。

【提要】肝脏五变。

第四节　脾脏五变

【原文】脾小则脏安，难伤于邪也；脾大则苦凑眇而痛，不能疾行；脾高则眇引季胁而痛；脾下则下加于大肠，下加于大肠则脏苦受邪；脾坚则脏安难伤；脾脆则善病消瘅易伤；脾端正则和利难伤；脾偏倾则善满善胀也。

【提要】脾脏五变。

第五节　肾脏五变

【原文】肾小则脏安难伤；肾大则善病腰痛，不可以俛仰，易伤以邪；肾高则苦背膂痛，不可以俛仰；肾下则腰尻痛，不可以俛仰，为狐疝；肾坚不病腰背痛；肾脆则善病消瘅易伤；肾端正则和利难伤；肾偏倾则苦腰尻痛也。凡此二十五变者，人之所苦常病。

【提要】肾脏五变。

第三章　五脏五变外候

【原文】"黄帝曰：何以知其然也"至"反复言语也"。

【提要】分叙五脏五变的外候。这里叙述的五脏之外候，要从精神上去体会理解，尤其是涉及意识形态、工作生活作风等就不是"脏本"的问题了，我们对经典文献的态度还是应该批判地继承。可分作六节。

第一节　心五变外候

【原文】黄帝曰：何以知其然也？岐伯曰：赤色小理者心小，粗理者心大，无髑骺者心高，髑骺小短举者心下，髑骺长者心下坚，髑骺弱小以薄者心脆，髑骺直下不举者心端正，髑骺倚一方者心偏倾也。

【提要】心五变之外候。

第二节　肺五变外候

【原文】白色小理者肺小，粗理者肺大，巨肩反膺陷喉者肺高，合腋张胁者肺下，好肩背厚者肺坚，肩背薄者肺脆，背膺厚者肺端正，胁偏疎者肺偏倾也。

【提要】肺五变之外候。

第三节　肝五变外候

【原文】青色小理者肝小，粗理者肝大，广胸反骹者肝高，合胁兔骹者肝下，胸胁好者肝坚，胁骨弱者肝脆，膺腹好相得者肝端正，胁骨偏举者肝偏倾也。

【提要】肝五变之外候。

第四节　脾五变外候

【原文】黄色小理者脾小，粗理者脾大，揭唇者脾高，唇下纵者脾下，唇坚者脾坚，唇大而不坚者脾脆，唇上下好者脾端正，唇偏举者脾偏倾也。

【提要】脾五变之外候。

第五节　肾五变外候

【原文】黑色小理者肾小，粗理者肾大，高耳者肾高，耳后陷者肾下，耳坚者肾坚，耳薄不坚者肾脆，耳好前居牙车者肾端正，耳偏高者肾偏倾也。凡此诸变者，持则安，减则病也。

【提要】肾五变之外候。

第六节　五脏五变论

【原文】帝曰：善。然非余之所问也。愿闻人之有不可病者，至尽天寿，虽有深忧大恐，怵惕之志，犹不能减也，甚寒大热，不能伤也；其有不离屏蔽室内，又无怵惕之恐，然不免于病者，何也？愿闻其故。岐伯曰：五脏六腑，邪之舍也，请言其故。五脏皆小者，少病，苦燋心大愁忧；五脏皆大者，缓于事，难使以忧；五脏皆高者，好高举措；五脏皆下者，好出人下；五脏皆坚者，无病；五脏皆脆者，不离于病；五脏皆端正者，和利得人心；五脏皆偏倾者，邪心而善盗，不可以为人平，反复言语也。

【提要】总结全章，可谓五脏五变论。

第四章　六腑五脏关系

【原文】"黄帝曰：愿闻六腑之应"至篇尾。

【提要】分叙六腑之外应。可分作七节。

第一节　脏腑相应

【原文】黄帝曰：愿闻六腑之应。岐伯答曰：肺合大肠，大肠者，皮其应；心合小肠，小肠者，脉其应；肝合胆，胆者，筋其应；脾合胃，胃者，肉其应；肾合三焦膀胱，三焦膀胱者，腠理毫毛其应。

【提要】总叙脏腑相应。

第二节　大肠外应

【原文】黄帝曰：应之奈何？岐伯曰：肺应皮，皮厚者大肠厚，皮薄者大肠薄，皮缓腹里大者大肠大而长，皮急者大肠急而短，皮滑者大肠直，皮肉不相离者大肠结。

【提要】大肠之外应。

第三节　小肠外应

【原文】心应脉，皮厚者脉厚，脉厚者小肠厚，皮薄者脉薄，脉薄者小肠薄，皮缓者脉缓，脉缓者小肠大而长，皮薄而脉冲小者小肠小而短，诸阳经脉皆多纡屈者小肠结。

【提要】小肠之外应。

第四节　胃之外应

【原文】脾应肉，肉䐃坚大者胃厚，肉䐃么者胃薄，肉䐃小而么者胃不坚，肉䐃不称身者胃下，胃下者下管约不利，肉䐃不坚者胃缓，肉䐃无小里累者胃急，肉䐃多少里累者胃结，胃结者上管约不利也。

【提要】胃之外应。

第五节　胆之外应

【原文】肝应爪，爪厚色黄者胆厚，爪薄色红者胆薄，爪坚色青者胆急，爪濡色赤者胆缓，爪直色白无约者胆直，爪恶色黑多纹者胆结也。

【提要】胆之外应。

第六节　膀胱外应

【原文】肾应骨，密理厚皮者三焦膀胱厚，粗理薄皮者三焦膀胱薄，疏腠理者三焦膀胱缓，皮急而无毫毛者三焦膀胱急，毫毛美而粗者三焦膀胱直，稀毫毛者三焦膀胱结也。

【提要】三焦膀胱之外应。

第七节　视外知内

【原文】黄帝曰：厚薄美恶皆有形，愿闻其所病。岐伯答曰：视其外应，以知其内脏，则知所病矣。

【提要】视其外而知其内。

禁服第四十八

（此篇录音资料仅限于提要，其他据《黄帝内经章句索引》整理）

篇解：禁，秘密之谓，《史记·扁鹊仓公列传》云"我有禁方"，"禁方"即"秘方"也。服，服膺也。《礼记·中庸》云："得一善，则拳拳服膺而弗失之矣。"朱熹注云："奉持而著之心胸之间，言能守也。"禁服者，言篇中所论皆秘密而可贵，应服膺勿失，因以篇名。篇中首先提出，凡用刺法当先明经脉，而经脉之病变，莫如内关、外格也。全篇可分作五章。

【讲解】"服"，有些注家认为这个字是"脉"字之误，认为应该是"禁脉"，我不同意这个解释。"服"是什么意思呢？《中庸》云"得一善，则拳拳服膺而弗失之矣"，是说一件好事、一句好话，要记在心里永远都不要忘记。"禁服"的意思是说，这篇文献的内容就像秘密一样难得一见，十分宝贵，要把这些弥足珍贵的知识牢牢地记在心中，这是"禁服"的意思。况且这篇文献主要内容不在讲"脉"，改成"禁脉"就不好解释了。

"禁服"这个篇名是抽象的，"禁"是说这篇文献内容是十分宝贵的，"服"是说要把这些内容认真地记在心里不能忘记。究竟是什么内容呢？是讲"针刺"必须首先弄懂经脉的理论知识，"内关""外格"是经脉严重的两种病变。

第一章　医道禁服宗旨

【原文】雷公问于黄帝曰：细子得受业，通于《九针》六十篇，旦暮勤服之，近者编绝，久者简垢，然尚讽诵弗置，未尽解于意矣。外揣言浑束为一，未知所谓也。夫大则无外，小则无内，大小无极，高下无度，束之奈何？士之才力，或有厚薄，智虑褊浅，不能博大深奥，自强于学若细子，细子恐其散于后世，绝于子孙，敢问约之奈何？黄帝曰：善乎哉问也。此先师之所禁坐私传之也，割臂歃血之盟也，子若欲得之，何不斋乎。雷公再拜而起曰：请闻命。于是也，乃斋宿三日而请曰：敢问今日正阳，细子愿以受盟。黄帝乃与俱入斋室，割臂歃血。黄帝亲祝曰：今日正阳，歃血传方，有敢背此言者，反受其殃。雷公再拜曰：细子受之。黄帝乃左握其手，右授之书，曰：慎之慎之，吾为子言之。

【提要】解释"禁服"。

第二章　刺法当明经脉

【原文】凡刺之理，经脉为始，营其所行，知其度量，内刺五脏，外刺六腑，审察卫气，为百病母，调其虚实，虚实乃止，泻其血络，血尽不殆矣。雷公曰：此皆细子之所以通，未知其所约也。

【提要】言刺法当明经脉以调虚实。

【讲解】首先要知道经脉是如何循行的？经脉之长短如何？五脏经脉怎样？六腑经脉又怎样？掌握经脉的知识，才能"调其虚实，虚实乃止，泻其血络，血尽不殆矣"。

第三章　制方满约关系

【原文】黄帝曰：夫约方者，犹约囊也，囊满而弗约，则输泄，方成弗约，则神与弗俱。雷公曰：愿为下材者，勿满而约之。黄帝曰：未满而知约之，以为工，不可以为天下师。雷公曰：愿闻为工。

【提要】言制方"满"与"约"的辩证关系。

【讲解】所谓"满"与"约"即"博"与"约"。做学问、搞研究都讲究个博与约的关系，是"先博后约，由博返约"，还是"先约后博"。做学问要求知识面要宽，即要"博"，然后返"约"，即精专于某一两个领域，因此博而不约或约而不博都是不可取的。

文曰："夫约方者，犹约囊也，囊满而弗约，则输泄，方成弗约，则神与弗俱。"是说只是博不约，不可取。例如处方记得非常多，而每个方子的精要之处却一点没有掌握，这就不知道该怎样用。可以说"博"是基础，"约"是提高。

文曰："未满而知约之，以为工，不可以为天下师。"是说如果没有"满"就"约"，应付一般的疾病还行，要想成为大师就不行了，要为"天下师"就还得提高一个境界。

文献在这里为什么要讨论"制方"呢？因为"针刺"选穴也是需要配伍的，穴位之间是有联系的，一定要先分辨病是在阴经还是在阳经，是属哪经的病，取本经的什么穴合适，选用他经的什么穴来配合，并荥输经合如何配合应用等，这些都是"制方"的概念，这其中既有"法"又有"理"。用这个认识来指导遣药组方也是同样的道理，比如一个方子药物开得太多而不简约，那这个方子哪些药是主要的呢？所以制方、用方要讲究"博"与"约"的关系，既要"博"，更要在博的基础上会"约"，这两个关系要处理好。掌握知识也是这样，既要懂得多，又要在多之中有所专精，这才是最理想的。

第四章　寸口人迎脉辨

【原文】"黄帝曰：寸口主中"至"以验其脏腑之病"。

【提要】分析寸口、人迎的关格脉象。全章可分作三节。

第一节　寸口人迎常脉

【原文】黄帝曰：寸口主中，人迎主外，两者相应，俱往俱来，若引绳大小齐等，春夏人迎微大，秋冬寸口微大，如是者名曰平人。

【提要】寸口人迎的正常脉象。

【讲解】"人迎"主外"寸口"主中，两者虽有不同，但"两者相应，俱往俱来，若引绳大小齐等"，是说正常人的人迎、寸口脉象基本是一致的，可随四时变化，秋冬寸口微大，春夏人迎微大。

第二节　人迎之外格脉

【原文】人迎大一倍于寸口，病在足少阳，一倍而躁，在手少阳。人迎二倍，病在足太阳，二倍而躁，病在手太阳。人迎三倍，病在足阳明，三倍而躁，病在手阳明。盛则为热，虚则为寒，紧则为痛痹，代则乍甚乍间。盛则泻之，虚则补之，紧痛则取之分肉，代则取血络且饮药，陷下则灸之，不盛不虚，以经取之，名曰经刺。人迎四倍者，且大且数，名曰溢阳溢阳为外格，死不治。必审按其本末，察其寒热，以验其脏腑之病。

【提要】人迎的"外格"脉象。

第三节　寸口之内关脉

【原文】寸口大于人迎一倍，病在足厥阴，一倍而躁，在手心主。寸口二倍，病在足少阴，二倍而躁，在手少阴。寸口三倍，病在足太阴，三倍而躁，在手太阴。盛则胀满、寒中、食不化，虚则热中、出麋、少气、溺色变，紧则痛痹，代则乍痛乍止。盛则泻之，虚则补之，紧则先刺而后灸之，代则取血络而后调之，陷下则徒灸之，陷下者，脉血结于中，中有著血，血寒，故宜灸之，不盛不虚，以经取之。寸口四倍者，名曰内关，内关者，且大且数，死不治。必审察其本末之寒温，以验其脏腑之病。

【提要】寸口的"内关"脉象。

第五章　虚实补泻大则

【原文】通其荣输，乃可传于大数。大数曰：盛则徒泻之，虚则徒补之，紧则灸刺且饮药，陷下则徒灸之，不盛不虚，以经取之。所谓经治者，饮药，亦曰灸刺，脉急则引，脉大以弱，则欲安静，用力无劳也。

【提要】言补虚泻实是治法之大则。

【讲解】古人认识到无论何病，关键在辨别虚实，不是邪气盛就是正气虚，邪气盛则泄，正气虚就补，这是中医治疗学之大则。文献在这里指出，针刺明确了经脉以后，最重要的就是调其虚实，调虚实的前提是辨虚实，是属实证还是属虚证，是二分实一分虚，还是二分虚一分实，是邪在内还是邪在外，等等。不管疾病有多复杂，总之是个虚实问题，所以针法的原则还在于补泻之中，这个原则同样适用于灸法、推拿、药饮等。

五色第四十九

（此篇录音资料仅限于提要，其他据《黄帝内经章句索引》整理）

篇解：篇中讨论了以五色诊断疾病的相关问题，故以"五色"名篇。首先阐发脏腑在面部各有所主的部位，称之为"色部"；其次言五色各有所主之病，即所谓"官五色"；又其次言五色的变化，以察疾病之情，即所谓"以色言病之间甚"也。全篇论"五色"的具体内容不外上述三个方面，对于临床极具现实意义。篇中亦提到人迎、寸口之诊，可见"色"之与"脉"是密切关联的。全篇可分作二章。

第一章　色诊及脉诊

【原文】"雷公问于黄帝曰：五色独决于明堂乎"至"察色以言其时"。

【提要】言五色的部位、主病、变化等，并及人迎、寸口诊。可分作四节。

第一节　五色诊之分部

【原文】雷公问于黄帝曰：五色独决于明堂乎？小子未知其所谓也。黄帝曰：明堂者鼻也，阙者眉间也，庭者颜也，蕃者颊侧也，蔽者耳门也，其间欲方大，去之十步，皆见于外，如是者寿必中百岁。雷公曰：五官之辨奈何？黄帝曰：明堂骨高以起平以直，五脏次于中央，六腑夹其两侧，首面上于阙庭，王宫在于下极，五脏安于胸中，真色以致，病色不见，明堂润泽以清，五官恶得无辨乎？雷公曰：其不辨者，可得闻乎？黄帝曰：五色之见也，各出其色部。部骨陷者，必不免于病矣。其色部乘袭者，虽病甚，不死矣。雷公曰：官五色奈何？黄帝曰：青黑为痛，黄赤为热，白为寒，是谓五官。

【提要】 言五色部位、主病、变化等之大概。

【讲解】 "五官之辨奈何？"这个"五官"不是指眼、耳、口、鼻、喉，是指五色所主。如"明堂者鼻也，阙者眉间也，庭者颜也，蕃者颊侧也，蔽者耳门也"，即整个鼻部叫作"明堂"，"阙"是两眉之间的部分，分为阙上、阙中、阙下，两眉之间的是阙中；天庭叫作"颜"，耳门叫作"蔽"。

"其间欲方大，去之十步，皆见于外，如是者寿必中百岁"，是说若长得方正大方，这样的人往往会高寿。下面又说，鼻子要高、要大、要直，所以汉高祖的鼻头描述为"龙准"，即鼻头像龙一样大，据说朱元璋的鼻子也很大。

为什么要强调鼻子呢？因为五脏相应的部位分布于鼻柱上，比如两眉之间属肺，两个眼角之间属心，心下面是肝，肝下面是胃，鼻头属脾，脾的部位就是准头。这就是"五脏次于中央"的意思。肝的左边是胆，肝的右边是小肠，人中属膀胱，下面属子处，这就是"六腑夹其两侧"的意思。

"首面上于阙庭，王宫在于下极，五脏安于胸中"，在阙之上叫作"首面"，"下极"指目内眦之间的部位，"王宫"是指心，即心的部位在两个眼角之间。

"明堂润泽以清，五官恶得无辨乎"，是说整个鼻部要润泽，心、肝、脾、肺、胃都在明堂周围。临床怎样辨别呢？"其色部乘袭者，虽病甚，不死矣"，这是说不管哪个部位，虽然有病色，但是没有相克的颜色，一般问题不大。

总之，五色的部位、五色的主病、五色的变化，是此节文献的主要内容。

第二节　寸口人迎脉诊

【原文】 雷公曰：病之益甚，与其方衰如何？黄帝曰：外内皆在焉。切其脉口滑小紧以沉者，病益甚，在中；人迎气大紧以浮者，其病益甚，在外；其脉口浮滑者，病日进；人迎沉而滑者，病日损；其脉口滑以沉者，病日进，在内；其人迎脉滑盛以浮者，其病日进，在外；脉之浮沉及人迎与寸口气小大等者，病难已。病之在脏，沉而大者，易已，小为逆；病在腑，浮而大者，其病易已。人迎盛坚者，伤于寒；气口盛坚者，伤于食。

【提要】诊寸口、人迎辨病之间甚。

【讲解】因为人迎主外、寸口主内，故曰："人迎盛坚者，伤于寒；气口盛坚者，伤于食。"人迎与寸口主病也是相对而言。这段主要讲依据人迎、寸口的脉象来辨病，在某种情况下是主"病甚"，某种情况下是主"病进"，某种情况下是主"病不易治"。

第三节　五色诊病间甚

【原文】雷公曰：以色言病之间甚，奈何？黄帝曰：其色粗以明，沉夭者为甚，其色上行者病益甚，其色下行如云彻散者病方已。五色各有脏部，有外部，有内部也。色从外部走内部者，其病从外走内；其色从内走外者，其病从内走外。病生于内者，先治其阴，后治其阳，反者益甚；其病生于阳者，先治其外，后治其内，反者益甚。其脉滑大以代而长者，病从外来，目有所见，志有所恶，此阳气之并也，可变而已。

【提要】从五色的变化以观察病的间甚。

【讲解】"其色粗以明，沉夭者为甚"，"粗"是指颜色重浊，"沉"是说颜色不在表面而是深盖着的，"夭"是指没有神采，多见于病重者，在热性病中这种面色比较多见。

"其色上行者病益甚，其色下行如云彻散者病方已"，是讲病色的上下关系。若病色从下向上逐步出现，说明病情在发展，病色从上向下慢慢地消散了，这是病情在好转。

"色从外部走内部者，其病从外走内；其色从内走外者，其病从内走外"，是说病色有内外之势，五脏色在于内中，六腑挟其两侧在外，病色从外向内说明病在深入，病色从内向外说明病在消退。

此节内容主要是从病色的深浅、上下、内外来分辨病之间甚。

第四节　五色诊病死生

【原文】雷公曰：小子闻风者，百病之始也；厥逆者，寒湿之起也。别之奈何？黄帝曰：常候阙中，薄泽为风，冲浊为痹，在地为厥，此其常也，各以其色言其病。雷公曰：人不病卒死，何以知之？黄帝曰：大气入于脏腑者，不病而卒死矣。雷公曰：病小愈而卒死者，何以知之？黄帝曰：赤色出两颧，大如母指者，病虽小愈，必卒死。黑色出于庭，大如母指，必不病而卒死。雷公再拜曰：善哉！其死有期乎？黄帝曰：察色以言其时。

【提要】论死色。

【讲解】"赤色出两颧，大如拇指者"，这种面色被称作"粉妆"，即像涂了胭脂一样。这种病色出现在临床上是很忌讳的，特别是慢性病，即使是其症状很轻，但预后均不良，故曰"病虽小愈，必卒死"。这是临床所见的"戴阳症"，患者脸色发红，像涂了胭脂一样，用手触摸却不热，是凉的，这种情况一般预后都不好。

"黑色出于庭，大如母指，必不病而卒死"，在天庭的地方出现一块黑色，尽管只是拇指那样大，这种病色预后也不好。1975年，有个男性病人，是牡丹江地区政协的一个工作人员，患肝炎腹水，他的爱人陪他一起找我看病，治了一个多月，效果不明显就回去了；不到半年的时间，这个病人的情况还不错，又到北京来找我继续治疗，但他的爱人却死了，据说是死于静脉炎并发症；我这才回想起见到她的情景，她的天庭上就有一大块黑色，当时还以为是疤痕之类的东西。《史记·扁鹊仓公列传》中记载了一个医案，扁鹊看出一个人快要死了，就是通过天庭看出来的。总之，两颧赤是阳外脱之象，天庭黑是肾阳亡失阴精外脱之象。

"察色以言其时"，欲知死亡的大致日期，要看病色出现的时间。如黑色发生在冬季或夏季，通过五色的生克关系来分析推断，如果是克制之时，那么其死期会很短，如果不是克制之时，那么死期可能就会长一些。

第二章　五色诊方法

【原文】"雷公曰：善乎！愿卒闻之"至篇尾。

第一节　脏腑肢节在脸之部

【原文】雷公曰：善乎！愿卒闻之。黄帝曰：庭者，首面也；阙上者，咽喉也；阙中者，肺也；下极者，心也；直下者，肝也；肝左者，胆也；下者，脾也；方上者，胃也；中央者，大肠也；夹大肠者，肾也；当肾者，脐也；面王以上者，小肠也，面王以下者，膀胱、子处也；颧者，肩也；颧后者，臂也；臂下者，手也；目内眦上者，膺乳也；夹绳而上者，背也；循牙车以下者，股也；中央者，膝也；膝以下者，胫也；当胫以下者，足也；巨分者，股里也；巨屈者，膝膑也。此五脏六腑肢节之部也。

【提要】详叙脏腑、肢节在面的相应部位。

【讲解】脏腑在面有相应部位。两眉心之间是"阙"，"阙上"是两眉之间的上面天庭的下面，"阙上"主咽喉；"阙中"指两眉心之间，主肺；"下极"指两眼角之间，肺的下面，主心；"直下"即指鼻柱，主肝；鼻柱的左面，主胆；"下者"是指鼻准头，主脾；"方上者"是指鼻翼，主胃；"中央"指"人中"穴这个位置，主大肠；"夹大肠者"指两个口角处，主肾；"当肾"是指肾部的下面，主脐；"面王以上者"是指鼻柱的右面，主小肠；"面王以下"是指鼻翼的下面，人中的两边，主膀胱和子处。以上是脏腑在面的相应部位。

不仅脏腑在面有相应部位，人的整个形体在面都有相应部位。"两颧"主肩；"颧后"指颧的侧边，主上臂；"臂下"主手；目内眦上方，主膺乳部；目内眦中间为胸，两侧为膺；"挟绳而上"指眉毛上面，主背；"循牙车以下者"，主股。面颊部大致可分为三横行，"中央者"指中间这行，主膝，"膝以下"主胫骨，"胫骨以下"主足；"巨分者"指额上的纹路，有的人显著有的人不显著，主股；巨屈者，膝膑也。

五脏六腑以及肢节的病变都可以从面部相应的位置来分辨，我这里做了一张图（编者按：图缺）供大家参考。

第二节　五色主病之辨诊法

【原文】各有部分，有部分，用阴和阳，用阳和阴，当明部分，万举万当，能别左右，是谓大道；男女异位，故曰阴阳，审察泽夭，谓之良工。沉浊为内，浮泽为外，黄赤为风，青黑为痛，白为寒，黄而膏润为脓，赤甚者为血，痛甚为挛，寒甚为皮不仁。五色各见其部，察其浮沉，以知浅深；察其泽夭，以观成败；察其散抟，以知远近；视色上下，以知病处；积神于心，以知往今。故相气不微，不知是非，属意勿去，乃知新故。色明不粗，沉夭为甚；不明不泽，其病不甚。其色散，驹驹然未有聚，其病散而气痛，聚未成也。肾乘心，心先病，肾为应，色皆如是。男子色在于面王，为小腹痛，下为卵痛，其圜直为茎痛，高为本，下为首，狐疝㿗阴之属也；女子在于面王，为膀胱、子处之病，散为痛，抟为聚，方圆左右，各如其色形。其随而下至胝为淫，有润如膏状，为暴食不洁。左为左，右为右。其色有邪，聚散而不端，面色所指者也。色者，青黑赤白黄，皆端满有别乡。别乡赤者，其色亦，大如榆荚，在面王为不日。其色上锐，首空上向，下锐下向，在左右如法。以五色命脏，青为肝，赤为心，白为肺，黄为脾，黑为肾。肝合筋，心合脉，肺合皮，脾合肉，肾合骨也。

【提要】详叙察五色的方法。

论勇第五十

（此篇录音资料仅限于提要，其他据《黄帝内经章句索引》整理）

篇解："论勇"实为论"勇"与"怯"的简称，非单论勇也。勇之与怯，有属于体质者，有属于性情者。如"皮肤之薄厚，肌肉之坚脆"，此属于体质之勇怯；如"见难则前""闻难则恐"，这便属于性情之勇怯。前者关乎体质差异，后者则关乎心理素质，两者于疾病的忍受程度大有关系，尤其是精神因素，篇中着重阐发体质的勇怯与受病忍痛的关系。全篇可分作三节。

【讲解】所谓的"勇"与"怯"，即指人体"体质"，体质壮即为"勇"，体质弱即"怯"，这是文献主要讨论的内容。文献还涉及对人"心理素质"的讨论，如"见难则前""闻难则恐"，是说有的人遇到难题迎难而上，有的人遇到难题就退缩回避，这就不是"体质"问题而是与世界观有关系了。不管是"体质"还是"心理素质"，都有"勇"与"怯"的差异，这关乎对病痛的耐受程度，有的人耐痛，有的人不耐痛，这与体质有关，但与精神因素也大有关系，这是文献表达的主要思想。

第一节　体质勇怯与受病

【原文】黄帝问于少俞曰：有人于此，并行并立，其年之长少等也，衣之厚薄均也，卒然遇烈风暴雨，或病，或不病，或皆病，或皆不病，其故何也？少俞曰：帝问何急？黄帝曰：愿尽闻之。少俞曰：春青风，夏阳风，秋凉风，冬寒风，凡此四时之风者，其所病各不同形。黄帝曰：四时之风，病人如何？少俞曰：黄色薄皮弱肉者，不胜春之虚风；白色薄皮弱肉者，不胜夏之虚风；青色薄皮弱肉，不胜秋之虚风；赤色薄皮弱肉，不胜冬之虚风也。黄帝曰：黑色不病乎？少俞曰：黑色而皮厚肉坚，固不伤于四时之风。其皮薄而肉不坚，色不一者，长夏至而有虚风者，病矣。其皮厚而肌肉坚者，长夏至而有虚风，不病矣。其皮厚而肌肉坚者，必重感于寒，外内皆然，乃病。黄帝曰：善。

【提要】论体质勇怯与受病与否的关系。

【讲解】这节主要讲"体质"与是否容易得病有一定的联系，体质健壮者，抵抗力强，就不容易受病，体质怯弱者，抵抗力弱，就容易受病，古人的观察是非常准确的。

文献中提到了"虚风"，在后面专门有一篇文章讨论了这个问题。所谓"虚风"就是"虚邪"，有的人认为《内经》中没有"虚邪"的概念，这个问题是这样的：《内经》中讨论的"邪"，有正邪、虚邪之分，所谓正邪、正风，是指春有东风、夏有南风、秋有西风、冬有北风，这些风伤人，是属正邪、正风；从相对方向来的风，叫作"虚风"，如东与西相对，如春天刮西风，这就是虚风，南与北相对，夏天刮北风，这也是虚风。就风气致病而言，正风、正邪对人体危害不大，对人体危害最大的是虚邪、虚风，因从其相克制的方向来。如夏天应属火，风不从南方来，反而从属水的北方来，水克火。为什么？有可能是因为南风弱的缘故，所以称为"虚风"。

第二节　体质情志之区别

【原文】黄帝曰：夫人之忍痛与不忍痛，非勇怯之分也。夫勇士之不忍痛者，见难则前，见痛则止；夫怯士之忍痛者，闻难则恐，遇痛不动；夫勇士之忍痛者，见难不恐，遇痛不动；夫怯士之不忍痛者，见难与痛，目转而盻，恐不能言，失气惊，颜色变化，乍死乍生。余见其然也，不知其何由，愿闻其故。少俞曰：夫忍痛与不忍痛者，皮肤之薄厚，肌肉之坚脆缓急之分也，非勇怯之谓也。黄帝曰：愿闻勇怯之所由然。少俞曰：勇士者，目深以固，长衡直扬，三焦理横，其心端直，其肝大以坚，其胆满以傍，怒则气盛而胸张，肝举而胆横，眦裂而目扬，毛起而面苍，此勇士之由然者也。黄帝曰：愿闻怯士之所由然。少俞曰：怯士者，目大而不减，阴阳相失，其焦理纵，骺骬短而小，肝系缓，其胆不满而纵，肠胃挺，胁下空，虽方大怒，气不能满其胸，肝肺虽举，气衰复下，故不能久怒，此怯士之所由然者也。

【提要】 言忍痛与不忍痛，有体质勇怯和情志勇怯的区分。

【讲解】 对疼痛的耐受能力，有属于体质问题，有属于心理问题。有的人能耐痛是因为身体健壮，有的人身体很弱也能忍痛，这属于意志问题，相反不能忍痛者也有这两个方面的差别。

第三节　酒悖之勇非真勇

【原文】 黄帝曰：怯士之得酒，怒不避勇士者，何脏使然？少俞曰：酒者，水谷之精，熟谷之液也，其气慓悍，其入于胃中，则胃胀，气上逆，满于胸中，肝浮胆横，当是之时，固比于勇士，气衰则悔。与勇士同类，不知避之，名曰酒悖也。

【提要】 言"酒悖"为变态之勇，非真勇也。

【讲解】 有的人身体并不怎么强壮，喝了酒以后就变得很"勇"，酒劲过后"勇"也消失了。"酒"性热，故酒后经脉盛壮，人也就"勇"起来，但这不是真勇。

背腧第五十一

（此篇录音资料仅限于提要，其他据《黄帝内经章句索引》整理）

篇解： 论五脏之五俞穴，分布于足太阳膀胱经的背部，以其经脉左右各去脊一寸半而行，故云"皆夹脊相去三寸所"。全篇不分章节。

【原文】黄帝问于岐伯曰：愿闻五脏之腧，出于背者。岐伯曰：胸中大腧，在杼骨之端，肺腧在三焦之间，心腧在五焦之间，膈腧在七焦之间，肝腧在九焦之间，脾腧在十一焦之间，肾腧在十四焦之间。皆夹脊相去三寸所，则欲得而验之，按其处，应在中而痛解，乃其腧也。灸之则可，刺之则不可。气盛则泻之，虚则补之。以火补者，毋吹其火，须自灭也。以火泻之，疾吹其火，传其艾，须其火灭也。

【讲解】文中的"焦"字有误。马莳云："焦，当作䐡，后世作椎。"（《黄帝内经灵枢注证发微》）马氏所说甚是，"䐡"即"椎"字，有坊本误作"顀"，大误也，因省写去"页"作"隹"，又误"隹"作"焦"了，有的注家将其作"焦"字来解，多牵强附会。"隹"与"椎"是一个意思，在古刻本中有很多别字，那年"马王堆"出土书简时我去看了，里面别字很多，这是受限于写书人水平的缘故。

五俞穴既可"灸"亦可"针"，灸有补泻，针也有补泻，文中言"刺之则不可"，前面可能有脱文。

卫气第五十二

（此篇录音资料仅限于提要，其他据《黄帝内经章句索引》整理）

篇解：本篇分别叙述十二经脉的标、本所在，以及头、胸、腹、胫之四气街，并不专言"卫气"，竟以"卫气"名篇者，正如马莳所云："内所论不止卫气，止有'其浮气之不循经者，为卫气'一句，今以名篇者，揭卫气之为要耳。"（《黄帝内经灵枢注证发微》）全篇可分作三节。

【讲解】"卫气"是要循经脉而行的，所谓"不循经者"是不循行于经脉之内的意思。这篇文章没有什么理由以"卫气"命名，可以理解为这里讨论的问题都与"卫气"有关。

第一节　十二经标本与气街

【原文】黄帝曰：五脏者，所以藏精神魂魄者也；六腑者，所以受水谷而行化物者也。其气内干五脏，而外络肢节。其浮气之不循经者，为卫气；其精气之行于经者，为营气。阴阳相随，外内相贯，如环之无端，亭亭淳淳乎，孰能穷之。然其分别阴阳，皆有标本虚实所离之处。能别阴阳十二经者，知病之所生；候虚实之所在者，能得病之高下。知六腑之气街者，能知解结契绍于门户；能知虚实之坚软者，知补泻之所在。能知六经标本者，可以无惑于天下。

【提要】总言明确"十二经标本"与乎"六腑之气街"的重要性。

【讲解】文中云："知六腑之气街者，能知解结契绍于门户"，"气街"是气的四个通道，"结"是指气结，"契"者"合"也，"绍"是"源头"之意。此句意思是说，"气街"是营气卫气的必经之道，就像"门户"一样，维系着阴经到阳经、阳经到阴经循行，当气结出现，要分析"结"之源头，以决定从阴经治还是从阳经治，就是"契绍"的意思。有的气结而坚多属实证，有的气结而软多属虚证，或补或泄就有了依据。

第二节　十二经标本之气穴

【原文】岐伯曰：博哉圣帝之论！臣请尽意悉言之。足太阳之本，在跟以上五寸中，标在两络命门；命门者，目也。足少阳之本，在窍阴之间，标在窗笼之前；窗笼者，耳也。足少阴之本，在内踝下上三寸中，标在背腧与舌下两脉也。足厥阴之本，在行间上五寸所，标在背腧也。足阳明之本，在厉兑，标在人迎，颊夹颃颡也。足太阴之本，在中封前上四寸之中，标在背腧与舌本也。手太阳之本，在外踝之后，标在命门之上一寸也。手少阳之本，在小指、次指之间上二寸，标在耳后上角下外眦也。手阳明之本，在肘骨中，上至别阳，标在颜下合钳上也。手太阴之本，在寸口之中，标在腋内动也。手少阴之本，在锐骨之端，标在背腧也。手心主之本，在掌后两筋之间二寸中，标在腋下下三寸也。凡候此者，下虚则厥，下盛则热；上虚则眩，上盛则热痛。故实者，绝而止之；虚者，引而起之。

【提要】分言十二经脉标本气穴之所在。

【讲解】此节叙述了十二经脉标本气穴的具体位置，如"足太阳之本"在足跟以上五寸中，即"跗阳"穴，"标在两络命门"，"命门"者目也，即

"睛明"穴。掌握了十二经的标本气穴即可临证选穴治疗。所谓"绝而止之"是泄法,"引而起之"是补法。

第三节 四气街部位与主治

【原文】请言气街:胸气有街,腹气有街,头气有街,胫气有街。故气在头者,止之于脑;气在胸者,止之膺与背腧;气在腹者,止之背腧与冲脉于脐左右之动脉者;气在胫者,止之于气街与承山、踝上以下。取此者用毫针,必先按而在久,应于手,乃刺而予之。所治者,头痛眩仆,腹痛中满暴胀,及有新积。痛可移者,易已也;积不痛,难已也。

【提要】分言四气街的部位及其主治。

【讲解】胸、腹、头、胫都有"气街"。"气在头者,止之于脑",意思是整个头部运行之气,注输于脑;"气在胸者,止之膺与背腧","膺"指阳明、少阴经所分布的地方,"背腧"是指背部十一椎足太阳经的腧穴,这些都是胸的气街所在;"气在腹者,止之背腧与冲脉于脐左右之动脉","背腧"还是指足太阳经的背俞穴,"肓腧"是腹之气街;"气在胫者,止之于气街与承山、踝上以下",这里的"气街"是指阳明经的"气冲"穴,"承山"也是胫的气街。

论痛第五十三

(此篇录音资料仅限于提要,其他据《黄帝内经章句索引》整理)

篇解:本篇主要内容有三:前段所言者,为耐痛与不耐痛的讨论,而非《素问·举痛论》所言病症之痛也,且皆指耐否针石灸焫之痛而言;次言病有难已、易已之分;又次言人有胜毒、不胜毒之别。全篇可分作三节。

【讲解】这篇文献与《素问·举痛论》完全不同,"举痛论"主要讲疼痛的病机,所列举的痛之病位都在经脉,痛的病变性质不在气分就在血分,从病因来讲十之八九都是寒邪。这篇文献讨论的不是这些问题,这里的"痛"不是病症之痛,是耐痛与不耐痛的问题,与"论勇"篇有相同之处。

为什么要提出"耐痛与否"的问题呢？因为扎针、艾灸都会遇到病人的耐痛能力问题，这是因个体体质不同的缘故。

第一节　耐痛性与体质

【原文】 黄帝问于少俞曰：筋骨之强弱，肌肉之坚脆，皮肤之厚薄，腠理之疎密，各不同，其于针石火焫之痛何如？肠胃之厚薄坚脆亦不等，其于毒药何如？愿尽闻之。少俞曰：人之骨强、筋弱、肉缓、皮肤厚者耐痛，其于针石之痛、火焫亦然。黄帝曰：其耐火焫者，何以知之？少俞答曰：加以黑色而美骨者，耐火焫。黄帝曰：其不耐针石之痛者，何以知之？少俞曰：坚肉薄皮者，不耐针石之痛，于火焫亦然。

【提要】 言人对针石火焫之痛，有耐与不耐之分，这与"筋骨之强弱，肌肉之坚脆，皮肤之厚薄，腠理之疎密"有关。

第二节　病预后与体质

【原文】 黄帝曰：人之病，或同时而伤，或易已，或难已，其故何如？少俞曰：同时而伤，其身多热者易已，多寒者难已。

【提要】 言同得一病，人各有难已、易已之分。

【讲解】 "同时而伤"，但有的人病得很严重，但是很容易恢复，有的人病得虽轻，却很不容易好，这是什么原因呢？答曰："其身多热者易已，多寒者难已。""多热""多寒"是指体质而言，关键在于阳气的多少。"多寒"者阳气虚弱，即阳虚之人，有点小毛病也不容易好；"多热"者体格壮实，是阳气不虚的人，即使是发高烧也比较容易痊愈。但并不是说"多寒者"的病就不好治，只是在解释为什么"多热者易已，多寒者难已"。

第三节　耐药性与体质

【原文】 黄帝曰：人之胜毒，何以知之？少俞曰：胃厚、色黑、大骨及肥者，皆胜毒；故其瘦而薄胃者，皆不胜毒也。

【提要】言人于毒药有胜与不胜之分。

【讲解】胃厚、胃薄是指胃强、胃弱，胃强则胜毒，胃弱则不胜毒。

天年第五十四

（此篇未收集到录音资料，据《黄帝内经章句索引》整理）

篇解：人生得天然之年寿，便叫作"天年"。全篇首叙生命由先天之禀赋而来；次叙得享天年的人必然具备健壮的身体，这是基本的物质基础；次叙人生百年，少、壮、老、衰是其必然的规律；最后叙不得享天年仅中寿而死者，皆由于身体不健壮，缘物质基础不够坚实之故。全篇可分作四节。

第一节　先天禀赋

【原文】黄帝问于岐伯曰：愿闻人之始生，何气筑为基，何立而为楯，何失而死，何得而生？岐伯曰：以母为基，以父为楯；失神者死，得神者生也。黄帝曰：何者为神？岐伯曰：血气已和，营卫已通，五脏已成，神气舍心，魂魄毕具，乃成为人。

【提要】言先天之禀赋是得享天年的重要条件之一。

第二节　得享天年

【原文】黄帝曰：人之寿夭各不同，或夭寿，或卒死，或病久，愿闻其道。岐伯曰：五脏坚固，血脉和调，肌肉解利，皮肤致密，营卫之行，不失其常，呼吸微徐，气以度行，六腑化谷，津液布扬，各如其常，故能长久。黄帝曰：人之寿百岁而死，何以致之？岐伯曰：使道隧以长，基墙高以方，通调营卫，三部三里，起骨高肉满，百岁乃得终。

【提要】言身体健壮是得享天年的物质基础。

第三节　生命过程

【原文】黄帝曰：其气之盛衰，以至其死，可得闻乎？岐伯曰：人生十岁，五脏始定，血气已通，其气在下，故好走；二十岁，血气始盛，肌肉方长，故好趋；三十岁，五脏大定，肌肉坚固，血脉盛满，故好步；四十岁，五脏六腑十二经脉，皆大盛以平定，腠理始疏，荣华颓落，发颇斑白，平盛不摇，故好坐；五十岁，肝气始衰，肝叶始薄，胆汁始灭，目始不明；六十岁，心气始衰，苦忧悲，血气懈惰，故好卧；七十岁，脾气虚，皮肤枯；八十岁，肺气衰，魄离，故言善误；九十岁，肾气焦，四藏经脉空虚；百岁，五脏皆虚，神气皆去，形骸独居而终矣。

【提要】叙述人生百年少壮老衰的生命过程。

第四节　中寿之因

【原文】黄帝曰：其不能终寿而死者，何如？岐伯曰：其五脏皆不坚，使道不长，空外以张，喘息暴疾，又卑基墙，薄脉少血，其肉不实，数中风寒，血气虚，脉不通，真邪相攻，乱而相引，故中寿而尽也。

【提要】言身体不健壮是中寿而尽的根本原因。

逆顺第五十五

（此篇未收集到录音资料，据《黄帝内经章句索引》整理）

篇解：言针刺之道须明逆顺之理也，故以"逆顺"名篇。如脉之盛者，邪实也，刺而泻之，顺也，反之则为逆；脉之衰者，正虚也，刺而补之，顺也，反之则为逆；明知可刺者而刺之，顺也，反之则为逆；知其未可刺而不刺，知其已不可刺而不刺，顺也，反之则为逆。逆顺之理，大略如此。全篇可分作二节。

第一节　针刺逆顺之理

【原文】黄帝问于伯高曰：余闻气有逆顺，脉有盛衰，刺有大约，可得闻乎？伯高曰：气之逆顺者，所以应天地、阴阳、四时、五行也。脉之盛衰者，所以候血气之虚实有余不足。刺之大约者，必明知病之可刺，与其未可刺，与其已不可刺也。

【提要】总言针刺逆顺之理。

第二节　上中下工之刺

【原文】黄帝曰：候之奈何？伯高曰：《兵法》曰：无迎逢逢之气，无击堂堂之阵。《刺法》曰：无刺熇熇之热，无刺漉漉之汗，无刺浑浑之脉，无刺病与脉相逆者。黄帝曰：候其可刺奈何？伯高曰：上工，刺其未生者也；其次，刺其未盛者也；其次，刺其已衰者也。下工，刺其方袭者也，与其形之盛者也，与其病之与脉相逆者也。故曰：方其盛也，勿敢毁伤，刺其已衰，事必大昌。故曰：上工治未病，不治已病。此之谓也。

【提要】未生而刺、未盛而刺，皆刺之顺也，是为上工、中工；方袭而刺、已盛而刺、病脉相逆而刺，皆刺之逆也，是为下工。

五味第五十六

（此篇录音资料仅限于提要，其他据《黄帝内经章句索引》整理）

篇解：阐明"五味"对于五脏的不同作用，故以"五味"名篇。凡五谷、五果、五畜、五菜，各具其五味之一，故能就其性味之所属而分别入于五脏，酸肝、苦心、甘脾、辛肺、咸肾是也。五味亦各具五行胜制之性，故于运用五味时，必知其各有所"禁"以及各有所"宜"也。全篇可分作四节。

第一节　五脏与五味

【原文】黄帝曰：愿闻谷气有五味，其入五脏，分别奈何？伯高曰：胃者，五脏六腑之海也，水谷皆入于胃，五脏六腑皆禀气于胃。五味各走其所喜：谷味酸，先走肝；谷味苦，先走心；谷味甘，先走脾；谷味辛，先走肺；谷味咸，先走肾。谷气津液已行，营卫大通，乃化糟粕，以次传下。

【提要】言五味与五脏各有所喜。

【讲解】此节主要讲五味与五脏的关系。谷味酸，先走肝；谷味苦，先走心；谷味甘，先走脾；谷味辛，先走肺；谷味咸，先走肾。这里的"谷"是指广义的食物，谷是如此，肉也是如此，其他的五果、五菜都是如此。

第二节　营卫与五味

【原文】黄帝曰：营卫之行奈何？伯高曰：谷始入于胃，其精微者，先出于胃之两焦，以溉五脏，别出两行营卫之道。其大气之抟而不行者，积于胸中，命曰气海，出于肺，循喉咽，故呼则出，吸则入。天地之精气，其大数常出三入一，故谷不入，半日则气衰，一日则气少矣。

【提要】言五味入胃化精微而为营卫之源。

【讲解】五味虽各有所属，但都要通过胃的腐熟消化，变为精微而置于营卫。文曰："谷始入于胃，其精微者，先出于胃之两焦"，意思是饮食进入于胃，胃处中焦，精微物质在胃中形成后被输送于上焦和下焦，以溉五脏，行于营卫之道。

"天地之精气，其大数常出三入一"，所谓"出三入一"，不能理解为呼吸运动，意思是说在呼吸的天然之气之中，有的对人体有益，有的对人体无益，是指自然气中之成分而言；出者三分入者只有一分，即排出的多吸收的少，所以必须不断地通过呼吸和饮食来补充。这是我对"出三入一"的理解。

第三节　五色与五味

【原文】 黄帝曰：谷之五味，可得闻乎？伯高曰：请尽言之。五谷：秔米甘，麻酸，大豆咸，麦苦，黄黍辛。五果：枣甘，李酸，栗咸，杏苦，桃辛。五畜：牛甘，犬酸，猪咸，羊苦，鸡辛。五菜：葵甘，韭酸，藿咸，薤苦，葱辛。五色：黄色宜甘，青色宜酸，黑色宜咸，赤色宜苦，白色宜辛。凡此五者，各有所宜。

【提要】 言五谷、五果、五畜、五菜各具五色、五味。

【讲解】 这里概括了人类食物的五色、五味属性，知道了这个道理，什么时候该吃什么味，什么味起什么作用也就知道了。

第四节　五味所宜禁

【原文】 五宜，所言五色者：脾病者，宜食秔米饭牛肉枣葵；心病者，宜食麦羊肉杏薤；肾病者，宜食大豆黄卷猪肉栗藿；肝病者，宜食麻犬肉李韭；肺病者，宜食黄黍鸡肉桃葱。五禁：肝病禁辛，心病禁咸，脾病禁酸，肾病禁甘，肺病禁苦。肝色青，宜食甘，秔米饭、牛肉、枣、葵皆甘；心色赤，宜食酸，大肉、麻、李、韭皆酸；脾黄色，宜食咸，大豆、豕肉、栗、藿皆咸；肺白色，宜食苦，麦、羊肉、杏、薤皆苦；肾色黑，宜食辛，黄黍、鸡肉、桃、葱皆辛。

【提要】 分言五味各有所宜禁。

【讲解】 五色五味各有所宜、各有所禁，在《素问》中已经谈论过这个问题。

水胀第五十七

（此篇录音资料仅限于提要，其他据《黄帝内经章句索引》整理）

篇解： 篇中对水肿、肤胀、鼓胀、肠覃、石瘕、石水等六病，除"石水"外，都从症状上做了鉴别。以六病均有"腹胀似水"的表现，故以"水胀"名篇。惟篇首发问中有"石水"，而答案中则无，可能是文献有缺失。惟《素问·阴阳别论》云："阴阳结斜，多阴少阳，曰石水，少腹肿。"可资参考。全篇可分作六节。

【讲解】此篇文献是讨论以水、胀为特点的杂病，因此"水胀"不是一个病名，而是这六个病的共性特征。文中是对这六个病进行了一定的鉴别与诊断。从文献来看，水肿、肤胀、鼓胀、肠覃、石瘕都有具体的临床表现，唯有"石水"没有具体的临床表现，在相互鉴别时也没有提到"石水"，这样来看其内容不很完整。"石水"在《素问·阴阳别论》中有所叙述，如云"阴阳结斜，多阴少阳曰石水，少腹肿"，可以作参考。

第一节　水肿之表现

【原文】黄帝问于岐伯曰：水与肤胀、鼓胀、肠覃、石瘕、石水，何以别之？岐伯答曰：水始起也，目窠上微肿，如新卧起之状，其颈脉动，时欬，阴股间寒，足胫瘇，腹乃大，其水已成矣。以手按其腹，随手而起，如裹水之状，此其候也。

【提要】水肿的临床表现。

第二节　肤胀之表现

【原文】黄帝曰：肤胀何以候之？岐伯曰：肤胀者，寒气客于皮肤之间，𪜇𪜇然不坚，腹大，身尽肿，皮厚，按其腹，窅而不起，腹色不变，此其候也。

【提要】肤胀的临床表现。

【讲解】"肿胀"有气分、水分之别，除了从脉搏和伴有症可以辨别之外，从局部观察也可以进行辨别，这里提出了观察"肤胀"的方法。所谓"肿"属于水分而不在气分，鉴别要点在于"皮厚"与否。尽管肿，但是颜色不发亮，色苍，颜色发青，或者有从上至下的发展趋势，这种多属于气分，是因气滞而水不行。相反，若皮薄而色赤，颜色发亮，肿胀的界限清晰，或有从下至上的发展趋势，这种多属于水分。

第三节　鼓胀之表现

【原文】鼓胀何如？岐伯曰：腹胀身皆大，大与肤胀等也，色苍黄，腹筋起，此其候也。

【提要】鼓胀的临床表现。

【讲解】所谓"鼓胀"，其肿胀的情况与"肤胀"差不多，故曰"大与肤胀等"，可以理解为周身的肿胀情况与肤胀一样，特点是皮厚，不像水肿那样腹大、色彻发亮。鼓胀的主要特征有三：一是腹大突出，比一般的肤胀、水肿都要明显；二是色之"苍黄"，反映的是肝脾问题，"苍"为肝气盛，"黄"为脾土衰，肝气旺脾土衰是鼓胀症治疗的关键所在；三是"腹筋起"，这也是肝的问题，肝主筋，青筋暴露也是肝郁气盛的表现。从现在临床上看，"腹胀身皆大"者虽有之，但鼓胀病更多的是身不大，一般是腹部胀大明显，腹围明显增加，但四肢反而消瘦。

第四节　肠覃之表现

【原文】肠覃何如？岐伯曰：寒气客于肠外，与卫气相搏，气不得荣，因有所系，癖而内著，恶气乃起，瘜肉乃生。其始生也，大如鸡卵，稍以益大，至其成，如怀子之状，久者离岁，按之则坚，推之则移，月事以时下，此其候也。

【提要】肠覃的临床表现。

【讲解】"覃"是"深"之意，是说此病病根不在皮、筋、肉，而深在脏器之内。其病机是"寒气客于肠外，与卫气相搏，气不得荣，因有所系，癖而内著，恶气乃起，瘜肉乃生"，"癖"也是"深在"之意，"著"是指邪气积聚，"恶气"就是邪气，即病毒之气，"瘜肉"即"恶肉"，是指肿瘤而言。"久者离岁"是说这个病的病程比较长，至少都在一年以上。"月事以时下"，女子得这种病月经仍是正常的，因为病位不在胞宫而在大肠。

第五节　石瘕之表现

【原文】石瘕何如？岐伯曰：石瘕生于胞中，寒气客于子门，子门闭塞，气不得通，恶血当泻不泻，衃以留止，日以益大，状如怀子，月事不以时下，皆生于女子，可导而下。

【提要】石瘕的临床表现。

【讲解】"石瘕"是妇科肿瘤一类的病，病灶在胞宫、子门，由于邪气客于胞宫、子门，所以"恶血当泻不泻，衃以留止"，"衃"是指败坏的瘀血，这种瘀血排不出去，一天天增大，状如怀子，伴有闭经表现。

第六节　肤胀鼓胀刺

【原文】黄帝曰：肤胀、鼓胀，可刺邪？岐伯曰：先泻其胀之血络，后调其经，刺去其血络也。

【提要】言肤胀与鼓胀刺法。

【讲解】"可刺邪？""邪"不是病邪的意思，从文法上讲属于虚词、助词。"先泻其胀之血络，后调其经，刺去其血络也"，意思是肤胀、鼓胀，都要先去血络之邪，先去其在外之邪，后依据病之虚实来调治。"刺去其血络也"，是指刺已膨大的、充血的血络，以驱除邪气，再进行调经治疗。这里仅言肤胀与鼓胀刺法，余均缺。

贼风第五十八

（此篇未收集到录音资料，据《黄帝内经章句索引》整理）

篇解：首句便言贼风，因以"贼风"名篇。此篇文献旨在阐明，病变之发生，无论是已经被认识的还是尚未被认识的，皆有病因存在，应排除鬼神为祟之说，因而巫祝之徒没有真正的治病本领。全篇可分作二节。

第一节　病因认识观

【原文】黄帝曰：夫子言贼风邪气之伤人也，令人病焉，今有其不离屏蔽，不出室穴之中，卒然病者，非不离贼风邪气，其故何也？岐伯曰：此皆尝有所伤于湿气，藏于血脉之中，分肉之间，久留而不去；若有所堕坠，恶血在内而不去。卒然喜怒不节，饮食不适，寒温不时，腠理闭而不通，其开而遇风寒，则血气凝结，与故邪相袭，则为寒痹。其有热则汗出，汗出则受风，虽不遇贼风邪气，必有因加而发焉。

【提要】言凡病之发，必有因加。

第二节　力排鬼神说

【原文】黄帝曰：今夫子之所言者，皆病人之所自知也。其毋所遇邪气，又毋怵惕之所志，卒然而病者，其故何也？唯有因鬼神之事乎？岐伯曰：此亦有故邪留而未发，因而志有所恶，及有所慕，血气内乱，两气相搏。其所从来者微，视之不见，听而不闻，故似鬼神。黄帝曰：其祝而已者，其故何也？岐伯曰：先巫者，因知百病之胜，先知其病之所从生者，可祝而已也。

【提要】力排鬼神巫祝之说。

卫气失常第五十九

（此篇未收集到录音资料，据《黄帝内经章句索引》整理）

篇解：文献首言卫气失常，随邪内陷，留于腹中，蓄积不行，郁结为病，并言其病变表现及针刺之法，因以"卫气失常"名篇。文中还讨论了皮肉、气血、筋骨之病，及其外候表现与刺法。尚论及针刺之时，要视其老壮少小、脂膏肉瘦的不同，随其气而调之的理论。全篇可分作三节。

第一节　气郁之刺法

【原文】黄帝曰：卫气之留于腹中，蓄积不行，苑蕴不得常所，使人支胁胃中满，喘呼逆息者，何以去之？伯高曰：其气积于胸中者，上取之；积于腹中者，下取之；上下皆满者，傍取之。黄帝曰：取之奈何？伯高对曰：积于上，泻人迎、天突、喉中；积于下者，泻三里与气街；上下皆满者，上下取之，与季胁之下一寸；重者，鸡足取之。诊视其脉大而弦急，及绝不至者，及腹皮急甚者，不可刺也。黄帝曰：善。

【提要】言卫气失常，气内郁的刺法。

第二节　诊断与刺法

【原文】黄帝问于伯高曰：何以知皮肉、气血、筋骨之病也？伯高曰：色起两眉薄泽者，病在皮；唇色青黄赤白黑者，病在肌肉；营气濡然者，病在血气；目色青黄赤白黑者，病在筋；耳焦枯受尘垢，病在骨。黄帝曰：病形何如，取之奈何？伯高曰：夫百病变化，不可胜数，然皮有部，肉有柱，血气有输，骨有属。黄帝曰：愿闻其故。伯高曰：皮之部，输于四末；肉之柱，在臂胫诸阳分肉之间，与足少阴分间；血气之输，输于诸络，气血留居，则盛而起；筋部无阴无阳，无左无右，候病所在；骨之属者，骨空之所以受益而益脑者也。黄帝曰：取之奈何？伯高曰：夫病变化，浮沉深浅，不可胜穷，各在其处，病间者浅之，甚者深之，间者小之，甚者众之，随变而调气，故曰上工。

【提要】言皮肉、气血、筋骨之诊及其刺法。

第三节　人体质之别

【原文】黄帝问于伯高曰：人之肥瘦大小寒温，有老壮少小，别之奈何？伯高对曰：人年五十以上为老，二十以上为壮，十八以上为少，六岁以上为小。黄帝曰：何以度知其肥瘦？伯高曰：人有肥、有膏、有肉。黄帝曰：别此奈何？伯高曰：䐃肉坚，皮满者，肥；䐃肉不坚，皮缓者，膏；皮肉不相离者，肉。黄帝曰：身之寒温何如？伯高：膏者其肉淖，而粗理者身寒，细理者身热。脂者其肉坚，细理者热，粗理者寒。黄帝曰：其肥瘦大小奈何？伯高曰：膏者，多气而皮纵缓，故能纵腹垂腴；肉者，身体容大；脂者，其身收小。黄帝曰：三者之气血多少何如？伯高曰：膏者多气，多气者热，热者耐寒；肉者多血，则充形，充形则平；脂者，其血清，气滑少，故不能大。此别于众人者也。黄帝曰：众人奈何？伯高曰：众人皮肉脂膏不能相加也，血与气不能相多，故其形不小不大，各自称其身，命曰众人。黄帝曰：善。治之奈何？伯高曰：必先别其三形，血之多少，气之清浊，而后调之，治无失常经。是故膏人，纵腹垂腴；肉人者，上下容大；脂人者，虽脂不能大者。

【提要】言人有老壮少小、脂膏肉瘦之别。

玉版第六十

（此篇未收集到录音资料，据《黄帝内经章句索引》整理）

篇解：篇末有"请著之玉版，以为重宝"一句，故以"玉版"名篇，与《素问·玉版论要》名之之意同。篇中主要讨论了小针的功效问题，并以痈疽之重者、诸病之逆者为例，认为皆非小针之所能治也，以说明小针之效是有一定适应范围的。篇末还对"针害"做了一些阐发。全篇可分作四节。

第一节　小针之效用

【原文】黄帝曰：余以小针为细物也，夫子乃言上合之于天，下合之于地，中合之于人，余以为过针之意矣，愿闻其故。岐伯曰：何物大于天乎？夫大于针者，惟五兵者焉。五兵者，死之备也，非生之具。且夫人者，天地之镇也，其不可不参乎？夫治民者，亦唯针焉。夫针之与五兵，其孰小乎？

【提要】言针虽小确为生人之具。

第二节　小针之局限

【原文】黄帝曰：病之生时，有喜怒不测，饮食不节，阴气不足，阳气

772

有余，营气不行，乃发为痈疽。阴阳不通，两热相搏，乃化为脓，小针能取之乎？岐伯曰：圣人不能使化者，为之邪不可留也。故两军相当，旗帜相望，白刃陈于中野者，此非一日之谋也。能使其民令行禁止，士卒无白刃之难者，非一日之教也，须臾之得也。夫至使身被痈疽之病，脓血之聚者，不亦离道远乎。夫痈疽之生，脓血之成也，不从天下，不从地出，积微之所生也。故圣人自治于未有形也，愚者遭其已成也。黄帝曰：其已形，不予遭，脓已成，不予见，为之奈何？岐伯曰：脓已成，十死一生，故圣人弗使已成，而明为良方，著之竹帛，使能者踵而传之后世，无有终时者，为其不予遭也。黄帝曰：其已有脓血而后遭乎，不导之以小针治乎？岐伯曰：以小治小者其功小，以大治大者多害，故其已成脓血者，其唯砭石铍锋之所取也。

【提要】言痈疽脓成者非小针之所能及也。

第三节　诸病之五逆

【原文】黄帝曰：多害者其不可全乎？岐伯曰：其在逆顺焉。黄帝曰：愿闻逆顺。岐伯曰：以为伤者，其白眼青黑，眼小，是一逆也；内药而呕者，是二逆也；腹痛渴甚，是三逆也；肩项中不便，是四逆也；音嘶色脱，是五逆也。除此五者为顺矣。黄帝曰：诸病皆有逆顺，可得闻乎？岐伯曰：腹胀、身热、脉大，是一逆也；腹鸣而满、四肢清、泄、其脉大，是二逆也；衄而不止、脉大，是三逆也；咳且溲血、脱形、其脉小劲，是四逆也；欬、脱形、身热、脉小以疾，是谓五逆也。如是者，不过十五日而死矣。其腹大胀，四末清，脱形，泄甚，是一逆也；腹胀便血，其脉大时绝，是二逆也；欬溲血，形肉脱，脉搏，是三逆也；呕血，胸满引背，脉小而疾，是四逆也；欬呕，腹胀且飧泄，其脉绝，是五逆也。如是者，不及一时而死矣。工不察此者而刺之，是谓逆治。

【提要】言诸病之五逆。

第四节　针刺之禁忌

【原文】黄帝曰：夫子之言针甚骏，以配天地，上数天文，下度地纪，内别五脏，外次六腑，经脉二十八会，尽有周纪，能杀生人，不能起死者，子能反之乎？岐伯曰：能杀生人，不能起死者也。黄帝曰：余闻之则为不仁，然愿闻其道，弗行于人。岐伯曰：是明道也，其必然也，其如刀剑之可以杀人，如饮酒使人醉也，虽勿诊，犹可知矣。黄帝曰：愿卒闻之。岐伯曰：人之所受气者，谷也。谷之所注者，胃也。胃者，水谷气血之海也。海之所行云气者，天下也。胃之所出气血者，经隧也。经隧者，五脏六腑之大络也，迎而夺之而已矣。黄帝曰：上下有数乎？岐伯曰：迎之五里，中道而止，五至而已，五往而藏之气尽矣。故五五二十五而竭其输矣，此所谓夺其天气者也，非能绝其命而倾其寿者也。黄帝曰：愿卒闻之。岐伯曰：阖门而刺之者，死于家中；入门而刺之者，死于堂上。黄帝曰：善乎方，明哉道，请著之玉版，以为重宝，传之后世，以为刺禁，令民勿敢犯也。

【提要】言"迎之五里""夺其天气"等针害。

五禁第六十一

（此篇未收集到录音资料，据《黄帝内经章句索引》整理）

篇解：言刺法有五禁、五夺、五过、五逆、九宜诸端，仅取其先言之"五禁"以名篇也。五禁、五夺、五逆都作了解释，独五过、九宜，未作交代，疑有脱失。惟"九宜"曾见于《灵枢·官针》中，可资参考。全篇可分作四节。

第一节　刺法之宜忌

【原文】黄帝问于岐伯曰：余闻刺有五禁，何谓五禁？岐伯曰：禁其不可刺也。黄帝曰：余闻刺有五夺。岐伯曰：无泻其不可夺者也。黄帝曰：余闻刺有五过。岐伯曰：补泻无过其度。黄帝曰：余闻刺有五逆。岐伯曰：病与脉相逆，命曰五逆。黄帝曰：余闻刺有九宜。岐伯曰：明知九针之论，是谓九宜。

【提要】提出刺法之五禁、五夺、五过、五逆、九宜等理论。

第二节　刺法之五禁

【原文】黄帝曰：何谓五禁，愿闻其不可刺之时。岐伯曰：甲乙日自乘，无刺头，无发蒙于耳内；丙丁日自乘，无振埃于肩喉廉泉；戊己日自乘四季，无刺腹去爪泻水；庚辛日自乘，无刺关节于股膝；壬癸日自乘，无刺足胫。是谓五禁。

【提要】言刺法之五禁。

第三节　刺法之五夺

【原文】黄帝曰：何谓五夺？岐伯曰：形肉已夺，是一夺也；大夺血之后，是二夺也；大汗出之后，是三夺也；大泄之后，是四夺也；新产及大血之后，是五夺也。此皆不可泻。

【提要】言刺法之五夺。

第四节　刺法之五逆

【原文】黄帝曰：何谓五逆？岐伯曰：热病脉静，汗已出，脉盛躁，是一逆也；病泄，脉洪大，是二逆也；著痹不移，䐃肉破，身热，脉偏绝，是三逆也；淫而夺形，身热，色夭然白，及后下血衃，血衃笃重，是谓四逆也；寒热夺形，脉坚搏，是谓五逆也。

【提要】言刺法之五逆。

动输第六十二

（此篇未收集到录音资料，据《黄帝内经章句索引》整理）

篇解：马莳云："内论手太阴、足少阴、足阳明之输穴独动不休，故名篇。"（《黄帝内经灵枢注证发微》）如"太渊"是手太阴之动输；"太溪"是足少阴之动输；"人迎"是足阳明之动输；"冲阳"是足阳明下之动输。所谓"动输"皆其动之尤显者也。全篇可分作五节。

第一节　胃气贯诸动脉

【原文】黄帝曰：经脉十二，而手太阴、足少阴、阳明独动不休，何也？

岐伯曰：是明胃脉也。

【提要】言诸动脉皆为胃气所贯。

第二节　手太阴之动输

【原文】胃为五脏六腑之海，其清气上注于肺，肺气从太阴而行之，其行也，以息往来，故人一呼脉再动，一吸脉亦再动，呼吸不已，故动而不止。黄帝曰：气之过于寸口也，上十焉息？下入焉伏？何道从还？不知其极。岐伯曰：气之离脏也，卒然如弓弩之发，如水之下岸，上于鱼以反衰，其余气衰散以逆上，故其行微。

【提要】叙手太阴之动输。

第三节　足阳明之动输

【原文】黄帝曰：足之阳明，何因而动？岐伯曰：胃气上注于肺，其悍气上冲头者，循咽，上走空窍，循眼系，入络脑，出颠，下客主人，循牙车，合阳明，并下人迎，此胃气别走于阳明者也。故阴阳上下，其动也若一。故阳病而阳脉小者为逆，阴病而阴脉大者为逆。故阴阳俱静俱动，若引绳相倾者病。

【提要】叙足阳明之动输。

第四节　足少阴之动输

【原文】黄帝曰：足少阴何因而动？岐伯曰：冲脉者，十二经之海也，与少阴之大络，起于肾下，出于气街，循阴股内廉，斜入腘中，循胫骨内廉，并少阴之经，下入内踝之后。入足下；其别者，斜入踝，出属跗上，入大指之间，注诸络，以温足胫，此脉之常动者也。

【提要】叙足少阴之动输。

第五节　经脉气之病变

【原文】黄帝曰：营卫之行也，上下相贯，如环之无端。今有其卒然遇邪风，及逢大寒，手足懈惰，其脉阴阳之道，相输之会，行相失也，气何由还？岐伯曰：夫四末阴阳之会者，此气之大络也。四街者，气之径路也。故络绝则径通，四末解则气从合，相输如环。黄帝曰：善。此所谓如环无端，莫知其纪，终而复始，此之谓也。

【提要】总叙经气的病变。

五味论第六十三

（此篇未收集到录音资料，据《黄帝内经章句索引》整理）

篇解：论五味入五脏虽各有所主，究不能过，过则各有所伤，本篇重在讨论五味过伤脏气之所由，及其在临床的见症，故名曰"五味论"。全篇可分作二章。

第一章　五味过伤之见症

【原文】黄帝问于少俞曰：五味入于口也，各有所走，各有所病。酸走筋，多食之，令人癃；咸走血，多食之，令人渴；辛走气，多食之，令人洞心；苦走骨，多食之，令人变呕；甘走肉，多食之，令人悗心。余知其然也，不知其何由？愿闻其故。

【提要】总叙五味走五脏，及其太过所伤的见症。

第二章　五味过伤之病机

【原文】"少俞答曰：酸入于胃"至"故甘走肉"。

【提要】分叙五味过伤五脏的病机。可分作五节。

第一节　酸伤筋之病机

【原文】少俞答曰：酸入于胃，其气涩以收，上之两焦，弗能出入也，不出即留于胃中，胃中和温，则下注膀胱，膀胱之胞薄以懦，得酸则缩绻，约而不通，水道不行，故癃。阴者，积筋之所终也，故酸入而走筋矣。

【提要】酸伤筋的病机。

第二节 咸伤血之病机

【原文】黄帝曰：咸走血，多食之，令人渴，何也？少俞曰：咸入于胃，其气上走中焦，注于脉，则血气走之，血与咸相得则凝，凝则胃中汁注之，注之则胃中竭，竭则咽路焦，故舌本干而善渴。血脉者，中焦之道也，故咸入而走血矣。

【提要】咸伤血的病机。

第三节 辛伤气之病机

【原文】黄帝曰：辛走气，多食之，令人洞心，何也？少俞曰：辛入于胃，其气走于上焦，上焦者，受气而营诸阳者也，姜韭之气熏之，营卫之气不时受之，久留心下，故洞心。辛与气俱行，故辛入而与汗俱出。

【提要】辛伤气的病机。

第四节 苦伤骨之病机

【原文】黄帝曰：苦走骨，多食之，令人变呕，何也？少俞曰：苦入于胃，五谷之气，皆不能胜苦，苦入下脘，三焦之道皆闭而不通，故变呕。齿者，骨之所终也，故苦入而走骨，故入而复出，知其走骨也。

【提要】苦伤骨的病机。

第五节 甘伤肉之病机

【原文】黄帝曰：甘走肉，多食之，令人悗心，何也？少俞曰：甘入于胃，其气弱小，不能上至于上焦，而与谷留于胃中者，令人柔润者也，胃柔则缓，缓则虫动，虫动则令人悗心。其气外通于肉，故甘走肉。

【提要】甘伤肉的病机。

阴阳二十五人第六十四

（此篇未收集到录音资料，据《黄帝内经章句索引》整理）

篇解："阴阳二十五人"者，言人的体质有木、火、土、金、水之不同，而每一体质又各有左右上下之别，所谓"阴阳"即指每一形的左右上下也。如木形人，有属左太角之木者，有属左少角之木者，有属右太角之木者，有属右少角之木者，是谓木之五形，再以五乘之，即为木形之阴阳二十五人。以五行的性质来归纳人的体质尚可以成说，惟将轻财、少信、好利、善附和、清廉等以区分人之体制，殊无关于医学实质，故不足取也。全篇可分作三章。

第一章 不同体质之差异

【原文】"黄帝曰：余问阴阳之人何如"至"是谓年忌"。

【提要】叙述五行二十五人的种种特征。可分作七节。

第一节 五形体质说

【原文】黄帝曰：余问阴阳之人何如？岐伯曰：天地之间，六合之内，不离于五，人亦应之，故五五二十五人之政，而阴阳之人不与焉，其态又不合于众者五。余已知之矣。愿闻二十五人之形，血气之所生，别而以候，从外知内，何如？岐伯曰：悉乎哉问也，此先师之秘也，虽伯高犹不能明之也。黄帝避席遵循而却曰：余闻之，得其人弗教，是谓重失，得而泄之，天将厌之。余愿得而明之，金柜藏之，不敢扬之。岐伯曰：先立五形金木水火土，别其五色，异其五形之人，而二十五人具矣。黄帝曰：愿卒闻之。岐伯曰：慎之慎之，臣请言之。

【提要】总叙阴阳二十五人，即以木、火、土、金、水五形区分之。

第二节　木形人体质

【原文】木形之人，比于上角，似于苍帝。其为人：苍色，小头，长面，大肩，背直身，小手足，好有才，劳心，少力，多忧劳于事。能春夏不能秋冬，感而病生，足厥阴佗佗然。太角之人，比于左足少阳，少阳之上遗遗然。左角之人，比于右足少阳，少阳之下随随然。钛角之人，比于右足少阳，少阳之上推推然。判角之人，比于左足少阳，少阳之下栝栝然。

【提要】木形五种人。

第三节　火形人体质

【原文】火形之人，比于上徵，似于赤帝。其为人：赤色，广䏖，脱面，小头，好肩背髀腹，小手足，行安地，疾心行摇肩，背肉满，有气轻财，少信多虑，见事明，好颜急心，不寿暴死。能春夏不能秋冬，秋冬感而病生，手少阴核核然。质徵之人，比于左手太阳，太阳之上肌肌然。少徵之人，比于右手太阳，太阳之下慆慆然。右徵之人，比于右手太阳，太阳之上鲛鲛然。质判之人，比于左手太阳，太阳之下支支颐颐然。

【提要】火形五种人。

第四节　土形人体质

【原文】土形之人，比于上宫，似于上古黄帝。其为人：黄色，圆面，大头，美肩背，大腹，美股胫，小手足，多肉，上下相称，行安地，举足浮，安心，好利人，不喜权势，善附人也。能秋冬不能春夏，春夏感而病生，足太阴敦敦然。大宫之人，比于左足阳明，阳明之上婉婉然。加宫之人，比于左足阳明，阳明之下坎坎然。少宫之人，比于右足阳明，阳明之上枢枢然。左宫之人，比于右足阳明，阳明之下兀兀然。

【提要】土形五种人。

第五节　金形人体质

【原文】金形之人，比于上商，似于白帝。其为人：方面，白色，小头，小肩背，小腹，小手足，如骨发踵外，骨轻身，清廉，急心，静悍，善为吏。能秋冬不能春夏，春夏感而病生，手太阴敦敦然。钛商之人，比于左手阳明，阳明之上廉廉然。右商之人，比于左手阳明，阳明之下脱脱然。右商之人，比于右手阳明，阳明之上监监然。少商之人，比于右手阳明，阳明之下严严然。

【提要】金形五种人。

第六节　水形人体质

【原文】水形之人，比于上羽，似于黑帝。其为人：黑色，面不平，大头，廉颐，小肩，大腹，动手足，发行摇身，下尻长，背延延然，不敬畏，善欺绐人，戮死。能秋冬不能春夏，春夏感而病生，足少阴汗汗然。大羽之人，比于右足太阳，太阳之上，颊颊然。少羽之人，比于左足太阳，太阳之下纡纡然。众之为人，比于右足太阳，太阳之下洁洁然。桎之为人，比于左足太阳，太阳之上安安然。是故五形之人二十五变者，众之所以相欺者是也。

【提要】水形五种人。

第七节　五形人年忌

【原文】黄帝曰：得其形，不得其色何如？岐伯曰：形胜色，色胜形者，至其胜时年加，感则病行，失则忧矣。形色相得者，富贵大乐。黄帝曰：其形色相当胜之时，年加可知乎？岐伯曰：凡年忌下上之人大忌，常加。七岁、十六岁、二十五岁、三十四岁、四十三岁、五十二岁、六十一岁，皆人之大忌，不可不自安也，感则病行，失则忧矣。当此之时，无为奸事，是谓年忌。

【提要】言二十五人的形色与年忌。

第二章　阳经之气血盛衰

【原文】"黄帝曰：夫子之言"至"血气皆少则掌瘦以寒"。

【提要】言手足三阳经脉气血盛衰之外候及刺法。可分作六节。

第一节　足阳明外候

【原文】黄帝曰：夫子之言，脉之上下，血气之候，以知形气奈何？岐伯曰：足阳明之上，血气盛则髯美长；血少气多则髯短；故气少血多则髯少；血气皆少则无髯，两吻多画。足阳明之下，血气盛则下毛美长至胸；血多气少则下毛美短至脐，行则善高举足，足指少肉，足善寒；血少气多则肉而善瘃；血气皆少则无毛，有则稀枯悴，善痿厥足痹。

【提要】足阳明经脉之外候。

第二节　足少阳外候

【原文】足少阳之上，气血盛则通髯美长；血多气少则通髯美短；血少气多则少髯；血气皆少则无须；感于寒湿则善痹，骨痛爪枯也。足少阳之下，血气盛则胫毛美长，外踝肥；血多气少则胫毛美短，外踝皮坚而厚；血少气多则胻毛少，外踝皮薄而软；血气皆少则无毛，外踝瘦无肉。

【提要】足少阳经脉之外候。

第三节　足太阳外候

【原文】足太阳之上，血气盛则美眉，眉有毫毛；血多气少则恶眉，面多少理；血少气多则面多肉；血气和则美色。足太阴之下，血气盛则跟肉满，踵坚；气少血多则瘦，跟空；血气皆少则善转筋，踵下痛。

【提要】足太阳经脉之外候。

任启栋 医学全集

第四节　手阳明外候

【原文】手阳明之上，血气盛则髭美；血少气多则髭恶；血气皆少则无髭。手阳明之下，血气盛则腋下毛美，手鱼肉以温；气血皆少则手瘦以寒。

【提要】手阳明经脉之外候。

第五节　手少阳外候

【原文】手少阳之上，血气盛则眉美以长，耳色美；血气皆少则耳焦恶色。手少阳之下，血气盛则手卷多肉以温；血气皆少则寒以瘦；气少血多则瘦以多脉。

【提要】手少阳经脉之外候。

第六节　手太阳外候

【原文】手太阳之上，血气盛则口多须，面多肉以平；血气皆少则面瘦恶色。手太阳之下，血气盛则掌肉充满；血气皆少则掌瘦以寒。

【提要】手太阳经脉之外候。

第三章　气血阴阳之调治

【原文】"黄帝曰：二十五人者"至篇尾。

【提要】言气血盛衰及调阴阳之刺。可分作二节。

第一节　气血盛衰之刺

【原文】黄帝曰：二十五人者，刺之有约乎？岐伯曰：美眉者，足太阳之脉，气血多；恶眉者，血气少；其肥而泽者，血气有余；肥而不泽者，气有余，血不足；瘦而无泽者，气血俱不足。审察其形气有余不足而调之，可以知逆顺矣。

【提要】言气血盛衰之刺。

第二节　诸经阴阳之刺

【原文】黄帝曰：刺其诸阴阳奈何？岐伯曰：按其寸口、人迎，以调阴阳，切循其经络之凝涩，结而不通者，此于身皆为痛痹，甚则不行，故凝涩。凝涩者，致气以温之，血和乃止。其结络者，脉结血不和，决之乃行。故曰：气有余于上者，导而下之；气不足于上者，推而休之；其稽留不至者，因而迎之；必明于经隧，乃能持之；寒与热争者，导而行之；其宛陈血不结者，则而予之。必先明知二十五人，则血气之所在，左右上下，刺约毕也。

【提要】调诸经阴阳之刺。

五音五味第六十五

（此篇未收集到录音资料，据《黄帝内经章句索引》整理）

篇解：角、徵、宫、商、羽等五音，以纪五脏之性质，五谷、五果、五畜等五味，以养五脏之精气，故以"五音五味"名篇。前半篇专言五音、五味之应五脏六腑，后半篇则言气血之多少而有其外营之各异。全篇可分作二章。

第一章　脏腑与五音五味

【原文】"右徵与少徵"至"上羽，大羽，少羽"。
【提要】言五音、五味之应五脏六腑。可分作四节。

第一节　五音与六阳之表

【原文】右徵与少徵，调右手太阳上。左商与左徵，调左手阳明上。少徵与大宫，调左手阳明上。右角与大角，调右足少阳下。大徵与少徵，调左手太阳上。众羽与少羽，调右足太阳下。少商与右商，调右手太阳下。桎羽与众羽，调右足太阳下。少宫与大宫，调右足阳明下。判角与少角，调右足少阳下。钛商与上商，调右足阳明下。钛商与上角，调左足太阳下。

【提要】言五音应六阳之表。

第二节　五色五味与五脏

【原文】上徵与右徵同，谷麦，畜羊，果杏，手少阴，脏心，色赤，味苦，时夏。上羽与大羽同，谷大豆，畜彘，果栗，足少阴，脏肾，色黑，味咸，时冬。上宫与大宫同，谷稷，畜牛，果枣，足太阴，脏脾，色黄，味甘，时季夏。上商与右商同，谷黍，畜鸡，果桃，手太阴，脏肺，色白，味辛，时秋。上角与大角同，谷麻，畜犬，果李，足厥阴，脏肝，色青，味酸，时春。

【提要】言五脏以合四时、五色、五味。

第三节　五音与六阳之表

【原文】大宫与上角，同右足阳明上。左角与大角，同左足阳明上。少羽与大羽，同右足太阳下。左商与右商，同左手阳明上。加宫与大宫，同左足少阳上。质判与大宫，同左手太阳下。判角与大角，同左足少阳下。大羽与大角，同右足太阳上。大角与大宫，同右足少阳上。

【提要】仍言五音配六阳之表。

第四节　五音又各五之数

【原文】右徵，少徵，质徵，上徵，判徵。右角，钛角，上角，太角，判角。右商，少商，钛商，上商，左商。少宫，上宫，大宫，加宫，左角宫。众羽，桎羽，上羽，大羽，少羽。

【提要】五音各五，是为二十五人之数。

第二章　血气盛衰之外营

【原文】"黄帝曰：妇人无须者"至篇尾。

【提要】言气血盛衰，外营各异。可分作二节。

第一节　血气少须不生之理

【原文】黄帝曰：妇人无须者，无血气乎？岐伯曰：冲脉、任脉，皆起于胞中，上循背里，为经络之海。其浮而外者，循腹右上行，会于咽喉，别而络唇口。血气盛则充肤热肉，血独盛者澹渗皮肤，生毫毛。今妇人之生有余于气，不足于血，以其数脱血也，冲任之脉，不荣口唇，故须不生焉。黄帝曰：士人有伤于阴，阴气绝而不起，阴不用，然其须不去，其故何也？宦者独去何也？愿闻其故。岐伯曰：宦者去其宗筋，伤其冲脉，血泻不复，皮肤内结，唇口不荣故须不生。黄帝曰：其有天宦者，未尝被伤，不脱于血，然其须不生，其故何也？岐伯曰：此天之所不足也，其任冲不盛，宗筋不成，有气无血，唇口不荣，故须不生。黄帝曰：善乎哉！圣人之通万物也，若日月之光影，音声鼓响，闻其声而知其形，其非夫子，孰能明万物之精。

【提要】言血气少而须不生，男女皆然。

第二节　血气多少皆有常数

【原文】是故圣人视其颜色，黄赤者多热气，青白者少热气，黑色者多血少气，美眉者太阳多血，通髯极须者少阳多血，美须者阳明多血，此其时然也。夫人之常数，太阳常多血少气，少阳常多气少血，阳明常多血多气，厥阴常多气少血，少阴常多血少气，太阴常多血少气，此天之常数也。

【提要】言气血多少皆有常数。

百病始生第六十六

（此篇未收集到录音资料，据《黄帝内经章句索引》整理）

篇解：篇首言"夫百病之始生也"，因以名篇。篇中于病因、病位、病证、病机辨治等作了扼要的阐发。言病因，则强调虚邪之危害；言病位，则有由浅渐深的规律；言病症，则有脏腑经络之各异；言病机，则有内外归趋之各别；言辨治，则有虚实补泻之各宜。全篇主要内容，略尽于此。全篇可分作五节。

第一节　论病因

【原文】黄帝问于岐伯曰：夫百病之始生也，皆生于风雨、寒暑、清湿、喜怒。喜怒不节则伤脏，风雨则伤上，清湿则伤下。三部之气所伤异类，愿闻其会。岐伯曰：三部之气各不同，或起于阴，或起于阳，请言其方。喜怒不节，则伤脏，脏伤则病起于阴也；清湿袭虚，则病起于下；风雨袭虚，则病起于上。是谓三部，至于其淫泆，不可胜数。黄帝曰：余固不能数，故问先师，愿卒闻其道。岐伯曰：风雨寒热，不得虚邪，不能独伤人。卒然逢疾风暴雨而不病者，盖无虚，故邪不能独伤人，此必因虚邪之风，与其身形，两虚相得，乃客其形，两实相逢，众人肉坚。其中于虚邪也，因于天时，与其身形，参以虚实，大病乃成。气有定舍，因处为名，上下中外，分为三员。

【提要】叙虚邪病因。

第二节　论病位

【原文】是故虚邪之中人也，始于皮肤，皮肤缓则腠理开，开则邪从毛发入，入则抵深，深则毛发立，毛发立则淅然，故皮肤痛。留而不去，则传舍于络脉，在络之时，痛于肌肉，其痛之时息，大经乃代。留而不去，传舍于经，在经之时，洒淅喜惊。留而不去，传舍于输，在输之时，六经不通，四肢则肢节痛，腰脊乃强。留而不去，传舍于伏冲之脉，在伏冲之时，体重身痛。留而不去，传舍于肠胃，在肠胃之时，贲响腹胀，多寒则肠鸣、飧泄，食不化，多热则溏出糜。留而不去，传舍于肠胃之外，募原之间。留着于脉，稽留而不去，息而成积。或著孙脉，或著络脉，或著经脉，或著输脉，或著于伏冲之脉，或著于膂筋，或著于肠胃之募原，上连于缓筋，邪气淫泆，不可胜论。

【提要】病邪由外入内、由浅渐深为一般规律。

第三节　论病证

【原文】黄帝曰：愿尽闻其所由然。岐伯曰：其著孙络之脉而成积者，其积往来上下，臂手孙络之居也，浮而缓，不能句积而止之，故往来移行肠胃之间，水凑渗注灌，濯濯有音，有寒则䐜，䐜满雷引，故时切痛。其著于阳明之经，则夹脐而居，饱食则益大，饥则益小。其著于缓筋也，似阳明之积，饱食则痛，饥则安。其著于肠胃之募原也，痛而外连于缓筋，饱食则安，饥则痛。其著于伏冲之脉者，揣之应手而动，发手则热气下于两股，如汤沃之状。其著于膂筋在肠后者，饥则积见，饱则积不见，按之不得。其著于输之脉者，闭塞不通，津液不下，孔窍干壅。此邪气之从外入内，从上下也。

【提要】叙不同经脉的病证表现。

第四节　论病机

【原文】黄帝曰：积之始生，至其已成，奈何？岐伯曰：积之始生，得寒乃生，厥乃成积也。黄帝曰：其成积奈何？岐伯曰：厥气生足悗，悗生胫寒，胫寒则血脉凝涩，血脉凝涩则寒气上入于肠胃，入于肠胃则䐜胀，䐜胀则肠外之汁沫迫聚不得散，日以成积。卒然多食饮则肠满，起居不节，用力过度，则络脉伤，阳络伤则血外溢，血外溢则衄血，阴络伤则血内溢，血内溢则后血，肠胃之络伤，则血溢于肠外，肠外有寒汁沫与血相搏，则并合凝聚不得散，而积成矣。卒然外中于寒，若内伤于忧怒，则气上逆，气上逆则六输不通，温气不行，凝血蕴里而不散，津液涩渗，著而不去，而积皆成矣。黄帝曰：其生于阴者奈何？岐伯曰：忧思伤心；重寒伤肺；忿怒伤肝；醉以入房，汗出当风，伤脾；用力过度，若入房汗出浴，则伤肾。此内外三部之所生病者也。

【提要】自外而内、自内而外均是常见之病机。

第五节　论辨治

【原文】黄帝曰：善。治之奈何？岐伯答曰：察其所痛，以知其应，有余不足，当补则补，当泻则泻，毋逆天时，是谓至治。

【提要】统言治法，不外补泻。

行针第六十七

（此篇未收集到录音资料，据《黄帝内经章句索引》整理）

篇解："行针"者，谓针行之后受针者的感觉，即或神动而气先针行、或气与针相逢、或针已出气独行、或数刺乃知、或发针而气逆、或数次病益剧等六种不同的感觉，并着重讨论了这六种不同感觉各自的机理。全篇可分作七节。

第一节　叙不同针感

【原文】黄帝问于岐伯曰：余闻《九针》于夫子，而行之于百姓，百姓之血气各不同形，或神动而气先针行，或气与针相逢，或针已出气独行，或数刺乃知，或发针而气逆，或数刺病益剧。凡此六者，各不同形，愿闻其方。

【提要】归纳出人对针刺的不同反应。

第二节　神动气先行

【原文】岐伯曰：重阳之人，其神易动，其气易往也。黄帝曰：何谓重阳之人？岐伯曰：重阳之人，熇熇高高，言语善疾，举足善高，心肺之脏气有余，阳气滑盛而扬，故神动而气先行。

【提要】阐明"神动而气先行"的机理。

第三节　神不能先行

【原文】黄帝曰：重阳之人而神不先行者，何也？岐伯曰：此人颇有阴者也。黄帝曰：何以知其颇有阴者也？岐伯曰：多阳者多喜，多阴者多怒，数怒者易解，故曰颇有阴，其阴阳之离合难，故其神不能先行也。

【提要】释"神不能先行"之理。

第四节　针与气相逢

【原文】黄帝曰：其气与针相逢奈何？岐伯曰：阴阳和调而血气淖泽滑利，故针入而气出，疾而相逢也。

【提要】阐明"气与针相逢"的机理。

第五节　针出气独行

【原文】黄帝曰：针已出而气独行者，何气使然？岐伯曰：其阴气多而阳气少，阴气沉而阳气浮者内藏，故针已出，气乃随其后，故独行也。

【提要】阐明"针已出气独行"的机理。

第六节　数刺后乃知

【原文】黄帝曰：数刺乃知，何气使然？岐伯曰：此人之多阴而少阳，其气沉而气往难，故数刺乃知也。

【提要】阐明"数刺乃知"的机理。

第七节　针入而气逆

【原文】黄帝曰：针入而气逆者，何气使然？岐伯曰：其气逆与其数刺病益甚者，非阴阳之气，浮沉之势也，此皆粗之所败，工之所失，其形气无

任启栋 医学全集

过焉。

【提要】阐明"针入气逆"与"数刺益甚"皆为医之所败而非关乎病。

上膈第六十八

（此篇录音资料仅限于提要，其他据《黄帝内经章句索引》整理）

篇解："上膈"者，谓饮食入胃以后复逆行于膈上而吐出之谓，故以"上膈"名篇。篇中提到两种情况：有食入不久即上膈而出者，属气逆；有食入周时复上膈而出者，属虫病。全篇着重讨论了虫病之"上膈"证。全篇可分作二节。

第一节　虫病膈逆症

【原文】黄帝曰：气为上膈者，食饮入而还出，余已知之矣。虫为下膈，下膈者，食晬时乃出，余未得其意，愿卒闻之。岐伯曰：喜怒不适，食饮不节，寒温不时，则寒汁流于肠中，流于肠中则虫寒，虫寒则积聚，守于下管，则肠胃充郭，卫气不营，邪气居之。人食则虫上食，虫上食则下管虚，下管虚则邪气胜之，积聚以留，留则痈成，痈成则下管约。其痈在管内者，即而痛深；其痈在外者，则痈外而痛浮，痈上皮热。

【提要】阐发周时吐食的膈证，多因寒凝为壅使然，盖"寒"为本"虫"为标也。

【讲解】文中的"晬时"，即一周时；"食晬时乃出"，多半是因为寒邪留于肠壅滞于胃造成的，此病以"寒"为本，以"虫"为标，病的时间久了也会出现热象。

第二节　寒膈之证治

【原文】黄帝曰：刺之奈何？岐伯曰：微按其痈，视气所行，先浅刺其傍，稍内益深，还而刺之，毋过三行，察其沉浮，以为深浅。已刺必熨，令热入中，日使热内，邪气益衰，大痈乃溃。伍以参禁，以除其内，恬憺无为，乃能行气，后以咸苦，化谷乃下矣。

【提要】言寒膈之治。

【讲解】这节是讲"寒膈证"的治疗方法和调养方法。"伍以参禁，以除其内，恬憺无为，乃能行气"，讲的是调养方法，即要用饮食之宜忌来配合治疗。"寒膈"看起来是局部的病变，但还是要用饮食来调养，即调整内在脏腑的关系，而且还需要心理上的调整，即要放松心情。"后以咸苦化，谷乃下矣"，这是讲用药的方法，要治以"咸苦"。"咸"能软坚，"咸"是水之类，是向下走的特性；"苦"是火之味，因其寒邪积聚，所以用苦味药来温其寒。这里指出了治疗寒膈的原则是下其气、温其寒食，针刺、饮食调养、用药治疗都要遵守这个治疗原则。

忧恚无言第六十九

（此篇录音资料仅限于提要，其他据《黄帝内经章句索引》整理）

篇解：本篇主要讨论因情志之忧恚而卒然失音者，故以"忧恚无言"名篇。这种失音多为寒邪客于会厌，忧恚是发病的诱因，以致会厌启闭不利使然，属于实证。故于治疗主张两泻其血脉之浊气，即"实者泻之"之意。全篇可分作二节。

【讲解】"无言"是个症状，是指病人讲不出话了，又叫喑哑、失音。"忧恚"可以说是一种诱因，"忧"是指情绪郁闷不舒，"恚"是心怀愤恨而不得发泄的一种情志，总而言之"忧恚无言"是指精神受到某种刺激而导致突然失音。文献认为，这种病变多由寒邪客于会厌引发，古人认为会厌是发音的关键部位，会厌的启闭功能失调就会影响发音。病属实证，所以治疗主张泻其血脉浊气。

第一节　失音之病机

【原文】黄帝问于少师曰：人之卒然忧恚，而言无音者，何道之塞，何气出行，使音不彰？愿闻其方。少师答曰：咽喉者，水谷之道也；喉咙者，气之所以上下者也；会厌者，音声之户也；口唇者，音声之扇也；舌者，音声之机也；悬雍垂者，音声之关者；颃颡者，分气之所泄也；横骨者，神气所使，主发舌者也。故人之鼻洞涕出不收者，颃颡不开，分气失也。是故厌小而疾薄，则发气疾，其开阖利，其出气易；其厌大而厚，则开阖难，其气出迟，故重言也。人卒然无音者，寒气客于厌，则厌不能发，发不能下至其开阖不致，故无音。

【提要】阐明寒气客于会厌而导致卒然失音的病机。

【讲解】文献是在从生理上讲解人为什么会发音、会说话，讲到不能发音的病理，寒气客于会厌是不能发音的根本原因。临床上很多伤寒外感证，也会出现声音嘶哑，也是一个道理。

第二节　失音之刺法

【原文】黄帝曰：刺之奈何？岐伯曰：足之少阴，上系于舌，络于横骨，终于会厌。两泻其血脉，浊气乃辟。会厌之脉，上络任脉，取之天突，其厌乃发也。

【提要】卒然失音的刺法。

【讲解】对失音症的刺法，要刺足少阴经，因足少阴的经脉"上系于舌，络于横骨，终于会厌"。"两泻其血脉"是指要泄左右两条足少阴经之脉，"浊气"是指寒邪之气。由于会厌部的经脉还络于任脉，所以还可以取"天突"穴，"天突"是阴维脉、任脉交汇的部位，"天突"这个穴位是治疗"暴瘖"常用的穴位。

寒热第七十

（此篇录音资料仅限于提要，其他据《黄帝内经章句索引》整理）

篇解：准确地说，此篇文献名应作"寒热瘰疬"，是言瘰疬之有寒热者，非言一般之寒热也。"瘰疬"为痨瘵病中常见症之一，其状累累然而历贯于颈腋之间，其病变之状略如鼠穴，塞其一复穿其一，故又名"鼠瘘"。因病毒留滞于经脉，寒热长时间不已为主要表现之一，故以"寒热"名篇。全篇可不分章节。

【原文】黄帝问于岐伯曰：寒热瘰疬在于颈腋者，皆何气使生？岐伯曰：此皆鼠瘘寒热之毒气也，留于脉而不去者也。黄帝曰：去之奈何？岐伯曰：鼠瘘之本，皆在于脏，其末上出于颈腋之间，其浮于脉中，而未内著于肌肉而外为脓血者，易去也。黄帝曰：去之奈何？岐伯曰：请从其本引其末，可使衰去而绝其寒热。审按其道以予之，徐往徐来以去之，其小如麦者，一刺知，三刺而已。黄帝曰：决其生死奈何？岐伯曰：反其目视之，其中有赤脉，上下贯瞳子：见一脉，一岁死；见一脉半，一岁半死；见二脉，二岁死；见二脉半，二岁半死；见三脉，三岁而死。见赤脉，不下贯瞳子，可治也。

【讲解】"瘰疬"是痨瘵病的一种，从今天来看，属于结核性疾病，所表现出的"寒热"不是外感的寒热，属于内伤之寒热，特点是持续性的低热。瘰疬症又叫作"鼠瘘"，是一种慢性溃疡性疾病，好发于颈部和腋下，这边封口了，那边又漏了，就像老鼠打洞一样，所以叫作"鼠瘘"。古人认为，这种病主要是由一种毒气留滞于经脉引起，疮损之所以串发，就是因为其病位在经脉的缘故，其特点是溃疡反复发作、寒热缠绵难愈。

瘰疬病多发在少阳经脉的循行部位，两腋和颈项两侧是少阳经脉的循行部位，瘰疬生于少阳而起于阳明，久治不愈就会传入太阴、厥阴，表里相传嘛，阳明传太阴，少阳传厥阴。这种病一般与情志、气血郁积关系密切，所以文曰"鼠瘘之本，皆在于脏"，病本还是其脏。"其末上出于颈腋之间"，"末"是指经脉而言，所以这种病"本"在脏"标"在经脉。"其浮于脉中，而未内著于肌肉而外为脓血者，易去也"，是说瘰疬病性属阴，若易溃脓者往往比较容易治疗，溃脓是转阳的表现，不溃脓血者多为阴证，这种情况往往不易治疗。

治疗"瘰疬"要从根本来治疗，病在三阳要从三阳之本来治疗，病在三阴要从三阴之本来治疗。"审按其道以予之，徐往徐来以去之，其小如麦者，一刺知，三刺而已"，意思是说这种病越早治疗越好。

文献最后谈到"决其生死"问题，与《灵枢·论疾诊尺》同，是说通过观察病人的眼睛中的赤脉来判断和预测病情的发展趋势。意思是说，赤脉不贯瞳子则病轻，赤脉贯瞳子则病重，赤脉贯瞳是不好的预兆。《灵枢·口问》时曾讲过，"目"为宗脉之所聚，邪气在经脉，而全身的经脉之气都聚于目，"瞳子"是骨之精，肾所主，赤脉贯瞳子说明病邪已经深入于少阴，所以这就是死亡的征象。这里用"一脉""二脉""三脉"来表示病情的轻重程度，但不是一脉轻二脉重三脉更重的意思，二脉、三脉说明其病毒邪气是散在的，所以其病程会长一些，"一脉"说明其病毒比较集中，这种情况是最严重的。观察瞳子赤脉多寡的经验我没有，但是这段文字所叙述的内容应该这样去理解，可能有的同志会有这方面的经验。

邪客第七十一

（此篇录音资料仅限于提要，其他据《黄帝内经章句索引》整理）

篇解：篇首有"夫邪气之客人也"句，故以"邪客"名篇。而全篇的主要内容，并非专言"邪客"，粗分之略有三端。先言卫气生成和运行之理，并以之阐发"目不瞑"之所由致，即言睡眠质量与卫气有关，继又言体有八虚，因邪客而为病变，此论属于病理、生理范畴，此其一；"愿闻人之肢节以应天地"一节，属于藏象范畴，非但了无精义，反近于董仲舒《春秋繁露》之形而上学，此其二；其余则言持针的纵舍屈折，以及少阴脉独无腧之论，皆属于针法范畴，此其三。全篇可分作四章。

【讲解】篇名很简单，是以文献第一句话的关键词命名的，在《内经》中这种命名的方式很多，这种现象在中国的著书历史上也很普遍，例如"子曰：学而时习之"是第一句，此篇就叫作"学而"。所谓"邪客"，是指病邪客于人体发生的病变。

这篇文献讲的三个内容，前、后两个内容都很有价值，特别是从生理、病理两个方面讲卫气的运行、人体的八虚、针刺手法等，对临床有指导意义。惟中间段讲"天人感应"，我看没有多大的医学意义，基本上属于形而上学的东西，需要批判地接受。

第一章　不寐证治

【原文】 黄帝问于伯高曰：夫邪气之客人也，或令人目不瞑不卧出者，何气使然？伯高曰：五谷入于胃也，其糟粕、津液、宗气，分为三隧。故宗气积于胸中，出于喉咙，以贯心脉，而行呼吸焉；营气者，泌其津液，注之于脉，化以为血，以荣四末，内注五脏六腑，以应刻数焉；卫气者，出其悍气之慓疾，而先行于四末分肉皮肤之间，而不休者也。昼日行于阳，夜行于阴，常从足少阴之分间，行于五脏六腑。今厥气客于五脏六腑，则卫气独卫其外，行于阳，不得入于阴。行于阳则阳气盛，阳气盛则阳跷陷，不得入于阴，阴虚，故目不瞑。黄帝曰：善。治之奈何？伯高曰：补其不足，泻其有余，调其虚实，以通其道而去其邪，饮以半夏汤一剂，阴阳已通，其卧立至。黄帝曰：善。此所谓决渎壅塞，经络大通，阴阳和得者也。愿闻其方。伯高曰：其汤方以流水千里以外者八升，扬之万遍，取其清五升，煮之，炊以苇薪，火沸，置秫米一升，治半夏五合，徐炊，令竭为一升半，去其滓，饮汁一小杯，日三稍益，以知为度。故其病新发者，覆杯则卧，汗出则已矣。久者，三饮而已也。

【提要】 发明目不瞑之理及其治法。

【讲解】 "黄帝问于伯高曰：夫邪气之客人也，或令人目不瞑不卧出者，何气使然？"对"不卧出"有的注家认为应该修改，我认为没有必要改，这句话可以理解。"不卧"是说睡不好觉，越睡不着就越烦躁，就越想起床走走，所以这个"出"字没有什么好改的，"不卧出"是描述"目不瞑"程度的。

这样严重的失眠是何气使然呢？下面从卫气的生理、病理的角度进行了解释。其中"常从足少阴之分间，行于五脏六腑"，这是讲卫气生理，卫气五十周于身，每行一周都要进入少阴，这是卫气运行特点，故曰"常从足少阴之分间"。"今厥气客于五脏六腑，则卫气独卫其外，行于阳，不得入于阴。行于阳则阳气盛，阳气盛则阳跷陷，不得入于阴，阴虚，故目不瞑。"这是讲失眠的病理。也就是说，卫气白天行于阳而夜晚行于阴，若卫气受到邪气的阻碍，只能在三阳经运行而不能入于三阴，于是导致失眠。因为卫气行于阳经则阳气盛，人处在兴奋状态，阴虚阳盛故"目不瞑"。

怎样治疗呢？"补其不足，泻其有余，调其虚实，以通其道而去其邪"，这是治疗失眠的治疗原则。"补其不足"是要把阳气引入到阴经中去，"泻其有余"是指泻三阴之邪气，"通其道"是指疏通卫气从阳经入于阴经的通道。"阴阳已通，其卧立至"，是指卫气从阳经能顺利进入阴经，人便不会失眠了。

"黄帝曰：善。此所谓决渎壅塞，经络大通，阴阳和得者也。""决渎壅塞"就是决渎、决壅、决塞之意。临床上可服用"半夏汤"来打通壅塞的气道，为什么呢？是因为"半夏"能"决渎壅塞"。这里还讲了"半夏汤"的具体用法，这是临床常用的方子，很有效果，但是不是都会"汗出"，以我的经验来看，"出汗"者不多。这个方子主要的作用就是通经脉，"半夏"要用"清半夏"，临床常以清半夏五六钱、黄小米一两左右煮汤服用，只要不是阴虚或者阳虚严重的情况，这个方子都适用，但是阴虚失眠这个方子就不适用了。

第二章　天人相应

【原文】黄帝问于伯高曰：愿闻人之肢节，以应天地奈何？伯高答曰：天圆地方，人头圆足方以应之；天有日月，人有两目；地有九州，人有九窍；天有风雨，人有喜怒；天有雷电，人有音声；天有四时，人有四肢；天有五音，人有五脏；天有六律，人有六腑；天有冬夏，人有寒热；天有十日，人有手十指；辰有十二，人有足十指、茎、垂以应之；女子不足二节，以抱人形；天有阴阳，人有夫妻；岁有三百六十五日，人有三百六十节；地有高山，人有肩膝；地有深谷，人有腋腘；地有十二经水，人有十二经脉；地有泉脉，人有卫气；地有草蒻，人有毫毛；天有昼夜，人有卧起；天有列星，人有牙齿；地有小山，人有小节；地有山石，人有高骨；地有林木，人有募筋；地有聚邑，人有腘肉；岁有十二月，人有十二节；地有四时不生草，人有无子。此人与天地相应者也。

【提要】言人与天地相应。

【讲解】这段讲人与天地相应，我的看法是这段文字对医学没有多大的现实意义，其与董仲舒《春秋繁露》的"天人合一"基本是一个调子。《春秋繁露》中论阴阳、五行，及其他岁露等，都是围绕着"天人合一"来讲的，认为天与人是相互对应的，天上有什么人体就有什么。我认为不能把董仲舒的思想搬到中医学里面来，董仲舒所阐述的"天人合一"有上下尊卑的关系，有统治与被统治的关系，这完全是为封建统治服务的，所以不能拿他的话来解释人与自然的关系。《内经》这段文字所表达的思想与董仲舒的思想差不多，所以我说《内经》中有汉朝意识形态中的东西，这就是个例子。有人认为中医学也有"天人合一"的思想，这提法值得商榷，《内经》讲人与自然的关系是讲三维，天、地、人相关。

第三章　针道诸论

【原文】"黄帝问于岐伯曰：余愿闻持针之数"至"适神不散，邪气得去"。

【提要】言持针的纵舍、五输的屈折、少阴无腧，均关乎针刺法。此章可分作三节。

第一节　输穴顺行逆数

【原文】黄帝问于岐伯曰：余愿闻持针之数，内针之理，纵舍之意，扦皮开腠理，奈何？脉之屈折，出入之处，焉至而出，焉至而止，焉至而徐，焉至而疾，焉至而入？六腑之输于身者，余愿尽闻少序。别离之处，离而入阴，别而入阳，此何道而从行？愿尽闻其方。岐伯曰：帝之所问，针道毕矣。黄帝曰：愿卒闻之。岐伯曰：手太阴之脉，出于大指之端，内屈循白肉际，至本节之后太渊留以淡，外屈上于本节，下内屈，与阴诸络会于鱼际，数脉并注，其气滑利，伏行壅骨之下，外屈出于寸口而行，上至于肘内廉，入于大筋之下，内屈上行臑阴，入腋下，内屈走肺，此顺行逆数之屈折也。心主之脉，出于中指之端，内屈循中指内廉，以上留于掌中，伏行两骨之间，外屈出两筋之间，骨肉之际，其气滑利，上二寸，外屈出两筋之间，上至肘内廉，入于小筋之下，留两骨之会，上入于胸中，内络于心脉。

【提要】言五输的"顺行逆数"之屈折。

【讲解】具体解释了五脏腧穴精气的出入流行。

第二节　手少阴脉无腧

【原文】黄帝曰：手少阴之脉独无腧，何也？岐伯曰：少阴，心脉也。心者，五脏六腑之大主也，精神之所舍也，其脏坚固，邪弗能容也。容之则心伤，心伤则神去，神去则死矣。故诸邪之在于心者，皆在于心之包络，包络者，心主之脉也，故独无腧焉。黄帝曰：少阴独无腧者，不病乎？岐伯曰：其外经病而脏不病，故独取其经于掌后锐骨之端。其余脉出入屈折，其行之徐疾，皆如手少阴、心主之脉行也。故本腧者，皆因其气之虚实疾徐以取之，是谓因冲而泻，因衰而补，如是者，邪气得去，真气坚固，是谓因天之序。

【提要】释少阴脉无腧之理。

第三节　持针纵舍之道

【原文】黄帝曰：持针纵舍奈何？岐伯曰：必先明知十二经脉之本末，皮肤之寒热，脉之盛衰滑涩。其脉滑而盛者，病日进；虚而细者，久以持；大以涩者，为痛痹；阴阳如一者，病难治。其本末尚热者，病尚在；其热以衰者，其病亦去矣。持其尺，察其肉之坚脆，大小、滑涩、寒温、燥湿。因视目之五色，以知五脏而决死生。视其血脉，察其色，以知其寒热痛痹。黄帝曰：持针纵舍，余未得其意也。岐伯曰：持针之道，欲端以正，安以静，先知虚实，而行疾徐，左手执骨，右手循之，无与肉裹，泻欲端以正，补必闭肤，辅针导气，得淫泆，真气得居。黄帝曰：扞皮开腠理奈何？岐伯曰：因其分肉，左别其肤，微内而徐端之，适神不散，邪气得去。

【提要】言持针纵舍之道。

【讲解】这是讲针刺的手法，如轻重如何、深浅如何，怎样判断是正气之来还是邪气之聚等。

第四章　八虚理论

【原文】黄帝问于岐伯曰：人有八虚，各何以候？岐伯答曰：以候五脏。

黄帝曰：候之奈何？岐伯曰：肺心有邪，其气留于两肘；肝有邪，其气流于两腋；脾有邪，其气留于两髀；肾有邪，其气留于两腘。凡此八虚者，皆机关之室，真气之所过，血络之所游，邪气恶血，固不得住留，住留则伤筋络骨节机关，不得屈伸，故病挛也。

【提要】言"八虚"乃气血之所由行之处，正气居之则为用，邪气居之则为病挛。

【讲解】

"八"是指两肘、两腋、两髀、两腘等八个部位，这是人体正气聚会的地方，这八个部位的正气虚了，邪气就会趁虚而入，故曰"八虚"。这里的"八虚"与《素问·五藏生成》讲的"八溪"是一个意思，是指人体气血灌注的地方，若气血灌注得少，那就是"八虚"，若邪气客于这八个部位，不仅会导致拘挛，还会为萎、为痛、为痹。

文曰："凡此八虚者，皆机关之室，真气之所过，血络之所游，邪气恶血，固不得住留，住留则伤筋络骨节机关，不得屈伸，故病挛也。"由此可以看出，"八虚"在临床上多属于关节病，特别是风湿性关节病。若表现于"两肘"关节，可从心肺治疗；若表现于"两腋"关节，可从肝胆治疗；若表现于"两髀"关节，可从脾胃治疗；若表现于"两腘"关节，可从肾治疗。这是非常有临床意义的。

通天第七十二

（此篇录音资料仅限于提要，其他据《黄帝内经章句索引》整理）

篇解："通天"者，通晓天禀之有别也。人的体质、性格之有所不同，皆由于先天禀赋之有各殊，概而言之不出五种，即太阴、太阳、少阴、少阳、阴阳平和。以天禀之纯阴者曰太阴，多阴少阳者曰少阴，纯阳者为太阳，多阳少阴者为少阳。因此虽曰太少，毕竟与三阴三阳之义无关。全篇可分作四节。

【讲解】"天"是指先天禀赋，"通"是"通晓"之意，意思是说要懂得人的先天禀赋是不同的，因此人的体质、性格便各异。从宏观上区分，不外有五种人，即太阴之人、少阴之人、太阳之人、少阳之人、阴阳平和之人。

这里的太阴、少阴、太阳、少阳有其特殊的含义，比如太阴之人，其先天禀赋属纯阴，少阴之人其先天禀赋为多阴少阳，太阳之人先天禀赋属纯阳，少阳之人先天禀赋为多阳少阴，这是从阴阳相对之多寡来归纳的，多者称作"太"，少者称作"少"，与三阴三阳之经脉没有直接的关系。

我认为此篇文献的一些提法也存在一些问题，如将"体态"归属之先天禀赋尚无不可，将性格也属于先天禀赋则不免形而上学了，性格是不是完全是先天禀赋的呢？我看还是需要认真考虑，人的性格绝大部分是和后天的环境、条件有关，如社会关系、生活条件、受教育程度等，都会对性格的形成构成影响，如果把人的性格绝对归结于先天，就有些形而上学了。

总之，先天禀赋是不能否认的，这篇文献提出要通晓先天禀赋的知识，这一认识在医学上确实是非常重要的。

第一节　太少阴阳不同体质

【原文】黄帝问于少师曰：余尝闻人有阴阳，何谓阴人？何谓阳人？少师曰：天地之间，六合之内，不离于五，人亦应之，非徒一阴一阳而已也，而略言耳，口弗能遍明也。黄帝曰：愿略闻其意，有贤人圣人，心能备而行之乎？少师曰：盖有太阴之人，少阴之人，太阳之人，少阳之人，阴阳和平之人。凡五人者，其态不同，其筋骨气血各不等。

【提要】提出阴阳太少五种人的不同体质。

【讲解】从阴阳之太少多寡把人的体质归纳为五种，即五种"态"，因为"态"不同，其筋骨气血各不等。我们不问用这种方法来区分人的体质是不是太简单化了，但我认为区分人体体质是很有必要的，当然人体体质远远不止"五种"这样简单，但从宏观的角度这样来归纳还是有道理的。

文曰："愿略闻其意，有贤人圣人，心能备而行之乎？"怎样理解人的个体差异性，应该怎样去区分人体质的不同，是不是可以通过对某些人群的分析，来建立、掌握对人体体质的认识呢？我认为这是很有意义的，人体体质是可以被认识的。

第二节　不同体质性格各异

【原文】黄帝曰：其不等者，可得闻乎？少师曰：太阴之人，贪而不仁，下齐湛湛，好内而恶出，心和而不发，不务于时，动而后之，此太阴之人也。少阴之人，小贪而贼心，见人有亡，常若有得，好伤好害，见人有荣，乃反愠怒，心疾而无恩，此少阴之人也。太阳之人，居处于于，好言大事，无能而虚说，志发于四野，举措不顾是非，为事如常自用，事虽败而常无悔，此太阳之人也。少阳之人，諟谛好自贵，有小小官，则高自宜，好为外交而不内附，此少阳之人也。阴阳和平之人，居处安静，无为惧惧，无为欣欣，婉然从物，或与不争，与时变化，尊则谦谦，谭而不治，是谓至治。

【提要】分言阴阳太少五种人的性格。

【讲解】这一段的内容与医学的关系不大，如文曰："少阴之人，小贪而贼心，见人有亡，常若有得，好伤好害，见人有荣，乃反愠怒，心疾而无恩，此少阴之人也。"这种性格或品质是与后天的教育有关的，多属社会问题，与医学无关，不能拿阴阳多寡来评价一个人的所有行为，此非医家之言；况且其中有的已不是性格问题了，严格地说是世界观的问题，就更不能用阴阳多寡来评价人的意识形态了，所以这段所论没有多大意义。

第三节　不同体质气血各殊

【原文】古之善用针艾者，视人五态乃治之，盛者泻之，虚者补之。黄帝曰：治人之五态奈何？少师曰：太阴之人，多阴而无阳，其阴血浊，其卫气涩，阴阳不和，缓筋而厚皮，不之疾泻，不能移之。少阴之人，多阴少阳，小胃而大肠，六腑不调，其阳明脉小而太阳脉大，必审调之，其血易脱，其气易败也。太阳之人，多阳而少阴，必谨调之，无脱其阴，而泻其阳，阳重脱者易狂，阴阳皆脱者，暴死不知人也。少阳之人，多阳少阴，经小而络大，血在中而气外，实阴而虚阳，独泻其络脉则强，气脱而疾，中气不足，病不起也。阴阳和平之人，其阴阳之气和，血脉调，谨诊其阴阳，视其邪正，安容仪，审有余不足，盛则泻之，虚则补之，不盛不虚，以经取之。此所以调阴阳，别五态之人者也。

【提要】言人体之阴阳太少不同，气血即有盛衰之各殊。

【讲解】这段议论是有道理的，由于人之阴阳有多寡、气血有盛衰，所以针刺的时候就要仔细观察病人的体质，视不同情况来进行针刺，这是有医学意义的。

第四节　不同体质意识各别

【原文】黄帝曰：夫五态之人者，相与毋故，卒然新会，未知其行也，何以别之？少师答曰：众人之属，不如五态之人者，故五五二十五人，而五态之人不与焉。五态之人，尤不合于众者也。黄帝曰：别五态之人奈何？少师曰：太阴之人，其状黮黮然黑色，念然下意，临临然长大，腘然未偻，此太阴之人也。少阴之人，其状清然窃然，固以阴贼，立而躁崄，行而似伏，此少阴之人也。太阳之人，其状轩轩储储，反身折腘，此太阳之人也。少阳之人，其状立则好仰，行则好摇，其两臂两肘，则常出于背，此少阳之人也。阴阳和平之人，其状委委然，随随然，颙颙然，愉愉然，暶暶然，豆豆然，众人皆曰君子，此阴阳和平之人也。

【提要】叙五态之人，涉及意识形态，亦非医学所宜有。

【讲解】这节内容与第二节的意思一样，意识形态的问题不能用生理性的阴阳理论来讨论的。

官能第七十三

(此篇录音资料仅限于提要，其他据《黄帝内经章句索引》整理)

篇解：篇中有"愿闻官能"之问，故以"官能"名篇。篇中所谓"各得其人，任之其能，故能明其事"，这是对"官能"的解释。全篇主要讨论的是针刺之道，如何才能被称作针刺之能人呢？应当全面掌握人体的脏腑、经络、腧穴、气血之理，以及阴阳、表里、寒热、虚实病变之理，以及针刺补泻轻重、深浅疾徐的技法，才可能委以针刺之任以疗众疾。全篇可分作四节。

【讲解】"官"是"任用"之意，如"九针"又称为"官针"，即九种不同的针各有不同的用处，需要我们去加以任用；"能"是指充分掌握了针灸技术的人，如能针、能灸；所谓"官能"，是说要任用精通技术的人。

文曰："愿闻官能奈何？"是问如何选择掌握了针刺技术的人来任用呢？

这篇文献的主要内容和精神是讨论针刺的理论，哪种人才是真正掌握了针刺理论的人呢？有这么几个方面：第一，首先要掌握人体脏腑、经络、腧穴、气血这些生理的知识；第二，从病变来说，要掌握阴阳、表里、寒热、虚实的种种变化；第三，要掌握补泻、轻重、深浅、疾徐等具体的针刺技术。起码要在这三个方面都比较精通了，这样的人才有可能受到任用和信任，因为这样在临床上才会有疗效。

第一节　针刺之理

【原文】黄帝问于岐伯曰：余闻《九针》于夫子，众多矣不可胜数，余推而论之，以为一纪。余司诵之，子听其理，非则语余，请其正道，令可久传，后世无患，得其人乃传，非其人勿言。岐伯稽首再拜曰：请听圣王之道。黄帝曰：用针之理，必知形气之所在，左右上下，阴阳表里，血气多少，行之逆顺，出入之合，谋伐有过。知解结，知补虚泻实，上下气门，明通于四海，审其所在，寒热淋露，以输异处，审于调气，明于经隧，左右肢络，尽知其会。寒与热争，能合而调之，虚与实邻，知决而通之，左右不调，把而行之，明于逆顺，乃知可治，阴阳不奇，故知起时，审于本末，察其寒热，得邪所在，万刺不殆，知官九针，刺道毕矣。

【提要】言熟知经气的生理病理，通晓寒热虚实辨证的方法，掌握针法逆顺补泻的技术，才可以言刺道。

【讲解】黄帝问于岐伯，关于九针理论了解得比较多了，"余推而论之，以为一纪"，我想把这些道理总结、归纳一下，请帮我修正一下以传后世。下面是黄帝具体总结、归纳的内容。

"用针之理，必知形气之所在，左右上下，阴阳表里，血气多少，行之逆顺，出入之合，谋伐有过"，这几句话都是关乎经脉、经气生理的问题。"左右上下"是指经脉分布的部位，其在形色方面是有所表现的；"行之逆顺，出入之合"讲的是经脉的循行，脏腑经气都各有所合。

"知解结，知补虚泻实"，"解结"是一种治疗方法；"上下气门"，"气门"是指气穴；"明通于四海，审其所在"，指人体有四海；"寒热淋露"，"淋露"是指感受邪气，淋于雨，露于风嘛；"以输异处"，邪气侵犯人体有不同的部位，故曰"异处"；"审于调气，明于经隧，左右肢络，尽知其会"，意思是要知道病因、病机，这些是治疗的前提。

下面是谈辨证论治。"寒与热争，能合而调之"，寒与热不协调，阴阳不平衡，阳盛则热、阴盛则寒，治疗就要使阴阳平衡。"虚与实邻，知决而通之"，临证要辨虚实，在临床上虚实往往差异很小，必须辨别清楚，不能辨别清楚，如何"决而通之"呢？"左右不调，把而行之"，有的病症在左但其病灶在右，有的病症在右但其病灶在左，要把握好病之所在，才能进行相应的治疗。"明于逆顺，乃知可治，阴阳不奇，故知起时"，阴与阳总是相对的，"不奇"是指阴阳失去了平衡。总之要"审于本末，察其寒热，得邪所在，万刺不殆，知官九针，刺道毕矣"。

第二节　针刺之法

【原文】明于五输，徐疾所在，屈伸出入，皆有条理，言阴与阳，合于五行，五脏六腑，亦有所藏，四时八风，尽有阴阳，各得其位，合于明堂，各处色部，五脏六腑，察其所痛，左右上下，知其寒温，何经所在，审皮肤之寒温滑涩，知其所苦，膈有上下，知其气所在。先得其道，稀而疏之，稍深以留，故能徐入之。大热在上，推而下之；从下上者，引而去之；视前痛者，常先取之。大寒在外，留而补之；入于中者，从合泻之。针所不为，灸之所宜；上气不足，推而扬之；下气不足，积而从之；阴阳皆虚，火自当之；厥而寒甚，骨廉陷下，寒过于膝，下陵三里。阴络所过，得之留止；寒入于中，推而行之；经陷下者，火则当之；结络坚紧，火所治之。不知所苦，两跷之下，男阴女阳，良工所禁，针论毕矣。

【提要】言只有先明经脉之道，方可运用各种针灸之法。

【讲解】"明于五输，徐疾所在"，这是讲刺法。"屈伸出入"，是讲经脉的运行。"皆有条理，言阴与阳，合于五行，五脏六腑，亦有所藏"，是讲经脉的阴阳、五行关系。"四时八风，尽有阴阳，各得其位，合于明堂"，是指经脉的分布有其相应的部位。"各处色部，五脏六腑"，在《灵枢·五色》讲过了，五脏六腑的病变，在人的明堂都有其相应部位的病色表现。"察其所痛"，这里"痛"是指病痛。"左右上下，知其寒温，何经所在，审皮肤之寒温滑涩，知其所苦，膈有上下，知其气所在"，这段文字不难理解。"先得其道，稀而疏之"，懂得了前面说的这些经脉、腧穴的理论，才能够少而精的运用，"疏"是"疏通"之意。"稍深以留，故能徐入之"，如果是虚证，留针久一些。"大热在上，推而下之，从下上者，引而去之，视前痛者，常先取之"，这里的"痛"还是指病症而言，"前痛"是指先得的病，即宿疾，要先取之以治其本。"大寒在外，留而补之"，正气太虚了，就要用补的方法，扶正以驱邪。"入于中者，从合泻之"，病邪已经从表入里了，就要泻其合穴。"针所不为，灸之所宜"，假若这个病针刺效果不好，就要考虑用灸法治疗。"上气不足，推而扬之，下气不足，积而从之，阴阳皆虚，火自当之"，虚证不宜用针而宜用灸，虽然针、灸都有补泻法，但从总体上来看"灸法"偏补"针法"偏泄，所以阴阳皆虚的这种情况就要用"灸"而不用"针"。"厥而寒甚，骨廉陷下，寒过于膝，下陵三里"，这是具体的一些取穴方法。"阴络所过，得之留止，寒入于中，推而行之，经陷下者，火则当之"，这里"经陷下"是说寒气凝聚精气虚而陷于下，就要治以火灸。"结络坚紧，火所治之"，这是说寒邪很深，是用"火"灸的适应证。"不知所苦，两跻之下"，指病人对症状表达不清，痛、胀、酸、麻不知何属，这是麻木不仁的一种情况，要灸两跻之下，如足少阳的"申脉"，足少阴的"照海"，在临床上常常这样来治疗。"男阴女阳，良工所禁"，意思是说辨证不清就进行治疗，这是错误的，应该避免，正常应是"男阳女阴"嘛。上述均为针灸的理论知识，故曰"针论毕矣"。

第三节　针刺之要

【原文】用针之服，必有法则，上视天光，下司八正，以辟奇邪，而观百姓，审于虚实，无犯其邪。是得天之露，遇岁之虚，救而不胜，反受其殃，故曰：必知天忌，乃言针意。法于往古，验于来今，观于窈冥，通于无穷。粗之所不见，良工之所贵，莫知其形，若神髣髴。邪气之中人也，洒淅动形。正邪之中人也，微先见于色，不知于其身，若有若无，若亡若存，有形无形，莫知其情。是故上工之取气，乃救其萌芽；下工守其已成，因败其形。是故工之用针也，知气之所在，而守其门户，明于调气，补泻所在，徐疾之意，所取之处。泻必用圆，切而转之，其气乃行，疾而徐出，邪气乃出，伸而迎之，遥大其穴，气出乃疾。补必用方，外引其皮，令当其门，左引其枢，右推其肤，微旋而徐推之，必端以正，安以静，坚心无解，欲微以留，气下而疾出之，推其皮，盖其外门，真气乃存。用针之要，无忘其神。

【提要】明于天忌，见微知著，方圆补泻，皆为用针之要。

【讲解】这节主要讲的是针法要点。第一，要明于天忌，原文说"必知天忌，乃言针意"。什么叫"天忌"呢？在《素问·八正神明论》中提到"天寒无刺，天温无疑，月生无泻，月满无补，月郭空无治，是谓得时而调之"，这就是"天忌"，具体的内容还有很多，如气候是否合适，时辰是否合适等。第二，要见微知著。第三，要方圆补泻，即泻用圆针，补用方针。这段主要讲的就是这样三个方面的内容，这是针法的使用原则，所以文云"用针之服，必有法则"，"用针之服"就是用针之事。

"上视天光，下司八正，以辟奇邪，而观百姓，审于虚实，无犯其邪"，是说用针要观天象，要避时邪。"是得天之露，遇岁之虚，救而不胜，反受其殃，故曰：必知天忌，乃言针意"，"天露"是指不正常的气候，"遇岁之虚"之虚是指虚邪，这种不正常的气候如果不掌握，就会"救而不胜，反受其殃"。

"泻必用圆，切而转之"，"圆"是指用针很流利、很迅速的意思，即泻法，泻法要快嘛。"补必用方"，"方"是说针要持得端正，进针不要太快，补法要缓嘛。"外引其皮，令当其门"，这是指在皮肤上选择经穴。"左引其枢，右推其肤，微旋而徐推之，必端以正，安以静，坚心无解"，"解"通"懈"，指大夫用针时要精神专一，不能分散注意力，即候气的方法。"欲微以留，气下而疾出之，推其皮，盖其外门，真气乃存"，这是讲出针的方法，这样出针不伤人的正气。"用针之要，无忘其神"，选穴、进针、候气、出针的整个过程要讲究"得神"。

第四节　因能任人

【原文】雷公问于黄帝曰：《针论》曰：得其人乃传，非其人勿言。何以知其可传？黄帝曰：各得其人，任之其能，故能明其事。雷公曰：愿闻官能奈何？黄帝曰：明目者，可使视色；聪耳者，可使听音；捷疾辞语者，可使传论；语徐而安静，手巧而心审谛者，可使行针艾，理血气而调诸逆顺，察阴阳而兼诸方。缓节柔筋而心和调者，可使导引行气；疾毒言语轻人者，可使唾痈呪病；爪苦手毒，为事善伤者，可使按积抑痹。各得其能，方乃可行，其名乃彰。不得其人，其功不成，其师无名。故曰：得其人乃言，非其人勿传。此之谓也。手毒者，可使试按龟，置龟于器下，而按其上，五十日而死矣；手甘者，复生如故也。

【提要】言任人者当各因其能，并示以验手毒之法。

【讲解】文曰："各得其人，任之其能，故能明其事。"篇名的"能"源于这里，这句话的意思是，只有掌握了针刺技术才"任之"，否则就不"任之"，这样才能"明其事"。

什么是"官能"呢？"明目者，可使视色；聪耳者，可使听音；捷疾辞语者，可使传论；语徐而安静，手巧而心审谛者，可使行针艾，理血气而调诸逆顺，察阴阳而兼诸方。""语徐而安静"，是指不随便乱讲话的人。

什么人不得任用呢？"疾毒言语轻人者，可使唾痈呪病"，是说讲话恶毒的人就不能任用；"爪苦手毒，为事善伤者，可使按积抑痹"，是说重手重脚的人，只宜按积抑痹，也不能任以重用。

"不得其人，其功不成，其师无名。故曰：得其人乃言，非其人勿传。此之谓也。手毒者，可使试按龟，置龟于器下，而按其上，五十日而死矣；手甘者，复生如故也。"这段话的意思是针刺、艾灸时，动作要轻快、熟练，不要那么鲁莽，要细致而有耐心。

论疾诊尺第七十四

（此篇录音资料仅限于提要，其他据《黄帝内经章句索引》整理）

篇解："疾诊尺"者，诊尺肤以知疾病之谓，此为古诊法之一，亦饶有实践意义。前半篇言诊尺之法，后半篇言色脉诸诊，故不限于诊尺也。全篇可分作三章。

第一章　调尺诊疾

【原文】黄帝问岐伯曰：余欲无视色持脉，独调其尺，以言其病，从外知内，为之奈何？岐伯曰：审其尺之缓急、小大、滑涩，肉之坚脆，而病形定矣。视人之目窠上微痈，如新卧起状，其颈脉动，时欬，按其手足上，窅而不起者，风水肤胀也。尺肤滑其淖泽者，风也。尺肉弱者，解㑊，安卧脱肉者，寒热，不治。尺肤滑而泽脂者，风也。尺肤涩者，风痹也。尺肤粗如枯鱼之鳞者，水泆饮也。尺肤热甚，脉盛躁者，病温也，其脉甚而滑者，病且出也。尺肤寒，其脉小者，泄、少气。尺肤炬然，先热后寒者，寒热也。尺肤先寒，久大之而热者，亦寒热也。肘所独热者，腰以上热；手所独热者，腰以下热。肘前独热者，膺前热；肘后独热者，肩背热。臂中独热者，腰腹热；肘后粗以下三四寸热者，肠中有虫。掌中热者，腹中热；掌中寒者，腹中寒。鱼上白肉有青血脉者，胃中有寒。尺炬然热，人迎大者，当夺血。尺坚大，脉小甚，少气，悗有加，立死。

【提要】言调尺诊疾诸法，即如何从尺肤的变化来诊断疾病。

【讲解】有的注家认为"尺"是指寸口脉，这里的"尺"不是指寸口脉，因为前面说了"余欲无视色持脉，独调其尺"，所以下面的缓急、小大、滑涩、肉之坚脆等，都是指尺肤而言。皮肤为什么言大小呢？这个"大小"实际上是指皮肤的粗细。诊皮肤的缓急、小大、滑涩、肉之坚脆，是尺肤诊的基本内容。

"尺肤滑其淖泽者，风也。尺肉弱者，解㑊，安卧脱肉者，寒热，不治。""不治"是说病情复杂比较难治，因为正气亏虚已极而邪气尚在，正气大伤而邪气犹存就不太好治疗。"尺肤滑而泽脂者，风也"，尺肤润泽发亮，属风。"尺肤涩者，风痹也"，因营血不能达于皮肤，故皮肤涩。"尺肤粗如枯鱼之鳞者，水泆饮也"，尺肤粗如枯鱼之鳞是由于土的精气衰败之极，土衰而水盛，土不能制水，水反侮土之故。"尺肤热甚，脉盛躁者，病温也，其脉甚而滑者，病且出也。""且"是"将要"之意，说明邪气将要撤退，正气将要恢复。"尺肤寒，其脉小者，泄、少气。尺肤炬然，先热后寒者，寒热也。尺肤先寒，久大之而热者，亦寒热也。"这段文字比较容易理解。"肘所独热者，腰以上热；手所独热者，腰以下热"，这里的"所"是指部位，"肘所"是指肘这个部位，肘部候腰，"手所"是指手这个部位，手候腰以下。"肘前独热者，膺前热"，"肘前"是指"内廉"穴，是三阴经所过之穴，所以候胸膺部心肺的病变。"肘后独热者，肩背热"，"肘后"是指"外廉"穴，外廉属阳，肩背也属阳，故可诊热。"臂中独热者，腰腹热"，这是"中"以候"中"之意。"肘后粗以下三四寸热者，肠中有虫"，"肘后粗以下三四寸"是指"内关"这一段，主肠中有虫。"掌中热者，腹中热；掌中寒者，腹中寒；鱼上白肉有青血脉者，胃中有寒"，这段文字不难理解。"尺炬然热，人迎大者，当夺血"，此属阴虚火旺证。"尺坚大，脉小甚，少气，悗有加，立死"，"悗"同"闷"，这是形有余而气衰少，加之又有烦悗，也属阴虚邪热盛，病情严重。以上均为诊尺肤的内容，从尺肤来观察和判断病变的表里、内外、虚实。

第二章　色脉诸诊

【原文】 "目赤色者病在心"至"手足温，泄易已"。

【提要】 讲色诊和脉诊。可分作三节。

第一节　目与齿之诊

【原文】 目赤色者病在心，白在肺，青在肝，黄在脾，黑在肾；黄色不可名者，病在胸中。诊目痛，赤脉从上下者，太阳病；从下上者，阳明病；从外走内者，少阳病。诊寒热，赤脉上下至瞳子，见一脉一岁死，见一脉半一岁半死，见二脉二岁死，见二脉半二岁半死，见三脉三岁死。诊龋齿痛，按其阳之来，有过者独热，在左左热，在右右热，在上上热，在下下热。

【提要】 言目与齿之诊。

【讲解】 先讲诊目色，次讲"诊目痛"，再讲"诊寒热"，最后讲"诊龋齿痛"。"诊寒热"与前面《灵枢·寒热》的内容相似，赤脉之多少与邪气聚散有关，邪气聚则病重，邪气散则病情较轻。"诊龋齿痛，按其阳之来，有过者独热，在左左热，在右右热，在上上热，在下下热"，"阳之来"的

"阳"是指阳明经的"人迎"脉，"上""下"指上齿和下齿而言。

第二节　络脉黄疸诊

【原文】诊血脉者，多赤多热，多青多痛，多黑为久痹，多赤、多黑、多青皆见者，寒热。身痛而色微黄，齿垢黄，爪甲上黄，黄疸也，安卧，小便黄赤，脉小而涩者，不嗜食。

【提要】诊血脉黄疸。

【讲解】"诊血脉者，多赤多热，多青多痛，多黑为久痹，多赤、多黑、多青皆见者，寒热"，是指络脉诊，如小儿的"指诊"、舌下血脉诊等属此范畴。"身痛而色微黄，齿垢黄，爪甲上黄，黄疸也，安卧，小便黄赤，脉小而涩者，不嗜食。"这是诊黄疸病，前面说的是阳黄，后面说的是阴黄。

第三节　诸病之脉诊

【原文】人病，其寸口之脉，与人迎之脉小大等及其浮沉等者，病难已也。女子手少阴脉动甚者，妊子。婴儿病，其头毛皆逆上者，必死。耳间青脉起者，掣痛。大便赤瓣，飧泄，脉小者，手足寒，难已；飧泄，脉小，手足温，泄易已。

【提要】诸病之诊。

【讲解】"人病，其寸口之脉，与人迎之脉小大等及其浮沉等者，病难已也。"本来人迎、寸口之脉若引绳大小齐等，这在《灵枢·禁服》已经讲过了，为什么这里说"病难已"呢？按四时之脉来讲，春夏人迎为大，秋冬寸口为大，这里的人迎、寸口，大小浮沉都一样，没有阴阳盛衰的规律性变化，所以说"病难已"。

"女子手少阴脉动甚者，妊子。"一般的注家解释这里的"手少阴脉"都是讲的寸口的心脉，其实《内经》中没有这个概念，这里实际上指的是"神门"穴，神门脉动甚者是妊娠的脉象。

"婴儿病，其头毛皆逆上者，必死。"这可以理解，毛发枯槁不泽，预示精气大伤。

"大便赤瓣"，指大便夹血；"飧泄，脉小者，手足寒，难已"，这是说邪盛正衰，故曰"难已"；"飧泄，脉小，手足温，泄易已"，这说明正气未衰，故曰"易已"。

第三章 四时病变

【原文】四时之变，寒暑之胜，重阴必阳，重阳必阴。故阴主寒，阳主热，故寒甚则热，热甚则寒。故曰：寒生热，热生寒，此阴阳之变也。故曰：冬伤于寒，春生瘅热；春伤于风，夏生后泄肠澼；夏伤于暑，秋生痎疟；秋伤于湿，冬生咳嗽。是谓四时之序也。

【提要】言四时病变。

【讲解】此内容与《素问·阴阳应象大论》中讲的意思基本是一样的。

刺节真邪第七十五

（此篇录音资料仅限于提要，其他据《黄帝内经章句索引》整理）

篇解：全篇内容由四部分组成，先论刺节，次论五邪，又次论解结推引，后论真邪，取首尾两部分以概全篇，故名"刺节真邪"。"刺节"者，"刺有五节"之谓，即振埃、发蒙、去爪、彻衣、解惑等五刺也；"五邪"者，即持痈、容大、狭小、热、寒也；"解结推引"者，或解结，或引之，或推之等不同针效也；"真邪"者，言真气与邪气也，真胜其邪则不病，邪胜其真则病也。全篇可分作四章。

第一章 五节之刺

【原文】"黄帝问于岐伯曰：余闻刺有五节"至"不敢妄出也"。

【提要】言刺有五节之分。可分作六节。

第一节　五节刺法

【原文】黄帝问于岐伯曰：余闻刺有五节，奈何？岐伯曰：固有五节，一曰振埃，二曰发蒙，三曰去爪，四曰彻衣，五曰解惑。黄帝曰：夫子言五节，余未知其意。岐伯曰：振埃者，刺外经，去阳病也；发蒙者，刺腑输，去腑病也；去爪者，刺关节肢络也；彻衣者，尽刺诸阳之奇输也；解惑者，尽知调阴阳，补泻有余不足，相倾移也。

【提要】总言刺有五节之分。

【讲解】什么叫"刺节"呢？文中云"刺有五节"，"五节"是指五种刺法。岐伯对此五节之刺做了进一步的解释，但黄帝认为这样解释太笼统了，还需要更详细地解释，因此有了下文。

第二节　振埃刺法

【原文】黄帝曰：刺节言振埃，夫子乃言刺外经，去阳病，余不知其所谓也，愿卒闻之。岐伯曰：振埃者，阳气大逆，上满于胸中，愤䐜肩息，大气逆上，喘喝坐伏，病恶埃烟，噎不得息，请言振埃，尚疾于振埃。黄帝曰：善。取之何如？岐伯曰：取之天容。黄帝曰：其欬上气穷诎胸痛者，取之奈何？岐伯曰：取之廉泉。黄帝曰：取之有数乎？岐伯曰：取天容者，无过一里，取廉泉者，血变而止。帝曰：善哉。

【提要】言振埃刺。

【讲解】什么叫"振埃"呢？"振埃者，阳气大逆，上满于胸中，愤䐜肩息，大气逆上，喘喝坐伏，病恶埃烟，噎不得息，请言振埃，尚疾于振埃。"这是振埃刺法的适应证，阳气大逆于胸中，呼吸困难，甚至需要两肩煽动着来帮助呼吸。其中"病恶埃烟"，注家有多种解释，有些注家的解释很难理解，我认为《针灸甲乙经》的解释最好，《甲乙经》中没有"恶埃烟"这几个字，直接就是"病噎不得息"，就是说气道阻塞而喘不过气来。这是阳热邪气上逆引起的病变，要用"振埃"刺法。"振埃"是"掸灰尘"之意，是说这种刺法就像掸灰尘一样，针一扎下去气就通了，马上就不喘了。"尚疾于振埃",意思是说"振埃"针法比掸落灰尘还快,很快即可见效。

"取之天容","天容"是通阳降逆的经穴,凡是气逆与上者可以取"天容"穴来治疗。"其咳上气,穷讪胸痛者,取之奈何?""讪"是"屈"之意,"穷讪"是指身体前屈下弯,这个姿势与胸痛有关。"取之廉泉",要取任脉的"廉泉"穴来治疗。单是咳嗽就取"天容",咳嗽兼胸痛就取"廉泉"。"取天容者,无过一里,取廉泉者,血变而止",是说刺"天容"的时间不要过长,如人行一里路的时间就行了;刺"廉泉"往往需要放血,血的颜色变正常了就可以了。

第三节　发蒙刺法

【原文】黄帝曰:刺节言发蒙,余不得其意。夫发蒙者,耳无所闻,目无所见,夫子乃言刺腑输,去腑病,何输使然,愿闻其故。岐伯曰:妙乎哉问也!此刺之大约,针之极也,神明之类也,口说书卷,犹不能及也,请言发蒙耳,尚疾于发蒙也。黄帝曰:善。愿卒闻之。岐伯曰:刺此者,必于日中,刺其听宫,中其眸子,声闻于耳,此其输也。黄帝曰:善。何谓声闻于耳?岐伯曰:刺邪以手坚按其两鼻窍而疾偃,其声必应于针也。黄帝曰:善。此所谓弗见为之,而无目视,见而取之,神明相得者也。

【提要】言发蒙刺。

【讲解】这段主要是解释"发蒙"。"发蒙"的意思是,准确刺激"听宫"穴能够治疗视觉、听觉障碍。"刺此者,必于日中,刺其听宫,中其眸子,声闻于耳,此其输也",是说在太阳阳气最盛的时候,刺"听宫"穴,这是手太阳的"腑输",刺"听宫"病人会有反应,尤其是眸子、耳朵会有反应。一般是这样来理解这几句话,有的注家解释说还要"刺眸子",与这里的意思不符合。

"刺邪以手坚按其两鼻窍而疾偃,其声必应于针也",这是验证刺中还是没有刺中"听宫"穴的一种方法。"此所谓弗见为之,而无目视,见而取之,神明相得者也",意思是耳闻不如目见,如果没有看到、听到就不会相信,刺"听宫"穴真有这么灵验。

第四节　去爪刺法

【原文】黄帝曰：刺节善去爪，夫子乃言刺关节肢络，愿卒闻之。岐伯曰：腰脊者，身之大关节也；肢胫者，人之管以趋翔也；茎垂者，身中之机，阴精之候，津液之道也。故饮食不节，喜怒不时，津液内溢，乃下留于睾，血道不通，日大不休，俛仰不便，趋翔不能，此病荣然有水，不上不下，铍石所取，形不可匿，常不得蔽，故命曰去爪。帝曰：善。

【提要】言去爪刺。

【讲解】什么叫"去爪刺"呢？是说不选手、脚的穴位来刺，而是刺肢体的大关节而收效，故命曰"去爪"。

第五节　彻衣刺法

【原文】黄帝曰：刺节言彻衣，夫子乃言尽刺诸阳之奇输，未有常处也，愿卒闻之。岐伯曰：是阳气有余而阴气不足，阴气不足则内热，阳气有余则外热，内热相搏，热于怀炭，外畏绵帛近，不可近身，又不可近席，腠理闭塞则汗不出，舌焦唇槁腊，干嗌燥饮食，不让美恶。黄帝曰：善。取之奈何？岐伯曰：取之于其天府、大杼三痏，又刺中膂，以去其热，补足手太阴，以去其汗，热去汗稀，疾于彻衣。黄帝曰：善。

【提要】言彻衣刺。

【讲解】"彻衣刺"是治高热病的一种方法。怎样取穴呢？"取之于其天府、大杼三痏，又刺中膂，以去其热"，这些都属于泻法，是泻足太阳经脉。"补足手太阴，以去其汗，热去汗稀，疾于彻衣"，为什么叫作"彻衣"呢？是指针刺以后高热立刻消退，退热的速度就像把衣服脱了一样的快。

第六节　解惑刺法

【原文】黄帝曰：刺节言解惑，夫子乃言尽知调阴阳，补泻有余不足，相倾移也，惑何以解之？岐伯曰：大风在身，血脉偏虚，虚者不足，实者有余，轻重不得，倾侧宛伏，不知东西，不知南北，乍上乍下，乍反乍覆，颠倒无常，甚于迷惑。黄帝曰：善。取之奈何？岐伯曰：泻其有余，补其不足，阴阳平复，用针若此，疾于解惑。黄帝曰：善。请藏之灵兰之室，不敢妄出也。

【提要】言解惑刺。

【讲解】根据文献的描述，这种病类似于脑血管病，即中风。怎样刺呢？"泻其有余，补其不足"，有余是指风邪，不足的是指血脉虚。"阴阳平复，用针若此，疾于解惑"，所谓"解惑"，是指祛风邪、补血脉，因为此病以人体血脉不足而中伤于风邪为病机。

第二章　五邪之刺

【原文】"黄帝曰：余闻刺有五邪"至"刺寒者用毫针也"。

【提要】言五邪之刺，所谓"五邪"是指五种病证。可分作七节。

第一节　五邪内容

【原文】黄帝曰：余闻刺有五邪，何谓五邪？岐伯曰：病有持痈者，有容大者，有狭小者，有热者，有寒者，是谓五邪。黄帝曰：刺五邪奈何？岐伯曰：凡刺五邪之方，不过五章，瘅热消灭，肿聚散亡，寒痹益温，小者益阳，大者必去，请道其方。

【提要】提出"五邪"内容。

第二节　痈邪之刺

【原文】凡刺痈邪无迎陇，易俗移性不得脓，脆道更行去其乡，不安处所乃散亡。诸阴阳过痈者，取之其输泻之。

【提要】言刺痈邪，讲刺疮痈之法。

【讲解】"无迎陇"是针刺的基本原则，"陇"是指邪气盛旺之时，疮痈也好，其他病症也好，当病邪最盛的时候不要行刺。比如疟疾高热之时不能刺，出汗的时候也不要刺，疮痈正是红肿热痛的时候不要刺。要"易俗移性"，要有耐心地等其病势缓和下来后再刺。什么是"不得脓"？治疮痈先要采用内消法，用针、用灸使其变得柔软，重要的是要随着疮痈的发展变化而调整治法，如托里法、外散法等要随证而施，是用"针"还是用"灸"，也是需要讲究的。如果是阴证就要考虑先用灸，如果是阳证可以先用针，这就叫作"脆道更行"，"脆道"是软坚之意，具体应该怎样去"脆"，就要辨证了；"去其乡"，是说要把握住病症发展的趋向，"乡"就是"向"之意，要掌握疮痈发展的趋向，如是在"内溃"还是在"外散"，是在"脏"还是在"腑"。总之要令邪气"不安处所"，使其"散亡"，否则疮痈之邪会越来越深入。此段即"不过五章"中的"肿聚散亡"。

第三节　大邪之刺

【原文】凡刺大邪日以小，泄夺其有余乃益虚，剽其通，针其邪，肌肉亲视之，毋有反其真，刺诸阳分肉间。

【提要】言刺大邪。

【讲解】"大邪"是指实邪，风、寒、暑、湿、燥、火都有大邪，即邪气盛大的意思。治疗大邪之症不可能一下子就能治好，"日以小"，指邪气需要一天天渐渐地消散。"泄夺其有余乃益虚"，"虚"是指邪气衰。"剽其通"，"剽"是用砭针刺出血的一种方法，血一出邪气就跟着去了。"肌肉亲视之"，从肌肉的哪些部位观察邪气是否已经衰退。"毋有反其真"，意思是辨证要准确，不能把阳证辨为阴证，阴证辨为阳证。此段即"不过五章"中的"大者必去"。

第四节　小邪之刺

【原文】凡刺小邪日以大，补其不足乃无害，视其所在迎之界，远近尽至其不得外，侵而行之乃自费。刺分肉间。

【提要】言刺小邪。

【讲解】"小邪"是指虚邪，与"大邪"相对，虚邪不是一天就能补起来的，所以要"日以大"，需要一天天逐渐强壮起来；"视其所在迎之界"要看虚在哪一经，以明确应该怎样去补；"远近尽至其不得外"，不管是远近、阴阳、深浅、脏腑，要使气来而不外泄；"侵而行之乃自费"，如果把虚证当成实证来治疗，就会虚其更虚；辨别虚在哪一经后，"刺分肉间"。此段即"不过五章"中的"小者益阳"。

第五节　热邪之刺

【原文】凡刺热邪越而苍，出游不归乃无病，为开通辟门户，使邪得出病乃已。

【提要】言刺热邪。

【讲解】"苍"通"仓"，即仓促、很快之意。让热邪尽快地发散出去，只要邪气排出体外不再反复，病就好了。此段即"不过五章"中的"痹热消灭"。

第六节　寒邪之刺

【原文】凡刺寒邪曰以温，徐往徐来致其神，门户已闭气不分，虚实得调其气存也。

【提要】言刺寒邪。

【讲解】刺"寒邪"要慢慢地温补阳气，要闭其门户，使正气不再分散。此段即"不过五章"中的"寒痹益温"。

第七节　刺邪用针

【原文】黄帝曰：官针奈何？岐伯曰：刺痈者用铍针，刺大者用锋针，刺小者，用圆利针，刺热者用镵针，刺寒者用毫针也。

【提要】刺不同邪气，用针不同。

第三章　解结推引

【原文】请言解论，与天地相应，与四时相副，人参天地，故可为解。

下有渐洳，上生苇蒲，此所以知形气之多少也。阴阳者，寒暑也，热则滋雨而在上，根荄少汁。人气在外，皮肤缓，腠理开，血气减，汗大泄，皮淖泽。寒则地冻水冰，人气在中，皮肤致，腠理闭，汗不出，血气强，肉坚涩。当是之时，善行水者，不能往冰；善穿地者，不能凿冻；善用针者，亦不能取四厥；血脉凝结，坚搏不往来者，亦未可即柔。故行水者，必待天温冰释，冻解，而水可行，地可穿也。人脉犹是也，治厥者，必先熨调和其经，掌与腋、肘与脚、项与脊以调之，火气已通，血脉乃行，然后视其病，脉淖泽者，刺而平之，坚紧者，破而散之，气下乃止，此所谓以解结者也。用针之类，在于调气，气积于胃，以通营卫，各行其道。宗气留于海，其下者注于气街，其上者走于息道。故厥在于足，宗气不下，脉中之血，凝而留止，弗之火调，弗能取之。用针者，必先察其经络之实虚，切而循之，按而弹之，视其应动者，乃后取之而下之。六经调者，谓之不病，虽病，谓之自已也。一经上实下虚而不通者，此必有横络盛加于大经，令之不通，视而泻之，此所谓解结也。上寒下热，先刺其项太阳，久留之，已刺则熨项与肩胛，令热下合乃止，此所谓推而上之者也。上热下寒，视其虚脉而陷之于经络者取之，气下乃止，此所谓引而下之者也。大热遍身，狂而妄见、妄闻、妄言，视足阳明及大络取之，虚者补之，血而实者泻之，因其偃卧，居其头前，以两手四指夹按颈动脉，久持之，卷而切推，下至缺盆中，而复止如前，热去乃止，此所谓推而散之者也。

【提要】阐发解结、推引之义，解结、推引是两种针刺的方法。

【讲解】"与天地相应，与四时相副，人参天地，故可为解。"要懂得人与自然的关系，只有具备了这一知识，才可以谈"解结"的问题。人生存在自然界不是孤立的，人与天地、四时是相应的。

"下有渐洳，上生苇蒲，此所以知形气之多少也。"这里举了这样一个例子，地下有水，其上才能长出蒲苇，通过观察蒲苇生长的状况，能判断地下水源的多少，以"渐洳"和"蒲苇"的关系来比喻人的气血多少与形体盛衰的关系。后面的内容就不详细分析了，择其要论之。

"故行水者，必待天温冰释，冻解，而水可行，地可穿也。"这是解释治水邪之病为什么要采用"温法"，这是因为温则水行、寒则水凝，自然之寒热与人体之寒热是有共性的。

"治厥者，必先熨调和其经，掌与腋、肘与脚、项与脊以调之，火气已通，血脉乃行，然后视其病，脉淖泽者，刺而平之，坚紧者，破而散之，气下乃止，此所谓以解结者也。"这是讲"解结"的一些具体方法和原理。

"故厥在于足，宗气不下，脉中之血，凝而留止，弗之火调，弗能取之。"寒邪凝聚，不用"火"不用"温"的疗法，就不能取得效果的。

"用针者，必先察其经络之实虚，切而循之，按而弹之，视其应动者，乃后取之而下之，六经调者，谓之不病，虽病，谓之自已也。"针刺的主要功能是调节经脉，只要经脉调，就不会生病，即使是已经生病了也能自愈，说明疾病与经脉不调关系密切。

"一经上实下虚而不通者，此必有横络盛加于大经，令之不通，视而泻之，此所谓解结也。"是说若上实下虚则经脉不通，是因为中间有"横络"阻滞，依据阻滞的具体部位，然后去泻之，这也是"解结"范畴。

"上寒下热，先刺其项太阳，久留之，已刺则熨项与肩胛，令热下合乃止，此所谓推而上之者也。"若上寒下热，上面阳虚下面有热邪，于是"推而上之"，引阳气上走。"上热下寒，视其虚脉而陷之于经络者取之，气下乃止，此所谓引而下之者也。"若上热下寒，用以"引而下之"。上寒下热、上热下寒都是讲"推引"的方法。

"大热遍身，狂而妄见、妄闻、妄言，视足阳明及大络取之，虚者补之，血而实者泻之，因其偃卧，居其头前，以两手四指夹按颈动脉，久持之，卷而切推，下至缺盆中，而复止如前，热去乃止，此所谓推而散之者也。"狂而妄见、妄闻、妄言是说"大热"一些表现或曰程度，这里介绍了一种按摩疗法来驱除热邪，简曰为"推散"，属"推引"的范畴。

这章主要就讲了这样两个方法，一是解结，二是推引，"解结"适用于经脉不通，"推引"（包括现在的按摩疗法）适用于正邪偏盛偏衰。

第四章　真邪之论

【原文】"黄帝曰：有一脉生数十病者"至篇尾。

【提要】言气有真、邪之分，"真"不胜则"邪"变无穷。可分作三节。

第一节　真气与邪气

【原文】黄帝曰：有一脉生数十病者，或痛、或痈、或热、或寒、或痒、或痹、或不仁，变化无穷，其故何也？岐伯曰：此皆邪气之所生也。黄帝曰：余闻气者，有真气，有正气，有邪气，何谓真气？岐伯曰：真气者，所受于天，与谷气并而充身也。正气者，正风也，从一方来，非实风，又非虚风也。邪气者，虚风之贼伤人也，其中人也深，不能自去。正风者，其中人也浅，合而自去，其气来柔弱，不能胜真气，故自去。

【提要】言真气与邪气的区别。

第二节　虚邪之传变

【原文】虚邪之中人也，洒淅动形，起毫毛而发腠理。其入深，内搏于骨，则为骨痹；搏于筋，则为筋挛；搏于脉中，则为血闭不通，则为痈；搏于肉，与卫气相搏，阳胜者则为热，阴胜者则为寒，寒则真气去，去则虚，虚则寒；搏于皮肤之间，其气外发，腠理开，毫毛摇，气往来行，则为痒，留而不去，则痹，卫气不行，则为不仁；虚邪遍容于身半，其入深，内居营卫，营卫稍衰，则真气去，邪气独留，发为偏枯，其邪气浅者，脉偏痛。

【提要】虚邪病人，由浅入深，传变无穷。

第三节　虚邪之积留

【原文】虚邪之入于身也深，寒与热相搏，久留而内著，寒胜其热，则骨疼肉枯；热胜其寒，则烂肉腐肌为脓，内伤骨，内伤骨为骨蚀；有所疾，前筋，筋屈不得伸，邪气居其间而不反，发于筋溜；有所结，气归之，卫气留之，不得反，津液久留，合而为肠溜，久者数岁乃成，以手按之柔；已有所结，气归之，津液留之，邪气中之，凝结日以易甚，连以聚居，为昔瘤，以手按之坚；有所结，深中骨，气因于骨，骨与气并，日以益大，则为骨疽；有所结，中于肉，宗气归之，邪留而不去，有热则化而为脓，无热则为肉疽。

凡此数气者，其发无常处，而有常名也。

【提要】虚邪深入，积而为瘤，传变无穷。

卫气行第七十六

（此篇未收集到录音资料，据《黄帝内经章句索引》整理）

篇解：详论卫气运行于三阴三阳之次，因以"卫气行"名篇。先言卫气尽行阳分，始于足太阳经以周六腑而及于肾，是为一周。次言卫气运行之数，可以日行之度计之。又次言卫气夜行阴分始于足少阴肾经，以周五脏，并以相制之次为序。又次言卫气有在阳、在阴之时，刺诸经者，必候卫气之所在而刺之。全篇可分作四节。

第一节 卫气阳经之行

【原文】黄帝问于岐伯曰：愿闻卫气之行，出入之合，何如？岐伯曰：岁有十二月，日有十二辰，子午为经，卯酉为纬。天周二十八宿，而一面七星，四七二十八星，房昴为纬，虚张为经。是故房至毕为阳，昴至心为阴，阳主昼，阴主夜。故卫气之行，一日一夜五十周于身，昼日行于阳二十五周，夜行于阴二十五周，周于五岁。是故平旦阴尽，阳气出于目，目张则气上行于头，循项下足太阳，循背下至小指之端；其散者，别于目锐眦，下手太阳，下至手小指之间外侧；其散者，别于目锐眦，下足少阳，注小指次指之间；以上循手少阳之分，侧下至小指之间；别者以上至耳前，合于颔脉，注足阳明，以下行至跗上，入五指之间；其散者，从耳下下手阳明，入大指之间，入掌中；其至于足也，入足心，出内踝下，行阴分，复合于目，故为一周。

【提要】言卫气昼行阳分，始于足太阳经，以周六腑，而及于肾经，是为一周。

第二节 卫气行之度数

【原文】是故日行一舍，人气行一周与十分身之八；日行二舍，人气行二周于身与十分身之六；日行三舍，人气行于身五周与十分身之四；日行四舍，人气行于身七周与十分身之二；日行五舍，人气行于身九周；日行六舍，人气行于身十周与十分身之八；日行七舍，人气行于身十二周在身与十分身之六；日行十四舍，人气二十五周于身有奇分与十分身之二，阳尽于阴阴受气矣。

【提要】言卫气运行之数，可用日行之度以计之。

第三节　卫气阴经之行

【原文】其始入于阴，常从足少阴注于肾，肾注于心，心注于肺，肺注于肝，肝注于脾，脾复注于肾为周。是故夜行一舍，人气行于阴脏一周与十分脏之八，亦如阳行之二十五周，而复合于目。阴阳一日一夜，合有奇分十分身之四，与十分脏之二。是故人之所以卧起之时有早晏者，奇分不尽故也。

【提要】言卫气夜行阴分，始于足少阴肾经，以周五脏，并以相制之次为序。

第四节　卫气行之刺法

【原文】黄帝曰：卫气之在于身也，上下往来不已，期候气而刺之奈何？伯高曰：分有多少，日有长短，春秋冬夏，各有分理，然后常以平旦为纪，以夜尽为始。是故一日一夜，水下百刻，二十五刻者，半日之度也，常如是毋已，日入而止，随日之长短，各以为纪而刺之。谨候其时，病可与期，失时反候者，百病不治。故曰：刺实者，刺其来也；刺虚者，刺其去也。此言气存亡之时，以候虚实而刺之。是故谨候气之所在而刺之，是谓逢时。在于三阳，必候其气在于阳而刺之；病在于三阴，必候其气在阴分而刺之。水下一刻，人气在太阳；水下二刻，人气在少阳；水下三刻，人气在阳明；水下四刻，人气在阴分；水下五刻，人气在太阳；水下六刻，人气在少阳；水下七刻，人气在阳明；水下八刻，人气在阴分；水下九刻，人气在太阳；水下十刻，人气在少阳；水下十一刻，人气在阳明；水下十二刻，人气在阴分；水下十三刻，人气在太阳；水下十四刻，人气在少阳；水下十五刻，人气在阳明；水下十六刻，人气在阴分；水下十七刻，人气在太阳；水下十八刻，人气在少阳；水下十九刻，人气在阳明；水下二十刻，人气在阴分；水下二十一刻，人气在太阳；水下二十二刻，人气在少阳；水下二十三刻，人气在阳明；水下二十四刻，人气在阴分；水下二十五刻，人气在太阳，此半日之度也。从房至毕一十四舍，水下五十刻，日行半度，回行一舍，水下三刻与七分刻之四。《大要》曰：常以日之加于宿上也，人气在太阳。是故日行一舍，人气行三阳行与阴分，常如是无已，天与地同纪，纷纷盼盼，终而复始，一日一夜，水下百刻而尽矣。

【提要】言卫气既有在阴、在阳之时，刺诸经者必候卫气之所在而刺之。

九宫八风第七十七

（此篇的录音资料不完整，据《黄帝内经章句索引》整理）

篇解："九宫"是指九个方位，即北、南、东、西、东北、西南、西北、东南、中央，如坎一宫位于北，离九宫位于南，震三宫位于东，兑七宫位于西，艮八宫位于东北，坤二宫位于西南，乾六宫位于西北，巽四宫位于东南，中五宫位于中央也。"八风"，是指除中央外来自其他八个方位的风，如北来之大刚风，南来之大弱风，东来之婴儿风，西来之刚风，东北来之凶风，西南来之谋风，西北来之折风，东南来之弱风。知"九宫"之方位所在，即知其"风"之来为何风。全篇可分作三节。

第一节　太一居九宫之日次

【原文】　　　　合八风虚实邪正

立夏	四	阴洛 东南方	夏至	九	上天 南方	立秋	二	玄委 西南方
春分	三	仓门 东方	立夏	五	中央	秋分	七	仓果 西方
立春	八	天留 东北方	冬至	一	叶蛰 北方	立冬	六	新洛 西北方

　　太一常以冬至之日，居叶蛰之宫四十六日，明日居天留四十六日，明日居仓门四十六日，明日居阴洛四十五日，明日居天宫四十六日，明日居玄委四十六日，明日居仓果四十六日，明日居新洛四十五日，明日复居叶蛰之宫，曰冬至矣。太一日游，以冬至之日，居叶蛰之宫，数所在，日从一处，至九日，复返于一，常如是无已，终而复始。

【提要】　言太一居九宫之日次。

第二节　太一游宫所占之变

　　【原文】　太一移日，天必应之以风雨，以其日风雨则吉，岁美民安少病矣。先之则多雨，后之则多汗。太一在冬至之日有变，占在君；太一在春分之日有变，占在相；太一在中宫之日有变，占在吏；太一在秋分之日有变，占在将；太一在夏至之日有变，占在百姓。所谓有变者，太一居五宫之日，病风折树木，扬沙石。各以其所主，占贵贱，因视风所从来而占之。风从其所居之乡来为实风，主生，长养万物；从其冲后来为虚风，伤人者也，主杀主害者。谨候虚风而避之，故圣人曰避虚邪之道，如避矢石，然邪弗能害，此之谓也。

【提要】言太一游宫所占之变。

第三节　八风主病及其病机

【原文】是故太一入徙，立于中宫，乃朝八风，以占吉凶也。风从南方来，名曰大弱风，其伤人也，内舍于心，外在于脉，气主热；风从西南方来，名曰谋风，其伤人也，内舍于脾，外在于肌，其气主为弱；风从西方来，名曰刚风，其伤人也，内舍于肺，外在于皮肤，其气主为燥；风从西北方来，名曰折风，其伤人也，内舍于小肠，外在于手太阳脉，脉绝则溢，脉闭则结不通，善暴死；风从北方来，名曰大刚风，其伤人也，内舍于肾，外在于骨与肩背之膂筋，其气主为寒也；风从东北方来，名曰凶风，其伤人也，内舍于大肠，外在于两胁腋骨下及肢节；风从东方来，名曰婴儿风，其伤人也，内舍于肝，外在于筋纽，其气主为身湿；风从东南方来，名曰弱风，其伤人也，内舍于胃，外在肌肉，其气主体重。此八风皆从其虚之乡来，乃能病人。三虚相搏，则为暴病卒死。两实一虚，病则为淋露寒热。犯其两湿之地，则为痿。故圣人避风，如避矢石焉。其有三虚而偏中于邪风，则为击仆偏枯矣。

【提要】言八风所主之病。

【讲解】"风从北方来"，太一在南、在离，北方是"离"的春候；"名曰大刚风，其伤人也，内舍于肾，外在于骨与肩背之膂筋"，北方是坎水，其气寒，肩背之膂筋是肾之表，太阳寒水之脏，"其气主为寒也"。

"风从东北方来"，太一在西南；"名曰凶风，其伤人也，内舍于大肠，外在于两胁腋骨下及肢节。"

"风从东方来"，太一在西方，东是西的春候；"名曰婴儿风，其伤人也，内舍于肝，外在于筋纽，其气主为身湿。"

"风从东南方来"，太一在西南；"名曰弱风，其伤人也，内舍于胃，外在肌肉，其气主体重"，是指湿气太重。

以上就是所谓的八风虚邪。从春候来的风为什么叫"虚风"呢？是因为其本方之气虚，实际上"虚风"是很强的风而不是弱风，这点要了解。"此八风皆从其虚之乡来，乃能病人"，这种邪气病人与一般的邪气病人不一样。"三虚相搏，

826

则为暴病卒死"，"三虚"即逢年之衰、逢月之空、逢时之不和，年、月、时三虚，遇到这种情况得病就很严重。"两实一虚，病则为淋露寒热"，三虚犯其一，病情要轻松一点。"犯其两湿之地，则为痿。故圣人避风，如避矢石焉。其有三虚而偏中于邪风，则为击仆偏枯矣"，这些都是在讨论八风致病的问题。

九针论第七十八

（此篇录音资料仅限于提要，其他据《黄帝内经章句索引》整理）

篇解：讨论"针"以"九"数概之的意义。篇中云："九针者，天地之大数也，始于一而终于九。"又云："一而九之……九九八十一，以起黄钟数焉，以针应数也。""黄钟"者，《淮南子》以纵黍之长为"分"，九分为"寸"，九寸为"黄钟"，九而九之，得八十一分，是为律本，故"黄钟"即九数也。"黄钟"始于一终于九，故有"黄钟为万事本"之说。针取乎"九"，以其能起百病之本之意也。全篇可分作五章。

第一章　九为黄钟之数

【原文】黄帝曰：余闻《九针》于夫子，众多博大矣，余犹不能寤，敢问九针焉生？何因而有名？岐伯曰：九针者，天地之大数也，始于一而终于九。故曰：一以法天，二以法地，三以法人，四以法时，五以法音，六以法律，七以法星，八以法风，九以法野。黄帝曰：以针应九之数奈何？岐伯曰：夫圣人之起天地之数也，一而九之，故以立九野，九而九之，九九八十一，以起黄钟数焉，以针应数也。

【提要】阐明"九"为黄钟之数，"九针"者"以针应数也"。

【讲解】文献从宏观的角度来解释"九"这个数，"九"是什么数呢？九是"黄钟数"，所以要用"九"来区别针的不同。"九针者，天地之大数也，始于一而终于九"，"九"是最大的数。"故曰：一以法天，二以法地，三以法人，四以法时，五以法音，六以法律，七以法星，八以法风，九以法野。"《灵枢》的第一篇"九针十二原"第一法天，"本输"第二法地，"小针解"第三法人……一直到"终始"第九法野，与这里的九个数一一对应。这种对应是毫无意义的，没有什么道理可言，不知是哪个后人添进去的。

解释一下"黄钟数"，这要从中国数学的历史来讲。中国最原始的记数方式是以"黍"来记的，最早见于《淮南子》。《淮南子》把黍米的长度作为记"分"的标准，一黍就是一分，九颗黍米就是一寸，九寸就是黄钟数，即八十一分。这是我国古代算数的根本，"黄钟数"在中国的计数史上是最原始、最基础的数。为什么针要用"九"来区别呢？就是因为"九"是最大的数，也是最基础的数，"黄钟"为万事之本，其包含了变化无穷之意，意思是说只要有了这九种针，就什么病都可以治疗了。

第二章　人病应之九数

【原文】一者天也，天者阳也，五脏之应天者肺，肺者五脏六腑之盖也，皮者肺之合也，人之阳也。故为之治针，必以大其头而锐其末，令无得深入而阳气出。二者地也，人之所以应土者肉也。故为之治针，必箭其身而圆其末，令无得伤肉分，伤则气得竭。三者人也，人之所以成生者血脉也。故为之治针，必大其身而圆其末，令可以按脉勿陷，以致其气，令邪气独出。四者时也，时者四时八风之客于经络之中，为瘤病者也。故为之治针，必箭其身而锋其末，令可以泻热出血，而痼病竭。五者音也，音者冬夏之分，分于子午，阴与阳别，寒与热争，两气相搏，合为痈脓者也。故为之治针，必令其末如剑锋，可以取大脓。六者律也，律者调阴阳四时而合十二经脉，虚邪客于经络而为暴痹者也。故为之治针，必令尖如氂，且圆其锐，中身微大，以取暴气。七者星也，星者人之七窍，邪之所客于经，而为痛痹，舍于经络者也。故为之治针，令尖如蚊虻喙，静以徐往，微以久留，正气因之，真邪俱往，出针而养者也。八者风也，风者人之股肱八节也，八正之虚风，八风伤人，内舍于骨解腰脊节腠理之间，为深痹也。故为之治针，必长其身，锋其末，可以取深邪远痹。九者野也，野者人之节解，皮肤之间也，淫邪流溢于身，如风水之状，而溜不能过于机关大节者也。故为之治针，令尖如挺，其锋微圆，以取大气之不能过于关节者也。

【提要】释"九"之义，以及应于人病之九类。

【讲解】此章解释"一"到"九"的含义，同时把疾病分为九大类，所以就要用九种不同的针来进行治疗。

"一者天也，天者阳也，五脏之应天者肺，肺者五脏六腑之盖也，皮者肺之合也，人之阳也。故为之治针，必以大其头而锐其末，令无得深入而阳气出"，这是解释第一种针，即"镵针"。镵针是用来治肺、治气方面的疾病的，人之气是最宝贵的，所以镵针的针尖要锐利，针刺时要浅，不得伤人阳气。

"二者地也，人之所以应土者肉也。故为之治针，必筩其身而圆其末，令无得伤肉分，伤则气得竭"，这是解释第二种针。这是用来治疗皮肤、肌肉疾病的"圆针"，"筩其身"是说针尖针身一样粗，这样就不能深刺，也就不能伤人。

"三者人也，人之所以成生者血脉也。故为之治针，必大其身而圆其末，令可以按脉勿陷，以致其气，令邪气独出"，这是解释第三种针，即"锓针"。锓针"必大其身而圆其末"，主要是用于刺经脉、血脉。

下面对法时、法音、法律、法星、法风、法野，都做了解释，说明"九针"的取义是从自然界现象来的，我就不一一讨论了。总之，人生病了要用不同的针来对应治疗。

第三章　明九针之形度

【原文】黄帝曰：针之长短有数乎？岐伯曰：一曰镵针者，取法于巾针，去末寸半，卒锐之，长一寸六分，主热在头身也。二曰圆针，取法于絮针，筩其身而卵其锋，长一寸六分，主治分间气。三曰锓针，取法于黍粟之锐，长三寸半，主按脉取气，令邪出。四曰锋针，取法于絮针，筩其身，锋其末，长一寸六分，主痈热出血。五曰铍针，取法于剑锋，广二分半，长四寸，主大痈脓，两热争者也。六曰圆利针，取法于氂，针微大其末，反小其身，令可深内也，长一寸六分，主取痈痹者也。七曰毫针，取注于毫毛，长一寸六分，主寒热痛痹在络者也。八曰长针，取法于綦针，长七寸，主取深邪远痹者也。九曰大针，取法于锋针，其锋微圆，长四寸，主取大气不出关节者也。针形毕矣，此九针大小长短法也。

【提要】明九针之形度，具体介绍九针长短大小的尺度。

第四章　人体气旺之所

【原文】黄帝曰：愿闻身形应九野奈何？岐伯曰：请言身形之应九野也，

左足应立春，其日戊寅己丑；左胁应春分，其日乙卯；左手应立夏，其日戊辰己巳；膺喉首头应夏至，其日丙午；右手应立秋，其中戊申己未；右胁应秋分，其日辛酉；右足应立冬，其日戊戌己亥；腰尻下窍应冬至，其日壬子；六腑膈下三脏应中州，其大禁，大禁太一所在之日及诸戊己。凡此九者，善候八正所在之处，所主左右上下身体有痈肿者，欲治之，无以其所直之日溃治之，是谓天忌日也。

【提要】言天地八正之方，即人体气旺之所。

【讲解】天地八正之方应人体气旺之所，天有春夏秋冬，人有五脏，各有旺气，各有所主，持针不能犯天忌。如"春"为"肝"所主，治肝不能犯春之气，伤春就是犯了天忌，"天忌"的内容很广泛。

第五章　针刺宜忌诸端

【原文】"形乐志苦，病生于脉"至篇尾。

【提要】言用针时所应注意之诸端。可分作三节。

第一节　形志辨治

【原文】形乐志苦，病生于脉，治之于灸刺；形苦志乐，病生于筋，治之以熨引；形乐志乐，病生于肉，治之以针石；形苦志苦，病生于咽嗌，治之以甘药；形数惊恐，筋脉不通，病生于不仁，治之以按摩醪药。是谓形。

【提要】观察形志以辨证施治。

【讲解】主要是观察病人的情志进行辨证治疗，其内容与《素问·血气形志》的内容基本是一样的，可以参考。

第二节　五脏辨治

【原文】五脏气：心主噫，肺主欬，肝主语，脾主吞，肾主欠。六腑气：胆为怒，胃为气逆哕，大肠小肠为泄，膀胱不约为遗溺，下焦溢为水。五味：酸入肝，辛入肺，苦入心，甘入脾，咸入肾，淡入胃，是谓五味。五并：精气并肝则忧，并心则喜，并肺则悲，并肾则恐，并脾则畏，是谓五精之气并于脏也。五恶：肝恶风，心恶热，肺恶寒，肾恶燥，脾恶湿，此五脏气所恶也。五液：心主汗，肝主泣，肺主涕，肾主唾，脾主涎，此五液所出也；五劳，久视伤血，久卧伤气，久坐伤肉，久立伤骨，久行伤筋，此五久劳所病也。五走：酸走筋，辛走气，苦走血，咸走骨，甘走肉，是谓五走也。五裁：病在筋，无食酸；病在气，无食辛；病在骨，无食咸；病在血，无食苦；病在肉，无食甘；口嗜而欲食之，不可多也，必自裁也，命曰五裁。五发：阴病发于骨，阳病发于血，以味发于气，阳病发于冬，阴病发于夏。五邪：邪入于阳，则为狂；邪入于阴，则为血痹；邪入于阳，转则为癫疾；邪入于阴，转则为瘖；阳入于阴，病静；阴出之于阳，病喜怒。五脏：心藏神，肺藏魄，肝藏魂，脾藏意，肾藏精志也。五主：心主脉，肺主皮，肝主筋，脾主肌，肾主骨。

【提要】 观察五脏诸病变，以及五味所主治，藉以辨证论治。

【讲解】 其内容与《素问·宣明五气》一致，可以参考。

第三节　气血辨治

【原文】 阳明多血多气，太阳多血少气，少阳多气少血，太阴多血少气，厥阴多血少气，少阴多气少血。故曰：刺阳明出血气，刺太阳出血恶气，刺少阳出气恶血，刺太阴出血恶气，刺厥阴出血恶气，刺少阴出气恶血也。足阳明、太阴为里表，少阳、厥阴为表里，太阳、少阴为表里，是谓足之阴阳也。手阳明、太阴为表里，少阳心主为表里，太阳、少阴为表里，是谓手之阴阳也。

【提要】 从气血多少、阴阳表里来辨证论治。

【讲解】 与《素问·血气形志》的内容基本一致，可作参考。

岁露论第七十九

（此篇录音资料仅限于提要，其他据《黄帝内经章句索引》整理）

篇解： "岁露"者，岁时不正之气也，即指四时之"虚邪"而言，如"立春"风从西方来，"冬至"风从南方来，皆为从冲后来者之类，皆为扬沙折木之大风是也。故篇中云："因立春之日风从西方来，故诸逢其风而遇其雨者，命曰遇岁露焉。"文章开首言"人气"，中段"人气""天气"并言，篇末专言"天气"，是专对"岁露"的发挥之作。全篇可分作三节。

【讲解】"露"又叫露气，包括风、雨、寒、热等邪气。"岁露"是指前面所讲的"虚邪"，即"九宫八风"中所论及的"虚邪"。

第一节　风邪疟邪病人之别

【原文】黄帝问于岐伯曰：经言夏日伤暑，秋病疟，疟之发以时，其故何也？岐伯对曰：邪客于风府，病循膂而下，卫气一日一夜，常大会于风府，其明日日下一节，故其日作晏。此其先客于脊背也，故每至于风府则腠理开，腠理开则邪气入，邪气入则病作，此所以日作尚晏也。卫气之行风府，日下一节，二十一日下至尾底，二十二日入脊内，注于伏冲之脉，其行九日，出于缺盆之中，其气上行，故其病稍益至。其内搏于五脏，横连募原，其道远，其气深，其行迟，不能日作，故次日乃稽积而作焉。黄帝曰：卫气每至于风府，腠理乃发，发则邪入焉。其卫气日下一节，则不当风府，奈何？岐伯曰：风府无常，卫气之所应，必开其腠理，气之所舍节，则其府也。黄帝曰：善。夫风之与疟也，相与同类，而风常在，而疟特以时休，何也？岐伯曰：风气留其处，疟气随经络沉以内搏，故卫气应乃作也。帝曰：善。

【提要】言风邪、疟邪病于人，风邪留其处而常在，疟邪随经络以内薄，其为病变之不同如此，其内容与《素问·疟论》的内容基本一致。

第二节　贼风虚邪病人之别

【原文】黄帝问于少师曰：余闻四时八风之中人也，故有寒暑，寒则皮肤急而腠理闭，暑则皮肤缓而腠理开。贼风邪气，因得以入乎？将必须八正虚邪，乃能伤人乎？少师答曰：不然。贼风邪气之中人也，不得以时。然必因其开也，其入深，其内极病，其病人也卒暴；因其闭也，其入浅以留，其病也徐以迟。黄帝曰：有寒温和适，腠理不开，然有卒病者，其故何也？少师答曰：帝弗知邪入乎？虽平居，其腠理开闭缓急，其故常有时也。黄帝曰：

可得闻乎？少师曰：人与天地相参也，与日月相应也。故月满则海水西盛，人血气积，肌肉充，皮肤致，毛发坚，腠理郄，烟垢著。当是之时，虽遇贼风，其入浅不深。至其月郭空，则海水东盛，人气血虚，其卫气去，形独居，肌肉减，皮肤纵，腠理开，毛发残，膲理薄，烟垢落。当是之时，遇贼风则其入深，其病人也卒暴。黄帝曰：其有卒然暴死、暴病者何也？少师答曰：三虚者，其死暴疾也；得三实者，邪不能伤人也。黄帝曰：愿闻三虚。少师曰：乘年之衰，逢月之空，失时之和，因为贼风所伤，是谓三虚。故论不知三虚，工反为粗。帝曰：愿闻三实。少师曰：逢年之盛，遇月之满，得时之和，虽有贼风邪气，不能危之也。黄帝曰：善乎哉论！明乎哉道！请藏之金匮，命曰三实，然此一夫之论也。

【提要】言一般的贼风邪气。贼风邪气不同于八正虚邪，最大的区别是一般的贼风邪气使个别人受病，而八正虚邪往往导致多人同病。

【讲解】贼风邪气和八正虚邪伤人是不是一样的呢？"不然。贼风邪气之中人也，不得以时。然必因其开也，其入深，其内极病，其病人也卒暴；因其闭也，其入浅以留，其病也徐以迟。"这是讲一般的贼风邪气致病的轻重也不一样，但这种邪气不会使多数人同病，"不得以时"就是对比八风虚邪致病而言，因为八风虚邪致病的时间性很强，而一般的贼风邪气致病随时都有可能。

"黄帝曰：有寒温和适，腠理不开，然有卒病者，其故何也？少师答曰：帝弗知邪入乎？虽平居，其腠理开闭缓急，其故常有时也。"这意思是说，只要生病就会有致病因子存在，不管是察觉得到还是察觉不到。"虽平居，其腠理开闭缓急，其故常有时也"，是说有的致病因子人体是没有察觉的，且随时随地都可能出现。这个认识是非常正确的，不能说因为没有什么感觉，就否定致病因子的存在。

"人与天地相参也，与日月相应也"，是说人与自然是一个整体，文献从两种不同的情况来分析人与自然的联系。"故月满则海水西盛，人血气积，肌肉充，皮肤致，毛发坚，腠理郄，烟垢著。""月满"是自然界的现象，月为阴，水为阴，月满则海水西盛，即自然界阴气很盛的时候，人体的阴血相应也很旺盛；表现为肌肉充、皮肤致、毛发坚、腠理隙、烟垢著等；"烟垢著"是说人气血很盛的时候，皮肤的新陈代谢很快，排泄分泌物就多。"当是之时，虽遇贼风，其入浅不深"，在这个时候，尽管自然界的阴气很盛，但人的气血也很足，所以就不容易致病，虽病也很浅在。另一种情况是，"至其月郭空，则海水东盛"，这是自然界阴衰之象，反应在人体上，即"人气血虚，其卫气去，形独居，肌肉减，皮肤纵，腠理开，毛发残，膲理薄，烟垢落"，于是"当是之时，遇贼风则其入深，其病人也卒暴"。

这段文字从自然界的阴气盛衰、人体的气血盛衰两个方面来讨论的。一是说，尽管自然界的邪气很盛，但由于人的正气也很强，所以邪气中人不深；另一是说，尽管邪气很衰，但因人的正气也非常衰弱，所以邪气中人就会很深。

"三虚者，其死暴疾也；得三实者，邪不能伤人也。""三虚"的致病性很强，"三实"的危害性就没有那么大。

"乘年之衰，逢月之空，失时之和，因为贼风所伤，是谓三虚，故论不知三虚，工反为粗。"这是具体讲"三虚"，所谓"三虚"就是乘年之衰、逢月之空、失时之和。如春温、夏热是"时之和"，春不温、夏不热就是"失时之和"。

"逢年之盛，遇月之满，得时之和，虽有贼风邪气，不能危之也"，这是具体讲三实，三实致病的危害性不大。"黄帝曰：善乎哉论！明乎哉道！请藏之金匮，命曰三实，然此一夫之论也。""命曰三实"这四个字应该放在"得时之和"或"不能危之也"的后面，放在这里令人不好理解，这显然是错简。"然此一夫之论也"，这句是总结上文，是说三虚、三实致病，只能使个别人生病，不会使多数人同病，因为这是一般的贼风邪气而不是八正虚邪，而且体质强壮的人可以不病，体质脆弱的人得病也有轻重之分。

第三节　岁露即为八风虚邪

【原文】黄帝曰：愿闻岁之所以皆同病者，何因而然？少师曰：此八正之候也。黄帝曰：候之奈何？少师曰：候此者，常以冬至之日，太一立于叶蛰之宫，其至也，天必应之以风雨者矣。风雨从南方来者，为虚风，贼伤人者也。其以夜半至也，万民皆卧而弗犯也，故其岁民小病。其以昼至者，万民懈惰而皆中于虚风，故万民多病。虚邪入客于骨而不发于外，至其立春，阳气大发，腠理开，因立春之日，风从西方来，万民又皆中于虚风，此两邪相搏，经气结代者矣。故诸逢其风而遇其雨者，命曰遇岁露焉。因岁之和，而少贼风者，民少病而少死；岁多贼风邪气，寒温不和，则民多病而死矣。黄帝曰：虚邪之风，其所伤贵贱何如？候之奈何？少师答曰：正月朔日，太一居天留之宫，其日西北风，不雨，人多死矣。正月朔日，平旦北风，春，民多死。正月朔日，平旦北风行，民病多者，十有三也。正月朔日，日中北风，夏，民多死。正月朔日，夕时北风，秋，民多死。终日北风，大病死者十有六。正月朔日，风从南方来，命曰旱乡，从西方来，命曰白骨，将国有殃，人多死亡。正月朔日，风从东方来，发屋，扬沙石，国有大灾也。正月朔日，风从东南方行，春有死亡。正月朔，天利温不风，籴贱，民不病；天寒而风，籴贵，民多病。此所谓候岁之风，残伤人者也。二月丑不风，民多心腹病；三月戌不温，民多寒热；四月巳不暑，民多瘅病；十月申不寒，民多暴死。诸所谓风者，皆发屋，折树木，扬沙石，起毫毛，发腠理者也。

【提要】阐发"岁露"为八正虚邪。

【讲解】所谓"八正"就是前面讲的九宫八风，这里主要是区别前面的第二节谈的一般的贼邪。

文中云："以冬至之日，太一立于叶蛰之宫。"这是《灵枢·九宫八风》中一个内容，"太一"居于北方即"坎"位，冬至以后应该是北风，但若风从南方来，这就是虚风即虚邪。虚风如果是夜半到，人在睡眠中，故影响还不大，若是白天来，则万民多病。若是到了立春，风从西方来，这也是虚邪，冬至的南风加上立春的西风，于是"两邪相搏，经气结代者矣"。"代"是指虚邪，如冬至的北风被南风代之，立春的东风被西风代之，"结"是指虚邪结而不去。

文云："故诸逢其风而遇其雨者，命曰遇岁露焉。"这是解释什么叫"岁露"，可理解为岁时不正之虚邪。"岁多贼风邪气，寒温不和，则民多病而死矣"，这里讲的是多人同病，有流行性的意思。

下文言"正月朔日"是指正月初一，古人认为观察这一天不同时辰的天气变化，可以对这一年春夏秋冬的气候做出大致的预测。"风从南方来，命曰旱乡"，"旱乡"是指火热之气太盛。"从西方来，命曰白骨"，"白骨"指燥金之气太盛。"风从东方来，发屋，扬沙石，国有大灾也"，东方是风之本方，不属虚邪，但这个风"发屋，扬沙石"，仍属风气不正，故曰"国有大灾也"。"正月朔，天利温不风，籴贱，民不病"，"籴贱"是说风调雨顺五谷丰登，粮食的价格也不高。"天寒而风，籴贵，民多病"，气候不好，收成不好，粮食价格上涨，且民多病。"此所谓候岁之风"，正月初一这一天被称作"候岁之风"。

文云："二月丑不风，民多心腹病；三月戌不温，民多寒热；四月巳不暑，民多瘅病；十月申不寒，民多暴死。"这里列举出二月、三月、四月、十月的气候分析及对人的影响。若农历二月逢丑日，天不刮风，民多心腹病。"丑"是十二月份的月建，是阳气应该发动的时候，"丑"者"纽"也，正值阴尽阳回之机，阳气发动就应该有风，若无风，即阳气还未发动，这说明阳气衰，阳气衰就易得心腹病，"丑"属土嘛，这是说脾胃阳气不足。若农历三月逢戌日，天不转暖，民多病寒热。"戌"是九月的月建，应该是万物肃杀、阳气下降的时候，若"不温"，这是阴寒之气太盛，收敛太盛，所以人会"多寒热"。若农历四月逢巳日，"巳"是四月的月建，应该是阳气盛的时候，若"不暑"，则阳气郁积于内，"民多瘅病"。若农历十月逢申日，"申"是七月的月建，应该是阳气衰，若"不寒"，则"民多暴死"。

最后文云："诸所谓风者，皆发屋，折树木，扬沙石，起毫毛，发腠理者也。"是说所谓虚风、虚邪都不是抽象的，是看得见摸得着的，如发屋、折树木、扬沙石、起毫毛、发腠理等。

大惑论第八十

（此篇录音资料仅限于提要，其他据《黄帝内经章句索引》整理）

篇解：全篇以讨论"眩惑"为主，故名"大惑论"。篇中提出眩惑的病位在脑，文曰："脑转则引目系急，目系急则目眩以转矣。"至于使脑病惑之因有内外之殊，"精神魂魄，散不相得"内因也，"邪中于项，随眼系以入脑"外因也。文中又论及善忘、饥不嗜食、不得卧、多卧、目不得视诸症，都与"眩惑"有关系。全篇可分作二章。

【讲解】有文章说，眼与脑的关系发明于王清任，实际上这一认识要早很多，眼和脑的关系在这篇文献中就讲得很清楚，中医文献中对"脑"的讨论不多，但是时间很早，并不是到王清任以后才认识的。全篇可分作二章。

第一章　眩　惑

【原文】黄帝问于岐伯曰：余尝上于清冷之台，中阶而顾，匍匐而前，则惑。余私异之，窃内怪之，独瞑独视，安心定气，久而不解。独博独眩，披发长跪，俛而视之，后久之不已也。卒然自上，何气使然？岐伯对曰：五脏六腑之精气，皆上注于目而为之精。精之窠为眼，骨之精为瞳子，筋之精为黑眼，血之精为络，其窠气之精为白眼，肌肉之精为约束。裹撷筋骨血气之精而与脉并为系，上属于脑，后出于项中。故邪中于项，因逢其身之虚，其入深，则随眼系以入于脑，入于脑则脑转，脑转则引目系急，目系急则目眩以转矣。邪其精，其精所中不相比也，则精散，精散则视歧，视歧见两物。目者，五脏六腑之精也，营卫魂魄之所常营也，神气之所生也。故神劳则魂魄散，志意乱。是故瞳子、黑眼法于阴，白眼、赤脉法于阳也。故阴阳合传而精明也。目者，心使也，心者，神之舍也，故神精乱而不转。卒然见非常处，精神魂魄，散不相得，故曰惑也。黄帝曰：余疑其然。余每之东苑，未曾不惑，去之则复，余唯独为东苑劳神乎？何其异也？岐伯曰：不然也。心有所喜，神有所恶，卒然相惑，则精气乱，视误故惑，神移乃复。是故间者为迷，甚者为惑。

【提要】论眩惑的病因、病位、病机、病症表现。

【讲解】文云："余尝上于清冷之台，中阶而顾，匍匐而前，则惑。余私异之，窃内怪之，独瞑独视，安心定气，久而不解。独博独眩，披发长跪，俛而视之，后久之不已也。卒然自上，何气使然？"这几句话描述了眩惑的病症表现。

"五脏六腑之精气，皆上注于目而为之精。精之窠为眼，骨之精为瞳子，筋之精为黑眼，血之精为络，其窠气之精为白眼，肌肉之精为约束。裹撷筋骨血气之精而与脉并为系，上属于脑，后出于项中。"这段文献讲的是眼的生理、眼的结构，总的概念是"五脏六腑之精气，皆上注于目而为之精"，"为之精"的"精"指功能而言。把眼睛的结构与五脏六腑联系起来认识，这是"五轮"

学说的来源，眼睛的部位与五脏精气是密切联系的，"上属于脑"。

文云："故邪中于项，因逢其身之虚，其入深，则随眼系以入于脑，入于脑则脑转，脑转则引目系急，目系急则目眩以转矣。"这是讲眩晕的病机，邪中于项，项属于督脉，通过项入于脑，再影响到眼，眼受到脑的支配则"目眩以转"。

"邪其精，其精所中不相比也，则精散，精散则视歧，视歧见两物"，这是讲眩惑的症状表现。"邪其精"的"邪"通"斜"，"精"是指"睛"，即目斜之意，不能像正常人一样正视了，意思就是目眩睛斜，视物不正。"其精所中不相比也"，这里的"精"指五脏六腑的精气，"不相比"是"不相等"之意，左右两眼失去平衡，则"精散，精散则视歧，视歧见两物。"

"目者，五脏六腑之精也，营卫魂魄之所常营也，神气之所生也。故神劳则魂魄散，志意乱。是故瞳子、黑眼法于阴，白眼、赤脉法于阳也。故阴阳合传而精明也。"五脏六腑的阴阳之精都布于眼，"阴阳合传而精明也"，"合传"是说五脏六腑的精气要统一，即阴阳平衡之意，这样眼睛功能才能正常。"神劳则魂魄散，志意乱"，是说内在的病因可以影响到眼睛和脑正常关系。

"目者，心使也，心者，神之舍也，故神精乱而不转。卒然见非常处，精神魂魄，散不相得，故曰惑也。"这是讲"惑"的病机，五脏主神智，神志不安，神志不安是引起眩惑的内在因素，表现于外则睛就不能正视。

"黄帝曰：余疑其然。余每之东苑，未曾不惑，去之则复，余唯独为东苑劳神乎？何其异也？"这句与第一句对照起来看，前面说上"清冷之台"会眩晕，即登高台会眩惑，现在这里是说"每于东苑"也会眩晕，"东苑"是平地，这又是为什么呢？"岐伯曰：不然也。心有所喜，神有所恶，卒然相惑，则精气乱，视误故惑，神移乃复。是故间者为迷，甚者为惑。"就是说还是因情志引发的，过度兴奋都会发生情志失常。

第二章　诸　病

【原文】"黄帝曰：人之善忘者"至篇尾。

【提要】论善忘、不嗜食、不得卧、多卧、不得视等。可分作六节。

第一节　论善忘

【原文】黄帝曰：人之善忘者，何气使然？岐伯曰：上气不足，下气有余，肠胃实而心肺虚，虚则营卫留于下，久之不以时上，故善忘也。

【提要】论善忘。

第二节　不嗜食

【原文】黄帝曰：人之善饥而不嗜食者，何气使然？岐伯曰：精气并于脾，热气留于胃，胃热则消谷，谷消故善饥；胃气逆上，则胃脘寒，故不嗜食也。

【提要】论不嗜食。

【讲解】这里有点不好理解，热气留于胃，胃气逆上，为什么会"胃脘寒"呢？《针灸甲乙经》中这里的"寒"作"塞"，我认为《甲乙经》的说法是正确的。

第三节　目不瞑

【原文】黄帝曰：病而不得卧者，何气使然？岐伯曰：卫气不得入于阴，常留于阳，留于阳则阳气满，阳气满则阳跷盛，不得入于阴则阴气虚，故目不瞑矣。

【提要】论目不瞑。

【讲解】与前面"半夏秫米汤"的主治相同。

第四节　不得视

【原文】黄帝曰：病目而不得视者，何气使然？岐伯曰：卫气留于阴，不得行于阳，留于阴则阴气盛，阴气盛则阴跷满，不得入于阳则阳气虚，故目闭也。

【提要】论目不得视。

第五节　论多卧

【原文】黄帝曰：人之多卧者，何气使然？岐伯曰：此人肠胃大而皮肤湿，而分肉不解焉。肠胃大则卫气留久，皮肤湿则分肉不解，其行迟。夫卫气者，昼日常行于阳，夜行于阴，故阳气尽则卧，阴气尽则寤。故肠胃大，则卫气行留久；皮肤湿，分肉不解，则行迟。留于阴也久，其气不清，则欲瞑，故多卧矣。其肠胃小，皮肤滑以缓，分肉解利，卫气之留于阳也久，故少瞑焉。黄帝曰：其非常经也，卒然多卧者，何气使然？岐伯曰：邪气留于上焦，上焦闭而不通，已食若饮汤，卫气留久于阴而不行，故卒然多卧焉。

【提要】论多卧。

【讲解】"此人肠胃大而皮肤湿，而分肉不解焉"，《甲乙经》中是这样的："此人肠胃大而皮肤涩，涩则分肉不解焉。"《甲乙经》的观点可以考虑，我认为"皮肤涩"比"皮肤湿"合理。

第六节　论治则

【原文】黄帝曰：善。治此诸邪，奈何？岐伯曰：先其脏腑，诛其小过，后调其气，盛者泻之，虚者补之，必先明知其形志之苦乐，定乃取之。

【提要】论诸邪治疗原则。

【讲解】这是讲前面诸病的治法、治则。这些病首先要看是属哪脏哪腑，脏腑为"本"经络为"标"。所以要"先其脏腑，诛其小过"，即有邪要先去邪，总的原则还是"盛者泻之，虚者补之"。并且要考虑病人的精神因素，因为上述这些病都与病人的情志有很大的关系。

痈疽第八十一

（此篇录音资料仅限于提要，其他据《黄帝内经章句索引》整理）

篇解：这是一篇"痈疽"专论，从营血的正常生理说到痈疽病变和治疗，从痈疽的变证说到痈疽的鉴别。特别是下论"大热不止，热胜则肉腐，肉腐则为脓，然不能陷，骨髓不为燋枯，五脏不为伤，故命曰痈。……热气淳盛，下陷肌肤筋髓枯，内连五脏，血气竭，当其痈下，筋骨良肉皆无余，故命曰疽。疽者，上之皮夭以坚，上如牛领之皮。痈者，其皮上薄以泽"，一直为辨痈疽之阴阳的临床指导思想。全篇可分作三节。

【讲解】《内经》中很少有就一个病专门论述的，这是唯一的一篇。文献中很多观点对今天痈疽的论治仍具有指导意义。如什么是痈？什么是疽？痈疽的阴证、阳证如何区别？这些于临床是很有意义的。

第一节 营血与痈疽之变

【原文】黄帝曰：余闻肠胃受谷，上焦出气，以温分肉，而养骨节，通腠理；中焦出气如露，上注溪谷，而渗孙脉，津液和调，变化而赤为血。血和则孙脉先满溢，乃注于络脉，皆盈，乃注于经脉，阴阳已张，因息乃行。行有经纪，周有道理，与天合同，不得休止。切而调之，从虚去实，泻则不足，疾则气减，留则先后，从实去虚，补则有余，血气已调，形气乃持。余已知血气之平与不平，未知痈疽之所从生，成败之时，死生之期，有远近，何以度之，可得闻乎？岐伯曰：经脉留行不止，与天同度，与地合纪。故天宿失度，日月薄蚀，地经失纪，水道流溢，草萱不成，五谷不殖，径路不通，民不往来，巷聚邑居，则别离异处，血气犹然，请言其故。夫血脉营卫，周流不休，上应星宿，下应经数。寒邪客于经络之中则血泣，血泣则不通，不通则卫气归之，不得复反，故痈肿。寒气化为热，热胜则腐肉，肉腐则为脓，脓不泻则烂筋，筋烂则伤骨，骨伤则髓消，不当骨空，不得泄泻，血枯空虚，则筋骨肌肉不相荣，经脉败漏，熏于五脏，脏伤故死矣。

【提要】叙述营血的生理，以及发生痈疽的病变。

【讲解】"肠胃受谷，上焦出气，以温分肉，而养骨节，通腠理"，这是在讲"宗气"，宗气带动营卫的运行而温分肉、养骨节、通腠理。"中焦出气如露，上注溪谷，而渗孙脉，津液和调，变化而赤为血。血和则孙脉先满溢，乃注于络脉，皆盈，乃注于经脉，阴阳已张，因息乃行。"这几句话讲的是"营气"，至于后面的"阴阳已张，因息乃行"，是说营气的运行要由宗气来带动，所以可以通过呼吸来计算经脉行了多少至。"行有经纪，周有道理，与天合同，不得休止"，这是讲经脉持续地运行是有规律的，这种运行是永恒的，直至生命的结束。

"切而调之，从虚去实，泻则不足，疾则气减，留则先后，从实去虚，补则有余，血气已调，形气乃持"，这几句话从文字上看似乎不够通顺，实际上没有什么问题。"切而调之"是说切经脉的虚实而调之。"从虚去实"是说用虚之之法以去其实，即实则泻之的意思，这里的"虚"是"泻"的意思。"泻则不足"是泻之则邪气大衰，是指邪气不足，而不是指正气的不足。"疾则气减，留则先后"，这是针刺法，凡泻者针法要快，疾速进针疾速出针，故曰"疾则气减"，气减是指邪气减；"留则先后"，补法就要久留针，"先后"是说补泻之法有留针、疾针先后的不同，有的病要先疾后留，有的病要先留后疾。"从实去虚，补则有余，"是说用补的方法来治疗虚证，这里的"有余"是指正气的恢复。"血气已调，形气乃持"，是说这样来调节气血，则能保持人体的健康。

"经脉留行不止，与天同度，与地合纪。故天宿失度，日月薄蚀，地经失纪，水道流溢，草萱不成，五谷不殖，径路不通，民不往来，巷聚邑居，则别离异处，血气犹然。"这里用了很多的比喻来描述经脉的通与不通，言外之意"痈疽"的关键就在经脉的通与不通。接下来是从病机的角度来讨论痈疽。文云："寒邪客于经络之中则血泣，血泣则不通，不通则卫气归之，不得复反，故痈肿。""反"通"返"，能返就是能够循环，不返就是不能够循环。"不通则卫气归之"，意思是由营气不通影响到卫气不通，营卫循环障碍引发"痈疽"，关键就在于"反"与"不反"。

"寒气化为热，热胜则腐肉，肉腐则为脓，脓不泻则烂筋，筋烂则伤骨，骨伤则髓消，不当骨空，不得泄泻，血枯空虚，则筋骨肌肉不相荣，经脉败漏，熏于五脏，脏伤故死矣。"这是讲痈疽的发病过程和预后，根据痈疽发病的规律，中医治疗痈疽首先是要采用内托法。

第二节　猛疽十九证辨治

【原文】黄帝曰：愿尽闻痈疽之形，与忌曰名。岐伯曰：痈发于嗌中，

842

名曰猛疽，猛疽不治，化为脓，脓不泻，塞咽，半日死；其化为脓者，泻则合豕膏，冷食，三日而已。发于颈，名曰夭疽，其痈大以赤黑，不急治，则热气下入渊腋，前伤任脉，内熏肝肺，熏肝肺十余日而死矣。阳留大发，消脑留项，名曰脑烁，其色不乐，项痛而如刺以针，烦心者死不可治。发于肩及臑，名曰疵痈，其状赤黑，急治之，此令人汗出至足，不害五脏，痈发四、五日逞焫之。发于腋下赤坚者，名曰米疽，治之以砭石，欲细而长，疎砭之，涂以豕膏，六日已，勿裹之。其痈坚而不溃者，为马刀夹瘿，急治之。发于胸，名曰井疽，其状如大豆，三四日起，不早治，下入腹，不治，七日死矣。发于膺，名曰甘疽，色青，其状如谷实蒌藪，常苦寒热，急治之，去其寒热，十岁死，死后出脓。发于胁，名曰败疵，败疵者，女子之病也，灸之，其病大痈脓，治之，其中乃有生肉，大如赤小豆，到菱翘草根各一升，以水一斗六升煮之，竭为取三升，则强饮，厚衣坐于釜上，令汗出至足已。发于股胫，名曰股胫疽，其状不甚变，而痈脓搏骨，不急治，三十日死矣。发于尻，名曰锐疽，其状赤坚大，急治之，不治，三十日死矣。发于股阴，名曰赤施，不急治，六十日死，在两股之内，不治，十日而当死。发于膝，名曰疵痈，其状大，痈色不变，寒热，如坚石，勿石，石之者死，须其柔，乃石之者生。诸痈疽之发于节而相应者，不可治也。发于阳者，百日死；发于阴者，三十日死。发于胫，名曰兔啮，其状赤至骨，急治之，不治害人也。发于内踝，名曰走缓，其状痈也，色不变，数石其输，而止其寒热，不死。发于足上下，名曰四淫，其状大痈，急治之，百日死。发于足傍，名曰厉痈，其状不大，初如小指发，急治之，去其黑者，不消辄益，不治，百日死。发于足指，名脱痈，其状赤黑，死不治；不赤黑，不死。不衰，急斩之，不则死矣。

【提要】 分叙猛疽、脱疽等十九痈疽的证治。

【讲解】 第一句"愿尽闻痈疽之形，与忌日名。""忌曰"是错误的，应该是"忌日"。这篇文献中没有讲到忌日，大家可以去看《甲乙经》，里面讲了忌日的问题，这里可能是有脱简，这也说明《甲乙经》是校正《素问》《灵枢》不可或缺的一本书。下面就十九种痈疽分别进行了讲解。

"痈发于嗌中，名曰猛疽，猛疽不治，化为脓，脓不泻，塞咽，半日死；其化为脓者，泻则合豕膏，冷食，三日而已。"这是讲"猛疽"。"豕膏"就是猪油，在《万氏家藏方》中有这个方子，是用"大油"一斤和"蜂蜜"

一斤，一起炼成膏服用，专门治疗猛疽。

"发于颈，名曰夭疽，其痈大以赤黑，不急治，则热气下入渊腋，前伤任脉，内熏肝肺，熏肝肺十余日而死矣。"这是讲"夭疽"。发于颈部特别是后颈部的"疽"，病情往往是非常严重的，尤其是"对口疽"，临床上见到不少，这种痈疽发展非常迅速。

"阳留大发，消脑留项，名曰脑烁，其色不乐，项痛而如刺以针，烦心者死不可治。"这是讲"脑烁"，这种痈疽也是不好治的。"阳留大发"是说热毒很盛，一旦感染邪毒很快入脑，因此发病之初，病人就出现神志表现，如郁闷、沉寂的状态。

"发于肩及臑，名曰疵痈，其状赤黑，急治之，此令人汗出至足，不害五脏，痈发四、五日逞焫之。"这是"疵痈"。这种痈疽不会伤及五脏要害，可以先发汗，邪外出就不会伤及五脏。在发病的第四五日赶紧烧艾以治之，"逞芮之"，"逞"是"急速"之意；当然这也要看是阴证还是阳证，如是阳证还是不宜烧艾，烧艾适宜于阴证。

"发于腋下赤坚者，名曰米疽，治之以砭石，欲细而长，疎砭之，涂以豕膏，六日已，勿裹之。其痈坚而不溃者，为马刀夹瘿，急治之。"这是讲"米疽"和"马刀夹瘿"。"疎砭之"即不要刺破得太多，稍微刺破一些地方可使邪气外出，涂上豕膏，不要包扎，使其邪气往外排。其痈坚而不溃者，为"马刀夹瘿"，属于疽症，包括现在的结核病，一般属于少阳、肝胆的问题。

"发于胸，名曰井疽，其状如大豆，三四日起，不早治，下入腹，不治，七日死矣。"这是讲"井疽"，属于心肺的问题，位在上焦，如不及早治疗而深入于肝肾，就很难治愈了。"井"是"深在"之意。

"发于膺，名曰甘疽，色青，其状如谷实蓏蓏，常苦寒热，急治之，去其寒热，十岁死，死后出脓。"这是讲"甘疽"，这种痈疽以阴证为多，长时间不能成脓，凡是患痈疽，伴有寒热表明邪气尚存，"膺"是乳房的部位，这种痈疽包括乳痈、乳癌这一类疾病。

"发于胁，名曰败疵，败疵者，女子之病也，灸之，其病大痈脓，治之，其中乃有生肉，大如赤小豆，剉䔖藬草根各一升，以水一斗六升煮之，竭为取三升，则强饮，厚衣坐于釜上，令汗出至足已。"这是讲"败疵"。对这种痈疽可以治以"䓖䓖"，即"连翘"，用连翘的草和根各一升，要让病人发汗，且汗要出透，手经、足经都要出汗。此病多属阳证，"其病大痈脓"为其特点，这种痈疽比较容易治疗。

"发于股胫，名曰股胫疽，其状不甚变，而痈脓搏骨，不急治，三十日死矣。"这是讲"股胫疽"，这种病不易治疗。

"发于尻，名曰锐疽，其状赤坚大，急治之，不治，三十日死矣。"这是讲"锐疽"。"尻"是"长强"穴的部位，也是很要紧的部位。

"发于股阴，名曰赤施，不急治，六十日死，在两股之内，不治，十日而当死。"这是讲"赤施"。"股阴"是指大腿内侧，"箕门"穴这些部位，属于三阴经的病，其病邪深在，故曰"十日而当死"。

"发于膝，名曰疵痈，其状大，痈色不变，寒热，如坚石，勿石，石之者死，须其柔，乃石之者生。"这是讲"疵痈"。"勿石"是说不要随便把这种痈刺破，凡是痈疽坚硬的时候都不要去刺，要等其柔软成脓以后才能刺破引流，没有成脓时只能用内托的办法促使其成脓，这是中医治痈一般经验。

"诸痈疽之发于节而相应者，不可治也。发于阳者，百日死；发于阴者，三十日死。""节"是指经穴的部位，特别是主要的经穴，凡是痈疽正好发在经穴上都是不太好治的，发于阳经者还稍微好一点，发于阴经者一般都很严重，因为"节"是直接通于脏腑的部位，如"对口疽"为什么发展那么迅速，就是这个道理。

下面还讲了兔啮、走缓、四淫、历痈等痈疽。"发于足指，名脱痈，其状赤黑，死不治；不赤黑，不死。不衰，急斩之，不则死矣。"这是讲"脱疽"。"急斩之"是指用手术去掉其手足，即截肢，避免毒气漫延。

第三节　言痈与疽之鉴别

【原文】黄帝曰：夫子言痈疽，何以别之？岐伯曰：营卫稽留于经脉之中，则血泣而不行，不行则卫气从之而不通，壅遏而不得行，故热。大热不止，热胜则肉腐，肉腐则为脓。然不能陷，骨髓不为燋枯，五脏不为伤，故命曰痈。黄帝曰：何谓疽？岐伯曰：热气淳盛，下陷肌肤筋髓枯，内连五脏，血气竭，当其痈下，筋骨良肉皆无余，故命曰疽。疽者，上之皮夭以坚，上如牛领之皮。疽者，其皮上薄以泽。此其候也。

【提要】 言痈疽的鉴别。

【讲解】 "营卫稽留于经脉之中，则血泣而不行，不行则卫气从之而不通，壅遏而不得行，故热。大热不止，热胜则肉腐，肉腐则为脓。然不能陷，骨髓不为燋枯，五脏不为伤，故命曰痈。"痈多为阳证，既不伤骨髓也不伤五脏，向外发不往内传，因此尽管痈肿很大，但其预后较好。

"热气淳盛，下陷肌肤筋髓枯，内连五脏，血气竭，当其痈下，筋骨良肉皆无余，故命曰疽。"疽多属阴证，"热气淳盛"是指其毒气深在、积聚。

"疽者，上之皮夭以坚，上如牛领之皮；痈者，其皮上薄以泽。此其候也。"这是从局部的表现来讲痈疽之鉴别。

以上这些文字讲了痈与疽的鉴别，后世研究痈疽者多引之为据。

附1：《内经》学习答疑

同学们大部分的问题都随各篇解答了，还有一些问题在这里解答一下。

1.《内经》中为什么脉象不讲寸、关、尺？

在《内经》讨论的脉象内容中，的确没有寸、关、尺的内容，有时讲寸、尺，讲人迎、寸口，没有提及"关脉"。那么古人是怎样通过脉象候脏腑的呢？要回答这个问题先需要复习两段文献。

《素问·三部九候论》中云："帝曰：何谓三部？岐伯曰：有下部，有中部，有上部，部各有三候，三候者，有天有地有人也，必指而导之，乃以为真。上部天，两额之动脉；上部地，两颊之动脉；上部人，耳前之动脉。中部天，手太阴也；中部地，手阳明也；中部人，手少阴也。下部天，足厥阴也；下部地，足少阴也；下部人，足太阴也。故下部之天以候肝，地以候肾，人以候脾胃之气。帝曰：中部之候奈何？岐伯曰：亦有天，亦有地，亦有人。天以候肺，地以候胸中之气，人以候心。帝曰：上部以何候之？岐伯曰：亦有天，亦有地，亦有人。天以候头角之气，地以候口齿之气，人以候耳目之气。三部者，各有天，各有地，各有人。三而成天，三而成地，三而成人。三而三之，合则为九，九分为九野，九野为九脏。故神脏五，形脏四，合为九脏。五脏已败，其色必夭，夭必死矣。"

这段文献说得很清楚，脉分三部，即下部、中部、上部，每部各有三候，即天、地、人，这就是《内经》有关切脉部位的叙述。"上部"是指头部，头部"天"之动脉在"额厌"穴这个部位，头部"地"之动脉在地仓、大迎两穴处，头部"人"之动脉在"禾髎"穴这个部位，这是头部的三候脉。"中部"是指手部，手部"天"之动脉，属手太阴脉，在寸口部的"经渠"穴这个部位；手部"地"之动脉，属手阳明脉，在"合谷"穴这个部位；手部"人"之动脉，属少阴脉，在"神门"穴这个部位。这是手部的三候脉。"下部"是指下肢部，下部"天"之动脉，属厥阴脉，原在"足五里"穴这个部位，即"气冲"穴下三寸，古人认为女子"足五里"这个地方不方便诊察，于是用"太冲"代"五里"；下部"地"之动脉，属足少阴脉，是在"太溪"这个部位；下部"人"之动脉，属足太阴脉，在大腿内侧的"箕门"穴这个部位。这就是所谓的"三部九候"。

怎样通过脉象候脏腑呢？下部之候，"五里"（太冲）属足厥阴可候肝，"太溪"属足少阴可候肾，"箕门"属足太阴可候脾胃。中部之候，"经渠"属手太阴可候肺，"合谷"属手阳明可候胸中之气，"神门"属手少阴可候心。上部之候，"额厌"可候头角之气，地仓、大迎可候口齿之气，"禾髎"可候耳目之气。可见古人候脏腑基本是以"五脏"为主，依据脏腑的表里关系以候"六腑"。这是全身的脉诊方法，与现在的"寸口"诊法不同。这种诊法看起来是很全面，涉及头部动脉、上肢动脉、下肢动脉，但操作起来很不方便，因而现在不用了。

《素问·六节藏象论》中云："人迎一盛病在少阳，二盛病在太阳，三盛病在阳明，四盛已上为格阳。寸口一盛病在厥阴，二盛病在少阴，三盛病在太阴，四盛以上为关阴。人迎与寸口俱盛四倍以上为关格，关格之脉嬴，不能极于天地之精气，则死矣。"

这段文献所述，又比头、手、足之全身诊要方便许多。在"人迎"颈动脉这个部位可以候三阳经脉之病，"太阳"包括膀胱、小肠，"阳明"包括胃、大肠，"少阳"包括三焦、胆。《灵枢·禁服》中说："寸口主中，人迎主外。"所以"人迎"可候三阳的病，即可候六腑的病。"寸口"主内、主里，可候三阴经脉之病，"厥阴"指心包络，"少阴"包括心、肾，"太阴"

包括脾、肺。"人迎"属阳明脉，主外候六腑，"寸口"属太阴脉，主内候五脏，这就是古人候脏腑的方法。

由此看来，脉诊的方法随着医学的发展而趋于简化。至于说"左为人迎，右为寸口"的提出，那是王叔和以后的事，《内经》中也没有这个概念。从《难经》提出"关脉"以后，一直到王叔和这个时代，脉诊发展到一般只诊手动脉了，使脉诊有了更好的可操作性。张仲景在《伤寒论》中记载有"握手不及足，人迎、趺阳，三部不参，动数发息，不满五十"的做法，可见在仲景时代基本还是采用《内经》人迎、寸口、趺阳等全身脉诊法，诊法简化是王叔和以后的事，这与中国封建社会文化的影响有关。

2. 膻中、心包络、心、上气海之间的关系是怎样的？

"膻中"是人体一个部位的名称，不是一个脏器；"心包络"是个脏器，有"手厥阴心包经"与之相连；"心"也是一个脏器，有"手少阴心经"与之相连。

心包络、心均位于膻中，它们之间仅限于位置上的关系，其功能是不相同的，膻中被称作"上气海"，即指其功能而言。

心与心包络有内外关系，所属经脉虽不同，但两者的性质大致相同，其差别仅在于所主之"火"，心所主之火为"君火"，心包络所主之火为"相火"。人体中含有相火的器官有心包络、三焦、膀胱、胆、肝、肾等。《素问·五常政大论》中说："君火以明，相火以位。"人体生命之"火"有上下之分，上者是"君火"，下者是"相火"。

归纳起来四者之间的关系要点为：一主气，一主血；一是脏器，一是部位。

3. 怎样体会脉象中的胃气？

究竟什么样的脉象是"有胃气"的呢？向大家介绍《内经》中的相关资料。

《素问·玉机真藏论》中云："弱以滑是有胃气。"是说要在"弱"与"滑"这两种脉象中去体会"有胃气"。"弱"是主虚的脉象，"滑"是主实的脉象，既不是"弱"又不是"滑"，而鉴于弱、滑之间带有和缓之象的脉就是"有胃气"的脉象。具体到临床，虚弱的脉中若微微地带一点"滑"

象，或滑实的脉中若带有"弱"意，这都是"有胃气"的脉象。

《灵枢·终始》中云："邪气来也紧而疾，谷气来也徐而和。"是说要在"徐"与"和"当中去体会"有胃气"。"谷气"是指"胃气"，即有胃气的脉象是"徐而和"的，"徐"是"缓"之意，但不是过慢之脉，是"徐"中带一点和缓之象的脉，这是有胃气的脉象。

《素问·平人气象论》中"春胃微弦曰平""夏胃微钩曰平""长夏胃微耎弱曰平""秋胃微毛曰平""冬胃微石曰平"等记载，是说有胃气之脉象会随季节的变化而有所变化。春天的脉象"微弦"，夏天的脉象"微钩"，长夏的脉象"微耎弱"，秋天的脉象"微毛"，冬天的脉象"微石"。这个"微"字是关键，即指无论哪种变化都不太过，而有和缓的气象。

总而言之，有胃气的脉象，既不是"太过"又不是"不及"，带有雍容和缓的气象，与之密切相关的就是有根、无根脉象的讨论。若浮取脉象感觉很清楚，但稍一重按脉搏就消失了，这就是"无根"的脉象，也就是无胃气的脉象。尤其是浮取、中取脉很有力，重按脉搏消失的脉象预后都较差，这种脉象不管出现在病的任何阶段，都要提高警惕。所谓"根"就是指胃气，有人说脉"有力"就是有胃气，"有力"不能代表有胃气。

《素问·玉机真藏论》与《素问·脉要精微》中谈及"真脏脉"，"真脏脉"是无胃气的脉象。所谓"真脏脉"，就像病入膏肓时回光返照的现象，是一种极其危重的信号。"真"是指脏之真精，有胃气时脏之真精是内藏不露的，所以真脏脉与无胃气之脉本质上是没有什么区别的。古人总结出"真脏脉"有七种，称作"怪脉"，而"无胃气"是其共性特点。

4. 临床上有没有肝阳虚证？

从临床实践来看，是有"肝阳虚证"的。有种观点认为"肝无虚证"，这个说法是不全面的。"肝阳虚"是指肝的升发之气不足，而出现的"肝寒证"，这在临床是常见的。如疝病，多为肝阳虚而寒气重，肝之生发之气虚了，阴寒随之而重，阳虚才阴盛嘛，因此"疝病"多称为"寒疝"。

再如慢性肝炎，其属肝寒者在临床也多见。对这种患者多用"桂枝汤"来治疗肝区疼痛，几付"桂枝汤"就能使胁痛消失，吃其他任何控制肝区疼痛的方子都不灵，这是为什么？就是肝的升发之气不够了，肝气不足，这属肝的虚寒证，是肝的阳气不足。

《金匮要略·脏腑经络先后病脉证第一》中说："此治肝补脾之要妙也。肝虚则用此法，实则不在用之。"所以说肝有虚证，阴虚、阳虚都有，肝之虚寒证为临床常见。

5. 临床上肾有没有实证？

"肾无实证"这个话导源于"钱乙"，因为钱乙是小儿科的大夫，他很重视保护小儿的先天之气，先天之气就是"肾气"，最常用的方子是"六味地黄丸"，因此他认为"肾无实证"。

"实证"的概念我们已经都清楚了，邪气有余即为"实"，难道肾就没有"邪气"问题吗？实际上，"肾实证"在临床也是常见的，如腹水、水肿病中，就有肾实问题，且有热、有寒，都属实邪。肾实证中以"肾寒"多见，如水湿邪盛者。肾是水火之脏，因此热邪盛者也不少见。据此，钱乙的话是局限于新生儿疾病的范畴而谈的。

6. 脾、肾均称为"至阴"，两者有什么分别？有什么联系？"至"字何意？

"至"是"往复"的意思，如冬至、夏至。"冬至"到了，阳气开始回复，"夏至"到了，阴气开始回复，这个"至"是"往复"的意思。"脾"之所以称为"至阴"，是因为脾主"运"，起到了"中枢"的作用。运气学说中讲，"天"之气要下降，中焦脾胃之气也要先降，"地"之气要上升，中焦脾胃之气也要先升，这就是中焦脾胃之气主"运"的含义，这个"运"是往复不断的，所以称脾为"至"。"脾"虽属阴脏，但其以气为主，没有"气"怎样"运"呢？怎样把津液行于三阴三阳呢？脾是太阴之脏，但是它有土气，这个"气"能够往复健运于周身、于五脏六腑，这是"脾主至阴"的意思。不能把"至"理解为"极"，不能理解为"极致"之阴脏，"脾"不是纯阴无阳的器官，没有"阳气"怎样执行运输的任务呢？在临床上，脾气虚、脾阳虚是很常见的，"健脾"就是扶阳、扶脾气嘛，绝不是在补阴。

"至"既是"往复"的意思，肾为"至阴"就可以理解了。"肾"属水，是少阴，但是它有阳、有火，是水火之脏，所以有称肾为"水火之宅"。肾水之所以能变化为"精",全是肾阳的作用。中医学还认为,人体之卫气出于下焦,就是指"肾"而言,为肾中之阳所化生,与太阳膀胱之水通过下焦肾中之阳的蒸发密切相关,这里也有个阴极阳升之往复的意思。不能把"肾"理解为极阴之脏,有阴无阳之器,这不符合临床的实际,只有用"往复"之功能来理解"至阴",才具有临床意义,也符合临床实际。

总之,脾属阴,但以"气"为用;肾属阴,但以"火"为主;两者都是阴中有阳之脏,而阴阳俱有相互依存、相互转化之往复变化无穷的规律。所以作为先后天的两者,均有"至阴"之称,这是具有临床意义的。

附 2：关于《内经》的学习方法

《内经》是祖国医学现存文献中一部重要的著作,几千年来,无论是理论研究还是临床实践,中医学理论虽然在不断地丰富和发展,惟其中许多带有根本性质的医学理论和认识观,基本上都渊源于《内经》,因此学习《内经》是学习祖国医学不可缺少的一个重要步骤。怎样才能学好《内经》呢?我没有很成熟的经验提供给大家,只是把自己学习的体会归纳成几个方面,供大家参考。

1. 了解《内经》内容

《内经》,包括《素问》《灵枢》两个部分。《素问》二十四卷,自"上古天真论"起,至"解精微论"止,凡81篇。其中第七十二篇"刺法论"、第七十三篇"本病论"原缺,至宋代才发现这两篇遗文,但多数人认为不甚可靠,故坊刻本仍缺。《灵枢》十二卷,自"九针十二原"起,至"痈疽"止,仍为81篇。两部书共计162篇文献。

《内经》所叙述的内容,约而言之,不外以下十几个方面:曰阴阳五行、曰五运六气、曰人与自然、曰藏象、曰经络、曰预防、曰病因、曰疾病(含病机)、曰诊法、曰辨证、曰论治、曰针灸、曰药食、曰方剂、曰护理、曰摄生。其中尤以阴阳五行、人与自然、藏象(含经络),病因病机、辨证论治、针灸、药食等方面最关紧要。所以如滑伯仁、李念莪、汪昂、薛生白等对《内经》的分类,都未能越此范围。

阴阳五行学说，是《内经》理论之基础，贯彻其中的是朴素的唯物认识观和自发的辩证法思想。阴阳五行学说明确地指出，世界上一切事物的根源是作为原始物质的"气"，并认为事物不是一成不变的，而是在阴阳二气对抗的矛盾斗争中不断地发展和变化着，正如《素问·阴阳应象大论》中说："阴阳者，天地之道也，万物之纲纪，变化之父母，生杀之本始，神明之府也。"《内经》对每个主题的讨论无不贯穿了阴阳五行学说的认识方法。

人与自然是一个整体，这是《内经》中一个突出的理念，认为人生活在自然界中，必然受着自然界运动变化的影响，因而无论言生理、病理、治疗、摄生等，都不能离开"人与自然是一整体"的观念，尤其在"摄生"和"预防"疾病方面，这一理念起着重要的主导作用。

藏象学说（"经络"包括在"藏象"中），与现代解剖生理学有近似之处，却不能用现代解剖生理的知识来说明之。藏象学说是用对生活着的人体进行观察的方法，来研究人体内脏活动规律的学说，这是《内经》的创造。藏象学说，是在整体观念指导下，对五脏六腑、经脉气血等不同机能及其相互间生制关系的抽象阐述，是中医学最具特色的地方，而为临床辨证施治最不可缺少的理论依据。

病因学说，主要包括六淫致病、七情致病、饮食劳伤等三个部分，是中医学对疾病发病规律和特点的重要总结；疾病学说（含病机），是建立在藏象学说基础上的，是对疾病发展过程的特殊性和普遍性的分析和认识。

辨证论治学说，由辨证、论治两部分构成。其"辨证"则以阴阳、表里、寒热、虚实为纲，如《灵枢·刺节真邪》中说"阳胜者则为热，阴胜者则为寒"，《素问·调经论》中说"阳虚则外寒，阴虚则内热，阳盛则外热，阴盛则内寒"等等，虽寥寥数语，已深刻地表达出"八纲辨证"的奥义，自张仲景著《伤寒论》据此以发挥其大义后，直至今日都是中医临床辨证的主要依据。"论治"诸理，突出地揭示于《素问·阴阳应象大论》《素问·至真要大论》《素问·五常政大论》《素问·六元正纪大论》等诸篇大论中，凡有关施治的气味性能、辨证立法、配伍方药、制约适宜、饮食宜忌诸端，无不阐发尽致，而为临证运用的准绳。

针灸学说，在《内经》中的内容特别丰富，尤其是《灵枢》，还有"针经"之称。单以"刺法"言，便有刺营、刺卫、输刺、分刺、推引、解结等

852

39种方法之多；讨论诸病刺法，竟达62种之广，如其论刺热性病59穴、刺水气病57穴等。其理论和经验均称卓绝，其中实有丰富的"宝藏"可以发掘。

药食学说，在《内经》中所记载的药物虽不多，而于辨识药物性味之阴阳、喜恶、宜忌等重要的药学命题，则臻栝无遗，故诸家论本草者无不以此为渊薮。

于此不难看出，《内经》的价值不仅在于它总结了先秦以前的医疗经验，而在于它运用古代唯物主义哲学原理，以自发的辩证方法，奠定了祖国医学系统而有效的理论基础，历来就被尊之为"经"，这是很有道理的。

《内经》的内容已如上述，而其整个内容之中又都是贯穿着古代朴素的唯物辩证法哲学思想，即"阴阳五行学说"，因而《内经》是基于阴阳五行学说来阐明人体生理现象、心理现象、病理现象的。它认为人体的生命现象是遵循阴阳对立、五行生制规律的，而自然的变化与生命的变化是息息相关的，因而《内经》非常强调整体观，认为人体的内部是联系的，以及和外界也是联系的，即人与自然是有机的统一整体。这一整体观，对阅读和学习《内经》来说，是最基本的，也是最关键的。

2. 整理《内经》资料

2.1 资料整理的要点

首先要掌握资料。以中医理论体系结构为纲，完成《内经》文献资料的制作，是学习《内经》的一个好方法。如哪些文献内容属于"藏象"，哪些文献内容属于"病机"，哪些文献内容属于"诊断"，哪些文献内容属于"辨证论治"，哪些文献内容属于"阴阳五行"认识观，等等。分别地摘抄出来进行归类，使《内经》文献内容便于查询和掌握。如《素问·上古天真论》中有讲摄生，有讲脏腑，特别是讲了肾气；《素问·生气通天论》中有脏腑内容，有阴阳内容，有诊法内容。把这些文献分别制作成文献资料卡片，使之容易归类，便于掌握。今后无论是搞科研也好，搞教学也好，不掌握资料就谈不上出成绩，这是最基本的。在这方面我有切身的体会，这次讲《内经》，我手头什么资料都没有了，过去整理的资料全在"文革"中被烧光了，所以我备课就很费劲。资料掌握得越多，组织管理得越好，那就省劲得多了。

所以建议大家用分类整理的方法来整理《内经》的资料。

第二点，熟悉资料。资料整理好了，分类归档管理以后，对其中比较常用的、基本的资料，要反复地熟悉和理解。如在关于藏象的资料里面，选择三四十条最基本的、最关紧要的，读熟、背熟，反复地理解。

第三点，制作提要。这是要把每篇文献的题目、章、节、段的中心思想提炼出来，制作成系统的提要，一定要掌握这些提要。如什么叫"上古天真论"？什么叫"生气通天论"？"上古天真论"中讨论了些什么内容？"生气通天论"中讨论了些什么内容？一定要具体地掌握。我们这个班与西苑那个班不太一样，我们这边全文讲解了部分文献，那边一篇都没有讲，主要就是讲解了每篇的提要。那边的同学强烈要求把《灵枢》《素问》每篇的提要都要做出来，对这一要求原计划中是没有考虑的，因为没有那么多时间，只想做一部分，也就三分之一吧，现在他们强烈要求要做完，说明他们认识到制作提要的重要性。吸取西苑班的经验，我们这个班除去讲解的全文之外，其余没有讲到的篇章也要做出提要，这对提高大家自学的能力是有好处的。这是《素问》部分。《灵枢》部分目前还没有具体的解决方案，也想另外找老师来讲提要。有些篇章做提要有些困难，有困难的我再来讲，就看时间是否允许了。我们计划讲的文献篇数目前看来是增加不了了，只有在做提要方面多给大家一些支持。

第四点，专题分析。有了资料分类的基础，便可进行"专题分析"。如"阴阳五行学说""藏象学说""经络学说""病机学说""诊法学说""治则治法学说"等，从每一类资料里面选择一两个专题作为重点，进行分析研究。如关于"藏象学说"，整理有三四十条资料，看看这些资料中哪些是重点，自己先做个分析，然后进一步考虑做个提纲，做出研究设计等。对每一类的资料都应该这样做，可以先选一两个专题试着做起来，一个不成再来第二个，第二个不成再来第三个。对你所选中的主题，自己想从哪几个方面进行研究和发挥，可以制作出一个规划。

2.2 资料整理的方法

2.2.1 制作编目

《内经》资料整理的重要性和要点我已经谈过了，现在谈一下具体的方法。这是针对《内经》来谈的，因此不具有普遍性，其他文献或临床资料的整理方法又有所不同，这个问题我们以后有机会再讨论。《内经》资料整理的目的是为了梳理和分析《灵枢》《素问》文献的内容，为科研和教学奠定基础，具体方法如下。首先要把"编目"制作出来，没有编目就无法整理资料，编目包括类目、分目、细目、子目等基本内容。

（1）**类目**：首先要确定文献资料究竟应分为几个大类，这是编目的第一节内容，我们习惯称作"大类"或"类目"。什么叫类目呢？举例来说，如《灵枢》《素问》的内容可以分作 10 个类目：阴阳五行第一，属方法论范畴的问题，《灵枢》中阴阳五行讨论得比较多，在祖国医学基础理论中普遍运用了这个思想方法，所以"阴阳五行"应该是个大类；藏象第二，藏象问题是中医学最基础的问题之一，相当于中医的生理学；病机第三，这是祖国医学中关于病理变化的知识，当然是传统的，这也应该算是个类目；病症第四，《内经》文献中记载了不少的病症，这两部书至少有 200 多个病症，病机是病变机理问题，病症是疾病的名称及其具体的临床表现，如咳嗽、头痛等；诊法第五，中医学的诊断方法应该是个类目；辨证第六，辨阴阳、表里、寒热、虚实的问题也应该算个大目；治则第七，治疗的原则和方法应该算个大目；针灸第八，有关针灸的问题应该算个大目，"经络"可以包括在藏象中；养生第九，养生保健的问题也应该是个类目；方药第十，《内经》中没有什么具体的方药，但提出了关于组方遣药的一些原则，这也应该是一个类目。总之，中医学理论体系的内容，"类目"均应该包括，一般来说，总得有十来个大目。这是编目的第一节内容，要先确定下来。

（2）**分目**：编目的第二节内容是"分目"。比如藏象之下，应该有分目，如五脏、六腑、奇恒之腑、经络、气血津液等等，都可以是分目。分目下面还有具体内容。

（3）**细目**：编目的第三节内容是"细目"。如分目"五脏"下，可分作心、肝、脾、肺、肾等细目。细目下面还有具体内容。

（4）**子目**：编目的第四节内容是"子目"。如细目"心"下，可分作心属火、心主神志、心主血脉、心开窍于舌等子目。以此类推，各细目下可分作若干子目。

当然编目的提纲还是要根据需要来调整，不必求同，如"心"的子目也可以按照心的生理、心的病理来安排，不同的设计编排，有不同的作用。

在座的有些同志不是正在参与编写"中医基础理论"吗，参照那个设计，就可以把编目制作出来了。我们这次制作的编目，要适应《内经》的分析研究，是有目标的。而就文献资料的整理而言，无论是搞中医的还是搞西医的，无论是搞生理的还是搞病理的，"掌握资料"是普遍适用的，要掌握资料都需要制作编目。

按照中医学理论体系的知识构架，完成《内经》资料编目的制作，通过这种方法把《内经》的知识系统地掌握起来，整理出《内经》的理论体系，这样才能在中医基础理论方面打下坚实的基础。有了这个基础，不管是教学也好，科研也好，才会做到心中有数。

有些人对《内经》还有点玄秘感，不知道《内经》里面究竟有多少知识，对这区区十几万字的文献还处在一种朦胧的状态。不能长期地处于这种不可知的状态，通过《内经》资料的整理分析，完全可以掌握《内经》的系统内容，这样你就有了发言权。《内经》中哪些是精华？哪些是糟粕？哪些有深入研究的价值？这就是所谓"批判地接受"。没有全面地掌握，没有脚踏实地的调查，就没有发言权，因为你拿不出有力而全面的依据来。

因此我希望大家能认真地完成对《内经》资料的整理。先把"编目"的问题解决，大致类分求同，具体地细分存异。编目的制作是必需的，能不能统一不是主要的，可以统一，也可以不统一，能各自发挥自己的见解是件好事。

2.2.2 资料采集

（1）**资料卡片的制作**："编目"撰写好了，就要按其目录采摘资料。可以采用卡片制作的方法。摘抄资料的过程就是个分析的过程，资料能不能摘好，体现的是你对《内经》学习研究的水平。也就是说，资料采摘的好坏，取决于对《内经》理解和分析的程度。实际上采集资料的过程是个学习研究的过程，要有体会以后才能够动手。

如《素问·五藏生成》中有这样一段文字："故人卧血归于肝，肝受血而能视，足受血而能步，掌受血而能握，指受血而能摄。卧出而风吹之，血凝于肤者为痹，凝于脉者为泣，凝于足者为厥，此三者，血行而不得反其空，故为痹厥也。"先要分析这段文献资料讲了些什么内容。从"人卧血归于肝"一直到"为痹厥也"，综合地、全面地分析，这段文献资料讨论的是"血"

这个主题。然后再具体来分析："血归于肝，肝受血而能视，足受血而能步，掌受血而能握，指受血而能摄"，这是讲"血"的生理；"卧出而风吹之，血凝于肤者为痹，凝于脉者为泣，凝于足者为厥"，这讲的是血的病变；"此三者，血行而不得反其空，故为痹厥也"，这是讲痹、泣、厥的病机，即发病机制都是由于"血行而不得反其空"，即血循环障碍了。通过具体的分析可以更清楚地看出，这段文献讲的是有关"血"的生理、病理问题。

对这段文献资料该如何采摘呢？若整段摘抄，应该归在"藏象"目下的"气血津液"中的"血"子目下。若分段摘抄可细分为："故人卧血归于肝，肝受血而能视，足受血而能步，掌受血而能握，指受血而能摄"，归为"血"的生理；"卧出而风吹之，血凝于肤者为痹，凝于脉者为泣，凝于足者为厥，此三者，血行而不得反其空，故为痹厥也"，归为"血"的病理。这样就制作完成了题为"血"的卡片。

(2) 资料卡片的处理：仍以上述这段话为例，这段资料是不是这样采摘就完成了呢？还不行，还不够全面，还不能满足应用时的需要。因为这里还提供了几个病的信息，如痹、厥，都属病症范畴，应该同时将其也归属在"病症"类目下。

如《素问·热论》有这样几段话："今夫热病者，皆伤寒之类也"；"人之伤于寒也，则为病热"；"凡病伤寒而成温者，先夏至日者为病温，后夏至日者为病暑"。这些话都是我们经常引用的，应该如何摘抄呢？

综合来分析，这三句话都可以摆在"伤寒"里面去，那么这可以制作成一张卡片。具体来分析，先看第一句，"今夫热病者，皆伤寒之类也"，这是在讲"病"，就当归在"病症"类目下；病症下面又分具体的病、症，分析具体内容应归在"伤寒"病之下；同时这句话又可以归到"热病"里面去，这样一句话就可制作出 2 张卡片。第二句，"人之伤于寒也，则为病热"，这句话可以归到"热病"里面去。第三句，"凡病伤寒而成温者，先夏至日者为病温，后夏至日者为病暑，"这里提到有温病、暑病，但又不便将其分开处理，所以可以摘到"暑病"里去，又可以摘到"温病"里去，即一式两份处理。

如此来看，资料卡片的制作可以是多向的，这在资料整理中是经常要遇到的情况，只要能比较完整地反映一个主题，就可以重复处理，必要时还可以多次重复摘抄，这样你查"伤寒"可以查到它，查"温病"也可以查到它，查"暑病""热病"都可以查到它，如上述的三句话，就可以做出四、五张卡片出来。资料卡片制作的复见率越高，查检率就会越高，这是因为，一个问题从一个角度可以查，从另外的一些角度也可以查询，这样可以满足多角度查检的需要。人脑不是电脑，所以要用一些科学的方法来帮助自己，全靠脑子记忆是不行的，我这个脑筋就不灵，所以我要依赖科学方法的帮助。

（3）**资料卡片的编号：**每制作一张卡片都应该要进行编号，而且这个"编号"应该是相对固定的和唯一的。编目分类首先要有编码，如阴阳五行、藏象、病机、病症、诊法、辨证、治则、方药、针灸、养生这些大类的编号要永久性地固定下来。如"阴阳五行"编码用"A"，就永远是"A"，不可能在其他内容的编码中见到"A"，当然你用"甲"作为"阴阳五行"编码也行。总之编码一定要是固定的和唯一的，这是编码制作的原则，也是一种技术，编码一旦混乱，资料就全废了，什么也查检不出来。

（4）**资料摘抄的出处：**每一张卡片的摘抄资料一定要注明"出处"。如"人卧血归于肝，肝受血而能视"，出自《素问·五藏生成篇第十》，出处要一字不漏地照原文献抄下来，不能"偷工减料"。如"《素问·五藏生成篇第十》"不能写成"《素问·五藏生成篇》"，省掉"第十"两个字的水平就不够高，因为资料的"索引"是很重要的一个环节，索引要越详细越好，尤其是关键的字绝不能省，有个"第十"就很容易在原书中找到相应的位置，没有"第十"就不好查原文献的位置，别看就差两个字，这会相差很远的，否则需要把八十一篇的目录背熟才行。再举个例子，《辞海》与《辞源》比较一下，为什么说《辞海》的水平比《辞源》高？如果是《辞海》，它会告诉你"人卧血归于肝"这句话出自《素问·五藏生成》，而《辞源》只告诉你这句话出自《素问》，作为工具书，哪个提供的信息越详细，用着就越方便，水平就越高。所以"出处"的注明一点都不能忽略。

（5）**资料卡片制作时间：**还要养成个习惯，制作完成一张资料卡片时，要把制作的年、月、日记录下来。虽然这不是十分紧要的一件事，但也是有意义的。如果你过了若干年后，再回头看你做的这些资料卡片，你可以发现在某时期的某种水平，看得出学术水平进步的印迹，这还是有参考意义的。虽然没有"出处"那样重要，一般我做资料卡片还是会把时间写下来。

（6）资料卡片的维护和更新：这有几张资料卡片发给大家看一看。我想强调的是，做资料摘抄要有分析，不能只是抄书，资料整理本身就是个基础性的科研工作。现在我们国家还是个科技比较落后的国家，我讲的这些工作，在科技先进的国家都有电子计算机帮忙了，可我们国家目前还办不到，即使有了电子计算机，做资料卡片方法还是不能废除的，计算机还无法把这个过程全部替代了。何况制作资料卡片的过程，就是学习和研究的过程，不这样，我们怎么全面、系统地掌握《内经》的理论体系呢？

另外，整理资料也不可能一次到位，随着分析认识水平的提高，资料也是需要不断维护和更新的。过若干时间就维护、更新一次，资料整理的水平就会越来越高，积累的资料就越来越宝贵。为了维护和更新的方便，一条记录只作一张资料卡片，不能节省；不管这条记录有多短，哪怕就是一句话或两个字，也还是只能用一张卡片，这不是浪费。

综上所述，既领悟各篇的全貌后，就要更深入地、系统地、分类地撷取其资料。《内经》的主要内容，不外乎阴阳五行、五运六气等十几个大类，将各篇有关各类的内容分别摘录成为资料卡片，各以类从，分别归档，使其既细致又系统，这样便能把《内经》的内容全面、系统、具体掌握起来。无论于治疗、于科研都有绝大裨益，这实为学习和研究《内经》最不可少的工作。历史上杨上善、李东垣、罗天益、滑伯仁、张景岳等，都下过这样的工夫，只是他们都限于历史条件，不可能充分运用科学方法来分析归纳就是了。

3. 撰写《内经》提要

学习《素问》《灵枢》，首先抓住每篇文献的中心思想，围绕文献的中心思想，把每篇具体内容划分成几个层次或几个方面来理解，这也是学习《内经》很重要的一种方法。这和写文章是一样的，首先确定中心思想，第二要把具体内容划分成几个段落来阐述，这样才能做到结构严谨、条理清楚，才能把你想要说的表达清楚。

《内经》共162篇文章，每篇各有其命题的中心思想，而一篇又由若干段、若干节来构成，每一段、每一节，无不有其重点的旨意，均须一一参透，得其旨意所在，才算是有了心得。如《素问·上古天真论》，全篇主要阐发的主题是"如何通过保养真精来延长人类的寿命"，即讲求卫生之道的养生意义。围绕这一命题共叙四段内容：第一段，说明人类生命的修短，取决于讲求卫生之道的程度，绝非侥幸可致；第二段，指出卫生之道是可以通过教育使人人都能掌握的；第三段，言先天禀赋不完全可恃，最可恃的还是在讲求卫生之道；第四段，指出不同程度的讲求卫生之道，可以获得不同的寿命。

又如《素问·生气通天论》内容提要结构如下：

全篇讨论的主题：人体中的阴阳之气与自然界的阴阳之气息息相通，以维持人类的生命及其健康。全篇可分作三章。第一章：篇首至"气之削也"，概括地叙述了生气与天气的关系，人们必须做到"传精神，服天气"与之适应，以维持寿命之本。第二章：从"阳气者，若天与日"至"形乃困薄"，包括四个小节；第一节，从"阳气者，若天与日"至"阳气乃竭"止，阐述外感邪气伤害阳气的病变；第二节，从"阳气者，烦劳则张"至"郁乃痤"止，叙述阳气伤于内的病变；第三节，从"阳气者，精则养神"至"粗乃败之"止，畅发阳气受伤、邪陷经脉的病变；第四节，从"故阳气者"至"形乃困薄"止，提出保护和调养阳气的方法。第三章：从"岐伯曰：阴者，藏精而起亟也"至篇尾，亦分作四节；第一节，从章首至"气立如故"止，阐述阴阳不能失去平衡的道理；第二节，从"风客淫气"至"乃生寒热"止，叙述阳气不能外固而发生的一系列伤损阴精的病变；第三节，从"是以春伤于风"至"更伤五脏"止，说明阳不固于外是四季均可感受外邪的根本原因；第四节，从"阴之所生"至篇尾，畅叙阴气内伤影响各脏而发生的病变，并提出保护阴气的方法。

如上示例，若对《内经》各篇均能如此会悟贯通，才能逐次地窥其全貌，这是我撰写文献内容提要的一点体会。

4. 讨论《内经》学术

4.1 学术讨论的必要性

我们已经讲解了十多篇了，要找些重点题目来进行讨论。如《素问·上古天真论》强调"肾气"，把后面文章中有关"肾气"的论述联系起来，或者与临床上的体会结合起来，是不是可以组织一次学术讨论？又如《素问·生气通天论》强调"阳气"，以及"阳气"的发病机制，临床上很多外感疾病、内伤疾病都是与"阳气"先伤有关，是不是可以搞个专题进行一下讨论？再如《素问·阴阳应象大论》讨论了"阴阳"概念，自然界的阴阳现象那么普遍，人体中的阴阳表现也那么普遍，如何在"普遍"之中提炼出中医学阴阳学说的准确概念来？还有如《素问·灵兰秘典论》强调"君主之官"的重要，《素问·六节藏象论》有"十一脏取决于胆"的论点，《素问·五藏生成》《素问·脉要精微》《素问·平人气象论》都强调了"胃气"，等等。对这些学术问题，我们如何来统一认识，都是可以进行讨论的。

讨论可以广开思路，如《素问·上古天真论》中强调"肾气"的重要性，《素问·六节藏象论》中强调"十一脏取决于胆"，《素问·平人气象论》《素问·脉要精微》中又强调"胃气"，望色、切脉都要看胃气，等等。文献所强调的这些问题，相互之间是矛盾的？还是不矛盾的？怎样理解？怎样诠释？这些问题都是中医基础理论中的重要问题，一些不关乎主流的枝节问题可以慢一步讨论，而对那些主要的问题要先进行讨论。

4.2 学术讨论的思考题

有关《内经》学术的讨论，我拟了几个思考题，供大家讨论时参考。

第一，关于阳气的理论。特别是在《素问·生气通天论》中，非常强调人体中的"阳气"，阳气在人体的生理方面有哪些作用？阳气如果发生了病理变化会导致哪些病变？其中的规律是怎样的？

第二，关于诊脉独取寸口的理论。有关的几篇文献如《素问·三部九候论》《素问·平人气象论》《素问·太阴阳明论》《素问·五藏别论》等，这些文献都有关于"独取寸口"的讨论，其具体的要点是什么，有何临床价值？

第三，关于阴阳五行学说。用唯物辩证法的观点来分析"阴阳五行学说"对中医学理论的形成有何现实意义？其缺点和局限是什么？

第四，关于十二官功能的理论。具体分析《素问·灵兰秘典论》中关于"十二官"的生理功能。君主之官、相傅之官、将军之官、中正之官，这些喻词的意义是什么？说明什么？其精神实质是什么？

第五，关于脉诊的理论。《素问·脉要精微论》中于诊脉方面提出了哪几个重要的问题？可以试着分析这些问题的临床意义。

第六，关于四季脉象变化的理论。所谓春脉弦、夏脉钩、秋脉毛、冬脉沉实的现实意义是什么？临床上不可能见到如此典型的变化，那么临床的现实意义体现在哪里？

第七，关于人与自然关系的认识。从《素问·生气通天论》《素问·阴阳应象大论》《素问·藏气法时论》《素问·异法方宜论》等几篇文章中，都有人与自然关系的综合分析，现在最前沿的科学研究也在讨论这个命题，人与自然究竟应该是什么关系？主要体现在哪些方面？

第八，关于胃气的理论。望色、切脉都重视胃气，其意义何在？无胃气的脉和真脏脉究竟有无区别？结合临床谈谈有胃气面色与无胃气的面色怎样区别？

第九，关于"两感病"的理论。热病的两感为什么认为是死证？临床上有什么意义？热病为什么要提出两感问题？治疗难度大的关键在什么地方？

关于《内经》"考试"的问题，这不是主要的，只要大家能做到以上三点，自然就胸有成竹了，也就不存在考试不考试的问题了。重复一下这三点：第一，按照篇、节、段的结构理解和掌握文献的主要精神；第二，《内经》的文献资料要尽力做好，这个工作量比较大，随你们个人，你们能够做多好就做多好，不具体要求，但一定要做；第三，就是思考题，我提出的九个思考题希望大家一定要进行思考，进行讨论，将来还可以不断地补充思考题，思考题并不是论文的题目，但这确实是在给论文做准备。

5. 阅读《内经》方法

5.1 阅读所需小学基础

《内经》是秦汉以前的文献，应具有辨音读、明训诂的知识才能对《内经》的文字做出较正确的理解。在《内经》中，同此一字，平仄不同，意义悬殊；同此一句，句读离合，词义迥别。如《素问·阴阳别论》云："三阳三阴发病，为偏枯痿易。""易"应读为"施"，"施"即"驰"字；《毛诗·何人斯篇》中云"我心易也"，释文云"易，韩诗作施"；《尔雅释诂》中云"驰，易也"，释文云"驰"本作"施"；是易、施、驰三字，在古为通用字。王冰注为"变易"，便失经义。又如《素问·痹论》中云："逢寒则虫。"虫，即"痋"字，音义均与"疼"字同。王冰注云："虫，谓皮中如虫行。"此由不辨音读，而望文生义耳。

所谓"训诂"，即正确地以今语解释古语。如《素问·诊要经终论》中云："十一月，十二月，冰复，地气合。""复"与"腹"字通，作"厚"字解。《礼记·月令篇·季冬》中云："冰方盛，水泽腹坚。"郑注云："腹，厚也。"《素问·诊要经终论》中云："中心者，环死。""环"与"还"通，"还死"犹言顷刻即死。王注云："气行如环之一周则死。"此为不通之至。凡此之类，不胜枚举，以此说明不辨音读，不明训诂，要想正确地理解《内经》文字，是有不少困难的。

《内经》虽是谈理论的书，但绝非空洞浮泛的理论，而多半都是能指导临床实践而具有现实意义的，因而理解《内经》文字，应以符合临床实际为准则。如《素问·玉机真藏论》中云："疝瘕，少腹冤热而痛，出白。""出白"犹言出汗，因剧烈的疼痛而致大汗也。"白""魄"古为通用字，这里的"出白"和《素问·生气通天论》中"魄汗"意同一义，故《淮南子》中亦有"白汗交流"的话。疝痛而汗出，这是临床习见的现象，而旧注谓"便出色白淫浊之类"，便非习见的事实了。又如《素问·生气通天论》中云："高粱之变，足生大丁。"王注谓："丁生于足者，四支为诸阳之本也。"这也不符合临床的实际，这个"足"只是义同"乃"的虚词而已。由此可见，要理解和汲取《内经》的理论知识，统以能够指导临床为标准，否则就是强作解人而侈谈臆说。

5.2 选择《内经》版本

"工欲善其事，必先利其器"，读书能得善本，对于做学问是很有帮助的。什么叫"善本"呢？张之洞曾说："善本非纸白、版新之谓，谓其为前辈通人用古刻数本，精校细勘付椠，不伪不阙之本也。故善本之义有三：一足本，无阙卷，未删削；二精本，精校精注；三旧本，旧刻，旧抄。"（见《輶轩语》）因此，所谓之善本，主要是指经过通人的精校细勘之本而言。从版本的历史价值来讲，无论《素问》还是《灵枢》，现在都还可以得到较古老的刻本。如《素问》有宋嘉祐刊本、绍定重刊本，金、元、明各种刊本；《灵枢》亦还可以看到元代至元庚辰刊本，明成化、嘉靖等刊本。但据我看来，这些版本都不十分理想，残缺的地方还是不少。人民卫生出版社 1956 年出版者，《素问》是根据明嘉靖二十九年庚戌武陵顾从德翻宋刊本影印的，《灵枢》是据明赵府居敬堂刊本影印的；商务印书馆 1954 年出版者，《素问》是据四部丛刊影印顾本复加校刊而排印的，《灵枢》亦是据赵本排的。两者比较，后者排印本的校勘工作略优于前者影印本。顾刻本《素问》、赵刻本《灵枢》，较为一般所熟悉，但若以善本的标准衡量，顾、赵两刊本仍嫌其不足，我介绍几个善本的刻本如下。

摹刻宋本《素问》，清光绪十年甲申（1884）京口文成堂刻本。这是丹徒赵云生据蒋宝素医家所藏宋椠本而摹刻的，不仅字体端整，粗看一过，确较顾本为优。如卷十一的《举痛论》中："脉寒则缩蜷，缩蜷则脉绌急，绌急则外引小络。"顾本缺末句"绌急"二字，而摹刻本则补足完好。又如《六元正纪大论》中"天气反时，则可依时"句，顾本误作"则可依则"，而摹刻本不误。再如《标本病传论》中："先病而后生中满者"句，顾本误作"后先"，而摹刻本不误。虽然摹刻本与顾本同样存在错误之处，但确要少得多。（按：浙江有此复刊本，较劣。）

黄校《内经针刺》，清光绪十年甲申黄以周校刊本，即《灵枢》，书末附《素问遗编》，字划最为端正，全书"胍"不作"脉"，"痹"不作"瘅"，"决"不作"决"，"飧"不作"飱"，医籍中校刻如此之精者，实少见。

钱校《黄帝素问二十四卷校勘记》，守山阁单刻本咸丰二年刊；钱校《灵枢经二十四卷校勘记》，守山阁单刻本咸丰二年刊。两书均为金山钱熙祚校刻，钱校多据《难经》《甲乙经》以及两书相互校勘。《灵枢》的残缺甚于《素问》，而钱氏于《灵枢》的校勘独多，尤为难得。两书的校勘记，当顾尚之作，于"王冰注"及"新校正"语，都有所补苴纠正，无论其为或引旧说、或出己见，均极精当。因此这两部校刻本，对于治《内经》的帮助很大。原刻本已不易得，惟中医学会戊辰影印本还有流通的，在古旧书店里时或可购。

《内经评文》，清光绪二十四年戊戌（1896）皖南建德周学海刻周氏医学丛书本，全书仍照《素问》《灵枢》原本分卷，为周学海澂之氏所评。这个刻本的优点有二：首先是把每篇文字，按其内容分作若干段节，读起来易于理解，这样的工作姚复庵也做过，但有删削，不如周氏的完整；其次是校刊较好，基本上错误很少，断句亦较正确。过去商务印书馆排印本的断句不好，不可从。至于周氏用乡学究评点文章的方法，架空臆说，没有多大用处。我们选用这个刻本的优点，不取其缺点，对研读《内经》仍有帮助。惟此刻本单独发行较少（我曾得一部，印制极精），一般都在《周氏医学丛书》里，而《周氏医学丛书》既有原刊本，亦有影印本，时而可以买到。

以上这四种刊本，都是《内经》较好的读本。从这几部刻本入门阅读，必然会获得与阅读一般坊刻本不同的另一境界。

5.3 选择《内经》注本

《内经》的注本并不太多，除去名存实亡者外，兹将能见到的书籍开列于下，以供大家的选读。

（1）《素问》《灵枢》全注本：《素问》《灵枢》全注本计有：隋杨上善的《黄帝内经太素》；明马玄台的《黄帝内经素问注证发微》《黄帝内经灵枢注证发微》；明张景岳的《类经》；清张志聪的《黄帝内经素问集注》《黄帝内经灵枢集注》；清姚复庵（姚止庵）的《素问经注节解》《灵枢经注节解》；清黄元御的《素问悬解》《灵枢悬解》等六种。

（2）《素问》单注本：《素问》单注本计有：唐王冰的《补注释文黄帝内经素问》；明吴鹤皋的《黄帝内经素问吴注》；清高士宗的《黄帝素问直解》；清张琦的《素问释义》等四种。

（3）《内经》节注本：《内经》节注本计有：元朱震亨的《素问纠略》；元滑伯仁的《黄帝素问抄》；明汪机的《读素问抄》；明丁瓒的《素问补抄》；明胡文焕的《素问心得》；明李念莪的《内经知要》；明徐春甫的《内经要旨》、《内经正脉》；明王九达的《黄帝内经素问灵枢经合类》；清章合节的《素问缺疑》；清汪昂的《素问灵枢类纂约注》；清薛生白的《医经原旨》；清徐大椿的《内经要略》《内经诠释》；清陈修园的《灵素节要浅注》《内经纂要》等十六种。

（4）其他节本：他如《黄帝内经灵枢略》（未著姓氏）、沈又彭的《医经读》、余正燮的《癸巳类稿·持素脉篇》，都为《内经》节文而无注者。

（5）专题注本：刘河间的《素问玄机原病式》，刘温舒的《素问入式运气论奥》，罗美的《内经博议》，黄元御的《素灵微蕴》，程扶生的《医经理解》，方本恭的《内经述》等，都是据经而各自发挥议论者。

（6）校勘本：胡澍的《黄帝内经素问校义》，俞樾的《内经辨言》，孙诒让的《素问王冰注校》，廖平的《内经平脉考》《杨氏太素诊络篇补证》《营卫运行杨注补证》《黄帝内经太素诊皮篇补证》《黄帝太素人迎脉口诊补证》《诊骨篇补证》《诊筋篇补证》，陆九芝的《内经难字音义》等，都属于训诂、校雠、考据一类的书，对于阅读《内经》都有帮助。大家根据自己的条件进行阅读就行了。

5.4 精读《内经》注本

至于上开的几十种注本，究竟读哪几家注本较好，依我的看法，各家各有其优缺点，都能阅读一遍最好，如不可能，可以尽先选择几种来精读，这是非常必要的。

如杨上善的《黄帝内经太素》最应精读。因"杨注"实为诸家注之所本，对杨注有较深的体会后，便有了权衡诸家之注的基础。如杨注《素问·刺禁论》"脏有要害，不可不察。肝生于左，肺藏于右，心部于表，肾治于里，脾为之使，胃为之市，膈肓之上，中有父母，七节之傍，中有小心"一段云："五脏之气所在，须知针之为害至要，故欲察而识之。"只此"五脏之气所在"一句，便把全段的主要内容和中心思想都揭示无遗了。而后世的王冰注、马莳注、吴崑注、景岳注、志聪注等，都没有揭示出这个精神，惟高士宗据《太素》略有体会，而曰："五脏之气，从内达外，由经隧而出于孙络皮肤，有紧要为害之处，不可不察。"的确，这段文字如不从脏气方面来体会，是会发生种种误解的。

除精读《太素注》而外，他如王冰注于五运六气的发挥、马莳注于针灸经穴的详解、吴崑注于篇章大义的阐述、景岳注于五行生化的究诘、志聪注于就经解经的深切、士宗注于字句文义的参订，无不各有专长，能各取其所长而融会贯通之，进而参阅诸节注本，便可是非判然明辨诸掌矣。

附3：《内经》中的唯物辩证法思想

关于《内经》中的唯物辩证法思想，我曾写过一篇文章专门讨论了这个问题，同学们在课后可以看看我的这篇文章，因为时间的关系，在这里只能讲一些重点内容。

《内经》是祖国医学的一部巨著，是我国古代文化的重要组成部分，是我国古代防治疾病的丰富经验和独特理论的结晶，为我国医学的发展作出了巨大的贡献，直至今天依然对中医学的医疗实践起着主要的指导作用。像这样能够经受长期实践检验的医学巨著，必然有一种指导思想存在其中，这个思想就是朴素的唯物辩证法。

《内经》中的唯物辩证法思想主要体现在《内经》的自然观、《内经》的生理观、《内经》的疾病观、《内经》的治疗观等方面。

第一节 《内经》的自然观

我们是讲求辩证法的，辩证唯物论指出，承认世界的物质性是一切科学研究的前提。

《素问·四气调神大论》内容不过 600 字，就有 7 次提到"万物"这一概念。如"天地俱生，万物以荣"；"天地气交，万物华实"；"交通不表，万物命故不施"；"万物不失，生气不竭"；"四时阴阳者，万物之根本"；"与万物沉浮于生长之门"；"阴阳四时者，万物之终始"。这里所谓的"万物"，即是说世界的一切无一不是物质的，这也包括人类本身。所以《素问·宝命全形论》中说："天覆地载，万物悉备，莫贵于人。"意思是说人固为万物之一，但人在万物中是最宝贵的。

宇宙充满了物质，因而宇宙的变化就是物质的变化。故《素问·天元纪大论》中说："物生谓之化，物极谓之变，阴阳不测谓之神。"《素问·六微旨大论》又进一步解释道："夫物之生从于化，物之极由乎变，变化之相薄，成败之所由也。"

物质世界的变化是极其复杂的，《内经》至少提出了两点认识：第一，物质的变化是可以认识的，如《灵枢·五音五味》中云："其非夫子，孰能明万物之精。"《灵枢·逆顺肥瘦》中云："审察于物而心生之。"第二，物质的变化是有规律的，如《素问·至真要大论》说的"物化之常"，"常"就是规律。

以"万物"概括自然界乃至整个宇宙，毕竟还是笼统，古代劳动者通过长期对"万物"的认识，提出了"五行"概念，即万物都由水、火、金、木、土等五种元素所构成。继而又提炼出"五行学说"的理论，这一理论认为，自然之五种物质元素所以能够运动变化，是由于它们相互对立、相互依存、相互影响，因而万物变化无穷无尽。很明显这是一种朴素唯物论和辩证法的观点，这个观点在《内经》中是贯穿始终的。如《素问·天元纪大论》

中说："木火土金水火，地之阴阳也，生长化收藏下应之。"

古代劳动者在长期的生产斗争中，认识到事物的运动都有相互对立的两个方面，并提出事物对立的现象是普遍存在的。《素问·阴阳离合论》中说："阴阳者，数之可十，推之可百，数之可千，推之可万，万之大不可胜数，然其要一也。"可见，自然界是无限大的，大到什么程度，我们无从知晓。

事物对立的两个方面，《内经》称之为"阴"与"阳"，阴阳不是平平静静的，而是相互斗争的，故《素问·阴阳别论》中说："阴争于内，阳扰于外，魄汗未藏，四逆而起。"《素问·疟论》中说："阴阳上下交争，虚实更作，阴阳相移也。"阴阳双方既是对立的又是互为依存的，故《素问·阴阳应象大论》中云："阴在内，阳之守也；阳在外，阴之使也。"阴阳双方不仅相互依存，在一定条件下还可以各自向着相反的一方转化，叫作"重阴必阳，重阳必阴"。《内经》中的这些认识都含有辩证法的元素。

历来的唯物论者，都把"天"解释为物质的自然界，人类应该认识自然界，掌握自然界的规律，进而改造和适应自然界。《内经》对此亦有相当的认识，单在《素问·阴阳应象大论》一篇中，就把客观存在之自然描写得十分清楚。如"积阳为天，积阴为地"；"清阳为天，浊阴为地；地气上为云，天气下为雨；雨出地气，云出天气"；"天有四时五行，以生长收藏，以生寒暑燥湿风"。

至于人与自然界的关系，《素问·欬论》则谓"人与天地相参，故五脏各以治时"。即是说人生存于自然界，就要受到自然的影响。那么人在自然界中是何角色呢？人存在于自然界中，便要参与自然界，要作自然界的主人，故《灵枢·玉版》篇中说："人者，天地之镇也。"《素问·上古天真论》中说："提挈天地，把握阴阳。"人掌握了自然界的运动规律，才可以进而改造它、维护它、适应它，所以人为"天地之镇"。

第二节　《内经》的生理观

人既是自然物质之一，人究竟是由什么物质构成的呢？《灵枢·经脉》中云："人始生，先成精。"《素问·金匮真言论》中云："夫精者，身之本也。"中医学经过长期医疗实践，认识到"精"可分为先天、后天两类。先天之精禀受于父母，是构成机体的原始物质，《灵枢·经脉》所说的"精"就是先天之精；后天之精来源于饮食水谷的化生，通过血液的运行，以营养五脏六腑；先天之精与后天之精相互依赖、相互为用，后天之精不断地转化为脏腑之精，而脏腑之精又不断地补充了先天之精。《素问·上古天真论》中云："肾者主水，受五脏六腑之精而藏之，故五脏盛乃能泻。"先天之精藏于肾，持续地得到后天之精的充养，从而成为机体生命活动的物质基础。

中医学还认为，"气"也是构成机体和维持生命活动的基础物质之一，"气"的存在是通过脏腑组织的机能活动反映出来的，所以又可以把"气"概括为机体脏腑组织各种不同的机能活动。如《灵枢·决气》中说："上焦开发，宣五谷味，熏肤、充身、泽毛，若雾露之溉，是谓气。"在这一认识的基础上，又根据"气"在人体分布的部位及其不同的作用，而分别为元气、宗气、营气、卫气等。

中医学对"血"的生化来源、生理循环、功能作用等，都有比较精准的认识。如《灵枢·决气》中云："中焦受气取汁，变化而赤，是谓血。"《灵枢·本藏》中云："血和则经脉流行，营覆阴阳，筋骨劲强，关节清利矣。"这些论述认为，"血"由中焦水谷精微经过生理变化而成，"血"所含的丰富营养，通过"气"的推动而循行于经脉，供给全身各器官组织所需。这一认识在世界医学史上是居于前列的。

尤其可贵的是，《内经》对人之形体与精神的关系有深刻的认识，认为"形体"是第一性的、本原的，"精神"是第二性的、派生的。《灵枢·平人绝谷》中云："神者，水谷之精气也。"《素问·六节藏象论》中云："气和而生，津液相成，神乃自生。"也就是说，"神"是由精气所产生的。

关于精神活动的器官，我国民族的传统习惯称之为"心"，但在实践、认识、再实践、再认识的过程中，也逐渐考虑到精神活动与"脑"的关系。《素问·脉要精微论》中云："头者，精明之府，头倾视深，精神将夺矣。"当然亦无可讳言，其认识还是较肤浅的。汪昂在《本草备要·木部·辛夷》中云："吾乡金正希先生尝语余曰：人之记性，皆在脑中；小儿善忘者，脑未满也；老人健忘者，脑渐空也；凡人外见一物，必有一形影留于脑中。昂按：今人每记忆往事，必闭目上瞪而思索之，此即凝神于脑之意也。"这比《素问》的认识要进步多了。

中医学认为，人体中的各个器官组织都不是孤立存在的，而是有分工、有合作，彼此关联为一个整体。《素问·五藏生成》中云："心之合脉也，其荣色也，其主肾也。肺之合皮也，其荣毛也，其主心也。肝之合筋也，其荣爪也，其主肺也。脾之合肉也，其荣唇也，其主肝也。肾之合骨也，其荣发（髪）也，其主脾也。"《素问·阴阳应象大论》记载："肝生筋……在窍为目……心生血……在窍为舌……脾生肉……在窍为口……肺生皮毛……在窍为鼻……肾生骨髓……在窍为耳。"《灵枢·本藏》中云："肺合大肠，大肠者，皮其应；心合小肠，小肠者，脉其应；肝合胆，胆者，筋其应；脾合胃，胃者，肉其应；肾合三焦膀胱，三焦膀胱者，腠理毫毛其应。"这一以五脏为中心，把有关各部有机地联系起来的整体观，一直是中医学辨证论治的基本指导思想，这一理论在几千年的医疗实践中都行之有效，成为中医学的基本特点之一，是很有现实意义的。

中医学的生理观之所以具有辩证唯物论的元素，是和它在长期的医疗实践中不断总结提高分不开的，其中也包括对尸体解剖观察的实践。《灵枢·经水》中云："八尺之士，皮肉在此，外可度量切循而得之，其死可解剖而视之，其脏之坚脆，腑之大小，谷之多少，脉之长短，血之清浊，气之多少，十二经之多血少气，与其少血多气，与其皆多血气，与其皆少血气，皆有大数。"可见当时对人体和尸体的观察是相当仔细的，这足以说明中医学理论是唯物主义思想体系的产物，中医学以实践为依据是其科学性所在。

第三节　《内经》的疾病观

鬼神致病、死生有命的唯心论充斥于奴隶社会和封建社会，但《内经》的疾病观首先是反对鬼神迷信的。如《灵枢·贼风》中云："其毋所遇邪气，又毋怵惕之所志，卒然而病者，其故何也？唯有因鬼神之事乎？岐伯曰：此亦有故邪留而未发，因而志有所恶，及有所慕，血气内乱，两气相搏。其所从来者微，视之不见，听而不闻，故似鬼神。"

尽管往往致病的因子是很微细的，不容易被人的五官觉察到，但既然发生了病变，就必定有发病的原因存在，这个原因肯定不是鬼神，故《素问·宝命全形论》明确提出"道无鬼神"的主张，即说在医学之道中绝对没有什么鬼神的存在，宣扬鬼神者便不能叫作"医道"。《素问·五藏别论》亦谓："拘于鬼神者，不可与言至德。"

鬼神邪说既被排除，便当明确地找到致病的原因。《灵枢·玉版》中云："夫痈疽之生，脓血之成也，不从天下，不从地出，积微之所生也。"疾病不是从天上掉下来的，也不是从地上长出来的，而是由致病因子的存在而逐渐形成的。疾病的成因，正如《素问·调经论》中所说："夫邪之生也，或生于阴，或生于阳。其生于阳者，得之风雨寒暑；其生于阴者，得之饮食居处，阴阳喜怒。"《素问·至真要大论》中补充说："夫百病之生也，皆生于风寒暑湿燥火之化、之变也。"

人类在长期的与自然界作斗争的过程中，逐渐摸索到四时六气的变化规律，并能适应之。但六气亦随时出现反常的变化，如当寒不寒、当热不热、不当寒而寒、不当热而热之类，这种不正常的六气《内经》称作"虚邪"，最是致病的因素。故《灵枢·百病始生》中云："风雨寒热，不得虚邪，不能独伤人。"这种"虚邪"即所谓的"六淫邪气"。六淫为病，从今天的临床实践来看，包括了生物的（细菌、病毒、寄生虫之类）、物理的、化学的等多种致病因子，这些致病因子作用于人体便引发疾病。限于社会历史条件和科学技术水平，古人虽没有完全看到致病的微生物等，但能用"六淫"概括病邪，既不排除致病因素的影响，更着重研究致病因素作用于人体后所引起的机体反应，这样将致病因子与机体反应综合在一起来研究疾病发生、发展规律的方法，仍是很可贵的。

所谓"阴阳喜怒"，即指喜、怒、忧、思、悲、恐、惊等情志表现，简称"七情"。在一般情况下，七情本是大脑对外界事物的反应，属于正常的精神活动范围。但是，如果长期的精神刺激，或突然受到剧烈的精神创伤，超过了大脑生理所能调节的程度，就会引起脏腑气血等功能的紊乱，从而导致疾病的发生。故《素问·玉机真藏论》中云："忧恐悲喜怒，令不得以其次，故令人有大病矣。"

所谓"得之饮食居处"即指饮食、劳倦所伤。劳动、饮食是维持人体健康的基本条件，但如果饮食没有节制，或劳动不适度，就会降低机体的抵抗能力而导致疾病的发生。正如《素问·痹论》所云："饮食自倍，肠胃乃伤。"《素问·上古天真论》中云："以酒为浆，以妄为常，醉以入房，以欲竭其精，以耗散其真，不知持满，不时御神，务快其心，逆于生乐，起居无节，故半百而衰也。"这些阐述都是有现实意义的。

以上是《内经》对病因的一些认识，既明确了病因，还要明确致病因子究竟是怎样作用于人的机体而发病的，概言之总不外阴阳对立统一的失调。《内经》认为阴阳失调的原因有二：一是机体自身的功能紊乱，一是外界致病因素对机体的影响。机体自身功能活动及其对外界致病因子的预防能力，即所谓"正气"；凡通过机体而导致疾病的发生和变化的因子，即所谓"邪气"；疾病的发生和发展，就是正气与邪气相互斗争的过程。就正气与邪气这一矛盾的双方而言，中医学一向认为正气是矛盾主要方面，只要机体的脏腑功能正常、气血和调、精力充沛，也就是正气强盛，邪气便无从侵入，疾病也就不会发生。故《素问·上古天真论》中云："精神内守，病安从来?"《素问·刺法论》（遗篇）中云："五疫之至，皆相染易……不相染者，正气存内，邪不可干。"这些都在说明这样一个道理：只有在正气虚弱，抵抗力不足时，病邪才有可能乘虚而入，导致疾病的发生。

《灵枢·五变》中更是反复地举例来说明这个道理，文中云："一时遇风，同时得病，其病各异，愿闻其故。少俞曰：善乎其问! 请论以比匠人。匠人磨斧斤、砺刀，削断材木，木之阴阳，尚有坚脆，坚者不入，脆者皮弛，至其交节，而缺斤斧焉。夫一木之中，坚脆不同，坚者则刚，脆者易伤，况其材木之不同，皮之厚薄，汁之多少，而各异耶。夫木之蚤花先生叶者，遇春霜烈风，则花落而叶萎；久曝大旱，则脆木薄皮者，枝条汁少而叶萎；久阴淫雨，则薄皮多汁者，皮溃而漉；卒风暴起，则刚脆之木，枝折杌伤；秋霜疾风，则刚脆之木，根摇而叶落。凡此五者，各有所伤，况于人乎!"这段对话说明了三个问题：第一，致病因子是多种多样的，轻重、大小、缓急不等；第二，人的体质各不相同，抵抗力大小互异，因而所受病邪的浅深也就不一样；第三，若人体正气充沛，抵抗力强，一般来说不仅可以不受病邪的侵害，即使受邪也足以消灭病邪而很快康复。这个论点无疑是符合辩证法思想的。

人体内的正气，既能决定着疾病的发生，亦关系着疾病的发展、预后和转归。因为疾病的发展、预后、转归如何，要取决于正、邪双方力量的对比，正强邪弱，疾病就趋向好转或痊愈，反之正衰邪盛，病情便将恶化，甚至死亡。这种既强调人体正气的抵抗作用，又不排除外界致病因子的条件学说，有力地批判了唯心论者"死生有命""鬼神致病"的迷信思想，也驳斥了片面强调外因的形而上学观。只有运用唯物辩证法思想，才能更好地掌握正气与邪气的辩证关系，外因和内因的辩证关系，正确地认识和有效地防治疾病。

第四节 《内经》的治疗观

在古代社会，由于对疾病的认识不同，也就形成了根本对立的治疗路线，即"信巫"和"信医"。唯心论者用祈祷、祭祀、占卜、祝由等方式来求天意的宽恕，到头来，只落得"获罪于天，无所祷也"的自我解嘲，在疾病面前无能为力。《内经》在病因学中既不承认有鬼神，在治疗学中就必然要反对巫祝。

《素问·移精变气论》中云："内至五脏骨髓，外伤空窍肌肤，所以小病必甚，大病必死，故祝由不能已也。"意思是说，祝由所治愈的只是些不需要治的小病，如果真是大病，祝由是不可能治好的。《灵枢·贼风》中记载："黄帝曰：其祝而已者，其故何也？岐伯曰：先巫者，因知百病之胜，先知其病之所从生者，可祝而已也。"这一针见血地戳穿了祝由治病的骗术所在，不过是巫者预先掌握了病人的实际情况进行了相应的治疗，"祝由"只是个幌子。所以战国时扁鹊批评那些信巫不信医的病人是无药可治者。

《内经》既反对巫祝，就只能与疾病进行斗争，积极地进行治疗，战而胜之。《灵枢·九针十二原》中云："五脏之有疾也，譬犹刺也，犹污也，犹结也，犹闭也。刺虽久，犹可拔也；污虽久，犹可雪也；结虽久，犹可解也；闭虽久，犹可决也。或言久疾之不可取者，非其说也。夫善用针者，取其疾也，犹拔刺也，犹雪污也，犹解结也，犹决闭也。疾虽久，犹可毕也。言不可治者，未得其术也。"这段话的精神是，对于疾病总是可以逐渐认识和征服的，也许目前确有许多疾病还没有被认识，也没有较好的治疗方法，这只是"未得其术"，通过实践，认识，再实践，再认识，终归有"得其术"的一天。这是多么积极的辩证法思想，充分体现出我们的先人对待疾病的唯物主义态度。在今天，对某些病无所作为时，竟提出了"不治之症"的论点，这是违反唯物辩证法精神的。

究竟用什么方法来征服疾病？《内经》早在两千多年前便总结出治疗疾

病的几个法则。首先是"治未病"。《素问·四气调神大论》中云："不治已病治未病，不治已乱治未乱，此之谓也。夫病已成而后药之，乱已成而后治之，譬犹渴而穿井，斗而铸锥，不亦晚乎！"所谓"不治已病"就是不要等到已经病了才开始治疗，这种无病先防的思想是积极的，也是很现实的。"治未病"还包括"既病防变"的思想，已经病了就要争取早期治疗，防止疾病的发展与传变。《素问·阴阳应象大论》中云："善治者，治皮毛，其次治肌肤，其次治筋脉，其次治六腑，其次治五脏。治五脏者，半死半生也。"这就是说，如果不从全局来看问题，不具有杜渐防微的思想，对疾病不作出及时的处理，病变就会逐步深入，由表及里，由轻而重，由简单变得复杂。因此，在防治疾病过程中，必须掌握疾病发生、发展的规律及其传变途径，做到早期诊断、有效治疗。"已病"与"未病"是一对矛盾，因此在治疗时既要解决好"已病"，也要解决已病、未病之间的矛盾关系。

其次是"明标本"。标、本是相对的概念，随具体疾病和具体病人而各有不同。以病因与病变而论，引起疾病发生的病因是"本"，各种临床病变表现为"标"；以正、邪关系而论，正气是"本"，邪气是"标"；以原发、继发病位而论，原发病位是"本"，继发病位为"标"；以症状本身而论，原发症状是"本"，继发症状为"标"；以疾病的新旧而论，旧病是"本"，新病为"标"。于此可见，一切错综复杂的病变，都可以分析其为"标"为"本"，"标"是次要的，"本"是主要的。明确了标、本的问题，也就分清了主要矛盾和次要矛盾。疾病的发展和变化，特别是较复杂的疾病，往往存在着多种矛盾，其中必然有主要矛盾和次要矛盾，主要矛盾是"本"，次要矛盾是"标"。《素问·阴阳应象大论》说"治病必求于本"，就是说治病要抓主要矛盾。所以《素问·标本病传论》《灵枢·病本》都一再阐明这个道理。如《素问·标本病传论》中云："先病而后逆者治其本，先逆而后病者治其本，先寒而后生病者治其本，先病而后生寒者治其本，先热而后生病者治其本，先热而后生中满者治其标，先病而后泄者治其本，先泄而后生他病者治其本，必且调之，乃治其他病。先病而后生中满者治其标，先中满而后烦心者治其本。人有客气有同气，小大不利治其标，小大利治其本。"这就是说，十之八九的病均当治本，惟中满、大小便不利二者可以治标，因此两症为危急之候，虽属标病，亦当先治，即所谓"急则治其标"也。若病非危急，仍得治本，以解决主要矛盾。

第三是辨逆从。逆治与从治，其中也存有一种辩证关系，其关键是要辨识病情的真、假。无论是寒证、热证、虚证、实证，都应该是表里如一的，体征明确而无任何模糊不清或模棱两可的情况时，病情真确，则为"真证"，便当逆其病势而治之，这是逆治法。如《素问·至真要大论》所说："散者收之，抑者散之，燥者润之，急者缓之，坚者软之，脆者坚之，衰者补之，强者泻之，高者抑之，下者举之，客者除之，劳者温之，结者散之，留者攻之，损者温之。"即"散"与"收"相逆，"散"与"抑"相逆，"润"与"燥"相逆，通过种种与病势相逆的治疗方法，矫正其由病因作用所发生的病理变化，而达到恢复机体正常生理的目的。但也有些比较复杂的病变，内在的病理变化与反映出来的症状颇不一致。如"阴盛关阳"的真寒假热证，"阳盛格阴"的真热假寒证，脾虚不运而腹胀的真虚假实证，饮食积聚而腹泻的真实假虚证等，均为表里极不一致，似虚而实实，似实而实虚。这时便应透过现象认清本质，从其"本"而治疗。正如《素问·至真要大论》所说："热因热用，寒因寒用，塞因塞用，通因通用。"即症有热象而用热药，症有寒象而用寒药，症有实象而用补药，症有虚象而用泻药，这就叫作"从治"法，言其方药的功用与症状的表现是相同的，便名之曰"从"。《素问·至真要大论》又说："逆者正治，从者反治，必伏其所主，而先其所因，可使气和，可使必已。"说明无论用逆治法或从治法，要想达到"伏其所主"的目的，必须具有辨识"先其所因"的本领才行。因此说，无论用逆治法或从治法，都是针对着病因来治疗的。

第四是识同异。同中有异、异中有同，这一辩证法思想在《内经》的治法中亦有较突出的体现。《素问·五常政大论》中云："西北之气，散而寒之，东南之气，收而温之，所谓同病异治也。"同一疾病，由于病因、病理以及其发展阶段的不同，就要采用不同的治法。例如同为"感冒"，由于有"风寒证"与"风热证"的不同，治疗就有"辛温解表"与"辛凉解表"方法之各异。甚至同一"风寒证"，由于季节、地域、体质种种的不同，还需要具体分析以区别对待，情况不同，处理的方法也就不同。《素问·异法方宜论》中云："杂合以治，各得其宜，故治所以异，而病皆愈者，得病之情，知治之大体也。"有些虽为不同的疾病，但中医学认为其病因、病机相同，便可以采用相同的治疗方法。如慢性痢疾、慢性腹泻、肛门脱出、内脏下垂等，往往都是由"气虚下陷"所致的，便都可以用"益气升提"的方法来取得疗效。又如失眠、心悸、妇女月经不调等不同的疾病，若病变过程都处在"心脾两虚"的病程阶段，同用"补益心脾"的方法，均取得较满意的疗效。无论是"同病异治"，还是"异病同治"，都是符合透过现象看本质、具体问题具体分析的辩证法精神。

同学们，从以上几个方面看来，《内经》中所存在的朴素的唯物辩证法思想是十分明显的，在长时期的封建社会发展中，能运用这一思想作为指导，经过长期的医疗实践，蔚成我国医药学这个伟大的宝库，时至今日仍具有发掘、提高的巨大价值。但无可讳言，在历史发展的长河中，《内经》亦受到一些唯心主义天命论、先验论的影响。如《灵枢·邪客》有"人之肢节，以应天地"等说；又《灵枢·通天》把人分作五等；《灵枢·阴阳二十五人》又在五等分人的基础上，发展为"五五二十五人"。其中有些内容是与医学不相干的，这些内容对中医学的发展是不利的，历代大多数医学家都认为是糟粕而应予摒弃。我们要继承祖国医学，必须区分其中的精华与糟粕、主流和非主流。其具有朴素唯物辩证法思想的部分是中医学的精华，是中医学得以不断发展的主流，而其中受封建唯心论影响的一小部分内容是糟粕，是需要批判认识的，但这些毕竟不是主流。

某些民族虚无主义者，对中医学一概否定，这是违背了历史唯物主义的观点，实际上是否定了中国人几千年的医疗实践。毛主席说：清理古代文化的发展过程，遴除其封建性的糟粕，吸收其民主性的精华，是发展民族新文化，提高民族自信心的必要条件，但是决不能无批判的兼收并蓄。所以对待《内经》必须要持有一分为二的观点，既要肯定其伟大的成就，也要指出其历史的局限。我们评价中医学的理论，究竟是唯物的还是唯心的，通过实践的检验是唯一的方法。我们之所以认为，《内经》的学术思想是符合朴素的唯物辩证法的，就是在生理、病理、治疗等各方面，通过医疗实践的检验而得出的结论。今后，我们还要不断地通过医疗实践来促进中医学的发展，努力本着古为今用、推陈出新的精神，使祖国医学为当前的社会主义建设服务，为人类的健康事业做出更多的贡献，并与现代医学、现代科技结合起来，逐步发展成为我国独特的新医药学。

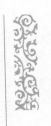

内经十讲

关于《内经》的这十个问题，其中有些问题是多年来争论不休的，如《内经》成书的年代，《灵枢》是否是伪书，七篇"大论"究竟应该如何看待，等等。有些问题则是以前少有人注意到的，如《内经》中引用过哪些更古老的文献？还有些问题对中医学来说是非常重要的，如《内经》有没有理论体系？若有，应该是哪些内容？针对这些问题，提出我的一些看法，或许有助于我们这次的学习。

第一讲　《黄帝内经》名释

　　祖国医学现存的近万种古典文献中可以称作"经"的，仅有以下九种：《黄帝内经》《黄帝八十一难经》《神农本草经》《伤寒论》《金匮要略方论》《中藏经》《脉经》《黄帝针灸甲乙经》《黄帝内经太素》等。除《神农本草经》外，其余几种都是研究和发挥《黄帝内经》的，于此便可以看出《黄帝内经》的重要性。这些文献究竟是如何研究和发挥《黄帝内经》的，将另作专题来介绍；这里主要谈谈学习和研究《黄帝内经》所需要明确的几方面问题，首先谈谈为什么叫《黄帝内经》。

　　要弄清楚为什么叫"黄帝内经"的问题，首先要弄清什么是"黄帝"。旧的历史学家都把黄帝当作了不起的圣人来看待，如《帝王世纪》中说："黄帝有熊氏，少典之子，姬姓也。母曰附宝，其先即炎帝，母家有蛴氏之女，世与少典氏婚，故《国语》兼称焉。及神农氏之末，少典氏又取附宝，见大电光绕北斗枢星照郊野，感附宝，孕二十五月，生黄帝于寿丘，长于姬水，龙颜，有圣德，受国于有熊，居轩辕之丘，故因以为名，又以为号。与神农氏战于阪泉之野，三战而克之。力牧、常先、大鸿、神农、皇直，封钜人，镇大山，稽鬼、臾区、封胡、孔甲等，或以为师，或以为将，分掌四方，各如己视，故号曰黄帝四目。又使岐伯尝味百草，典医疗疾，今经方、本草之书咸出焉。其史仓颉，又取象鸟迹，始作文字，史官之作，盖自此始。记其言行，策而藏之，名曰书契。黄帝一号帝鸿氏，或曰归藏氏，或曰帝轩。吹律定姓，有四妃，生二十五子，在位百年而崩，年百一十岁。"（《御览》卷七十九引）

　　这完全是神话式的描述，但历代史学家往往引此作为根据。惟用历史唯物主义的观点来看，"黄帝"并不是一个天生的圣人，而是远古时代的一个氏族。《中国通史简编》中云："黄帝族原先居住在西北方，据传说，黄帝曾居住在涿鹿地方的山湾里，过着往来不定、迁徙无常的游牧生活。后来打败九黎族和炎帝族，逐渐在中部地区定居下来。黄帝姬姓，号轩辕氏，又号有熊氏。古书中有关黄帝的传说特别多，如用玉（坚石）作兵器，造舟车弓矢，染五色衣裳，嫘祖（黄帝正妻）养蚕，仓颉造文字，大桡作干支，伶伦制乐器，虞、夏二代禘祭黄帝（尊黄帝为始祖）。这些传说出于战国、秦、汉时学者的附会，但有一点是可以理解的，即古代学者承认黄帝为华族始祖，因而一切文物制度都推原到黄帝。"（《中国通史简编》第一章第三节：传说中的中国远古居民）"涿鹿"即河北宣化鸡鸣山一带。"九黎族"为南方蛮族之一，约为九个部落的联盟，首领即蚩尤。"炎帝族"为西戎羌族的一支，传说炎帝姓姜，牛头人身，大概是牛图腾的氏族。

"黄帝"不是一个人，而是一个伟大的氏族，历史上的"仰韶文化"就是黄帝氏族文化的代表。在河南渑池县仰韶村，曾经发现新石器时代晚期的遗址，遗址中的器物有石器、骨器、陶器等多种。石器中有刀、斧、杵、镯、镞等，以及纺织用的石制纺轮；骨器中有缝纫用的针；陶器中有钵、鼎等形制。这一发现，后被称作"仰韶文化"。仰韶文化散布在西北地区的新疆维吾尔自治区、甘肃、青海、陕西等省，以及华北、中原等地区，已被确定的有数十处之多。通过这些遗址和大量的出土文物，可以推想出当时社会经济和人们生活的状况。

如当时的农业生产占有重要的地位：各遗址多有"石斧"出土，石斧是当时农业生产的重要工具；遗址多在河谷里，因那里土地肥沃，宜于种植；山西夏县西阴村遗址，东西约560米，南北约800米，许多小屋接连成群，已形成一个村落；西安半坡村遗址，出土的生产工具有石斧、骨锄，还有一陶钵粟。

又如当时的畜牧业也很发达：仰韶遗址中有许多猪、马、牛的骨骼，猪的大量饲养，说明生活已相当安定；由于弓箭的使用，狩猎生活逐渐过渡到原始畜牧业。

在手工业方面：各遗址中出土的陶器、陶片最多，且多有纹饰，反映出手工业的发展；纺轮、骨针等各遗址都有，足见纺织与缝纫已成为普通的手工业。

在商业方面：甘肃各遗址墓葬中，多有玉片、玉瑗、海贝，尤其海贝应从新疆来，说明那时已经有了交换关系，早期商业已经萌芽；由于交换关系的持续发展，氏族内部逐渐分化，而且开始有了奴隶。

在艺术方面：出土的陶器一般是美观的，纹饰杂以犬羊图形，并有人形纹，原始艺术也有所体现。

仰韶文化距离现代有四五千年，从当时人们的生活状况来看，农业、畜牧业已经是重要的生产部门，陶器、武器和一般工具种类颇多，说明手工业也在发展。因此药物的发现，医药经验的积累，在这个时期是完全有可能的。《帝王世纪》中说：黄帝"使岐伯尝味百草，典医疗疾，今经方、本草之书咸出焉"（《御览》《路史》《初学记》等都有引）。这个传说是完全可以理解的。正因为黄帝氏族文化的发展是多方面的，从无到有的盛况也是空前的，所以历代的人们都以自己是黄帝的子孙为荣，为了溯本思源，各方面的文献往往都冠以"黄帝"字样，以示学有本根，就不足为奇了。

据《汉书·艺文志》的记载，以"神农""黄帝"命名的文献实在不少。如：道家有《黄帝四经》四篇、《黄帝铭》六篇、《黄帝君臣》十篇、《杂黄帝》五十八篇；阴阳家有《黄帝泰素》二十篇、《黄帝》十六篇；农家有《神农》二十篇；小说家有《黄帝说》四十篇；兵法家有《神农兵法》一篇；天文家有《黄帝杂子气》三十三篇；历谱家有：《黄帝五家历》三十三篇；五行家有《黄帝阴阳》二十五卷、《黄帝诸子论阴阳》二十五卷、《神农大幽五行》二十七卷；杂占家有《黄帝长柳占梦》十一卷、《神农教田相土耕种》十四卷；医经家有《黄帝内经》十八卷；经方家有《泰始黄帝扁鹊俞拊方》二十三卷、《神农黄帝食禁》七卷；房中家有《黄帝三王养阳方》二十卷；神仙家有《黄帝杂子步引》十二卷、《黄帝岐伯按摩》十卷、《黄帝杂子芝菌》十八卷、《神农杂子技道》二十三卷等。

以上充分说明诸家均托言"黄帝"以成书，或托言"神农"以成书，其朴素的意义仍不外溯源崇本而已。《淮南子》中云："世俗之人，多尊古而贱今，故为道者必托之于神农、黄帝而后能入说。"（《淮南子》卷十九《修务训》）所谓"尊古而贱今"的人是有的，但不能说都是如此，例如每个汉族人无不自以为是黄帝的子孙，就不是什么"尊古贱今"的问题了。

回过头来说，为何叫作《内经》呢？从《汉书·艺文志》中有关古代医书的目录来看，便可以一目了然。目录如下：《黄帝内经》十八卷；《外经》三十七卷；《扁鹊内经》九卷；《外经》十二卷；《白氏内经》三十八卷；《外经》三十六卷；《旁篇》二十五卷。

由此看来"内"和"外"只是相对之称而已，别无深义，这和《韩诗内传》《韩诗外传》，《春秋内传》《春秋外传》，《庄子》的《内篇》《外篇》，《韩非子》的《内储》《外储》，都是同一意义。内、外相对之称，犹有不能包括的内容，则设"旁篇"以概之，如《白氏旁篇》。至吴崑的《素问注》、王九达的《内经合类》并云"五内阴阳之谓内"，张介宾《类经》谓"内者，生命之道"，这些论述作为后世的一种理解是可以的，命名的初义未必如此。

"经"字，孔安国训为"常"，刘熙释为"径"，陆德明的《经典释文》则谓："经者，常也，法也，径也，由也。"这些意义都有可取之处，因古人往往把具有一定法则，又为一般所必须学习和掌握的书籍，都称作"经"。高深的，如儒家的"六经"、老子的《道德经》之类；浅近的，如《三字经》《四字经》之类。《内经》便属于前者。有人认为"经"和"纬"也是相对之称，所以既有"经书"，又有"纬书"。但是，一般"经书"在前，"纬书"随后，故"纬书"都是解释"经书"的，如《易纬》《书纬》《诗纬》《礼纬》《乐纬》《春秋纬》《孝经纬》均属之。即是说先有《易经》之后，再以《易纬》配之，先有《书经》之后，再以《书纬》配之，与《内经》《外经》之义迥别。故"经纬"之说，不足以释其义。

《汉书·艺文志》中云"医经者，原人血脉经络骨髓，阴阳表里，以起百病之本，死生之分，而用度箴石汤火所施，调百药齐，和之所宜。至齐之德，犹慈石取铁，以物相使。拙者失理，以愈为剧，以生为死。"其"原人血脉经络骨髓，阴阳表里"之说，是关于人体生理方面的知识，是藏象学说中的内容；"以起百病之本，死生之分"，这是讨论病机；"而用度箴石汤火所施，调百药齐，和之所宜，至齐之德，犹慈石取铁，以物相使"，这是立法施治和处方遣药。藏象、病机、治疗，是中医学的基础理论，称之为"经"是恰当的，与《黄帝内经》的内容是完全符合的。可惜《汉书·艺文志》所载的医经七家，仅存《黄帝内经》一家了，其他六家均已佚逸无复存者。

第二讲　《内经》成书的时代

据上所述，《内经》之所以冠以"黄帝"，仅仅是溯源崇本的用意，借以说明我国的医药文化渊源甚早。《黄帝内经》，既非是言实有黄帝之圣留下了这样一部伟大的著作，也不等于说《黄帝内经》是在黄帝时代就已有的典籍。那么，《内经》究竟成书于什么时代呢？

据宋臣高保衡等校正《黄帝针灸甲乙经》的序文："或曰《素问》《针经》《明堂》三部之书，非黄帝书，似出于战国。"说明早在公元 11 世纪中期，就有人怀疑《黄帝内经》不是黄帝著的书，而是到了战国时期才出现的。但是宋臣高保衡等对这一怀疑是抱否定态度的，他们说："人生天地之间，八尺之躯，脏之坚脆，腑之大小，谷之多少，脉之长短，血之清浊，十二经之气血大数，皮肤包络其外，可剖而视之乎？非大圣上智，孰能知之？战国之人何与焉。大哉！《黄帝内经》十八卷，《针经》三卷，最出远古。"（《新校正黄帝针灸甲乙经序》）

尽管宋臣高保衡等对"似出战国"之说持否定态度，但说无论据，仅凭空说"大圣上智""最出远古"一类浮泛虚饰之词而已。揆诸实际，"似出战国"这一怀疑的提出是很有道理的。不过亦不能谓为尽出于战国，正如吕复说："《内经素问》，世称黄帝岐伯问答之书，及观其旨意，殆非一时之言，其所撰述，亦非一人之手。刘向指为韩诸公子所著（指《汉书·艺文志》阴阳家著录的《黄帝泰素》二十篇，师古注引刘向《别录》语），程子谓出于战国之末。而其大略正如《礼记》之萃于汉儒，而与孔子、子思之言并传也。"（元戴良《九灵山房集·沧州翁传》）

因此，关于《黄帝内经》成书的时期问题，就不能简单化，必须按照具体内容作出具体的分析，即要按照《内经》具体内容进行分析。如《内经》有《素问》《灵枢》两大部分，两部分又各有八十一篇，既非出自一时，更非出自一人，不能不按其内容的实际情况，分别进行恰如其分地分析。

（一）《素问》的成书年代

《素问》的成书期，总的说来，一般都倾向于是战国时代（公元前 403 —

公元前 221）的作品。

1. 宋朝学者的见解

邵雍，字尧夫，范阳人，精于《易》学，是百源学派的宗师，著有《观物篇》《皇极经世》等书。他在《皇极经世》书里说："《素问》《阴符》，七国时书也。"（《皇极经世·卷八·心学第十二》）

程颢，字伯淳，人称明道先生，精于《易》学，著有《识仁篇》《定性书》等。他说："《素问》书，出战国之末，气象可见。若是三皇五帝典坟，文章自别，其气运处，绝浅近。"（《二程全书·伊川先生语》）

司马光，字君实，夏县人，曾相宋哲宗，著有《资治通鉴》。他与范景仁书云："谓《素问》为真黄帝之书，则恐未可。黄帝亦治天下，岂终日坐明堂，但与岐伯论医药针灸耶？此周、汉之间，医者依托以取重耳。"（《传家集·书启》）

朱熹，字元晦，婺源人，为宋代理学大师，著作甚富，经后人整理成《朱子全书》六十六卷。其《古史余论》中云："至于战国之时，方术之士，遂笔之于书，以相传授，如列子之所引，与夫《素问》《握奇》之属，盖必有粗得其遗言（指黄帝）之仿佛者，如许行所道神农之言耳。"

2. 明朝学者的见解

方孝孺，字希直，宁海人，著有《逊志斋稿》《侯成集》《希古堂稿》等。他说："世之伪书众矣，如《内经》称黄帝，《汲冢书》称周，皆出战国、秦、汉之人。故其书虽伪，而其人近古，有可取者。"（《逊志斋稿·读三坟书》）

方以智，字密之，号曼公，桐城人，著有《通雅》《物理小识》等书。其于《通雅》中云："守其业而浸广之，《灵枢》《素问》也，皆周末笔。"

3. 清朝学者的见解

魏荔彤，字念廷，柏乡人，著有《伤寒论本义》《金匮要略方论本义》。其于《伤寒论本义·自序》云："轩岐之书，类春秋，战国人所为，而托于上古。"

崔述，字武承，大名人。于所著《补上古考信录·黄帝说》中云："世所传《素问》一书，载黄帝与岐伯问答之言，而《灵枢》《阴符经》，亦称为黄帝所作，至战国诸子书述黄帝者尤众。"

4. 笔者的见解

通过上述诸家之论可以明确地说，《素问》基本可以肯定是战国时代的作品，是否其内容百分之百都是呢？还要做进一步地具体分析。

（1）**《素问》主体文献产生的年代**：现存《素问》的全部内容，可分作两个部分。第一部分是基本内容，即除七篇"大论"以外的部分，可以称其为《素问》的前期文献，上述诸家所说《素问》成书于战国，就是指的这部分文献而言。内容最多，凡七十余篇，其中主要内容与战国时代《周礼》一书两相比较，便足以证明《素问》和《周礼》出自一个思想体系。

例如《周礼》云："凡和，春多酸，夏多苦，秋多辛，冬多咸，调以滑甘。"（《周礼·食医》）而《素问·金匮真言论》则略谓：东方，味酸，生于春；南方，味苦，生于夏；中央，味甘；西方，味辛，生于秋；北方，味咸，生于冬。

又如《周礼》云："四时皆有疠疾，春时有痟首疾，夏时有痒疥疾，秋时有疟寒疾，冬时有嗽上气疾。"（《周礼·疾医》）而《素问·金匮真言论》即言："春气者，病在头。"惟"夏取分腠""分腠治肌肉"，出自《灵枢·寒热病》，分腠、肌肉，都是"痒疥疾"好发之部。《素问·阴阳应象大论》复谓："夏伤于暑，秋必痎疟。"又云："秋伤于湿，冬生欬嗽。"其言四季发病之相同又如此。

《周礼·疾医》言："以五味、五谷、五药养其病。"而《素问·藏气法时论》即统言："毒药攻邪，五谷为养，五果为助，五畜为益，五菜为充。"并具体提出："肝色青，宜食甘，粳米、牛肉、枣、葵皆甘；心色赤，宜食酸，小豆、犬肉、李、韭皆酸；肺色白，宜食苦，麦、羊肉、杏、薤皆苦；脾色黄，宜食咸，大豆、豕肉、栗、藿皆咸；肾色黑，宜食辛，黄黍、鸡肉、桃、葱皆辛。辛散，酸收，甘缓，苦坚，咸耎。"

《周礼·疾医》言"以五气、五声、五色视其死生"。而《素问》则述之更详。例如：《素问·平人气象论》有"肝藏筋膜之气""心藏血脉之气"

"脾藏肌肉之气""脏真高于肺以行营卫阴阳""肾藏骨髓之气"之说，此所谓五气也。《素问·阴阳应象大论》云"（肝）在声为呼""（心）在声为笑""（脾）在声为歌""（肺）在声为哭""（肾）在声为呻"，此为所谓五声也。《素问·五脏生成》云："青如翠羽者生，赤如鸡冠者生，黄如蟹腹者生，白如豕膏者生，黑如乌羽者生，此五色之见生也。"又云："色见青如草兹者死，黄如枳实者死，黑如炲者死，赤如衃血者死，白如枯骨者死，此五色之见死也。"

《周礼·疾医》还说："两之以九窍之变，参之以九脏之动。"而《素问·六节藏象论》中云："自古通天者，生之本，本于阴阳。……其气，九州九窍、五脏、十二节，皆通乎天气。"《素问·金匮真言论》则谓："（肝）开窍于目""（心）开窍于耳""（脾）开窍于口""（肺）开窍于鼻""（肾）开窍于二阴"。目二、耳二、鼻孔二、口一、前后阴共为九窍，上窍七，下窍二，当其有病变，必两参之而不失。又《素问·六节藏象论》中云："三而成天，三而成地，三而成人，三而三之，合则为九，九分为九野，九野为九脏。故形脏四，神脏五，合为九脏以应之。"王冰解释说："形脏四者，一头角，二耳目，三口齿，四胸中也；神脏五者，肝藏魂，心藏神，脾藏意，肺藏魄，肾藏志也。"当其有病变也，或诊形脏部位之脉，或诊神脏部位之脉，亦必两参之斯为万全。

看来《周礼》所言者略，《素问》所言者详，毕竟《周礼》不是医书，而《素问》乃专言医者。虽然详略有所不同，而其知识体系则毫无差异之处，既然肯定《周礼》为战国时书，则《素问》之为战国时书，似无任何疑义矣。

再以《史记·扁鹊仓公列传》为证。《史记·扁鹊仓公列传》中说："扁鹊过齐，齐桓侯客之，入朝见，曰：'君有疾，在腠理，不治将深。'桓侯曰：'寡人无疾。'扁鹊出，桓侯谓左右曰：'医之好利也，欲以不疾者为功。'后五日，扁鹊复见，曰：'君有疾，在血脉，不治恐深。'桓侯曰：'寡人无疾。'扁鹊出，桓侯不悦。后五日，扁鹊复见曰：'君有疾，在肠胃间，不治将深。'桓侯不应。扁鹊出，桓侯不悦。后五日，扁鹊复见，望见桓侯而退走。桓侯使人问其故，扁鹊曰：'疾之居腠理也，汤熨之所得也；在血脉，针石之所及也；其在肠胃，酒醪之所及也；其在骨髓，虽司命无奈之何。'"

　　扁鹊对齐桓侯的辨证和论治的理论依据，可说均出自《素问》。《素问·缪刺论》中云："夫邪之客于形也，必先舍于皮毛。留而不去，入舍于孙脉。留而不去，入舍于络脉。留而不去，入舍于经脉，内连五脏，散于肠胃，阴阳俱感，五脏乃伤。此邪之从皮毛而入，极于五脏之次也。"扁鹊所谓的在腠理、在血脉、在肠胃、在骨髓，完全是《素问·缪刺论》理论在临证的具体运用。《素问·阴阳应象大论》又云："善治者治皮毛，其次治肌肤，其次治筋脉，其次治六腑，其次治五脏。治五脏者，半死半生也。"扁鹊以汤熨治腠理、以针石治血脉、以酒醪治肠胃、在骨髓则无奈之何的理论，与此可谓毫无二致。以此说明《素问》的成书，决不会后于扁鹊。

　　再可以《素问》的文体为证。先秦之文，多作韵语，除"五经"而外，他如《文子》《荀子》《韩非子》《吕氏春秋》《鹖冠子》《鬼谷子》等，都是如此。而《素问》的《上古天真论》《四气调神大论》《生气通天论》《阴阳应象大论》《脉要精微论》《三部九候论》《宝命全形论》《八正神明论》《离合真邪论》《刺要论》《刺禁论》《调经论》等诸篇文献，其中作韵语的文字非常多，都非后世之文所可比拟。特别是《素问·八正神明论》最末一段云："形与神，何谓形？何谓神？愿卒闻之。岐伯曰：请言形，形乎形，目冥冥，问其所病，索之于经，慧然在前，按之不得，不知其情，故曰形。帝曰：何谓神？岐伯曰：请言神，神乎神，耳不闻，目明心开而志先，慧然独悟，口弗能言，俱视独见，适若昏，昭然独明，若风吹云，故曰神。《三部九候》为之原，《九针》之论不必存也。"真、文、元交错相叶，古韵铿然。无怪顾亭林说："其文绝以《荀子·成相篇》。"(《日知录·卷二十一》)"成相篇"是《荀子》书中最出色的一篇韵文，亭林以之比拟，其推崇之意可知矣。

　　综观以上三点，《素问》的第一部分文献，以《周礼》《史记·扁鹊仓公列传》注明其学术思想，并从其文字结构来看，说明均出于先秦，并不可能迟于扁鹊以后，这一点是基本可以肯定的。

　　(2)《素问》七篇大论的产生年代：《素问》的第二部分文献，主要指《天元纪大论》《五运行大论》《六微旨大论》《气交变大论》《五常政大论》《六元正纪大论》《至真要大论》等七篇，也就是王冰所说的得先师所藏之卷。还包括《六节藏象论》前面的一段，也就是"岐伯对曰：昭乎哉问也"至"孰少孰多，可得闻乎"这七百十六字。据林亿等的新校正云："全元起注本及《太素》并无，疑王氏之所补也。"其内容又与"大论"之文相同，新校正的怀疑是有理由的，因此也把它算作第二部分文献。这样看来，这第二部分文献的内容，全是王冰所补的。

王冰究竟根据什么来补充的呢？林亿等说："详《素问》第七卷亡已久矣。按皇甫士安，晋人也，序《甲乙经》云亦有亡失。《隋书·经籍志》载梁《七录》亦云'止存八卷'。全元起，隋人，所注本乃无第七。王冰，唐宝应中人，上至晋皇甫谧甘露中，已六百余年，而冰自谓得旧藏之卷，今窃疑之。乃观《天元纪大论》《五运行论》《六微旨论》《气交变论》《五常政论》《六元正纪论》《至真要论》七篇，居今《素问》四卷，篇卷浩大，不与《素问》前后篇卷等。又且所载之事，与《素问》余篇略不相通。窃疑此七篇，乃《阴阳大论》之文，王氏取以补所亡之卷，犹《周官》亡《冬官》，以《考工记》补之之类也。又按汉张仲景《伤寒论》序云：'撰用《素问》《九卷》《八十一难经》《阴阳大论》。'是《素问》与《阴阳大论》两书甚明，乃王氏并《阴阳大论》于《素问》中也。要之，《阴阳大论》亦古医经，终非《素问》第七矣。"（新校正王冰序注）我基本同意"新校正"的看法。

至于这部分的内容，主要是讲五运、六气的规律和变化，及其对人体、疾病的影响。《素问》里一再提到"善言天者，必有验于人"——既见于《素问·举痛论》，又见于《素问·气交变论》；更提到"人与天地相参"（《素问·欬论》），即说人置于大自然之中，自然界的气候变化，与人体的健康和疾病的关系必然很密切，人便得以从认识自然的规律入手，进而适应大自然的变化，以能更好地生存于大自然之中；这就是"五运六气"的基本精神。

既承认几篇"大论"是古医经之一，那么，究竟古到什么程度呢？是否如缪希雍所说："原夫五运六气之说，其起于汉魏之后乎！何者？张仲景汉末人也，其书不载也。"（《本草经疏》）应该说，张仲景书不是不载，而是载得较少。例如《金匮要略方论》中云："问曰：有未至而至，有至而不至，有至而不去，有至而太过，何谓也？师曰：冬至之后，甲子夜半少阳起，少阳之时，阳始生，天得温和。以未得甲子，天因温和，此为未至而至也；以得甲子，而天未温和，为至而不至也；以得甲子，而天大寒不解，此为至而不去也；以得甲子，而天温如盛夏五六月时，此为至而太过也。"这里讲的完全是运气的内容。

赵以德的《金匮方论衍义》中云："考之《内经》，候气至不至，有谓四时者，有谓五运者，有谓六气者，发明详矣。在四时则曰：'天以六六为节，地以九九制会，六甲终岁，三百六十日法也。五日为一候，三候为一气，六气为一时，四时为一岁，而各从其主治焉。求其气之至也，皆从春始，未至而至，此为太过，则薄所不胜乘所胜也，命曰气淫。至而不至，此为不及，则所胜妄行，而所生受病，所不胜薄之也，命曰气迫。'（见《素问·六节藏象论》）然在脉应，春弦、夏钩、秋毛、冬石，太过者病在外，不及者病在内。在'五运相袭，而皆治之'。（见《素问·六节藏象论》）终期之日，阳年先天而至，当岁之运，则气太过；阴年后天而至，当岁之运，则气不及。与其年和，则非太过不及而平。与司天地气不和，则胜而报复，复则郁发，待时而作，作则风湿燥热火寒之气，非常而暴。（胜复郁发诸气，均见《素问·六元正纪大论》《素问·至真要大论》两论）在六气，则曰六气之胜。'清气大来，燥之胜也，风木受邪，肝病生焉。热气大来，火之胜也，燥金受邪，肺病生焉'（见《素问·至真要大论》）之类。其在脉应则曰：'厥阴之至弦，少阴之至钩，少阳之至大而浮，太阴之至沉，阳明之至短而涩，太阳之至大而长。''至而和则平，至而甚则病，至而反则病，至而不至者病，未至而至者病，阴阳易者危。'（见《素问·至真要大论》）……由是观之，仲景言四时之定法者，若遇气运加临主位，则必将奉天政之寒温，虽与四时气有反者，难为逆时也，候同也。且《经》曰：'主胜逆，客胜从。'（见《素问·至真要大论》）又曰：'必先岁气，毋伐天和。'（《素问·五常政大论》）此又不在独守四时之气，而参之以运气者矣。"赵氏的《金匮方论衍义》以运气说释仲景说是正确的，因未至而至、至而不至等提法，基本就是从《素问·六微旨大论》中来的，并不是仲景的创说。仲景既曾言运气，则运气说自当在仲景之先，而不是如缪希雍所说，是在"汉魏之后"。

又先到什么时限呢？从七篇"大论"以甲子纪年来说，不会晚于东汉。因东汉章帝元和二年（85）颁布四分历，便已开始用甲子纪年了。虽然说甲子纪年是从东汉章帝始，不等于说"运气"也是从这时开始的，只能说运气学到了东汉章帝时采用了甲子纪年的方法，因这一方法比用"岁阴""岁名"纪年，既有意义，而又方便得多。又如"运气"中纪月的方法，都是正月建寅、二月建卯、三月建辰等，在汉武帝太初元年（公元前104）颁布太初历就开始了，所以不能推到章帝以后。

再从文字音韵来看，几篇"大论"中的有韵之文，比之于第一部分诸篇，并不减色。例如《素问·天元纪大论》中云："太虚寥廓，肇基化元。万物资始，五运终天。布气真灵，总统坤元。九星悬朗，七曜周旋。（以上元真合韵）曰阴曰阳，曰柔曰刚。幽显既位，寒暑弛张。生生化化，品物咸章。"（阳部韵）又如《素问·至真要大论》中云："彼春之暖，为夏之暑。彼秋之忿，为冬之怒。（上声鱼部韵）谨按四维，斥候皆归。其终可见，其始可知。（支脂通韵）"因此，我认为第二部分的内容，至迟亦应该断至东汉以前。

综上所述，《素问》的成书时代，基本可以肯定是战国至东汉这一时期，经过诸多医家逐渐汇集而成，这是就笔之于书而言。至其学术思想，以及许多内容的流传，应当说要比这早得多。因笔之于书时，不可能都是各个医家的创说，而是各有师承和祖述的。

（二）《灵枢》的成书年代

要明确《灵枢》的成书年代，首先要弄清楚《灵枢》的真伪。宋代晁公武《郡斋读书志》谓《灵枢》是"好事者于皇甫谧所集《内经》中抄出之文"。元代吕复指《灵枢》系王冰以《九灵经》之更名。（见戴良《九灵山房集·沧州翁传》）清代杭世俊《道古堂集》说《灵枢》"文义浅短，为王冰所伪记"。晁、吕、杭三氏之说是否成立呢？答案都是否定的，参见下列三家所论。

陆心源《仪顾堂题跋》中云："愚案《灵枢》即《针经》，见于《汉·艺文志》皇甫谧《甲乙经》序，并非后出。《灵宝注》以针有九名，改为《九灵》，又以十二经络分为十二卷，王冰又因《九灵》之名而改为《灵枢》，其名益雅，其去古益远，实一书也。请列五证以明之。皇甫谧《甲乙经》序曰：'《七略》《艺文志》：《黄帝内经》十八卷，今有《针经》九卷，

《素问》九卷，二九十八卷，即《内经》也。又有《明堂孔穴》《针灸治要》，皆黄帝岐伯选事也。三部同归，文多重复，乃撰集三部，使事类相从，为十二卷。'今检《甲乙经》，称《素问》者，即今之《素问》。称黄帝者，验其文即今《灵枢》，别无所谓《针经》者，则《针经》即《灵枢》可知，其证一也。《灵枢》卷一，《九针十二原》篇已云'先立《针经》'，是《针经》之名，见于本书，其证二也。王冰云：'《灵枢》即《黄帝内经》十八卷之九'，与皇甫谧同，当是汉以来相传之旧说，其证三也。杨尚善，隋初人也，所著《黄帝内经太素》《黄帝内经明堂类成》，中土久佚，今由日本传来。其书采录《灵枢经》文，与《素问》不分轩轾，与《甲乙经》同。是汉唐人所称《内经》，合《素问》《针经》而言，非专指《素问》明矣，其证四也。《灵枢》义精词奥，《经筋》等篇，非圣人不能作，与冰《素问》注相较，精粗深浅，相去悬殊，断非冰所能伪托，其证五也。"（见《仪顾堂题跋·灵枢经跋》）

余嘉锡《四库提要辨证》又补充陆氏的第一、第三两点云："夫皇甫谧以《针经》《素问》为《内经》，王冰以《素问》《灵枢》为《内经》，《针经》《灵枢》卷数相合，盖一书而二名耳。谧去古未远，其言当有所受之。冰邃于医学，唐时《针经》具在，必不舍流传有绪之古书，而别指一书以当《内经》，断可识矣。……《玉海》卷六十三引《书目》（按：即《中兴馆阁书目》）云：'《黄帝灵枢经》九卷，黄帝、岐伯、雷公、少俞、伯高问答之语。'隋杨上善序：凡八十一篇，《针经》九卷大抵同，亦八十一篇。《针经》以《九针十二原》为首，《灵枢》以《精气》为首（按今本《灵枢》，实以《九针十二原》为第一篇，而无《精气》篇，与《中兴书目》不同，盖《书目》据杨上善本，今所传为史崧所上，乃别一本也。《精气》篇疑即今之《决气》篇，篇中首论精气，又间有详略），又间有详略。王冰以《针经》为《灵枢》，故席延赏云：'《灵枢》之名，时最后出。'（《汉艺文志考证》卷十引较略，《宋史·艺文志》有席延赏《黄帝针经音义》一卷）……是《灵枢》即《针经》，宋人书目，具有明文，其时《针经》尚存，以之两相对勘，见其文字相同，实一书而二名，故能言之确切如此。"（《四库提要辨证·卷十二》）

以上陆心源的五证，和余嘉锡的佐证，足以说明《针经》《灵枢》，名虽二而书实一，或者说是同一书的两种版本，绝不是两种不同的书，这一点是毫无可疑的。

至于有人说《灵枢》的文字比《素问》浅薄，因而怀疑其为伪出。如吕复、杭世俊、日本丹波元简父子都持这一论调。究其实质，并不如此。正如黄以周所云："或又谓《素问》义深，《九卷》义浅。夫《内经》十八卷，乃医家所集，本非出一人之手。论其义之深，《九卷》之古奥，虽《素问》不能过。其浅而可鄙者，《素问》亦何减于《九卷》？《九卷》之与《素问》，同属《内经》。《素问·通评虚实论》中有黄帝骨度、脉度、筋度之问，而无对语，王注以为具在《灵枢》中，此文乃彼经之错简。皇甫谧谓《内经》十八卷，即此二书，可谓信而有证。《素问·针解》篇之所解，其文出于《九卷》，'新校正'已言之。又《方盛衰论》言：'合五诊，调阴阳，已在《经脉》。'《经脉》即《九卷》之篇目，王注亦言之，则《素问》之文，且有出于《九卷》之后矣。《素问》宗此经，而谓此经不逮《素问》，可乎？"（《儆季文钞·黄帝内经九卷集注序》）

黄氏说："《九卷》之古奥，虽《素问》不能过，其浅而可鄙者，《素问》亦何减于《九卷》？"这话是很有道理的。例如《灵枢》前面的十篇文献，从《九针十二原》到《经脉》浩浩瀚瀚，其笔仗的坚峭朴厚，比之《素问》诸篇，实有过之而无不及。特别是《本输》《小针解》两篇，境界之大，气势之雄，实为两经之冠。所以周学海说："非三代上之圣人不能作。……《尔雅》尚难抗行，世必谓秦汉诸子为之，试取《吕氏春秋》《淮南子》诸篇及郑孔注疏读之，岂能望其肩背。"（《内经评文·灵枢》）

"圣人"之说虽不可取，依其文章气象，确是秦汉以前的作品，这一点也是毫无疑义的。相反，如《素问》的《宣明五气》《血气形志》等篇，篇法文势都较卑弱，而《灵枢》中的《外揣》《背腧》《寒热》诸篇，亦直与之等。故从文笔方面来做《素问》《灵枢》两书的比较，是没有多大优劣之分的。因而《灵枢》晚出之说，亦不能成立。当然，《灵枢》亦和《素问》一样，个别的内容是比较晚出的。如《灵枢·阴阳系日月》中说："寅者，正月之生阳也。"显然是汉武帝颁布太初历以后的记载。

于此，我的结论是：《灵枢》基本上是《素问》的姊妹篇，并不比《素问》晚出。《黄帝内经》十八卷，《素问》《灵枢》各居其九，这一说法是正确的。

根据以上的分析，《灵枢》和《素问》一样，基本上成书于战国时代，只是个别的篇卷，渗入了汉代的东西，因而《内经》亦并不是成于某一人之手。

(三)《素问》遗篇的年代

最后谈谈《素问》遗篇的问题。《素问》中有《刺法论》和《本病论》两篇，据王冰编次本来说，《刺法论》居第七十二，《本病论》居第七十三。当王冰次注的时候，这两篇文献已经不存在了，仅于目录中保存有两论的篇名，并注明"亡"。但到了宋刘温舒著《素问入式运气论奥》时，又附列这两篇，并另题名为《素问遗篇》。温舒里居不详，惟前有元符己卯（哲宗十四年公元 1099 年）自序，并题"朝散郎太医学司业"。林亿等校《素问》时，亦曾见到，故其新校正略谓："详此二篇，亡在王冰之前，按《病能论》篇末，王冰注云：'世本既阙第七二篇'，谓此二篇也。而今世有《素问亡篇》仍托名王冰为注，辞理鄙陋，无足取者。"

《素问》遗篇主要是讲运气升降、迁正退位等内容，其辞理确是鄙陋，不能与两经相比。究为何人所伪，不得而知。惟周学海云："二篇义浅笔稚，世皆斥其伪矣。揣其时当出于王启玄之后，刘温舒之前，决非温舒所自作也。时有古义杂出其间，如入疫室者，先存想五脏之神，见于巢氏《诸病源候论》，即其分辨五疫、五疠，成于三年，俱卓有精义，必有所受之矣。第篇中仅排次其位，而无所发明其理，注中更引用咒语，尤为鄙俚。故二篇者，纪数之文也，不当以义理绳之。"（《内经评文·素问遗篇》）

要之，《素问》遗篇肯定是伪书，其所伪的时代，不出于唐、宋之间，内容的实际意义不大，惟传"小金丹"一方，时或有用之者。

第三讲 《内经》所引古代文献

由上所说，无论《素问》或《灵枢》都是在相当长的一个时期内，前前后后经过若干人之手，逐渐整理补充而成。从《素问》来看，全元起注本的篇卷与王冰注本的篇卷大不一样。从《灵枢》来看，据《中兴馆阁书目》所载："《针经》以'九针十二原'为首，《灵枢》以'精气'为首。"而现存的《灵枢》，首篇却是"九针十二原"，但又无"精气"篇。证明两书在各个历史时期，是经过若干次不同的整理、修订，才流传到现代的。据两书现存的内容来看，在成书到修订的过程中，是采纳了不少当时还存在的若干古代文献的，甚至可以说，这些文献是《黄帝内经》成书的基础，也可以说是《素问》成书的基础。因为考据当时的二十一种文献，都在《素问》中出现，仅其中的《刺法》兼见于《灵枢》。兹将各个文献分别叙述如下。

1.《五色》

《五色》与《脉变》《揆度》《奇恒》等四种文献，首见于《素问·玉版论要》。文曰："《五色》《脉变》《揆度》《奇恒》，道在于一。"马莳注云："俱古经篇名，《灵枢》第六卷有《五色》篇，《经脉别论》亦有《阴阳》《揆度》等名。"（《黄帝内经素问注证发微》）顾观光的《素问校勘记》同意马注的看法，认定是"古经篇名"。

《五色》是否即《灵枢·五色》篇，还难做定论。但是《史记·扁鹊仓公列传》中阳庆所授淳于意的书中，确有《五色诊》一种，并记载其善以"五色诊病"，故可知其属于"望诊"之古文献；且《素问·玉版论要》论此四种古书精义，下文有"容色见上下左右，各在其要"一段，也足以证其为"望色"古文献无疑。

2.《脉变》

《素问·玉版论要》文曰："搏脉，痹躄，寒热之交。脉孤为消气，虚泄为夺血。孤为逆，虚为从。"从这一段看来，《脉变》是一部讲脉搏变化的古文献。

3.《揆度》

《揆度》除见于《素问·玉版论要》外，再见于《素问·疏五过论》和《素问·病能论》。《素问·玉版论要》中云："揆度者，度病之浅深也。"《素问·病能论》中云："揆度者，切度之也。……所谓揆者，方切求之也，言切求其脉理也；度者，得其病处，以四时度之也。"即言切求其脉理和度病之浅深，似仍属于"脉法"古文献的范围。

4. 《奇恒》

《奇恒》在《素问》中凡四见。一见于《素问·玉版论要》，再见于《素问·病能论》，三见于《素问·疏五过论》，四见于《素问·方盛衰论》。什么叫奇恒？《素问·病能论》中解释说："奇恒者，言奇病也。所谓奇者，使奇病不得以四时死也；恒者，得以四时死也。"顾观光又解释说："奇恒，谓异于常也。疑《素问·奇病论》即《奇恒》书之仅存者。《史记》述仓公所授书，有《五色诊》《奇咳术》《揆度阴阳》。疑'奇咳'即'奇恒'。"（《素问校勘记》）"咳"字应作"侅"，许氏《说文解字》云："奇侅，非常也。"因此，"奇侅"与"奇恒"，实为同义词，说明《奇侅术》与《奇恒》有系同一书的可能性。

5. 《九针》

《九针》在《素问》中凡三见。一见于《素问·三部九候论》，文曰："黄帝问曰：余闻《九针》于夫子，众多博大，不可胜数。"再见于《素问·八正神明论》，文曰："《三部九候》为之原，《九针》之论不必存。"三见于《素问·离合真邪论》，文曰："余闻九针九篇，夫子乃因而九之，九九八十一篇，余尽通其意矣。"前言"众多博大，不可胜数"，这里又说"九九八十一篇"，看来《九针》的内容确是不少。

6. 《针经》

《针经》见于《素问·八正神明论》，文曰："帝曰：愿闻法往古者。岐伯曰：法往古者，先知《针经》也。"张介宾解释说："此云《针经》为古法，可见是书之传，其来最远，似犹有出轩岐之前者。"（《类经》）我在前第二讲中曾谈到，《灵枢》《针经》在流传的过程中，曾经一书而二名，是否即此《针经》，尚未敢必，但观其以"古法"称之，其流传之久远，似无疑义。

7. 《热论》

《热论》出《素问·评热病论》，文曰："且夫《热论》曰：汗出而脉尚躁盛者死。"王冰注云："《热论》谓上古《热论》也。"而本篇又名《评热病论》，又引用了《热论》的文句，似乎旨在发挥《热论》中之精义者。

8. 《上经》

《上经》与《下经》《阴阳》《从容》这四部文献，见于《素问·阴阳类论》，文曰："却念上下经、阴阳、从容。"

《上经》在《素问》中凡四见。一见于《素问·病能论》，文曰："《上经》者，言气之通天也。"再见于《素问·气交变大论》，文曰："《上经》曰：夫道者，上知天文，下知地理，中知人事，可以长久。"三见于《素问·疏五过论》，四见于《素问·阴阳类论》，这两论仅提到《上经》之名而已。若据《素问·病能论》及《素问·气交变大论》所言，今《素问》中"生气通天论"的内容，颇与之接近。

9. 《下经》

《下经》在《素问》中凡五见。一见于《素问·逆调论》，文曰："《下经》曰：胃不和则卧不安。"再见于《素问·痿论》，文曰："《下经》曰：筋痿者，生于肝，使内也。……《下经》曰：肉痿者，得之湿地也。……《下经》曰：骨痿者，生于大热也。"三见于《素问·病能论》，文曰："《下经》者，言病之变化也。"四见于《素问·疏五过论》，五见于《素问·阴阳类论》，这两论仅提及《下经》之名而已。据前三论所言，《下经》所述为有关病症学或病理学的内容。如其谓"胃不和卧不安"，以及对筋、肉、骨诸痿的分析，今天用于临床仍都有指导意义。

10. 《阴阳》

《阴阳》在《素问》中凡四见。一见于《素问·病能论》，文曰："肺气盛则脉大，脉大则不得偃卧，论在《奇恒》《阴阳》中。"王冰注云："《奇恒》《阴阳》，上古经篇名，世本缺。"再见于《素问·著至教论》，文曰："帝曰：子不闻《阴阳》传乎！"三见于《素问·阴阳类论》，文曰："却念，《上、下经》《阴阳》《从容》……决以度，察以心，合之《阴阳》之论。"四见于《素问·解精微论》，文曰："教以经论，《从容》《形法》《阴阳》。"顾名思义，《阴阳》当是阐发阴阳学说的古文献，从《素问》以阴阳名篇诸论的内容来看，均可以测知。

11.《从容》

《从容》如上所述，《素问·阴阳类论》《素问·解精微论》中都提到了《从容》这个文献。特别是《素问·阴阳类论》中云："颂得《从容》之道，以合《从容》。"张介宾为之解释云："颂，诵同。《从容》之道可诵，其为古经篇名可知，如《示从容论》之类是也。以合《从容》，合其法也。"（《类经》）今《素问·示从容论》，主要是讲通过脉症的观察，分析病变机理。果尔，则《从容》当属于辨证一类的典籍。

12.《脉经》

《脉经》见于《素问·示从容论》，文曰："雷公曰：臣请诵《脉经·上下篇》甚众多矣，别异比类，犹未能以十全，又安足以明之？"张介宾注云："古有《脉经》，意即《脉要精微》《平人气象》等论之义。"

13.《脉法》

《脉法》见于《素问·五运行大论》，文曰："《脉法》曰：天地之变，无以脉诊。"

14.《脉要》

《脉要》见于《素问·至真要大论》，文曰："《脉要》曰：春不沉，夏不弦，冬不涩，秋不数，是谓四塞。沉甚曰病，弦甚曰病，涩甚曰病，数甚曰病，参见曰病，复见曰病，未去而去曰病，去而不去曰病，反者死。"

从以上三种脉书的存在，说明古代对脉学的总结由来已久，《素问》言脉学内容之丰富，亦不难理解了。

15.《形法》

《形法》如上所述，出于《素问·解精微论》，从论中所言悲哀喜怒、观神察色的内容来看，或即古代观察"形""色"之法的文献。

16. 《本病》

《本病》见于《素问·痿论》,文曰:"故《本病》曰:大经空虚,发为肌痹,传为脉痿。"王冰注:"《本病》,古经论篇名也。"今《素问》二十一卷,犹存"本病论篇第七十三"的篇目,并旁注"亡",详说见前第二讲有关"素问遗篇"中。

17. 《阴阳十二官相使》

《阴阳十二官相使》见于《素问·奇病论》,文曰:"夫肝者,中之将也,取决于胆,咽为之使。此人者数谋虑不决,故胆虚气上溢,而口为之苦,治之以胆募俞,治在《阴阳十二官相使》中。"王冰注云:"言治法具于彼篇,今经已亡。"所言治法,是指胆虚气上溢而口苦,取胆经的募俞以为之治,则知所言"阴阳"是指脏腑,"十二官"即指脏腑所主诸窍。据此,其内容已可以知其大略。

18. 《金匮》

《金匮》见于《素问·病能论》,文曰:"《金匮》者,决死生也。"可能似《内照法》一类的文献,但无从考。

19. 《太始天元册文》

《太始天元册文》见于《素问·天元纪大论》,文曰:"臣积考《太始天元册文》曰:太虚廖廓,肇基化元,万物资始,五运终天,布气真灵,摠统坤元,九星悬朗,七曜周旋,曰阴曰阳,曰柔曰刚,幽显既位,寒暑弛张,生生化化,品物咸章。"王冰注云:"《天元册》,所以记天真元气运行之纪也。此太古占候灵文,已鑴诸玉版,命名册文。太古灵文,故命曰'太始天元册'也。"应属于古代天象学的文献。

20. 《大要》

《大要》在《素问》中凡两见。一见于《素问·六元正纪大论》,文曰:"《大要》曰:甚纪五分,微纪七分,其差可见。"再见于《素问·至真要大论》，论中凡五次引用："《大要》曰：君一臣二，奇之制也；君二臣四，偶之制也；君二臣三，奇之制也；君二臣六，偶之制也。……《大要》曰：粗工嘻嘻，以为可知，言热未已，寒病复始，同气异形，迷诊乱经。……《大要》曰：彼春之暖，为夏之暑，彼秋之忿，为冬之怒，谨按四维，斥候皆归，其终可见，其始可知。……《大要》曰：少阳之主，先甘后咸；阳明之主，先辛后酸；太阳之主，先咸后苦；厥阴之主，先酸后辛；少阴之主，先甘后咸；太阴之主，先苦后甘；佐以所利，资以所生，是谓得气。……《大要》曰：谨守病机，各司其属，有者求之，无者求之，盛者责之，虚者责之，必先五胜，疏其血气，令其调达，而致和平。"以上或言方制，或言诊法，或言四时，或言六气，或言病机，看来《大要》所具的内容是极其广泛的。

21.《刺法》

《刺法》在《素问》中凡四见。一见于《素问·评热病论》，再见于《素问·腹中论》，均言："论在《刺法》中。"王冰均注云："今经亡。"三见于《素问·奇病论》，谓："《刺法》曰：无损不足，益有余，以成其疹，然后调之……"四见于《素问·调经论》，文曰："《刺法》言：有余泻之，不足补之。"《刺法》在《灵枢》中凡两见。一见于《灵枢·官针第七》，文曰："《刺法》曰：始刺浅之，以逐邪气而来血气；后刺深之，以致阴气之邪；最后刺极深之，以下谷气。"再见于《灵枢·逆顺第五十五》，文曰："《刺法》曰：无刺熇熇之热，无刺漉漉之汗，无刺浑浑之脉，无刺病与脉相逆者。"

以上二十一种远古文献，均见于《素问》，仅《刺法》兼见于《灵枢》。说明《灵枢》成书较早，无从引用上述文献，《素问》成书略晚，便得以充分引用上述文献。正因为《素问》晚出，所以它还引用了《灵枢》的内容。如《素问·疟论》云："故《经》言曰：方其盛时必毁，因其衰也，事必大昌。"而《灵枢·逆顺》有曰："方其盛也，勿敢毁伤，刺其已衰，事必大昌。"则《素问·疟论》所称之"经"，即《灵枢经》也。又《素问·至真要大论》云："《经》言盛者泻之，虚者补之。"而《灵枢·大惑论》便有"盛者泻之，虚者补之"之语，可见《素问·至真要大论》所称之"经"，仍然是《灵枢经》。《素问·至真要大论》又云："《论》言：人迎与寸口相应，若引绳小大齐等，命曰平。"而《灵枢·禁服》有曰："寸口主中，人迎主外，两者相应，俱往俱来，若引绳大小齐等，春夏人迎微大，秋冬寸口微大，如是者名曰平人。"则《素问·至真要大论》所引，实《灵枢》之节文耳。《素问》既一而再地引用《灵枢》之文，谓其后出，自无疑义矣。

又《素问》中还有多处引用远古经论，尚不知其出处的，如《素问·离合真邪论》文曰："《经》言：气之盛衰，左右倾移，以上调下，以左调右，有余不足，补泻于荥输。"《素问·调经论》文曰："《经》言：阳虚则外寒，阴虚则内热，阳盛则外热，阴盛则内寒。"《素问·六元正纪大论》文曰："《论》言：热无犯热，寒无犯寒。"《素问·至真要大论》文曰："《论》言：治寒以热，治热以寒。"《素问·解精微论》文曰："且子独不诵不念夫《经》言乎：'厥则目无所见'。"

以上说明《内经》引用的远古文献是非常丰富的，特别是《素问》虽由代远年湮，仅存吉光片羽，正因为如此，所以弥觉其太可珍惜了。

第四讲 《素问》《灵枢》的书名和卷篇

（一）关于《素问》《灵枢》书名

《素问》之名，最早见于公元 3 世纪初期张仲景的《伤寒论·自序》，其云："撰用《素问》《九卷》《八十一难》《阴阳大论》《胎胪》《药录》。"从此以后，直到现在，1700 多年来，这个名称都没有改变。

为什么要叫《素问》呢？林亿等人的"新校正"云："所以名《素问》之义，全元起有说云：'素者，本也；问者黄帝问岐伯也。方陈性情之源，五行之本，故曰《素问》。'元起虽有此解，义未甚明。按《干凿度》云：'夫有形生于无形，故有太易、有太初、有太始、有太素。太易者，未见气也；太初者，气之始也；太始者，形之始也；太素者，质之始也。'气形质具，而苛瘵由是萌生。故黄帝问此太素，质之始也。《素问》之名，义或由此。"林亿等人认为，具备了气、形、质的人体，自有生以来便不免有种种疾病发生，故为"问答"以发明之。杨上善早就是这样理解的，所以把自己整理的《内经》，径称为《黄帝内经太素》。"素"作"质"解，这一意义是可取的。早在《管子·水地》篇也说："素也者，五色之质也。"用现在的语言来理解，《素问》是研究人这一物质体的生理、病理等内容的文献，可以说《素问》的含义是唯物的。

《灵枢》共有三名，最早叫作《针经》，《灵枢》第一篇《九针十二原》中说"先立《针经》"，无异乎自我介绍。次又叫作《九卷》，即《伤寒论》仲景自序所云。到了晋代，皇甫士安又叫作《针经》，他在《甲乙经·自序》说："按《七略》《艺文志》，《黄帝内经》十八卷，今有《针经》九卷，《素问》九卷，二九十八卷，即《内经》也。"到了唐代王冰才开始叫《灵枢》。王冰注《素问》，在两处都引用自《灵枢》。"经脉为里，支而横者为络，络之别者为孙络"几句话，在《素问·三部九候论》引用时称"《灵枢》曰"；在《素问·调经论》引用时称"《针经》曰"。于是"新校正"云："详此注引《针经》曰，与《三部九候论》注两引之，在彼云《灵枢》，而此曰《针经》。则王氏之意，指《灵枢》为《针经》也。按今《素问》注中引《针经》者，多《灵枢》之文，但以《灵枢》今不全，故未得尽知也。"（见《素问·调经论》"神气乃平"句注）

《灵枢》名称的演变，大略如此。至其命名之义，因其书仅有九卷，故称之曰"九卷"，书中的主要内容是研究针刺的，故又称之曰"针经"，这两个名称都比较简单而易于理解。至于为什么要叫《灵枢》，马莳的解释是："《灵枢》者，正以枢为门户，阖辟所系，而灵乃至神至元之称，此书之切，何以异是。"（《黄帝内经灵枢注证发微·卷首》）张介宾解释说："神灵之枢要，是谓'灵枢'。"（《类经·一卷·类经名义》）王九达说："灵乃至神至玄之称，枢为门户阖辟所系。生气通天论'欲若（今本作如）运枢，'枢，天枢也。天运于上，枢机无一息之停，人身若天之运枢，所谓'守神守机'是也。其初意在于舍药而用针，故揭空中之机以示人，空者灵，枢者机也。既得其枢，则经度营卫，变化在我，何灵如之。"（《中国医籍考·医经五》）

以上诸家的解释，读之仍令人不得其要领，便引起日人丹波元胤的鄙视。他说："今考《道藏》中有《玉枢》《神枢》《灵轴》等之经，而又收入是经，则《灵枢》之称，意出于羽流者欤！"丹波氏虽持鄙视态度，而于《灵枢》实际的含义仍不得其解。

据我看来，《灵枢》既名《针经》，而其主要内容亦确是研究经脉、腧穴、营卫气运行以及各种刺法的，因此它的命名应该是从针法方面来考虑的多，这比较合乎情理。诸家的解释，除丹波元胤外，都抓住了这一点，并都以《灵枢·九针十二原》所说，为其解释的依据。如："小针之要，易陈而难入，粗守形，上守神，神乎神，客在门，未睹其疾，恶知其原。刺之微，在速迟，粗守关，上守机，机之动，不离其空，空中之机，清静而微，其来不可逢，其往不可追。知机之道者，不可挂以发，不知机道，扣之不发，知其往来，要与之期，粗之暗乎，妙哉工独有之。往者为逆，来者为顺，明知逆顺，正行无问。逆而夺之，恶得无虚？追而济之，恶得无实？迎之随之，以意和之，针道毕矣。"这一段讲的是针法的枢机和机要，临床用针之手法能娴熟到这样得心应手的程度，确乎应该是个高明的针法大家，而且把针刺的枢机亦描写得惟妙惟肖，诸家据以解释《灵枢》的枢，也是正确的。不足的是他们解释得并不透彻，反而神秘化了。"灵枢"本来的取义应该是：灵者，验也，针刺的疗效，至为灵验，但必须得其刺法之枢机而后灵，故名之曰"灵枢"。

（二）《素问》《灵枢》卷篇的演变

《素问》《灵枢》两经书名之旨意，大略如上所述。再谈谈两经有关篇、卷的演变。《甲乙经》皇甫士安自序和《隋书·经籍志》都说《素问》是九卷，看来《素问》最早的卷数就是如此。全元起的注本在宋以后就亡佚了，但据宋臣林亿等的"新校正"所注，仍为九卷，兹将日人丹波元简据"新校正"所载全本的卷、篇次第抄录于下。

卷第一（凡七篇）：平人气象论、决死生（今为"三部九候论"）、藏气法时论、宣明五气、经合论（今为"离合真邪论"）、调经论、四时刺逆从论（从"春气在经脉"起至篇末，余在第六卷）。

卷第二（凡十一篇）：移精变气论、玉版论要、诊要经终论、八正神明论、真邪论（重出）、标本病传论、皮部论（篇末有"经络论"）、骨空论（自"灸寒热之法"以下，在第六卷"刺齐论"末）、气穴论、气府论、缪刺论。

卷第三（凡六篇）：阴阳离合论、十二藏相使、六节藏象论、阴阳脉解、长刺节论、五藏举痛（今为"举痛论"）。

卷第四（凡八篇）：生气通天论、金匮真言论、阴阳别论、经脉别论、通评虚实论、太阴阳明论、逆调论、痿论。

卷第五（凡十篇）：五藏别论、汤液醪醴论、热论、刺热论、评热病论、疟论、腹中论、厥论、病能论、奇病论。

卷第六（凡十篇）：脉要精微论、玉机真藏论、宝命全形论、刺疟论、刺腰痛论、刺齐论（今"刺要论"出于此篇）、刺禁论、刺志论、针解、四时刺逆从论（仅"厥阴有余"至"筋急目痛"一段）。

卷第七（缺）

卷第八（凡七篇）：痹论、水热穴论、从容别白黑（今为"示从容论"）、论过失（今为"疏五过论"）、方论得失明著（今为"徵四失论"）、阴阳类论、方论解（今为"方盛衰论"）。

卷第九（凡九篇）：上古天真论、四气调神大论、阴阳应象大论、五藏生成、异法方宜论、欬论、风论、大奇论、脉解。

以上凡八卷，六十八篇。全元起《素问训解》的卷目面貌如此，与今本有很大的不同。今本是由唐代王冰次注的，他在次注的时候，将其改编为二十四卷，篇目的次序亦大为更改了。现还存有元代胡氏"古林书堂"的刊本，又合并为十二卷。还有明代正统年间（1436－1449）刊的《道藏》本，又割裂成五十卷。所幸卷数虽然时分时合，而篇目的次第亦仍保持王冰之旧，没有任何变动。至于明清各注家的卷数也是或分或合、或多或少。

《灵枢》原本最早亦只有九卷，所以曾一度竟把《灵枢》叫作《九卷》，《伤寒论》张仲景自序就是这样称谓的。为什么要叫《九卷》呢？日人丹波元胤说："先子曰：《灵枢》单称《九卷》者，对《素问》八卷而言之。盖东汉以降，《素问》既亡'第七'一卷，不然则《素问》亦当称九卷尔。"（《中国医籍考·医经五》）到了南宋时候，才由史崧改编为二十四卷，他在自序中曾说："家藏旧本《灵枢》九卷，共八十一篇，增修音释，附于卷末，勒为二十四卷，庶使好生之人，开卷易明，了无差别。"（《黄帝内经灵枢》）史崧之所以要把《灵枢》改为二十四卷，是针对王冰的改订《素问》而来的。因以前《素问》只九卷，《灵枢》亦只九卷，现《素问》经王冰改为二十四卷了，势必将《灵枢》亦改为二十四卷才与之相称，基本上没有其他的意义。

《灵枢》的篇目，在《针经》和《灵枢》两种本子并存的时候，据《中兴馆阁书目》的记载，《针经》的首篇是"九针十二原"，而《灵枢》的首篇是"精气"。遗憾的是，现存的《灵枢》没有经宋臣等校过，以致篇目详细之异同不得而知。到了元代胡氏"古林书堂"刊行《灵枢》的时候，又合并为十二卷，因它刊的《素问》也是十二卷，这样才能两书相称。明刊的《道藏》本，又改订为二十三卷，仅及《素问》卷数的一半，可能是因为《素问》有注，文字量多，《灵枢》无注，文字量少。

总之，王冰改编的二十四卷本《素问》，是现存的最早刊本，是经过宋嘉祐二年（1057）高宝衡、孙奇、林亿等校正，孙兆重改误刊行的，所以它的书名全称为《重广补注黄帝内经素问》。史崧改编的二十四卷本《灵枢》，也是现存最早的刊本，它的书名全称是《黄帝内经灵枢》。

第五讲　校勘《内经》诸家

汉唐以前的书籍，主要用材是"竹简"或"帛"，或者刻在木板上。以这些方式流传，都很不容易保存，代远年湮，必然要发生错落遗佚、涣漫剥蚀等诸种现象。兼以古今语言文字的不断变迁，时间的距离越远，其间的变化越大。是以阅读古代书籍，往往要通过仔细的校勘，才能真正读懂和正确理解，因而"校勘"成为阅读古书不可缺少的重要手段。正如张舜徽所说："古书流传日久，讹舛滋多，或误夺一字，而事实全乖，或偶衍一文，而意谊尽失，苟非善读书者，据他书订正之，则无以复古人之旧，此校勘之役所以不可缓也。"（《广校雠略·书籍必须校勘论》）

《内经》在两千多年中的流传情况怎样呢？单从《素问》来说，在唐代就已经错乱不堪了，故王冰在序文中说："世本纰缪，篇目重迭，前后不伦，文义悬隔，施行不易，披会亦难，岁月既淹，袭以成弊。或一篇重出，而别立二名；或两论并吞，而都为一目；或问答未已，别树篇题；或脱简不书，而云世缺。重《合经》而冠《针服》，并《方宜》而为《咳篇》，隔《虚实》而为《逆从》，合《经络》而为《论要》。节《皮部》为《经络》，退《至教》以《先针》。诸如此流，不可胜数。"《素问》的残缺错乱到了这样的程度，可算是严重的了。我们今天能见到这样较为完整的《素问》，首先要归功于王冰，他下了很大的校勘工夫才整理出来的。他在序文中还说："其中简脱文断，义不相接者，搜求经论所有，迁移以补其处。篇目坠缺，指事不明者，量其意趣，加字以昭其义。篇论吞并，义不相涉，缺漏名目者，区分事类，别目以冠篇首。君臣请问，礼仪乖失者，考校尊卑，增益以光其意。错简碎文，前后重迭者，详其指趣，削去繁杂，以存其要。辞理秘密，难粗论述者，别撰《玄珠》，以陈其道。凡所加字，皆朱书其文，使今古必分，字不杂糅。"（《重广补注黄帝内经素问·序》）

　　校勘之学，首先要具备文字学、音韵学、训诂学等"小学"的基本功，然后博览群籍，才堪言校勘。正如孙诒让所说："综论厥善，大抵以旧刊精校为据依，而究其微旨，通其大例，精思博考，不参成见，其誃正文字讹舛，或求之于本书，或旁证之他籍，及援引之类书，而以声类通转为之錧键，故能发疑正读，奄若合符。"（《札迻·序》）孙诒让的要求，固然是高标准，但不如此，便达不到校勘之目的，便不能认识古书之本来面貌。

　　兹举周学海校《灵枢·热病》篇中"男子如蛊，女子如怚"一例来说明之。周氏云："怚者，阻之讹也。《甲乙经》引此作'阻'。《脉经》有'肝中风者，令人嗜甘，如阻妇状'，是明明以'阻'为妊娠之称矣，谓妊娠则经阻不下也。……丹溪解为呕恶以阻饮食者谬矣，马注径作'怚'解，考字书无'怚'字，揣其注意，颇似'怚'字之义，穿凿极矣。张隐庵起而正之，宜也。惜未见《甲乙经》耳。又见《太素》作'姐'，尤非。"（《读医随笔》）周氏这段校文校得是比较精确的，首先从文字上识破"怚"为"阻"之讹。但周氏谓字书无"怚"字，这不对，在《广韵》《集韵》《韵会》等字书中均有此字，并音将豫切。周氏又取《甲乙经》作旁证，特别是用《脉经》"如阻妇状"一词，来证明应为"女子如阻"，证据尤为确切。虽然张隐庵亦谓"怚"当作"阻"，并早于周氏，但没有提出勘定的旁证，只能说理，却无依据。故在隐庵，不能称作"校勘"，而在学海，则为较好的校勘。张介宾谓"怚"当作"胎"，已晓其义，而未能说其字。马莳谓"怚"当作"疽"，则甚无义矣。

　　由此看来，阅读古医书，具备一定的校勘知识是很有用的，如果毫不具有校勘常识，阅读古书的困难必然要多很多。遗憾的是，向来注释《内经》

诸家，鲜有精于校勘者，而不知医的学者，于《素问》《灵枢》的校勘反作出了一定的成绩，其中最卓著者，约有下列诸家。

（一）林亿等的《新校正》

林亿等的《新校正》，即宋臣林亿等校《素问》时所作的校勘，今存于《重广补注黄帝内经素问》中。他们在序文中说："臣等承乏典校，伏念旬岁，遂乃搜访中外，裒集众本，窥寻其义，正其讹舛，十得其三四，余不能具。窃谓未足以称明诏，副圣意，而又采汉唐书录古医经之存于世者，得数十家，叙而考正焉。贯穿错综，磅礴会通，或端本以寻支，或溯流而讨源，定其可知，次以旧目，正缪误者六千余字，增注义者二千余条，一言去取，必有稽考，舛文疑义，于是详明，以之治身，可以消患于未兆，施于有政，可以广生于无穷。"（《重广补注黄帝内经素问·序》）宋臣《新校正》校勘《素问》的时间较早，校的条数亦较多，所勘定的质量亦较高，试举数例如下。

王冰释《素问·生气通天论》"高梁之变，足生大丁"云："所以丁生于足者，四支为诸阳之本也。以其甚费于下，邪毒袭虚故尔。"《新校正》则谓："丁生之处，不常于足，盖谓膏粱之变，饶生大丁，非偏著足也。"把"足"训为虚词，实较王注为优。

王冰又释同篇"味过于辛，筋脉沮弛，精神乃央"云："沮，润也。弛，缓也。央，久也。辛性润泽，散养于筋，故令筋缓脉润，精神长久。何者？辛补肝也。"《新校正》则谓："此论味过所伤，难作精神长久之解，'央'乃'殃'也，古文通用……盖古文简略，字多假借用者也。"《新校正》所训极是。

《素问·玉版论要》篇云："阴阳反他，治在权衡相夺。"《新校正》谓："按《阴阳应象大论》云'阴阳反作'。""他"字不可训，证以《素问？阴阳应象大论》，其为"作"字，毫无疑义。

《素问·诊要经终论》云："甚者传气，间者环也。"王冰注云："辨疾气之间甚也，'传'谓相传，'环'谓循环也。相传则传所不胜，循环则周回于五气也。"《新校正》则谓："按《太素》'环也'作'环已'。""环已"即"旋止"之义，意思是说，病甚者得刺即流通其气而渐愈，若轻者病旋已也。

故《太素》之说甚是。

因此，我们学习《素问》，《新校正》是必须要阅读的。

（二）胡澍的《素问校义》

胡澍的《黄帝内经素问校义》书一卷，未成而逝，故仅存三十二条校文。澍精小学，故其校勘，法度谨严。例如：《素问》中有文曰："病之形能也""乐恬憺之能""与其病能""及其病能""愿闻六经脉之厥状病能也""病能论""合之病能""此阴阳更胜之变，病之形能也"等等。澍案："能，读为'态'。'病之形能也'者，病之形态也。《荀子·天论》篇：'耳目鼻口，形能各有接，而不相能也。'形能亦形态（杨倞注，误以'形'字绝句，'能'属下读，高邮王先生《荀子杂志》已正之。）《楚辞·九章》：'固，庸态也。'《论衡·累害篇》：'态作能。'《汉书·司马相如传》：'君子之态。'《史记》徐广本'态'作能（今本误作熊）。皆古人以'能'为'态'之证。（'态'从心能，而以能为态。'意'从心音，而《管子·内业》篇以音为意。'志'从心之，而《墨子·天志》篇以之为志。其例同也，此三字盖皆以会意包谐声。）下文曰：'是以圣人为无为之事，乐恬憺之能。''能'亦读为态，与事为韵。恬憺之能，即恬憺之态也。《五藏别论》曰：'观其志意，与其病能。'（今本误作'与其病也。'依《太素》订正，辨见本条）'能'亦读为态，与意为韵，'病能'即'病态'也。《风论》曰：'愿闻其诊，及其病能'，即'及其病态'也。《厥论》曰：'愿闻六经脉之厥状病能也。''厥状'与'病能'并举，即厥状病态也。第四十八篇名《病能论》，即《病态论》也。《方盛衰论》曰：'循尺滑涩寒温之意，视其大小，合之病能。''能'亦与意为韵，即'合之病态'也。王于诸'能'字，或无注，或皮傅其说，均由不得其读。《释音》发音于本篇上文，'能冬不能夏，曰奴代切，下形能同。'则又强不知以为知矣。"

又校《四气调神大论》"圣人行之，愚者佩之"句，澍案："'佩'读为'倍'。《说文》：'倍，反也。'……《荀子·大略篇》：'教而不称，师谓之倍。'杨倞注曰：'倍者，反逆之名也，字或作偝'（见《坊记投壶》），作'背'（经典通以'背'为'倍'），'圣人行之，愚者倍之'，谓圣人行道，愚者倍道也。'行'与'倍'正相反，故下遂云：'从阴阳则生，逆之则死，从之则治，逆之则乱。'"'从'与'逆'亦相反，'从'即'行'（《广雅》'从'行也)，'逆'即'倍'也（见上《荀子》注）。'佩'与'倍'，古同声而通用。《释名》曰：'佩，倍也，'言其非一物有倍贰也，是古同声之证。《荀子·大略篇》：'一佩易之。'注曰'佩或为倍'，是古通用之证。王注谓：'圣人心合于道，故勤而行之，愚者性守于迷，胡佩服已。'此不得其解，而曲为之说。古人之文恒多假借，不求诸声音，而索之字画，宜其诘鞫为病矣。"

虽学识渊博，但校勘仍贵任专才。如汉刘向总任校书时，亦分任步兵校尉任宏校兵书、太史令尹咸校数术、侍医李柱国校方技。胡澍仅因多病而留心医方，竟能对《素问》作出如此精确的校勘，真是难能可贵，只以未能卒其志为憾。

（三）俞樾的《读书余录》

俞樾的《读书余录》（《内经》之部），凡四十八条。俞氏"治小学，不撼商周彝器"，为古训巨擘。如《素问·阴阳别论》文曰："二阳之病，发心脾，有不得隐曲，女子不月。"王注曰："隐曲，谓隐蔽委曲之事也。夫肠胃发病，心脾受之，心受之则血不流，脾受之则味不化。血不流故女子不月，味不化则男子少精，是以隐蔽委曲之事不能为也。"樾校谨按："王氏此注，有四失焉。本文但言'女子不月'，不言'男子少精'，增益其文，其失一也。本文先言'不得隐曲'，后言'女子不月'，乃增出男子少精，而以不得隐曲，总承男女而言，使经文倒置，其失二也。'女子不月'既著其文，又申以不得隐曲之言，而男子少精，必待注家补出，使经文详略失宜，其失三也。《上古天真论》曰：'丈夫八岁肾气实，发长齿更，二八肾气盛，天癸至，精气溢泻'，是男子之精、女子月事，并由肾气，少精与不月，应是同病，乃以女子不月属之心，而以男子少精属之脾，其失四也。今按下文云：'三阴三阳俱搏，心腹满，发尽不得隐曲，五日死'。注曰：'隐曲为便泻也。'然则，不得隐曲，谓不得便泻。王注前后不照，当以后注为长。'便泻'谓之'隐曲'，盖古语如此。襄十五年《左传》：'师慧过宋朝，将私焉。'杜注曰：'私，小便。''便泻'谓之隐曲，犹小便谓之私矣。'不得隐曲'为一病，'女子不月'为一病，二者不得并为一谈。'不得隐曲'，从下注训为不得便泻，正与脾病相应矣。"

又如《素问·五藏生成》论文曰："凝于脉者为泣"。王注曰："泣，为血行不利。"樾校谨按："字书'泣'字并无此义，'泣'疑'洇'字之误。《玉篇》水部：'洇，胡故切，闭塞也。''洇'字右旁之'互'，误而为'立'，因改为'立'，而成'泣'字矣。上文云：'是故多食盐，则脉凝泣而变色。''泣'亦'洇'字之误。王氏不注于前，而注于后，或其作注时，此文'洇'字犹未误，故以血行不利说之，正'洇'字之义也。《汤液醪醴论》：'营泣卫除。'《八正神明论》：'人血凝泣。''泣'字并当作'洇'。"

前者为古训，后者为说字，均勘定得确切不移，惜其仅限于《素问》，而又太少耳！

（四）孙诒让的《札迻》

孙诒让的《札迻》，凡卷十二。孙氏为有清三百年朴学之殿，《札迻》十二卷，皆其校雠古书、謤正文字的札记，卷第十一，即为校《素问》的札记，凡十三条。

其校《素问·阴阳别论》篇云："'三阳三阴发病，为偏枯痿易，四肢不举。'注云：'易，谓变易常用，而痿弱无力也。'又《大奇论》篇'跛易偏枯'。注云：'若血气变易为偏枯也。'按：易，并当读为'施'。《汤液醪醴论》篇云：'是气拒于内，而形施于外。'施，亦作'弛'。《生气通天论》篇云：'大筋续短，小筋弛长，续短为拘，弛长为痿。'又云：'筋脉沮弛。'注云：'弛缓也。'《痿论》篇云：'宗筋弛纵。'《刺要论》篇云：'肝动则春病热而筋弛。'《皮部论》篇云：'热多则筋弛骨消。'盖痿跛之病，皆由筋骨解弛，故云：'痿易''跛易'，'易'即'弛'也。王如字释之，非经旨也。《毛诗·何人斯》篇：'我心易也。'《释文》：'易，《韩诗》作施。'《尔雅·释诂》：'弛，易也。'《释文》：'弛本作施。'是'易''施''弛'古通之证。"

又校《痹论》篇云："'凡痹之类，逢寒则虫，逢热则纵。'注云：'虫，谓皮中如虫行。'《新校正》云：'按《甲乙经》虫作急。'按：'虫'当作'痋'之借字。《说文·疒部》云：'痋，动病也，从疒，虫省声，故古书痋或作虫。'段玉裁《说文》注：谓'痋'即'疼'字。《释名》云：'疼，旱气疼疼然烦也。疼疼，即《诗·云汉》之虫虫是也。'盖痹逢寒则急切而疼疼然不安，则谓之'痦'。《巢氏诸病源候论》云：'凡痹之类，逢热则痒，逢寒则痛。痛与疼义亦相近。'王注训为'虫行'，皇甫谧作'急'，顾校从之，并非也。"

以上以"易"为"弛"，以"虫"为"痦"，均至切当，没有小学的修养，断难有此见识。

（五）顾观光的《校勘记》

顾观光的《素问校勘记》一卷、《灵枢校勘记》一卷，各刊于钱熙祚校刊守山阁本《素问》《灵枢》之后，此为医人作校勘之首创。两书内容亦最丰富，不仅每篇都经校雠，抑且于王注及《新校正》均有所补苴纠正，或引旧说，或出己见，均能期于精当。其校勘之精深，虽不能与胡澍、俞樾、孙诒让诸大家相比，而切实对勘，就医言医，亦大有助于学者。

（六）沈祖緜的《臆断》

沈祖緜的《读素问臆断》一卷、《读灵枢臆断》一卷，于两个八十一篇，均已校勘过半。沈氏亦非医人，惟于小学、子学、经学等均修养有素，而于医学亦特别酷嗜，并亦有精校语。如校《素问·上古天真论》中"故能寿敝天地"一语云："'敝'字误，疑'敌'字也。且与下文'无有终时'义贯。《阴阳应象大论》'故寿命无穷，与天地终'，足为旁证。若云'敝'，费解。或云'敝'当为'适'，古'敌''适'多假借，取形似则当为'敌'也。"

又校《素问·汤液醪醴论》中"去菀陈莝"句云："此句亦倒，当作'去菀莝陈'。《说文》：'莝，斩刍也。'去、莝相对为文，菀、陈亦相对为文。《针解》云：'菀陈则除之者，出恶血也。'菀即宛字，古通，亦菀陈相对，是其明证。"

《读素问臆断》，现尚为稿本，未能刊行，而《读灵枢臆断》，于抗日战争期间已佚于邮，殊为可惜。

（七）冯承熙的《校余偶识》

冯承熙的《校余偶识》一卷，约九十余条，载于黄元御《素问悬解》

后。其多引《新校正》及王冰语，间出以己意，虽无创新，亦可参考。

（八）江有诰的《先秦韵读》

江有诰的《先秦韵读》（《素问》《灵枢》之部），该文献在《江氏音学十书》中，计《素问》二十三篇，五十二段；《灵枢》二十一篇，四十四段；概从韵语的角度，校其句读和文字的讹误。

盖先秦之文，往往流露其天然的韵语，顾亭林称之为"化工"之文。《素问》《灵枢》毫不例外，杂出不少有韵之文。如《灵枢·刺节真邪》篇："凡刺小邪曰以大，补其不足乃无害，视其所在迎之界，远近尽至（其）不得外，侵而行之乃自费。"《日知录》誉为"七言诗"之始。正因为《素问》《灵枢》文献有韵之文，如有不叶韵处，并知其有讹误。例如《素问·上古天真论》云："法于阴阳，和于术数，食饮有节，起居有常，不妄作劳，故能形于神俱。"俞樾校云："本作'食饮有节，起居有度'，'度'与'数'为韵，今作'有常'，则失其韵矣。"像这类的例子是很多的，因此，从音韵角度来校勘《素问》《灵枢》，亦为重要途径之一。

（九）于鬯的《香草续校书》

于鬯的《香草续校书·子部》二卷，凡百另三条。于氏著有《香草校书》六十卷，是校勘经部的著作。《香草续校书》二十二卷，是校勘子、史部的著作，《黄帝内经素问》属于"子"部，故及之。于鬯曾师事张文虎、钟文烝、王先谦诸氏，治诂训学颇精，故所校书颇见卓见。

如校云："《气交变大论》'反胁痛'。'反'，亦病名也，即《至真要大论》所谓'诸转反戾'是也。彼王注云：'反戾，筋转也。'盖筋转谓之反戾，亦单曰反。'反、胁痛'者，反戾与胁痛，即筋转与胁痛二病也。注家多误作一病解，则'反胁'二字不可通。王注又倒作'胁反'，'胁反'二字仍不可通。下文云'病反，谵妄'，谓病筋转与谵妄也。又云'反，下甚'，谓筋转与下甚也。又云'病反，暴痛'，谓病筋转与暴痛也。又云'病反、腹满'，谓病筋转与腹满也。不知'反'之为病名，而连下读之，诸文悉不可通矣。"

又校云："《生气通天论》'因于暑，汗烦则喘喝'，'汗'字盖衍。下文云'汗出而散'，则因于暑者，正取于汗，何得云'汗烦则喘喝'乎？盖即涉彼而衍也。且'汗烦'二字本无义。如王注云：'病因于暑，则当汗泄，不为发表，邪热内攻，中外俱热，故烦躁喘数，大呵而出其声。'则又读'汗'一字句，与下文义且病复矣，抑无此文法也。'烦则喘喝'与下句'静则多言'，句各四字，文体整齐，读'汗'一字句，不如径删'汗'字直捷。"

又校云："《阴阳应象大论》'故邪风之至，疾如风雨'，既言邪风，又言疾如风，必不可通。据上下文诸言气，不言风，且上文云'风气通于肝'，则'风'亦'气'之一。言'风'不如言'气'之赅矣。此'邪风'当作'邪气'，盖即涉'疾如风'之'风'字而误。'气'为'风'，故'邪气之至，疾如风雨'，句始有义。下文云：'故天之邪气，感则害人五脏。'彼'邪气'正承此'邪气'而言，则此之当作'邪气'，不当作'邪风'，明矣。"

又校云："《上古天真论》'醉以入房'，'醉以'疑本作'以醉'，'以醉入房'，与上文'以酒为浆''以妄为常'，下文'以欲竭其精，以耗散其真'，五'以'字皆冠句首，文法一律，倒作'醉以'，则失例矣。《腹中论》及《灵枢·邪气藏府病形》篇，并有'若醉入房'语，则'醉入房'三字连文，正有可证。"

以上四例，一释义，一衍文，一正误，一乙转，均甚确切有据，而非臆说者之可比。

（十）日本校勘诸家

此外，日人度会常珍的《校讹》，丹波元简的《素问识》《灵枢识》，丹波元坚的《素问绍识》，所辑诸家有关校勘部分，亦甚有可取者。

第六讲　注解《内经》诸家

注《内经》最早的，当推梁全元起所注的《黄帝素问》八卷，又叫《素问训解》。宋朝时此书还存在，以后便散失了。现从宋臣林亿等所校订的《重广补注黄帝内经素问》中，还可以见到少数全氏的注解。如：《素问·生气通天论》中"风客淫气，精乃亡，邪伤肝也"句下，《新校正》云："按全元起云：'淫气者，阴阳之乱气，因其相乱而风客之，则伤精，伤精则邪入于肝也'。"又如：《素问·热论》中"三阳经络皆受其病，而未入于脏者，故可汗而已"句下，《新校正》云："按全元起云：'脏作腑'。元起注云：'伤寒之病，始入于皮肤之腠理，渐胜于诸阳，而未入腑，故须汗发其寒热而散之'。"前者把"淫气"解释为内在的因素，"风客"解释为外在的条件，这是合乎病变机理的。后者先校正"脏"为"腑"之讹，才符合三阳经的受病，即云"可汗而已"。邪尚在阳经表分，这是合乎辨证论治原则的。遗憾的是，像这类全氏的残缺注文，亦不可多得了。

注解《内经》尚存较完整的注本可分两类。

一是单注《素问》诸家，如：王冰《重广补注黄帝内经素问》二十四卷，吴崑《黄帝内经素问吴注》二十四卷，高世栻《黄帝素问直解》九卷，张琦《素问释义》十卷。

二是全注《素问》《灵枢》诸家，如：杨上善《黄帝内经太素》三十卷，马莳《黄帝内经素问注证发微》九卷，马莳《黄帝内经灵枢注证发微》九卷，张介宾《类经》三十二卷，张志聪《素问集注》九卷、《灵枢集注》九卷。

以下注解《内经》诸家，无论其单注《素问》或全注《素问》《灵枢》，均各有其独到之处，亦各有其不足的地方，如何吸取其所长，摒弃其所短，择善而从，这是要下一番研究功夫的。日人丹波元简的《素问识》《灵枢识》，丹波元坚的《素问绍识》，对各个注家作了一番比较选择，而且作得比较好，足资借鉴。

（一）单注《素问》诸家

1. 王冰和《重广补注黄帝内经素问》

《重广补注黄帝内经素问》中保留了王冰对《素问》的全部注文，王冰对《素问》卷篇的整理，已如前述，而于注解中的发挥，亦有许多突出的地方。

如阐发《素问·至真要大论》"微者逆之，甚者从之"的制方大意时云：

"夫病之微小者，犹人火也，遇草而熵，得木而燔，可以湿伏，可以水灭，故逆其性气以折之、攻之。病之大者，犹龙火也，得湿而焰，遇水而燔，不知其性，以水湿折之，适足以光焰诣天，物穷方止矣。识其性者，反常之理，以火逐之，则燔灼自消，焰火扑灭。"这种"以寒治热"和"引火归原"的理论，在临床上是极有指导意义的。

王冰在同一篇中阐述"诸寒之而热者取之阴，热之而寒者取之阳，所谓求其属也"的理论时云："言益火之源，以消阴翳，壮水之主，以制阳光，故曰求其属。"对阳虚与阴虚两种不同的病变，采取"益火"与"壮水"两种不同的治疗方法，用于指导疾病的治疗，有很高的理论价值和现实意义。

2. 吴崑的《黄帝内经素问吴注》

吴崑的《黄帝内经素问吴注》，以王冰的二十四卷本为底本，由于他的临床经验较丰富，因此对《素问》所言生理、病机、脉法等，有较深入的理解。

如注《素问·灵兰秘典论》中"三焦者，决渎之官"云："决，开也。渎，水道也。上焦不治，水滥高原；中焦不治，水停中脘；下焦不治，水蓄膀胱。故三焦气治，则为开决渎之官，水道无泛溢停蓄之患矣。"像这样结合临床所见病变，来说明"三焦决渎"的生理，便不觉空泛，而有其实际意义。

又如《素问·五藏别论》文曰："五脏六腑之气味，皆出于胃，变见于气口。"吴崑进而发挥说："五脏六腑之气味，皆出于胃，熏蒸于肺，肺得诸脏腑之气，转输于经，故变见于寸口。"五脏六腑之气味，始则五味入口藏于胃，继则由脾气转输气味，皆出于胃，循经脉而变见气口。吴氏之说，与传统的概念是符合的，关于切诊寸口动脉，观察脏腑病机的问题，他的解释很到位。

再如《素问·五藏生成》篇文曰："诊病之始，五决为纪，欲知其始，先建其母。"王冰以"母"为应时旺气，张介宾以"母"指病因，马莳以"母"指为五脏相乘之气，高士宗谓"母"为病本。揆之临证，都不尽合。惟吴氏云："始，得病之原也；建，立也。母，应时胃气也。如春脉微弦，夏脉微钩，长夏脉微耎，秋脉微毛，冬脉微石，谓之中和而有胃气。土为万物之母，故谓之母也。若弦甚，则知其病始于肝；钩甚，则知其病始于心；奚甚则知其病始于脾；毛甚，则知其病始于肺；石甚，则知其病始于肾。故曰，欲知其始，先建其母。"把"母"解释为"胃气"，是符合临床经验的。

汪昂评价说："《素问吴注》间有阐发，补前注所未备。"这话并未过誉。吴崑对诊切五脏生死脉的体会既有深度，又有指导临床的价值。

3. 高世栻的《黄帝内经素问直解》

高世栻的《黄帝内经素问直解》是继张隐庵《集注》之后而成书的，他认为"隐庵集注，义意艰深，其失也晦。"高氏的注解，确实解得明白晓畅。

如《素问·阴阳应象大论》文曰："喜怒伤气，寒暑伤形，暴怒伤阴，暴喜伤阳。"其注云："人之志意起于内，故喜怒伤气；天之邪气起于外，故寒暑伤形。举喜怒而悲忧恐在其中，举寒暑而燥湿风在其中。在天则寒为阴、暑为阳，在人则怒为阴、喜为阳。故卒暴而怒，则伤吾身之阴气，卒暴而喜，则伤吾身之阳气。"发挥无多，却能大畅厥旨，这是高氏作注的特色。

4. 张琦的《素问释义》

张琦的《素问释义》，本平凡无他可述，惟有两大特点足供必要时参考。首先是，书中所注，多采用黄元御《素灵微蕴》、章合节《素问阙疑》两家之说，而黄书和章书都流行较少，特别是《素问阙疑》极不易觌，可于《素问释义》中求之。其次是，林亿《新校正》关于篇卷变迁的校语，基本上都采用了；至于张琦注语，亦时有发挥，如注《素问·六节藏象论》"关格之脉赢"句云："盖'关格'虽有内外之不同，而总为阴盛而病阳。外格则阳浮，内关则阳陷，非阳盛而关阴于外之说也。绎越人、仲景、《甲乙经》之义，则得之矣。""阴盛而病阳"一句，抓住了"关格病"成因的关键。

（二）全注《素问》《灵枢》诸家

1. 杨上善的《黄帝内经太素》

杨上善的《黄帝内经太素》，实为《素问》《灵枢》的混合改编本，其改编的方法，容后再谈。至其所注，黄以周氏评价说："其注，依经立训，亦不逞私见，则其有胜于王氏次注者，概可知矣。且《太素》所编之文，为唐以前之旧本，可以校正今之《素问》《灵枢》者，难颁缕述。《素问》《灵枢》多韵语，今本之不谐于韵者，读《太素》无不叶，此可见《太素》之文之古。杨氏又深于训诂，于通假已久之字，以借义为释，其字之罕见者，据《说文》本义，以明此经之通借。其阐发经意，足以补正次注者亦甚多。不仅如《新校正》所引皇甫氏《甲乙经》并《素问》《灵枢》《针经》为一书。王氏好言五运六气，又并《阴阳大论》于《素问》中，杨氏好言《明堂》《针经》而别注之，不并入于《太素》，此亦其体例之善，识见之高者。"（《儆季文钞·旧钞太素经校本叙》）

注《素问》者，始于全元起，注《灵枢》者，实始于杨上善，可惜的是马莳、张介宾、张志聪等注《灵枢》诸家，均未及得见《黄帝内经太素》，因今日在我国之传本，是据日本影写的仁和寺宫御藏唐人卷子钞本所翻刻的。

2. 马莳的两部《注证发微》

马莳的《黄帝内经素问注证发微》，不为人所称许；其《黄帝内经灵枢注证发微》，以其素娴于针灸经脉，故所注较精。试举《灵枢·四时气》篇为例，篇中谓："春取经""夏取盛经孙络""秋取经腧""冬取井荥"。马莳注云："春取经之'经'，当作'络'，义见《素问·水热穴论》。……春取络穴之血脉分肉间，如手太阴肺经'列缺'为络之类。……夏取盛经孙络处分间。盛经者，如手阳明大肠经'阳溪'为经之类。孙络者，即《脉度》篇所谓'支而横者为络，络之别者为孙'也。……秋取各经之输穴，如手太阴肺经'太渊'为输之类。……冬取井荥……取井以泻阴逆，则阴经当刺井穴，如手太阴肺经'少商'为井之类，取荥以实阳气，则阳经当刺荥穴，如手阳明大肠经'二间'为荥之类。"由于四时邪气侵犯人体各有深浅之不同，针刺选穴便有井、荥、输、经、合之各殊，如果不是于针灸理论和临床经验并富之人，便不可能注到这样准确的程度。

又如《灵枢·经筋》篇文曰："经筋之病，寒则反折筋急，热则筋弛纵不收，阴痿不用。阳急则反折，阴急则俯不伸。焠刺者，刺寒急也，热则筋纵不收，无用燔针。"马莳注云："寒急有阴阳之分，背为阳，阳急则反折；腹为阴，阴急则俯不伸。故制为焠刺者，正为寒也。焠刺即燔针。"没有丰富的临床经验，于阳急、阴急之分便不能如此熟识。所以汪昂对《黄帝内经素问注证发微》颇多非议，而对《黄帝内经灵枢注证发微》则曰："至明始有马玄台之注，其疏经络穴道，颇为详明，可谓有功于后学。虽其中间有出入，然以从来畏难之书，而能力开坛坫，以视《素问》注，则过之远矣。"（《素问灵枢类纂约注》）

3. 张介宾的《类经》

张介宾的《类经》，除了将经文分类而外，对于《素问》《灵枢》的注释，亦有在诸家之上者。

如《素问·五藏生成》论文曰："此皆卫气之所留止。"自王冰注为"卫气满填，以行邪气，不得居止"后，诸家多从王义。独介宾另为之说曰："凡此'谿谷'之会，本皆卫气留止之所，若其为病，则亦邪气所容之处也。"王注以"留止"分正邪言，究于义不安，不如张注言顺理从。

又《素问·玉版论要》文曰："脉孤为消气。"介宾注云："脉孤者，孤阴、孤阳也。孤阳者，洪大之极，阴气必消，孤阴者，微弱之甚，阳气必消，故'脉孤为消气'也。"说理既透，最易使人从临证方面来体会。

又《灵枢·九针十二原》文曰："必在悬阳，及与两卫。"介宾注云："悬，犹言举也。阳，神气也。凡刺之时，必先举神气为主，故曰'悬阳'。两卫者，卫气在阳，肌表之卫也，脾气在阴，脏腑之卫也。二者皆神气所居，不可伤犯，凡用针者，首宜顾此，故曰'两卫'。"比起马蒔以"阳"为"扬"，张志聪以"悬阳"为"心"，于义都胜。

又注《灵枢·九针十二原》中的"陷脉"云："诸经孔穴，多在陷者之中，如《刺禁》论所谓刺'缺盆'中内陷之类是也。故凡欲去寒邪，须刺各经陷脉，则经气行而邪气出，乃所以取阳邪之在上者。"张志聪指"陷脉"为"额颅之脉，显陷于骨中"者，颇难以理解，还是张介宾注得明白晓畅，于此可见其一般。

4. 张志聪的两部《集注》

张志聪的《黄帝内经素问集注》《黄帝内经灵枢集注》，是他率其门人集体注释而成，是以名之。正因其集中多人的智慧，故所注的质量亦较高。

如《素问·阴阳别论》文曰："二阴一阳发病，善胀，心满，善气。"王冰理解"心满、善气"为"气稽于上故心满，下虚上盛，故气泄出也。"这不符合《素问》的习惯用语，而吴崐、马莳、张介宾不作解释。张志聪注云："善气者，太息也。心系急，则气道约，故太息以伸出之。"心满之"满"，同"闷"（懑）。心闷不舒，时欲太息而伸舒之，这是临床常见的症状，本病当由心肾之气不能相交所致。

又注同篇"所谓阳者，胃脘之阳也"云："所谓二十五阳者，乃胃脘所生之阳气也。胃脘者，中焦之分，主化水谷之精气，以资养五脏者也。夫四时五脏之脉，皆得微和之胃气，故为二十五阳也。"而王冰却把"胃脘之阳"，指为"人迎之气"，未免失之简率，与中医学传统的候脉须"候胃气"之旨不符。

又《灵枢·邪气藏府病形》文曰："脾脉急甚为瘈疭，微急为膈中，食饮入而还出，后涎沫。""后涎沫"，马莳认为这是脾气不下疏的去后沃沫。张注则谓："（脾）不能游溢津液，上归于肺，四布于皮毛，故涎沫之从口出也。"据临床所见，仍以张说较胜。

张志聪师徒对其所注《素问》《灵枢》是颇为自负的。他说："以昼夜之悟思，印岐黄之精义，前人咳唾，概听勿袭，古论糟粕，悉所勿存。惟与同学高良，共深参究之秘，及门诸弟，时任校正之严。"对待古人的东西，取其精华，扬弃糟粕，又能发挥集体的力量共同创造，这一精神是很可取的。

第七讲　分类研究《内经》诸家

《内经》中所记载的中医学基础理论，是采取综合叙述的方式来表达的，几乎每一篇都不是单纯地讨论某一个主题，而是牵涉到好几个不同的主题。因而便引起一些医家用分类的方法，按其不同的内容各以类分。正如汪昂所说："《素问》《灵枢》各八十一篇，其中病证、脉候、脏腑、经络、针灸、方药，错见杂出，读之茫无津涯，难得其窾会。本集除针灸之法不录，余者分为九篇，以类相从，用便观览。"（《素问灵枢类纂约注·凡例》）这种"以类相从"进行分类研究的方法，即使用现在的眼光看来，也都是比较科学的方法。由于各自的思路不同，分类方法也不同，总的看来有三种分类法，即兼收并蓄分类法、选择性的分类法、调整篇次分类法。

（一）兼收并蓄分类法

采用兼收并蓄分类方法研究《内经》的诸家，他们认为《内经》两个八十一篇，"言言金石，字字珠玑，竟不知孰可摘而孰可遗"。（《类经·自序》）他们虽然把每一篇都拆散了，但还是一字不遗地将其所有内容全部保存下来，即毫无选择地兼收并蓄。其中隋杨上善、明张介宾是其代表。

1. 杨上善的《太素》

杨上善的《黄帝内经太素》，将《素问》《灵枢》各篇，按其不同主题将内容进行集合，共分作十九大类，据其现存的卷第类目分列如下。

第一卷　（佚）

第二卷　摄生之二

一、顺养：《灵枢·师传》《灵枢·九针论》《素问·宣明五气》《素问·四气调神大论》

二、六气：《灵枢·决气》

三、九气：《素问·举痛论》

四、调食：《灵枢·五味论》《灵枢·九针论》《素问·藏气法时论》

五、寿限：《灵枢·天年》《素问·上古天真论》

第三卷　阴阳之一

一、阴阳大论：《素问·阴阳应象大论》

二、调阴阳：《素问·生气通天论》

三、阴阳杂说：《素问·金匮真言论》《素问·痹论》《素问·阴阳别论》

第四卷　（佚）

第五卷　人合

一、（篇名佚）：《灵枢·邪客》

二、阴阳合：《灵枢·阴阳系日月》《灵枢·根结》《素问·阴阳离合论》

三、四海合：《灵枢·海论》

三、府病合输:《灵枢·邪气藏府病形》

四、气穴:《灵枢·背腧》《素问·气穴论》《素问·水热穴论》

五、气府:《灵枢·气府》

六、骨气:《灵枢·骨空》

第十二卷　营卫气

一、(篇名佚):《灵枢·营气》《灵枢·营卫生会》

二、营卫气行:《灵枢·邪客》《灵枢·阴阳清浊》《灵枢·五乱》

三、营五十周:《灵枢·五十营》

四、卫五十周:《灵枢·卫气行》

第十三卷　身度

一、经筋:《灵枢·经筋》

二、骨度:《灵枢·骨度》

三、肠度:《灵枢·肠胃》

四、脉度:《灵枢·脉度》

第十四卷　诊候之一

一、(篇名佚):《素问·三部九候论》

二、四时脉形:《素问·玉机真藏论》

三、真藏脉形:《素问·玉机真藏论》

四、四时脉诊:《素问·玉机真藏论》《素问·脉要精微论》

五、人迎脉口诊:《灵枢·禁服》《灵枢·根结》《灵枢·终始》
《灵枢·论疾诊尺》《素问·五藏别论》《素问·病能论》

第十五卷　诊候之二

一、色脉诊:《素问·移精变气论》《素问·五藏生成论》《素问·
玉版论要》

二、色脉尺诊:《灵枢·邪气藏府病形》

三、尺诊:《灵枢·论疾诊尺》

四、尺寸诊:《素问·平人气象论》

五、五脏脉诊:《灵枢·邪气藏府病形》《素问·宣明五气》《素
问·平人气象论》《素问·脉要精微论》《素问·大奇论》

第十六卷　诊候之三(我国本缺)

任启林 医学全集

四、三变刺:《灵枢·寿夭刚柔》

五、五刺:《灵枢·官针》

六、五脏刺:《灵枢·五邪》

七、五节刺:《灵枢·刺节真邪》

八、五邪刺:《灵枢·刺节真邪》

九、九刺:《灵枢·官针》(我国本佚)

十、十二刺:《灵枢·官针》(我国本佚)

第二十三卷　九针之三

一、量缪刺:《素问·缪刺论》

二、量气刺:《灵枢·行针》

三、量顺刺:《灵枢·逆顺》

四、痈疽逆顺刺:《灵枢·玉版》

五、量络刺:《灵枢·血络论》

六、杂刺:《灵枢·四时气》《素问·长刺节论》

第二十四卷　补泻

一、天忌:《素问·八正神明论》

二、本神论:《素问·八正神明论》

三、真邪补泻:《素问·离合真邪论》

四、虚实补泻:《素问·调经论》

五、虚实所生:《素问·调经论》

第二十五卷　伤寒

一、热病诀:《素问·热论》

二、热病说:《灵枢·热病》《素问·评热病论》

三、五脏热病:《素问·刺热论》

四、五脏痿:《素问·痿论》

五、疟解:《素问·疟论》

六、三疟:《素问·疟论》

七、十二疟:《素问·刺疟》

第二十六卷　寒热

一、寒热厥:《素问·厥论》

第三十卷　杂病

一、重身论病：《素问·奇病论》

二、温暑论：《素问·热病论》《素问·水热穴论》

三、四时之变：《灵枢·论疾诊尺》

四、息积病：《灵枢·杂病》《灵枢·热病》《灵枢·癫狂病》《灵枢·厥病》《素问·奇病论》《素问·腹中论》《素问·逆调论》《素问·病能论》《素问·刺腰论》《素问·通评虚实论》《素问·脉要精微论》等，凡五十一篇

以上共十九大类，每类分若干篇目，这样《素问》《灵枢》两经的内容更有系统性了。定海黄以周评《太素》说："《太素》改编经文，各归其类，取法于皇甫谧之《甲乙经》，而无其破碎大义之失。其文先载篇幅之长者，而以所遂之短章碎文附于其后，不使原文糅杂。其相承旧本有可疑者，于注中破其字，定其读，亦不辄易正文。以视王氏之率意窜改，不存本字，任意迻徙，不顾经趣，大有迳庭。即如《痹论》一篇，首言风寒湿杂至为痹，次言五痹不已者，为重感寒湿以益内痹，其风气胜者，尚为易治，故曰：'各以其时重感于寒湿之气，诸痹不已，亦益内也，其风气胜者，其人易已'。王氏于'重感寒湿'句妄增风字，下又窜入《阴阳别论》一段，以致风气易已句，文义不属，经旨全晦。《太素》之文，同全元起本，不以别论杂入其中。"（《儆季文钞·旧钞太素经校本叙》）

杨上善的两经分类，虽如黄以周所云，有其优点，但从具体运用来看，仍嫌其类目琐碎，不得其要，欲以系统范之，未如所愿。并自宋元以后，残缺不全，自日本影回的仁安二年（宋乾道三年，公元 1167 年）旧钞本，缺损较严重，欲复旧观成完璧，颇非易事。

2. 张介宾的《类经》

张介宾的《类经》，是现存类分《素问》《灵枢》最完整的一部著作。张氏认为《素问》《灵枢》"经文奥衍，研阅诚难。……详求其法，则唯有尽易旧制，颠倒一番，从类分门，然后附意阐发。"（《类经·自序》）他历时四十年的工夫，才将《类经》著成，共分摄生、阴阳、藏象、脉色、经络、标本、气味、论治、疾病、针刺、运气、会通十二大类，凡三百九十篇目。张

卷二　《内经》研究

内经十讲

925

介宾在序文中云："人之大事，莫若死生，能葆其真，合乎天矣，故首曰摄生类。生成之道，两仪主之，阴阳既立，三才位矣，故二曰阴阳类。人之有生，脏气为本，五内洞然，三垣治矣，故三曰藏象类。欲知其内，须察其外，脉色通神，吉凶判矣，故四曰脉色类。脏腑治内，经络治外，能明终始，四大安矣，故五曰经络类。万事万殊，必有本末，知所先后，握其要矣，故六曰标本类。人之所赖，药食为天，气味得宜，五宫强矣，故七曰气味类。驹隙百年，谁保无恙，治之弗失，危者安矣，故八曰论治类。疾之中人，变态莫测，明能烛幽，二竖遁矣，故九曰疾病类。药饵不及，古有针砭，九法搜玄，道超凡矣，故十曰针刺类。至若天道茫茫，运行今古，苟无穷，协惟一，推之以理，指诸掌矣，故十一曰运气类。又若经文联属，难以强分，或互见于别门，欲求之而不得，分条索隐，血脉贯矣，故十二曰会通类。"（《类经·自序》）

张介宾根据《素问》《灵枢》的现存材料，结合医学的实际应用，共分作以上十二类，比起杨上善的分类方法，扼要得多，且有所提高。张介宾并没见到过杨上善的《太素》，在没有任何可借鉴的条件下，通过自己的努力，做出这样的成绩，是值得肯定的。

（二）选择性的分类法

此种分类法者，不把《素问》《灵枢》看作是"言言金石，字字珠玑"，而认为它只是前人总结经验和理论的资料，随着实践的不断积累，经验的不断丰富，理论的不断提高，过去总结的东西不可能完全与现实都相符合，必须要有选择地吸收，不能无批判地兼收并蓄。采用这种方法类分《素问》《灵枢》的，元代滑寿，明代李中梓，清代汪昂、沈又彭足以代表。

1. 滑寿的《读素问抄》

滑寿从京口王居中学医时，即首先学习《素问》，经反复研究，觉得应"删去繁芜，撮其枢要"（《读素问抄·汪机序》），也就是扬弃糟粕取其精华，著成《读素问抄》。他把经过选择的有关内容，各分门类，进行编次，计分作藏象、经度、脉候、病能、摄生、论治、色脉、针刺、阴阳、标本、运气、汇萃，凡十二类。对《素问》先进行删繁撮要，再以类相从，各就部居，当以滑寿为首倡。这种方法，比杨上善和张介宾都要高明，实际张介宾的分类，基本上是以滑寿所分为蓝本的。

滑氏删去的和撮要的是否都很恰当呢？今天看来，固亦存在一些问题，但总的来说，还是实现了"钩元扼要"这一目标的。明代汪机称赞滑寿说："非深于岐黄之学者不能也。"这话有一定的道理，因为若学无心得体会，便无从进行选择，而达到"撮其枢要"的程度。滑寿的《读素问抄》后经汪机补入注释，刊入《汪氏医学丛书》中，丁瓒又为之补注，并将滑寿的《诊家枢要》一卷，附在书的后面，名为《素问补抄》，颇风行一时。

2. 李中梓的《内经知要》

李中梓的《内经知要》，是混合《素问》《灵枢》来选择并进行分类的。所选的内容，数量比滑氏少，而精练的程度实有过之而无不及。例如：讲"脏腑"不选《灵枢·本输》，便遗漏了五脏六腑表里相合的重要内容；讲"望诊"不选《灵枢·五色》，对颜面的部位都会茫然无所知；讲"经络"不选《灵枢·经脉》，对于手足阴阳各经的循行起讫毫无分晓；相反，如五运六气等说，不是急切所需，省略之亦无大碍。因此，中梓所辑《内经知要》仅上下两卷，分作道生、阴阳、色诊、脉诊、藏象、经络、治则、病能等八类，足以概括中医学的基础理论而无遗。所以是书不仅到现在仍为大众所欢迎，选辑《医经原旨》的薛雪，亦承认《内经知要》比自己的选辑要高明些。

李中梓于各类之末所作的案语，多系浮泛之词，无甚精当之处，甚至还涉及唯心之论。如在"道生类"的案语云："兹所摘者，不事百草，而事守一；不尚九候，而尚三奇。盖观天之道，执天之行，进百年为万古尊生之道，于是为大矣。"所谓"守一""三奇"，不过是道士自欺欺人的神秘论，实于医学无涉，而中梓反以家珍自宝，不亦妄乎。

3. 汪昂的《类纂约注》

汪昂的《素问灵枢类纂约注》，是一部以《素问》为主而《灵枢》副之的类选本。凡分藏象、经络、病机、脉要、诊候、运气、审治、生死、杂论九类。

汪昂选辑和分类的方法要点如下：汪氏认为《素问》《灵枢》各八十一

篇，其中病证、脉候、脏腑、经络、针灸、方药，错见杂出，读之茫无津涯，难得窥会，实有节其繁芜，而比类分次的必要；汪氏认为滑伯仁的《读素问抄》用意虽好，惜其割裂全文，更为贯穿，虽分门类，而凌躐错杂，遂有失原书的面貌，是其所短，需避其所短；汪氏认为滑伯仁所"抄"，仅限于《素问》一经，不如两经珠联而条析之，则更为完好；汪氏认为《素问》治兼诸法，文悉义顺，故说理之文多，而《灵枢》专重针灸，故说数之文多，无妨以《素问》为主《灵枢》副之，其《素问》与《灵枢》同者，皆用《素问》而不用《灵枢》，因《素问》所引经文多出《灵枢》，是《灵枢》在前，《素问》居后，踵事增华，故其文义为尤详也；汪氏所分九类，虽有删节，而段落依旧，并注明出于某篇，不致谬为参错，至于入选者总以期其适用而止；汪氏所有加注，十之七均选自王冰、马莳、吴崑、张隐庵四家，十之三略述己见，或节其繁芜，或辨其谬误，或畅其文义，或详其未悉，或置为缺疑，务令语简义明，故名为《约注》。

总之，汪昂的《素问灵枢类纂约注》，在《素》《灵》分类节注中，不失为善本。

4. 沈又彭的《医经读》

沈又彭的《医经读》，是类分中最简明的选本，它分作"平、病、诊、治"四类。平，指脏腑气血等的正常生理，取义于《素问·平人气象论》；病，包括病机、病证；诊，即诊法；治，即治则、治法。换言之，即脏腑、疾病、诊法、治则四大类。从实际运用来看，分类虽不多，却是最恰切的。

惜其所选的内容，并不如滑、李、汪诸家所选精当。例如，在"平集"类中，选列的第一条是《素问·上古天真论》"昔在黄帝，生而神灵，弱而能言，幼而徇齐，长而敦敏，成而登天"。这几句话原出《大戴礼》，在《素问》开首选用它，有其一定的意义。沈氏的"平集"开首仍选用它，可说于脏腑生理毫不相关，便没有什么道理了。

（三）调整篇次分类法

所谓"调整篇次分类法"，即对两经各篇原文的内容完全不动，只是将其篇次予以重行类分，在分类研究诸家中，惟黄元御独用此法，兹将黄元御在《素问悬解》《灵枢悬解》两书中分类编排的情况分别胪列于下。

1. 《素问悬解》的分类

养生类：上古天真论、四气调神论、金匮真言论、生气通天论、阴阳应象大论。

藏象类：十二藏相使论、五藏别论、五藏生成论、藏气法时论、宣明五气。

脉法类：经脉别论、三部九候论、平人气象论、脉要精微论、玉机真藏论、通评虚实论、诊要经终论、玉版论要、阴阳别论、大奇论。

经络类：阴阳离合论、血气形志、太阴阳明论、脉解、阳明脉解、皮部论、经络论。

孔穴类：气穴论、气府论、水热穴论、骨空论。

病论类：风论、痹论、痿论、厥论、咳论、疟论、热论、评热病论、举痛论、气厥论、逆调论、腹中论、病能论、奇病论、标本病传论、本病论（王冰注亡。黄氏自《素问·玉机真藏论》"五脏相通"句起至"传乘之名也"句止移此）。

治论类：汤液醪醴论、移精变气论、异法方宜论。

刺法类：宝命全形论、针法、八正神明论、离合真邪论、四时刺逆从论、刺法论（王注亡，黄氏自《素问·诊要经终论》篇首至"此刺之道也"句止移此）、刺志论、刺禁论、刺要论、刺齐论、长刺节论、调经论、缪刺论、刺疟、刺热、刺腰痛。

雷公问类：阴阳类论、著至教论、示从容论、疏五过论、征四失论、方盛衰论、解精微论。

运气类：六节藏象论、天元纪大论、五运行大论、六微旨大论、气交变大论、五常政大论、至真要大论、六元正纪大论。

2. 《灵枢悬解》的分类

刺法类：九针十二原、小针解、九针论、官针、终始、官能、刺节真邪、逆顺、行针、血络论、论勇、论痛、五邪、五乱、五禁、玉版、师传、外揣、禁服。

经络类：经脉、经别、经筋、经水、阴阳清浊、本输、根结、标本（原注：旧本误名"卫气"，按经文正之）、动输、背腧、四时气、逆顺肥瘦。

营卫类：脉度、五十营、营气、卫气行、卫气失常、营卫生会。

神气类：本神、决气、津液五别（原注：旧本误作"五癃津液别"，按经文正之）。

藏象类：海论、肠胃、平人绝谷、五味、五味论、骨度。

外候类：本藏、五阅五使、五色、天年、寿夭刚柔、五变、论疾诊尺、阴阳系日月、通天、阴阳二十五人、五音五味。

病论类：口问、大惑论。

贼邪类：九宫八风、岁露论、贼风、邪客。

疾病类：百病始生、邪气藏府病形、病本、病传、淫邪发梦、顺气一日分为四时、杂病、胀论、水胀、周痹、上膈、忧恚无言、癫狂、厥病、寒热、寒热病、热病、痈疽。

破篇以分类，取其义之可类者而分之，自较易易，若元御移整篇以类分，义能合者固有，其不能合者，强以类从，则不免有削足适履之嫌。至谓《本病论》未亡，在《玉机真藏论》中；《刺法论》亦未佚，在《诊要经终论》中。此为一家之言可见，若揆诸古义，则未必如此。

第八讲　专题发挥《内经》诸家

从上述诸家对《内经》的分类研究来看，《素问》《灵枢》两部分的内容，基本概括了中医学基础理论的各个方面。因而历代不少医家各就其所长，选择其中的某一个或几个主题，进行发挥，竟成为一家之言，做出了卓著的成绩。例如：秦越人之著《难经》，主要是发挥《素问》《灵枢》的经脉、脉诊；张仲景之著《伤寒论》，主要是阐发《素问》《灵枢》的热病证治；皇甫士安之著《甲乙经》，主要是阐发《素问》《灵枢》的经脉、腧穴、针刺；华佗之著《中藏经》，主要是阐发《素问》《灵枢》的脏腑寒热虚实辨，并自成系统；王叔和之著《脉经》，在《难经》《伤寒论》的基础上，对《素问》《灵枢》的"脉法"做了进一步的整理提高，等等。他如刘完素之著《宣明论方》，骆龙吉、刘浴德、朱练所著《内经拾遗方论》，陈无咎之著《明教方》，对于《素问》《灵枢》中所载杂病，结合临床来研究，都取得不同的成就。这些对现今的《内经》研究，都是很值得取法的。

（一）秦越人与《难经》

战国时的秦越人，取《素问》《灵枢》中有关经脉、脏腑的文献内容发挥为《难经》（凡八十一难），其中尤以发挥"经脉"内容为主，而"经脉"之中又以发挥"脉法"最有成就，为后世所称颂。故"圭斋欧阳公曰：切脉于手之寸口，其法自秦越人始，盖为医者之祖也。"（《难经本义·汇考》）《难经》所言"脉法"，主要见于"一难"至"二十二难"，其中有所发明者有三，即独取寸口之说、以菽法权轻重、定息分脉之阴阳。

1. 独取寸口之说

秦越人提出"独取寸口"，并分寸、关、尺三部。《素问·五藏别论》仅言"气口何以独为五脏主"，并没有说"独取寸口"，而秦越人以寸口为"脉之大会"，又是"五脏六腑之所终始"，故可以独取之。《素问》中言切脉的三部，是言头、手、足，不是寸、关、尺，偶亦谈"尺脉"，并未与"寸"相对而言，全书更没有提到"关脉"。至说"从关至尺，是尺内，阴之所治也，从关至鱼际，是寸口内，阳之所治也"，这种提法，显然是从秦越人开始的。

2. 以菽法权轻重

《难经·五难》中云："脉有轻重，何谓也？然，初持脉如三菽之重，与皮毛相得者，肺部也；如六菽之重，与血脉相得者，心部也；如九菽之重，与肌肉相得者，脾部也；如十二菽之重，与筋平者，肝部也；按之至骨，举指来疾者，肾部也。故曰轻重也。"日人丹波元简《脉学辑要》解释说："菽，小豆也。三菽者，每部一菽也；六菽者，每部两菽也；九菽、十二菽仿此。"《素问·经脉别论》说："气归于权衡，权衡以平。"意思是说，好比天秤，以一菽置于一端，则一端低下若干，以比手指在脉口按下若干。丹波的解释还是近情合理的。总之，用"菽法"来阐明指按之轻重，主要在说按之力宜轻而不宜过重，这个精神是很可取的。

3. 定息分脉阴阳

《难经·四难》中云："脉有阴阳之法，何谓也？然，呼出心与肺，吸入肾与肝,呼吸之间,脾受谷味也,其脉在中。"呼出为阳,吸入为阴,心肺为阳,肝肾为阴,各以部位的高下而应之。一呼再动,心肺所主;一吸再动,肝肾所主;呼吸定息脉五动,闰以太息,为脾所主。所谓"其脉在中",即指脉应于阴阳呼吸之间而言。中医学所谓"肺主出气""肾主纳气"即源于此。

(二)张仲景与《伤寒论》

后汉张仲景,据《素问·热论》中"热病者,皆伤寒之类""伤于寒也,则为病热"之说,认为所伤的"寒邪",应该是病因,所出现的"发热"症状,是寒邪为病的反应。则伤寒为因,病热是果,"因"是病变的本质,"果"是病变的现象,辨识疾病,当然要抓住病变的本质。于是,便把这一性质的发热病叫作"伤寒",而不再叫"热病"。仲景在其名著《伤寒论》中云:"太阳之为病,脉浮,头项强痛而恶寒。"又云:"太阳病,或已发热,或未发热,必恶寒,体痛、呕逆、脉阴阳俱紧者,名为伤寒。"又云:"病有发热恶寒者,发于阳也;无热恶寒者,发于阴也。"这是在强调,"恶寒"是伤寒病的主要表现,而"发热"退居第二。根据临床实践,仲景的这一认识是完全符合客观实际的,是非常正确的。

《素问·热论》对热病的辨证,是以三阴三阳为纲的。其云:"伤寒一日,巨阳受之,故头项痛、腰脊强;二日,阳明受之,阳明主肉,其脉夹鼻络于目,故身热、目疼而鼻干,不得卧也;三日,少阳受之,少阳主胆,其脉循胁络于耳,故胸胁痛而耳聋。三阳经络皆受其病,而未入于脏者,故可汗而已。四日,太阴受之,太阴脉布胃中络于嗌,故腹满而嗌干;五日,少阴受之,少阴脉贯肾络于肺,系舌本,故口燥、舌干而渴;六日,厥阴受之,厥阴脉循阴器而络于肝,故烦满而囊缩。三阴三阳,五脏六腑皆受病,营卫不行,五脏不通,则死矣。"

张仲景对伤寒病的辨证,仍然是用三阴三阳为纲的。《伤寒论》中云:"太阳之为病,脉浮,头项强疼而恶寒。"又云:"阳明之为病,胃家实是也。"又云:"少阳之为病,口苦、咽干、目眩。"又云:"太阴之为病,腹满而吐,食不下,自利益甚,时腹自痛,若下之,必胸下结硬。"又云:"少阴之为病,脉微细,但欲寐。"又云:"厥阴之为病,消渴,气上撞心,心中疼热，饥而不欲食，食则吐蛔，下之利不止。"

两相比较：《素问·热论》的三阳经症状，都属仲景的太阳证；《素问·热论》的三阴经症状，都属仲景的阳明承气证；而仲景的少阳证和三阴证，均为《素问·热论》所无。从上述比较来看，仲景在《素问·热论》的基础上，结合临床实践，有所去取，有所提高。

仲景的这一辨证方法，一直在指导中医的临床运用。柯韵伯曾经加以评论说："夫热病之六经（三阴三阳），专主经脉为病，但有表里之实热，并无表里之虚寒……但有可汗可泄之法，并无可温可补之例也。……仲景之六经，是分六区地面，所赅者广……凡风寒温热，内伤外感，自表及里，有寒有热，或虚或实，无乎不包。"（《伤寒论翼·六经正义》）的确，仲景的六经辨证方法，可用于多种疾病，不局限于伤寒或热病，其指导临床行之有效，比之《素问·热论》，在理论上有较大的提高，其对临床的指导价值不能同日而语。

（三）华佗与《中藏经》

后汉华佗所著的《中藏经》及《内照法》，专以发挥《素问》《灵枢》的色诊、脉诊，以及辨脏腑虚实寒热为主题，这是从平脉辨证的角度，研究《素问》《灵枢》最为系统、最早的著作。其中最有代表性的，莫过于《中藏经·论五脏六腑虚实寒热生死逆顺之法》。作者把《素问》的《玉机真藏论》《平人气象论》《藏气法时论》《脉解》，以及《灵枢》的《经脉》《本藏》《本神》《淫邪发梦》《邪气藏府病形》等文献，加以分析、归纳，并贯穿本人的临床经验而成就了《中藏经》。

以辨肝脏的脉证为例：首先，明确肝的生理，肝属厥阴主春气，与少阳胆腑互为表里，并用"嫩而软，虚而宽"来描述肝主柔和、疏泄的生理特性；其次，分析肝脉主"弦"，而有弦长、弦软、弦实、弦虚之不同，及其所主太过、不及的病变表现；又其次，总结出肝脉缓、急、大、小、滑、涩等六个方面的病脉，并提出其相应的主证；又其次，分析肝病的发展和转归；最后，列出肝中寒、肝中热、肝虚冷等三大证候。其他脏腑之详略虽有不同，但其叙述的体例大致如此。

《素问》《灵枢》所言肝的脉证，或其他脏腑的脉证，固然要比华佗详备，但都是分散杂述于若干篇章之中，并不成体系。自华佗第一次以脉证为中心，分述五脏六腑的寒热虚实病证以后，孙思邈的《千金要方》，张元素的《医学启源》，咸宗之，而为脏腑辨证之所本。双流张先识说："华佗之学，精于张机，今取《中藏》《内照》二编读之，其所著论，往往与《灵》《素》《难经》相为表里。"（《后汉书华佗传补注》）不仅是"相为表里"，华佗在《素问》《灵枢》的基础上，把脏腑辨证的认识系统化了，从理论上大大地提高了一步。

（四）王叔和与《脉经》

西晋王叔和所著《脉经》，是现存最早的一部讨论脉学的专著。《脉经》除对《素问》《灵枢》所言脉法进行了一番整理之外，复取《难经》《伤寒论》《四时经》加以充实。《四时经》即《隋志》所载《三部四时五脏辨诊色决事脉》，书已佚，今仅见于《脉经》中。《素问》《灵枢》《伤寒论》所言单见脉象数十种，复出脉象竟达数百种，经过王叔和的整理，归纳为二十四种：

浮脉：举之有余，按之不足。

芤脉：浮大而软，按之中央空，两边实。

洪脉：极大在指下。

滑脉：往来前却流利，展转替替然，与数相似。

数脉：来去促急。

促脉：来去数，时一止复来。

弦脉：举之无有，按之如弓弦状。

紧脉：数如切绳状。

沉脉：举之不足，按之有余。

伏脉：极重指按之，著骨乃得。

革脉：有似沉伏，实大而长，微弦。

实脉：大而长，微强，按之隐指愊愊然。

微脉：极细而软，或欲绝，若有若无。

涩脉：细而迟，往来难且散，或一止复来。

细脉：小大于微，常有，但细耳。

软脉：极软而浮细。

弱脉：极软而沉细，按之欲绝指下。

虚脉：迟大而软，按之不足，隐指豁豁然空。

散脉：大而散。散者，气实血虚，有表无里。

缓脉：去来亦迟，小驶于迟。

迟脉：呼吸三至，去来极迟。

结脉：往来缓，时一止复来。

代脉：来数中止，不能自还，因而复动。脉结者生，代者死。

动脉：见于关上，无头尾，大如豆，厥厥然动摇。

王叔和归纳的这二十四种单见脉，是基本脉象，对每种脉象并作了简明的解释，为后世言脉的唯一根据。《难经》仅言寸关尺三部，王叔和又从而述之，并引据《脉法赞》以五脏六腑分配于寸口三部。左寸心与小肠，左关肝与胆，左尺肾与膀胱，右寸肺与大肠，右关脾与胃，右尺与左尺同。除对六腑的配属后世略有争议外，五脏配属一直以此为准，其影响后世之深，可以概见。

叔和还从脏腑虚实所见之证，结合寸关尺所见虚实之脉，按照脏腑的表里关系，分别予以叙述，这样脉证结合，更易于临床运用。这一学术思想，却引来喻昌的微议。金山钱熙祚为之辩曰："王叔和取《素》《灵》以下诸家论脉之文，分类编次，为《脉经》十卷，宋林亿称其若网在纲，有条不紊。使人占外以知内，视死而别生，可谓推崇之至矣。而西昌喻氏则谓于汇脉之中，间一汇证，不该不贯。抑知形有盛衰，邪有微甚，一证恒兼数脉，一脉恒兼数证，故论证不论脉不备，论脉不论证不明，王氏汇而编之，深得古人微旨。"（《金山钱氏家刻书目》）钱氏的说法是正确的，言脉不遗证，不能说不是叔和的卓识。

（五）皇甫谧与《甲乙经》

皇甫谧精于针灸学，他把《素问》《灵枢》有关经脉、腧穴、针法等的内容，与当时尚存的《明堂孔穴针灸治要》综合起来，以类相从，撰成《针灸甲乙经》十二卷。第一卷，总述脏腑气血津液凡十六论；第二卷，概叙经脉经筋凡七篇；第三卷，综列全身六百五十四穴；第四卷，脉法三篇；第五卷，分论针灸大法七篇；第六卷，分析病机十二论；第七卷以下，列叙病证四十八篇。

《针灸甲乙经》将《素问》《灵枢》一变而为针灸专科典籍，因此皇甫氏的《甲乙经》一直是今天仅能见到的最古老的针灸专著。书中把胸、腹、头、背部的腧穴，均从体表划分几条线来排列，实为特别之处。例如：背自第一椎循督脉下行至脊骶，凡十一穴，这是正中线；背自第一椎两旁夹脊各离一寸五分下至节，凡四十二穴，这是第一旁行线；背自第二椎两旁夹脊各距三寸，行至二十一椎下两旁夹脊，凡二十六穴，是为第二旁行线。这样寻找腧穴，便利而准确。自从皇甫氏创此先例以后，唐甄权《明堂人形图》、孙思邈《备急千金要方》，均宗其例，实为腧穴图的一大改革。

但后来竟引起黄以周的非议，他说：“人之一身，无非三阴三阳及督任诸脉为之经络，欲治其病，必先原其何经所发，而后按其孔穴，施以针灸，此古道也。后人苦经脉之难觅，孔穴之难检，以《甲乙经》法为简易，遂群焉宗之，往往有知其穴而不知其经，知其治而不知其病之所发，忘本逐末，弊一至此。且《甲乙经》既以人身分部，独于手足题十二经之名，岂十二经专属手足，而头面肩背胸腹之穴，无关于十二经乎！此皇甫谧之疏也。”（《儆季文钞》）

其实，皇甫谧所记载的每一腧穴，都注明了所属经脉的。例如：“肓门，在第十椎下两旁各三寸，入肘间，足太阳脉气所发。刺入五分，灸三壮。”“天鼎，在缺盆上，直扶突，气舍后一寸五分，手阳明脉气所发。刺入四分，灸三壮。”这样怎会造成“知其穴而不知其经，知其治而不知其病之所发”呢？总之，皇甫氏这一创新的检穴法，对于临床取穴是很便利的。

（六）刘完素与《宣明论方》

《素问》《灵枢》叙述病症一百余种，对于病机之阐发、治则之确立、制方之大法、针刺之详分缕析，一直为历代医家之所矜式。独于针对病症的具体处方，却忽焉不详，两经中之所可指者，不过汤液醪醴、生铁落饮、左角发酒、泽泻饮、鸡矢醴、治口甘方、乌贼骨丸、豕膏、半夏汤、菱翘饮、马膏膏法、棉布熨法等十二方而已。

金代刘完素，在其所著的《黄帝内经宣明论方》的第一、二卷中，汇集

《素问》所述六十一个病症，分别予以对症处方，这算是从临证角度来探讨《内经》病症较早的文献。他在《素问玄机原病式》的序文里说："本乎三坟之圣经，兼以众贤之妙论，编集运气要妙之说，十万余言，九篇三部，勒成一部，命曰《内经运气要旨论》，备见圣贤之用矣。然，妙则妙矣，以其妙道，乃为对病临时处方之法，犹恐后学未精贯者，或难施用，复宗仲景之书，率参圣贤之说，推夫运气造化自然之理，以集伤寒杂病脉证方论之文，一部三卷，十万余言，目曰《医方精要宣明论》。"从序文中得知，刘完素是在完成了《内经运气要旨论》的基础上，再著《宣明论方》的。

《黄帝内经宣明论方》除对《素问》六十一病症各系方药外，还有十余门杂病，正如刘完素自己所云："集伤寒杂病脉证方论之文"。其所列病症，选用诸方，试略举结阳证、结阴证为例。

结阳证，主四肢。四肢肿，四肢热胜则肿。四肢者，谓诸阳之本，阳结者，故不行于阴脉、阳脉，不行，故留结也。犀角汤主之，治结阳，四肢肿满，热菀不散，或毒攻注，大便秘涩。犀角、玄参、连翘、柴胡各半两，升麻、木通各三钱，沉香、射干、甘草各一分，芒硝、麦门冬各一两。

结阴证，主便血。结阴便血一升，再结二升，三结三升，以阴气内结，故不得通行，血气无宗，渗入肠下，致使渐多。地榆汤主之，治阴结，下血不止，渐渐极多，腹痛不已。地榆四两，甘草三两（半炙半生），缩砂仁七枚。

《素问·阴阳别论》中云："结阳者，肿四肢；结阴者，便血一升，再结二升，三结三升。"刘完素结合自己的临证经验，把两证的临床见症、病变机理、治疗方药，都具体地胪列出来，以示后人。像这种理论联系实际的方法，是很有临床价值的。

（七）骆龙吉与《内经拾遗方论》

上述刘完素所集病症，并各系以方药，仅限于《素问》中的一部分。后有骆龙吉者，集《素问》《灵枢》的六十二病症，亦各系以方药，名曰《内经拾遗方论》，其选方多采自刘完素、张元素、朱丹溪、李东垣、王海藏、罗天益、吴崑诸家。其对于每一病症的病机分析，及其处方，较河间尤为贴切，足见临床经验之丰富。如治"痛痹"之用"乌头汤"，治"飧泄"之用

"调中益气汤"，治"结阴"之用"艾梅饮"等，均足以证之。

（八）刘浴德、朱练与《重订内经拾遗方论》

至明代万历年间，有刘浴德、朱练二氏，在《内经拾遗方论》的基础上，又续《素问》《灵枢》两经中增辑八十八病症，合共一百五十病症，名曰《重订骆龙吉内经拾遗方论》。《内经》中所述病症，基本上都列入了，二氏于所列诸病症虽无甚发明，但选用诸方，却平正适宜。

（九）陈无咎与《黄溪明教方》

论病必宗《内经》，并以征诸实验者，在近代医家中，当推陈无咎。无咎私淑河间、丹溪之学，曾于临证实践中阐发《素问》《灵枢》病症一百例，著成《黄溪明教方》，以实验征诸学理，一以《内经》为依据。试略举两例如下。

郑缝工，痈肿症，主血郁。《素问·生气通天论》曰："营气不从，逆于肉理，乃生痈肿。"（王注：营逆则血郁，血郁则热紧为脓，故为痈肿）今"风府"生痈，红肿焮痛，正是血郁上逆，俗名"对口"，此处与"人迎"相对，溃烂则脉断腧裂而死，宜"一物石藤饮"。石蚕龙藤四两，煎浓汁频频饮之，一剂轻，三剂已。

徐氏妇，伏梁证，主心肾。《素问·腹中论》中曰："人有身体髀、股、胻皆肿，环脐而痛，是为何病？曰：病名伏梁，以风根也。其气溢于大肠，而着为肓，肓之原在脐下，故环脐而痛也，不可动之，动之为水溺涩之病。"今六脉沉伏，心肾尤涩，舌苔薄白，血不归心，气不归肾，心下有积，大如儿臂，环脐而痛，名曰"伏梁"。病由于风入肾宫，大肠气壅，更因脑郁伤心，血凝不散，积久成形，不宜攻下，应"通肓丸"。炙没药二钱，姜黄连、炒丹参、姜厚朴各一钱，当归尾五钱，川郁金、炒香附末、炙乳香各七分，木通、焦于术各钱半，三七五分。

总之，陈无咎论病必本于《内经》，而处方则多为自制新方，并都通过实践而证明其理、检验其方，于近代医家中实独树一帜，不仅有河间之遗绪，并凌驾于《内经拾遗方论》诸人之上矣。

第九讲 《内经》的学术思想

（一）阴阳学说

我国早在春秋时代已有一种朴素唯物主义的"元素论"，企图用"阴阳""五行"学说来解释世界万物的成因。《内经》的作者们吸收了这一思想，一方面固然以之贯彻其朴素的唯物主义精神，另一方面还从中体现了自发的辩证法思想。

首先，《内经》认为，人类生命变化是按照阴阳的对立法则进行的，因而人体是个阴阳对立的统一体。故《素问·金匮真言论》中云："夫言人之阴阳，则外为阳，内为阴；言人身之阴阳，则背为阳，腹为阴；言人身之脏腑中阴阳，则脏者为阴，腑者为阳；肝、心、脾、肺、肾五脏皆为阴，胆、胃、大肠、小肠、膀胱、三焦六腑皆为阳。"身内与身外，是相互对立的，故有"内"必有"外"。人体诸阳经之脉皆行于背，故背为阳，诸阴经之脉皆行于腹，故腹为阴，背与腹是相互对立的，故有"背"必有"腹"。五脏主生精而内藏，六腑主传化而外泄，阴脏、阳腑亦是相互对立的，故有"脏"必有"腑"。这身内身外、背腹、脏腑，尽管是阴阳对立不同的两个方面，但统一起来却发挥其相辅相成的作用。对立统一的协调，维系着人体生命的健康，所谓"阴平阳秘，精神乃治"也。假使这种对立统一的状态遭到了破坏，生命的活动就会发生病变，亦所谓"阴阳离决，精气乃绝"也。

其次，《内经》还指出，"阴"和"阳"的对立是相对的而不是绝对的，所以两者之间经常会表现为互相蕴涵、不可截然分割的关系。正如《素问·金匮真言论》所云："阴中有阴，阳中有阳。平旦至日中，天之阳，阳中之阳也；日中至黄昏，天之阳，阳中之阴也。合夜至鸡鸣，天之阴，阴中之阴也；鸡鸣至平旦，天之阴，阴中之阳也。故人亦应之。……背为阳，阳中之阳，心也；背为阳，阳中之阴，肺也；腹为阴，阴中之阴，肾也；腹为阴，阴中之阳，肝也；腹为阴，阴中之至阴，脾也。此皆阴阳、表里、内外、雌雄相输应也，故以应天之阴阳也。"这就告诉我们，辨识"阴"与"阳"的对立，都不能绝对化。"阴、阳"两个方面，总是互为其根的，如截然分开，便失其对立统一的意义。如既以"白天"为阳,"夜晚"就为阴了。中午以前为阳气渐盛,中午以后为阳气渐衰,故前者为"阳中之阳",后者为"阳中之阴";夜半以前为阴气渐盛,夜半以后为阴气渐衰,故前者为"阴中之阴",后者为"阴中之阳"。又如,既以背、腹分阴阳,而五脏都属阴矣,但心和肺脏均位于膈上而系于背,故为背之二阳脏,唯"心"以离火为用,"肺"以清金治节,因之又有"阳中之阳"与"阳中之阴"的区别;脾、肝、肾均位膈下而系于腹,故为腹之三阴脏,唯"脾"属中土而主运化,为阴阳上下之枢,因称之为"至阴"("至"即上下往复之义,如"冬至"一阳复始,名之曰"至","夏至"一阴复生,亦名之曰"至",其义均同),"肾"属水而藏阴精,是曰"阴中之阴","肝"属木而同少阳,是曰"阴中之阳"。凡此阴阳中又分阴阳,无论在自然界,还是在人体,都是一样的,而没有绝对的"阴"或"阳"。

又其次,《内经》认为,阴与阳两个对立面,在其运动过程中往往是互为转化的。如《灵枢·营卫生会》篇中云:"太阴主内,太阳主外,各行二十五度,分为昼夜。夜半为阴陇,夜半后而为阴衰,平旦阴尽而阳受气矣。日中而阳陇,日西而阳衰,日入阳尽而阴受气矣。夜半而大会,万民皆卧,命曰合阴,平旦阴尽而阳受气,如是无已,与天地同纪。"这是言人体营气、卫气的运行,白天黑夜、阴经阳经是相互转化的。营气的运行,始于手太阴肺经,尽历六阴经,而复会于手太阴肺经,因都在夜晚运行,是为"太阴主内"。卫气的运行,始于足太阳膀胱经,尽历六阳经,而复会于足太阳膀胱经,因都在白昼运行,是为"太阳主外"。平旦之时,由阴转阳;日入以后,由阳转阴。人体营卫之气运行的这种阴阳转化的规律,与大自然界的阴阳转化规律殊无二致,是谓"与天地同纪"。自然界的阴阳转化,最显明的莫如气候的变易。《灵枢·论疾诊尺》说:"四时之变,寒暑之胜,重阴必阳,重阳必阴。故阴主寒,阳主热,故寒甚则热,热甚则寒。故曰:寒生热,热生寒,此阴阳之变也。"阴寒、阳热是阴阳的正气。寒之至极而生热,在四时则秋冬尽而春夏生,是从阴转变为阳的征象;热之至极而生寒,在四时则春夏去而秋冬来,是从阳转变为阴的征象。这种寒暑互易的阴阳变化,正所谓"物极谓之变"也。邵雍(康节)说:"动之始则阳生焉,动之极则阴生焉。……静之始则柔生焉,静之极则刚生焉。"(《皇极经世书》)也是在阐明物极

任启林 医学全集

必反，阴阳两个对立面运动而至于极点，必转化而为相反一面的道理。

以上是《内经》以朴素的唯物论主义元素论为基础，结合当时的自然科学，尤其是医学来阐发阴阳的学术思想。阴阳学说的主要论点认为：事物都有两个方面，这两个方面是对立统一的；两个对立面又是互相蕴涵的、相对的，而不是绝对的；两个对立面在发展过程中，到了一定的程度或在一定的条件下，必然互为转化，一变而为相反的一面。这种自发的辩证法思想，比"元素论"实是提高了一大步。

（二）五行学说

"五行学说"是建立在元素论基础上的，《内经》主要从其"生治"与"承制"两方面，来阐明事物都是相互联系的，而每一事物又是不可分割的整体。如《素问·六微旨大论》中云："显明之右，君火之位也；君火之右，退行一步，相火治之；复行一步，土气治之；复行一步，金气治之；复行一步，水气治之；复行一步，木气治之；复行一步，君火治之。相火之下，水气承之；水位之下，土气承之；土位之下，风气承之；风位之下，金气承之；金位之下，火气承之；君火之下，阴精承之。……亢则害，承乃制，制则生化，外列盛衰；害则败乱，生化大病。"

从"显明之右"到"君火治之"，是言五行的相生，其顺序为木生火，火生土，土生金，金生水，水生木，木又生火，以至往复无穷。为什么以这样为相生顺序呢？其间又如何相生呢？这是按照一年春、夏、长夏、秋、冬五个季节的顺序变迁而立说的。如《素问·玉机真藏论》中云："春脉者，肝也，东方木也，万物之所始生也。……夏脉者，心也，南方火也，万物之所以盛长也。……秋脉者，肺也，西方金也，万物之所以收成也。……冬脉者，肾也，北方水也，万物之所以合藏也。……脾为孤脏，中央土以灌四傍。""中央土"虽然说得不够明确，但《素问·藏气法时论》却明白指出"脾主长夏"。全元起注云："脾主中央，六月是十二月之中，一年之半，故主六月也。"（《重广补注黄帝内经素问》）王冰注云："长夏，谓六月也，夏为土母，土长于中，以长而治，故云长夏。"（《重广补注黄帝内经素问》）以此而知所谓木生火，即由春而夏；火生土，即由夏而长夏；土生金，即由长夏而秋；金生水，即由秋而冬；水生木，即由冬而春。如此五个季节顺序相生，实为自然变化的规律所在。"生"即"奉养"之意，所以在《素问·四气调神大论》中，秋之于冬，则曰"奉藏"，冬之于春，则曰"奉生"，春之于夏，则曰"奉长"，夏之于秋，则曰"奉收"，此即相生之义也。一年五季，春木、夏火、长夏土、秋金、冬水，以次相生，则春生、夏长、长夏化、秋收、冬藏的生生化化，便秩然不紊，所以叫作"治"。

"从相火之下"到"火气承之"，是言五行的"承制"关系，一般称为"相克"，其规律是，金克木，木克土，土克水，水克火，火克金。所谓"克"，即是"克制"，亦即"制约"。所以王履解释说："承，犹随也。然不言随，而曰承者，以下言之，则有上奉之象，故曰承。虽谓之承，而有防之之意存焉。亢者，过极也。……其不亢，则随之而已，故虽承而不见。既亢，则克胜以平之，承斯见矣。"（《医经溯洄集》）

为什么"五者"之间要这样相互承制呢？黄元御则谓："相克者，制其太过也。木胜发散，敛之以金气，则木不过散；火性升炎，伏之以水气，则火不过炎；土性濡湿，疏之以木气，则土不过湿；金性收敛，温之以火气，则金不过收；水性降润，渗之以土气，则水不过润。皆气化自然之妙也。"（《四圣心源·五行生克》）于此便知，五行间的相互制约，主要是防其太过，以维系正常之生化。如果是已经发生了太过的情形，也可以通过制约的作用，抑其太过，以回复正常。

可见"相生"与"相克"，是维系事物正常发展的不可分割的两个方面。黄元御还说："其相生相克，皆以气而不以质也，成质则不能生克矣。"（《四圣心源》）意思是说，言生克的五行学说，是从认识事物的本质中抽象出来的理性知识，进而成为分析事物相互关系的一种方法，不再是指五种实物的本体了。正如《素问·至真要大论》所谓："以名命气，以气命处，而言其病。"如肝以"柔和"为佳，富含生发之机，便以能曲能直的"木"名之；脾以"运化"为事，为生化精气之源，便以化生万物之"土"名之。因此，虽言肝木，绝不能与松柏并为一谈；虽言脾土，亦不能与田地混为一事。这一认识至关重要，言五行而不知此，势必穿凿附会，曲之为说，终不能得其生克之精义也。

（三）整体观

"整体观"也是《内经》的主要学术思想之一。《内经》认为人体内部是个统一的整体，体内任何或大、或小的组织器官都是互有联系的，而不可能是孤立的。《素问·阴阳应象大论》中云："上古圣人，论理人形，列别脏腑，端络经脉，会通六合，各从其经，气穴所发，各有处名，溪谷属骨，皆有所起，分部逆从，各有条理，四时阴阳，尽有经纪，外内之应，皆有表里。"这里指出，凡言人的形体、脏腑、经脉、气穴、溪谷等，既要分别了解它们的所发、所属、所起，更要知道它们彼此间的内外相应、六合会通、逆从分部、表里关系之所在。

人体的一脏、一腑、一经、一络、一气穴、一溪谷都有各自的功能，而这些功能要能正常地进行活动，首在于它们相互间的关系能够维持正常才行。故《素问·灵兰秘典论》中云："十二脏之相使，贵贱何如？……心者，君主之官也，神明出焉；肺者，相傅之官，治节出焉；肝者，将军之官，谋虑出焉；胆者，中正之官，决断出焉；膻中者，臣使之官，喜乐出焉；脾胃者，仓廪之官，五味出焉；大肠者，传道之官，变化出焉；小肠者，受盛之官，化物出焉；肾者，作强之官，伎巧出焉；三焦者，决渎之官，水道出焉；膀胱者，州都之官，津液藏焉，气化则能出矣。凡此十二官者，不得相失也。故主明则下安，以此养生则寿，殁世不殆，以为天下则大昌。主不明则十二官危，使道闭塞而不通，形乃大伤，以此养生则殃。"所论明确了三个问题：第一，十二脏腑，各有专司，功能既不同，职责即互异；第二，十二脏腑之间是相互为用的，也就是所谓"相使"，但其"相使"之间各有"贵贱"，即有大小、直接间接、主要次要的不同区别；第三，十二脏腑不同功能的配合，成为一个统一的整体，主要是由于"气化"的共同作用，其中"阳气"尤为重要，所谓"主明""主不明"，就是指阳气的盛衰而言，如心为离火，属阳中之阳，主明而阳盛，则气化正常，十二脏腑的作用就能维持正常，"相使"不替，主不明而阳衰，则气化不足，十二脏腑的功能可能要生故障，以致"相使"常乖，关于这一点，赵养葵颇有发挥，不过他强调"君主"为"命门"而已。

同时，人体与外在环境又有密切的联系。如外在环境无时无刻不在变化中，人体内的生理机能需要外在环境良性变化的相助，若外在的变化不利于人体机能活动时，体内也能相应地发生种种改变来与之适应。正如《素问·六节藏象论》所云："天食人以五气，地食人以五味。五气入鼻，藏于心肺，上使五色修明，音声能彰；五味入口，藏于肠胃，味有所藏，以养五气。气和而生，津液相成，神乃自生。"自然界的五气，曰臊、焦、香、腥、腐。臊气入肝，焦气入心，香气入脾，腥气入肺，腐气入肾。自然界的五味，曰酸、苦、甘、辛、咸，酸味入肝，苦味入心，甘味入脾，辛味入肺，咸味入肾。五气、五味入于人体，或从"肺"以及于诸脏腑，或从"胃"以及于诸脏腑，以有助于生理机能的正常进行。所谓"神"，即指脏腑机能的高级活动而言。

不仅如此，自然界一年五个季节中的气候变化，对人体脏腑的机能活动都有不同的帮助。如《素问·六节藏象论》中云："心者，生之本，神之变也，其华在面，其充在血脉，为阳中之太阳，通于夏气。肺者，气之本，魄之处也，其华在毛，其充在皮，为阳中之太阴，通于秋气。肾者，主蛰，封藏之本，精之处也，其华在发，其充在骨，为阴中之少阴，通于冬气。肝者，罢极之本，魂之居也，其华在爪，其充在筋，以生血气，此为阳中之少阳，通于春气。脾、胃、大肠、小肠、三焦、膀胱者，仓廪之本，营之居也，名曰器，能化糟粕，转味而出入者也，其华在唇四白，其充在肌，此至阴之类，通于土气。"夏季火热最盛，有助于心的阳宣；秋季金气正隆，有助于肺的肃降；冬季水寒凝固，有助于肾的蛰藏；春季木气和畅，有助于肝的生发；长夏（土）是一年当中百物盛长、变化成熟的季节，有助于脾胃等器官的消化传导诸作用。这四时对五脏的协同作用，即所谓"通"也。

又如《灵枢·五癃津液别》中云："天暑衣厚则腠理开，故汗出；寒留于分肉之间，聚沫则为痛。天寒则腠理闭，气湿不行，水下留于膀胱，则为溺与气。"天气变得过于暑热或过于寒冷，对人体的机能都有一定的妨碍，但体内的生理机能，尤其是阳气的活动，便因之而产生两种不同的适应性变化，太热了，阳气便充分放散，使肌腠松弛而多排汗，太冷了，阳气便充分内蓄，使肌腠致密而少排汗，必须排的亦多从小便而出，这样维持了人体的常温状态而不致于生病。

甚至在一天的气温变化当中，体内生理机能无时无刻不在与之做相应的变化。正如《素问·生气通天论》所云："阳气者，一日而主外，平旦人气生，日中而阳气隆，日西而阳气已虚，气门乃闭，是故暮而收拒，无扰筋骨，无见雾露，反此三时，形乃困薄。"在一天之中，阳气总要担负起卫外的作用，从平旦到日中，是阳气由弱而强的阶段，自日西而薄暮，是阳气由强而渐次转衰的阶段，所以人们的劳动多在白昼，而休息多在晚间。

总之，自然界的变化与人体生理密切相关，不完全是因为自然变化之适合于人体的生理机能，主要是人体的生理机能能适应自然环境的缘故。故《灵枢·岁露》中云："人与天地相参也。"《灵枢·玉版》又云："且夫人者，天地之镇也，其不可不参乎？""参"即"相互适应"之意，其主要是在人这方面，并不主要是自然界的赐予，所以《内经》称人为"天地之镇"，"镇"即重要、主要的意思。

（四）恒动观

"恒动观"在《内经》的学术思想中亦处处都有体现。《内经》认为一切物质，包括整个自然界和整个人体，都是永恒地运动着而无休止的。

如《素问·天元纪大论》中云："所以欲知天地之阴阳者，应天之气，动而不息，故五岁而右迁，应地之气，静而守位，故六期而环会，动静相召，上下相临，阴阳相错，而变由生也。"动与静，统为物体运动的两种不同形式，"动"固为动，"静"亦何尝不是动呢？宋人朱熹曾指出："静者养动之根，动所以行其静。"不能把"静"理解为静止不动。

天体属阳，以五行之气运于上，一年行一运。如逢"甲"年为土运，经过乙、丙、丁、戊到了"己"年，又是土运，再经过庚、辛、壬、癸，又逢"甲"年土运。长此运行无已，这就是"五岁右迁，动而不息"。地体属阴，以六节之气运行于下。从大寒到春分，初之气为厥阴风木；从春分到小满，二之气为少阴君火；从小满到大暑，三之气为少阳相火；从大暑到秋分，四之气为太阴湿土；从秋分到小雪，五之气为阳明燥金；从小雪到大寒，六之气为太阳寒水。年年如此，毫不错乱，这就是"六气环会，静而守位"。天之运，地之气，就这样永恒地有规律地运动，成为宇宙变化无穷的根源。

自然界的运动，最显著的表现在"升"和"降"两个方面。《素问·阴阳应象大论》中云："地气上为云，天气下为雨；雨出地气，云出天气。……清阳上天，浊阴归地，是故天地之动静，神明为之纲纪，故能以生、长、收、藏，终而复始。"《素问·六微旨大论》亦云："升已而降，降者谓天；降已而升，升者谓地。天气下降，气流于地；地气上升，气腾于天。故高下相召，升降相因，而变作矣。"无论"升"或"降"，都是不同形式的运动，而"升"与"降"又是互为影响的，所以升降不止运动无已。人这个物体，也和天地一样，是动而不息的。《素问·脉要精微论》中云："四变之动，脉与之上下"。一年四季的阴阳运动，影响到人体，血脉亦随之而上下运动。

人体内血脉的运行是有规律的，如《素问·平人气象论》所云："人一呼，脉再动；一吸，脉亦再动，呼吸定息，脉五动，闰以太息，命曰平人。"由于受到外界气候变化的影响，血脉的运动是要相应地发生变化的。如《素问·脉要精微论》中云："春日浮，如鱼之游在波；夏日在肤，泛泛乎万物有余；秋日下肤，蛰虫将去；冬日在骨，蛰虫周密，君子居室。"春日阳生，夏日阳盛，故血脉波动而见不同程度的浮象；秋日阳衰，冬日更衰，血脉波动亦因之而现不同程度的沉象。

人体内的种种活动，《内经》称之为"神机"。如《素问·五常政大论》中云："根于中者，命曰神机，神去则机息。"《素问·六微旨大论》亦云："出入废，则神机化灭。""根于中"，犹言人的生命之所以能存在，根源于体内种种机能运动，这"运动"便是生命之根。如何运动呢？主要表现在呼吸出入方面。如果部分机能失常则为病，整个机能运动停止则死，即所谓"神机化灭"也。"动"既为生命的泉源，便不能有片刻的不动。就人而言："故非出入，则无以生、长、壮、老、已。"（《素问·六微旨大论》）就物而言："非升降，则无以生、长、化、收、藏。"（《素问·六微旨大论》）因此，出入升降，为物体运动的主要形式。

人和物的运动都是永恒的，正所谓："成败倚伏生乎动，动而不已，则变作矣。帝曰：有期乎？岐伯曰：不生不化，静之期也。"（《素问·六微旨大论》）唯有永恒的运动，才能变化无已时，假使静止而不动，则不生不化，生命便因之而毁灭了。

第十讲　《内经》的理论体系

以上阴阳学说、五行学说、整体观、恒动观，贯穿在整个《内经》的各个部分，在藏象、病机、诊法、治则等理论中，都能突出地反映出来，成就了《内经》的理论体系；几千年来一直被历代医家奉为圭臬，而且在长时期的实践中获得了验证。研究《内经》，不首先弄清这些卓越的学术思想，实无以探其奥义。

前述历代医家用分类的方法对《内经》进行研究，其主要目的就是在探索《内经》的理论体系。虽然各家的认识不完全一样，且有粗有细、有繁有简，最繁的如杨上善，分作十八类，最简的如沈又彭，分作四类。其中各家的认识较能统一的，就是藏象（包括经络）、病机、诊法（包括四诊）、治则等四大学说，且不问四大学说是否可以完全概括《内经》的理论体系，起码四大学说是《内经》理论体系的核心内容，这一点是毫无疑问的，兹分别叙述如下。

（一）藏象学说

《内经》的藏象学说，不仅对人体的组织形态进行了细致的观察和描述，并且对人体各个部分的生理特性及其相互间的关系，都作出了较精当的分析。如《灵枢·经水》中云："若夫八尺之士，皮肉在此，外可度量切循而得之，其死可解剖而视之，其脏之坚脆，腑之大小，谷之多少，脉之长短，血之清浊，气之多少，十二经之多血少气，与其少血多气，与其皆多血气，与其皆少血气，皆有大数。"这说明我国在两千多年前，古人对人体构造的了解，曾经是通过尸体解剖的方法来进行的。更重要的是，古人对人体生理病理的了解，是通过无数次的反复实践加以论证的，同时弥补了当时解剖知识的不足。中医学的知识内容亦逐渐丰富起来，达到了能指导医疗实践的高度，形成了藏象学说。正如《灵枢·本藏》所云："视其外应，以知其内脏，则知所病矣。"藏象学说这一理论，包括脏腑、经络、精气神等三部分内容。

1. 脏腑学说

脏腑学说又由五脏、六腑、奇恒之腑来构成。

五脏，即肝、心、脾、肺、肾。《素问·五藏别论》中云："所谓五脏者，藏精气而不泻也，故满而不能实。"《灵枢·本藏》中说得更为具体："五脏者，所以藏精、神、血、气、魂、魄者也。"精、血、气，是五脏中最宝贵的物质，故虽满而不厌其实；神、魂、魄，是五脏的功能活动。精、气、血三者，"精"与"血"固无所分，"气"则五脏各有其特性，此又不可不分者。

六腑，即胆、胃、小肠、大肠、三焦、膀胱。《素问·五藏别论》中云："六腑者，传化物而不藏，故实而不能满也。"除"胆"为奇恒之腑外，凡饮食入胃，经消化后，展转由小肠而大肠而三焦而膀胱，或吸收，或运化，或分泌，是其所谓"实"，及至清浊攸分，清者行诸经，浊者经两肠、膀胱导之于体外，此其所以不能"满"，"满"则必为传导之有所失。

奇恒之腑，即脑、髓、骨、脉、女子胞、胆。奇者，异也；恒者，常也。犹言六者虽名之曰"腑"，而其实却有异于胃肠等常腑。《素问·五藏别论》中云："此六者地气之所生也，皆藏于阴而象于地，故藏而不泻，名曰奇恒之腑。""地气"犹言阴气。就脏腑的阴阳属性而言，脏为阴，腑为阳，而奇恒之腑，虽名曰腑，实不属阳而属阴，此其有异于常腑者一。就脏与腑的基本区别而言，五脏藏而不泻，六腑泻而不藏，而奇恒之腑，虽名曰腑，其作用却同于五脏，主藏而不主泻，此其有异于常腑者二。

脏腑虽由于功能的不同而有攸分，但它们究竟不是各自孤立的，而是分工合作，彼此有相互为用的关系。如《素问·五藏生成》中云："心之合脉也，其荣色也，其主肾也。肺之合皮也，其荣毛也，其主心也。肝之合筋也，其荣爪也，其主肺也。脾之合肉也，其荣唇也，其主肝也。肾之合骨也，其荣发也，其主脾也。"又云："故心欲苦，肺欲辛，肝欲酸，脾欲甘，肾欲咸，此五味之所合五脏之气也。"又《素问·阴阳应象大论》提出：肝生筋，在窍为目；心生血，在窍为舌；脾生肉，在窍为口；肺生皮毛，在窍为鼻；肾生骨髓，在窍为耳。又《灵枢·本输》中云："肺合大肠，大肠者，传道之腑。心合小肠，小肠者，受盛之腑。肝合胆，胆者，中精之腑。脾合胃，胃者，五谷之腑。肾合膀胱，膀胱者，津液之腑也。少阳属肾，肾上连肺，故将两脏。三焦者，中渎之腑也，水道出焉，属膀胱，是孤之腑也。是六腑之所与合者。"

这一以五脏为中心，把脏腑与脏腑之间，脏腑与形体各器官组织之间，都有机地联系在一起的整体观念，是十分可贵的。

2. 经络学说

经络系统，可分经脉、络脉、腧穴三个部分。

"经脉"深在体内，出入于脏腑、筋骨、肌肉之间，遍布于全身上下、头面四肢。经脉的作用正如《灵枢·本藏》所云："经脉者，所以行血气而营阴阳，濡筋骨，利关节者也。"

"正经"计有十二：手太阴肺经、手阳明大肠经、足阳明胃经、足太阴脾经、手少阴心经、手太阳小肠经、足太阳膀胱经、足少阴肾经、手厥阴心包经、手少阳三焦经、足少阳胆经、足厥阴肝经。凡此十二经脉的循行起止，手足相交，互为衔接的规律，略如《灵枢·逆顺肥瘦》所云："手之三阴，从脏走手；手之三阳，从手走头；足之三阳，从头走足；足之三阴，从足走腹。"

另有别于正经的"奇经"脉凡八：曰督脉、曰任脉、曰冲脉、曰带脉、曰阴跷脉、曰阳跷脉、曰阴维脉、曰阳维脉。督脉行于背，统督诸阳；任脉行于腹，任养诸阴；冲脉行于腹侧，为十二经之海；带脉横绕腰腹，有总束诸经之用；二跷、二维脉均起于足，跷脉乃阴阳二气相交之通路，维脉略具维系全身阴阳表里的意义。惟奇经八脉之名不出自《内经》，而始见于《难经·二十七难》。

"络脉"之小者，名曰"孙络"，不可以数计。"络脉"之大者有十五：手太阴列缺、手少阴通里、手厥阴内关、手太阳支正、手阳明偏历、手少阳外关、足太阳飞阳、足少阳光明、足阳明丰隆、足太阴公孙、足少阴大钟、足厥阴蠡沟、任脉尾翳、督脉长强、又有脾之大包。凡此十五络，详见于《灵枢·经脉》。

"腧穴"为经气游行出入之所，有如运输，是以名之。《内经》中言腧穴者，首见于《素问·气穴论》，再见于《素问·气府论》。两论均言三百六十五穴，实际《素问·气穴论》为三百四十二穴，《素问·气府论》为三百八十六穴。《素问·气穴论》主要是从体表部位各穴的分布来计算的，《素问·气府论》则主要是从经脉循行来计算的。去古已远，相传多失，欲考其详实是比较困难的。

3. 精气神学说

精、气、神，古人称为人身三宝。"精"包括精、血、津、液，"气"包括宗气、营气、卫气，"神"包括神、魂、魄、意、志。《灵枢·本藏》中云：“人之血气精神者，所以奉生而周于性命者也。”“精”与“气”，是人体最基本的物质；“气”与“神”，是人体生理最复杂的功能表现。从《内经》对精、气、神所作的解释，便可知其一般了。

"精"为有形之质，为生气之所依，故《灵枢·本神》云："故生之来谓之精。""血"为水谷之精微，脏腑、筋骨、肌肉均赖以养之，故《灵枢·决气》云："中焦受气取汁，变化而赤，是谓血。""津"亦为水谷之所化，体清而广润，凡组织中均不可无，《灵枢·决气》云："腠理发泄，汗出溱溱，是谓津。""液"淖而厚重，凡骨节筋会，赖以利其屈伸，《灵枢·决气》云："谷入气满，淖泽注于骨，骨属屈伸，泄泽，补益脑髓，皮肤润泽，是谓液。"以上皆为"精"之属也。

"卫气"本于命门，达于三焦，以温肌肉、筋骨、皮肤，剽悍滑疾，而无所束。"营气"出于脾胃，以濡脏腑、肌肉，充满并推移于血脉之中。"宗气"为营卫之所舍，出于肺，积于气海，动而以息往来。正如《灵枢·邪客》所云："五谷入于胃也，其糟粕、津液、宗气分为三隧。故宗气积于胸中，出于喉咙，以贯心脉，而行呼吸焉。营气者，泌其津液，注之于脉，化而为血，以荣四末，内注五脏六腑，以应刻数焉。卫气者，出其悍气之剽疾，而先行于四末分肉皮肤之间而不休者也。"

肝魂、心神、脾意、肺魄、肾志，是为五脏之"神"，也就是五种不同的精神意识及思维活动。故《灵枢·本神》中云："故生之来谓之精，两精相搏谓之神，随神往来者谓之魂，并精而出入者谓之魄，所以任物者谓之心，心有所忆谓之意，意之所存谓之志，因志而存变谓之思，因思而远慕谓之虑，因虑而处物谓之智。"

要之，"气"为"精"之御，"精"为"神"之宅，"神"为"气"与"精"之用，各出于五脏。而五脏之中又各有所主："气"之主，主之于"命门"；"精"之主，主于"肾"；"神"之主，主于"心"。《内经》中有关"精气神"之学说大略如此。

（二）病机学说

疾病的发生和变化，都有其内在的机理，这就是"病机"。《素问·至真要大论》一则曰："审察病机，无失气宜。"再则曰："谨守病机，各司其属。""病机"的具体内容包括发病、病因、病变三个方面。

1. 发病

体质因素和致病因素，是一切疾病发生的两个主要方面，也就是"正"和"邪"两个方面。体强而正气充者，虽有致病因素，可免于病；相反，体弱正衰，而病邪乘之，便不可免于病。

《灵枢·百病始生》中云："风雨寒热，不得虚邪，不能独伤人。卒然逢疾风暴雨而不病者，盖无虚，故邪不能独伤人。此必因虚邪之风，与其身形，两虚相得，乃客其形。""虚邪"，即疾风暴雨之类，为致病因素，但它毕竟不是发病的决定条件；起决定作用的，乃在于身形正气的虚与不虚。故《素问·上古天真论》云："精神内守，病安从来?"《素问·评热病论》又云："邪之所凑，其气必虚。"

2. 病因

《素问·调经论》中云："夫邪之生也，或生于阴，或生于阳。其生于阳者，得之风雨寒暑，其生于阴者，得之饮食居处，阴阳喜怒。"这可说是"三因说"之滥觞。"风雨寒暑"即六淫的概括，"阴阳喜怒"即七情的概括，"饮食居处"即饮食劳倦之类。

3. 病变

疾病的变化是极其复杂的，但《内经》却能从阴阳、中外、寒热、虚实几个方面把复杂的病变概括起来，为后世对疾病的辨识提供了简捷有效的方法。

阴阳者，可包括病性、病势、病位、病症等诸方面。如《素问·太阴阳明论》中云："阳受风气，阴受湿气。"这是指病邪的性质。又云："阳病者上行极而下，阴病者下行极而上。"这是指病变的趋势。又云："阳受之则入六腑，阴受之则入五脏。"这是指病变的部位。《素问·宣明五气》篇中云："邪入于阳则狂，邪入于阴则痹；搏阳则为巅疾，搏阴则为瘖；阳入之阴则静，阴出之阳则怒。"这是指病变的临床表现。

中外者，即是表里，可表示病变部位，亦标志着病变的趋势。如《素问·玉机真藏论》中云："其气来实而强，此谓太过，病在外；其气来不实而微，此谓不及，病在中。"是说外感病多为"有余"，内伤病多为"不足"。而病之在内、在外，亦是变化多端的，有的"从内之外"，有的"从外之内"，有的"从内之外而盛于外，"有的"从外之内而盛于内"，有的则"中外不相及"。凡此论述中外表里的变化，均见于《素问·至真要大论》中。

寒热者，为最常见的两种不同性质的病变。其始也，常为阴阳偏胜的结果，阴阳偏盛而为寒热，正如《灵枢·刺节真邪》所云："阳胜者，则为热；阴胜者，则为寒。"由于又有为虚为实、内在外在之不同，其寒热之变化，亦有内外之互异，故《素问·调经论》云："阳虚则外寒，阴虚则内热，阳盛则外热，阴盛则内寒。"寒和热的变化，往往还是互为消长的，如《灵枢·论疾诊尺》所云："故阴主寒，阳主热。故寒甚则热，热甚则寒。故曰：寒生热，热生寒，此阴阳之变也。"盖物理之常，极则必反，伤于寒者，可病而为热，热之深者，其厥亦必甚也。

虚实者，言病之性也。《素问·通评虚实论》中云："邪气盛则实，精气夺则虚。""虚"为正气亏损，"邪"指病因的存在。故疾病的变化，有正虚而邪实者，有邪实而正不虚者，有正虚而无实邪者，有正虚而有虚邪者。独无所谓正实者，因正气不虚，为人体之常，不得称之为"实"也。

（三）诊法学说

望、闻、问、切，是《内经》诊法的具体内容，也是后世言"四诊"之所本。四诊在运用时是互为印证的，仅用"一诊"或"二诊"，均不全面，便难于辨识疾病的全貌。《素问·阴阳应象大论》中云："善诊者，察色按脉，先别阴阳。审清浊，而知部分；视喘息，听音声，而知所苦；观权衡规矩，而知病所主；按尺寸，观浮沉滑涩，而知病所生。以治无过，以诊则不失矣。"《灵枢·邪气藏府病形》中云："见其色，知其病，命曰明；按其脉，知其病，命曰神；问其病，知其处，命曰工；……见而知之，按而得之，问而极之。"这些都是在说，诊察疾病的方法越全面越好。如果仅能"明"于察色，或者仅能"神"于按脉，或者仅能"工"于问症，总不如把望、闻、问、切四个方面都掌握了为好，这才能叫作"不失之诊。"

1. 望诊

"望诊"包括观神色、察形态、辨舌象等内容。

观神色。《灵枢·五色》中云："五色各见其部，察其浮沉，以知浅深；察其泽夭，以观成败；察其散抟，以知远近；视色上下，以知病处；积神于心，以知往今。故相气不微，不知是非，属意勿去，乃知新故。"在疾病过程中，颜面、两目、络脉几个部分神色的变化，最为显著。如《灵枢·五阅五使》中云："肺病者，喘息鼻张；肝病者，眦青；脾病者，唇黄；心病者，舌卷短，颧赤；肾病者，颧与颜黑。"这些在临床上都是很有现实意义的。

察形态。《素问·经脉别论》中云："诊病之道，观人勇怯、骨肉、皮肤，能知其情，以为诊法也。""勇"则骨肉皮肤健壮，"怯"则骨肉皮肤脆弱，因从其形态的健壮与否，即可知其内在的气血盛衰，故有助于诊断。《素问·刺志论》又云："气实形实，气虚形虚，此其常也，反此者病。"邪实而形气实，正虚而形气虚，此为察形态之常。如果气实而形虚，其"实"常为邪气盛；形实而气虚，其"实"常为假象。凡此虚实之错综复杂的现象，尤为诊察时之应注意者。

辨舌象。《内经》的辨舌，虽不如后世完备，但其从舌苔的润燥、色泽，以及舌质形态诸方面，已经累积了一些经验。如《素问·热论》中云"伤寒五日，口燥舌干而渴"，是为热极伤津。《素问·刺热论》中云"肺热病者，舌上黄"，是邪热入里之征。《灵枢·热病》中云"舌本烂，热不已者死"，乃热毒炽盛所致。《灵枢·经脉》中云"脉不荣则肌肉软，舌萎"，是舌质形态亦有所改变了。

2. 闻诊

"闻诊"首先是闻声。正如《素问·阴阳应象大论》所谓"听声音而知所苦"也。凡五脏病变，均有闻其声而知之者。如《素问·刺热论》中云："肝热病者……热争则狂言及惊。"《素问·调经论》中云："神有余则笑不休，神不足则悲。"《素问·阴阳应象大论》中云："脾……在变动为哕。"《素问·逆调论》中云："起居如故，而息有音者，此肺之络脉逆也。"《素问·脉解》篇中云："内夺而厥，则为瘖俳，此肾虚也。"

"闻诊"其次是嗅气味。《素问·金匮真言论》中记载：肝病"其臭臊"，心病"其臭焦"，脾病"其臭香"，肺病"其臭腥"，肾病"其臭腐"之类。

3. 问诊

《内经》很重视对病人的询问，因为疾病的自觉症状，惟患者自己最清楚。《素问·移精变气论》中云："闭户塞牖，系之病者，数问其情，以从其意。"《素问·八正神明论》又云："问其所病，索之于经，慧然在前。"

究竟应该怎样进行问诊呢？《素问·三部九候论》中云："必审问其所始病，与今之所方病。"就是说，把既往病史和现在症状表现，都必须询问清楚，才有助于对疾病的辨识。特别是《素问·疏五过论》《素问·徵四失论》讨论"问诊"特详，值得参考。

4. 切诊

"切诊"分切脉、切肤两部分内容。《内经》言"切脉"最详，难以备述，其中最主要的有以下几种方法。

三部九候诊法。即分诊头、手、足三部，每部各分天、地、人三候，是为全身切脉法，义详《素问·三部九候论》中。

人寸诊脉法。即兼诊人迎、寸口两处之脉，义详《灵枢·终始》《灵枢·四时气》《灵枢·禁服》《灵枢·五色》诸篇文献中。

调息法。《素问·平人气象论》中云："常以不病调病人，医不病，故为病人平息以调之为法。"调息的准则略如："人一呼脉再动，一吸脉亦再动，呼吸定息脉五动，闰以太息，命曰平人。平人者，不病也。"《素问·平人气象论》中又云："人一呼脉一动，一吸脉一动，曰少气。人一呼脉三动，一吸脉三动而躁，尺热曰病温，尺不热脉滑曰病风，脉涩曰痹。人一呼脉四动以上曰死，脉绝不至曰死，乍疏乍数曰死。"这种调息法，一直为中医所运用至今。

诊胃气脉。脉变多端，总以兼有胃气为吉，不见胃气为凶，因胃气为后天水谷之本也。《素问·玉机真藏论》中云："五脏者皆禀气于胃，胃者五脏之本也，脏气者，不能自致于手太阴，必因于胃气，乃至于手太阴也，故五脏各以其时，自为而至于手太阴也。"脉中有无胃气，究竟如何分辨呢？《素问·平人气象论》中云："春胃微弦曰平，弦多胃少曰肝病，但弦无胃曰死。……夏胃微钩曰平，钩多胃少曰心病，但钩无胃曰死。……长夏胃微耎弱曰平，弱多胃少曰脾病，但代无胃曰死。……秋胃微毛曰平，毛多胃少曰肺病，但毛无胃曰死。……冬胃微石曰平，石多胃少曰肾病，但石无胃曰死。"凡属有胃气的脉，或多或少均见其有一种从容和缓的气象；反之，徒见其躁急无神，皆属无胃气。前者多吉，后者多凶，这在临床上是屡试不爽的。

六纲脉。《内经》于脉象的分辨，最为详悉，至少提出了浮、沉、迟、数、虚、实、滑、涩、长、短、弦、紧、细、微、濡、软、弱、散、缓、牢、动、洪、伏、芤、革、促、结、代、大、小、急、坚、盛、躁、疾、搏、弦、钩、毛、石、营、喘等数十种脉象。虽不胜枚举，但却用常见的几种脉象概括之以为纲，便不见其繁了。如《灵枢·邪气藏府病形》中云："五脏之所生，变化之病形何如？……曰：调其脉之缓急、大小、滑涩，而病变定矣。……诸急者多寒，缓者多热，大者多气少血，小者血气皆少，滑者阳气盛微有热，涩者多血少气微有寒。"所归纳的缓急、大小、滑涩等六脉，未必恰当，但由繁趋简，是很有必要的。

"切肤"即切按上肢从尺泽至寸口一段肌肤，所以又叫"调尺"。《灵枢·论疾诊尺》中云："余欲无视色持脉，独调其尺，以言其病，从外知内，为之奈何？……审其尺之缓急、小大、滑涩，肉之坚脆，而病形定矣。"在《内经》成书那个时代，"按尺肤"的方法还是配合"切脉"来进行的。如《灵枢·邪气藏府病形》中云："脉急者，尺之皮肤亦急；脉缓者，尺之皮肤亦缓；脉小者，尺之皮肤亦减而少气；脉大者，尺之皮肤亦贲而起；脉滑者，尺之皮肤亦滑；脉涩者，尺之皮肤亦涩。凡此变者，有微有甚。"当然，亦有单独进行切按的，故《灵枢·邪气藏府病形》又云："善调尺者，不待于寸。"

（四）治则学说

"治则"是通过诊察与辨证来确定的。《素问·移精变气论》中云："治之要极，无失色脉，用之不惑，治之大则。"究竟什么是治疗的法则呢？约而言之，不外杜渐防微、三因制宜、标本先后、逆正从反、辨证立法、遣药制方、针刺大法等七个方面。

1. 杜渐防微

所谓"杜渐防微"，包括防患于未然、防病传变两个方面。防患未然，即是预防为主的思想。《素问·上古天真论》中云："饮食有节，起居有常，不妄作劳，故能形与神俱，而尽终其天年，度百岁乃去。"从饮食、起居方面多加注意，确能增强体质，抗御种种疾病。防病传变，则为具体施治时的一种预见性措施。如《素问·阴阳应象大论》中云："邪风之至也，疾如风雨，故善治者治皮毛，其次治肌肤，其次治筋脉，其次治六腑，其次治五脏。治五脏者，半死半生也。"这是说，治必及时，才能防止病变的恶化和扩散。于显明的病变，应当如是，其不显明者，尤应及时做精细的观察，而不能稍有松懈。

2. 三因制宜

所谓"三因制宜"，即因时、因地、因人的不同而施治。

以"时"而言，如《素问·六元正纪大论》所云："司气以热，用热无犯；司气以寒，用寒无犯；司气以凉，用凉无犯；司气以温，用温无犯。"四季寒热温凉的变化不同，对于疾病的影响亦各殊，故治疗疾病，必须结合当时的季节变化，采用适宜的方法，庶免以热犯热、以寒犯寒之失。不过这也不是绝对的，所以《素问·六元正纪大论》又云："其犯者何如？……曰：天气反时，则可依时，及胜其主则可犯，以平为期，而不可过，是谓邪气反胜者。"这就是"因时"施治的一例。

以"地"而言，东南西北，高下悬殊，寒热温凉，气候迥别。正如《素问·六元正纪大论》所云："至高之地，冬气常在；至下之地，春气常在。"人居处于不同的地域环境，加之生活习惯种种的不同，影响人的体质状态及疾病的发生，往往各具有特殊性，不能一概而论。《素问·异法方宜论》中言之最详，可参。

以"人"而言，主要是人的体质互异，性情各别，其反映于同一疾病，亦必不完全一致，医之治疗措施也不能一律。如《灵枢·论勇》中云："夫忍痛与不忍痛者，皮肤之薄厚，肌肉之坚脆缓急之分也，非勇怯之谓也。"

"痛"犹"病"也，忍痛与否，犹言耐病与否。这是关系于体质的强弱问题，在治疗过程中必须区别对待。正如《素问·五常政大论》所谓："能毒者，以厚药；不胜毒者，以薄药。"

生活环境，性情变异，对于治疗的影响亦很大，不能不考虑到。《素问·徵四失论》中云："不适贫富贵贱之居，坐之薄厚，形之寒温，不适饮食之宜，不别人之勇怯，不知比类，足以自乱，不足以自明，此治之三失也。"只知治"病"，而不知治"病人"，治疗的效果肯定不会好。

3. 标本先后

"标本"即"主次"的意思，《内经》对此颇为重视。六气与六经相对而言，六气为本，六经为标；脏腑与经络相对而言，脏腑为本，经络为标；病因与病症相对而言，病因为本，病症为标；先病与后病相对而言，先病为本，后病为标。凡此种种，在治疗时都应认真考虑。故《素问·至真要大论》云："夫标本之道，要而博，小而大，可以言一而知百病之害，言标与本，易而勿损，察本与标，气可令调。"既知病变有主次，又抓住了病变的主次，施治之时，或治其主要的，或治其次要的，完全决定于病变的客观需要。标、本固然是相对的，但原则上总以治"本"为主要。所以《素问·阴阳应象大论》云："治病必求于本"。"本"既是主要的，解决了主要问题，次要的问题便可随之而解决，或者说亦易于解决。

要之，治本、治标之道，《素问·标本病传论》说得最透，值得做进一步的探讨。

4. 逆正从反

逆治、正治与从治、反治，是两种完全不同的治疗方法。"逆治"属正治法，如寒者热之、热者寒之、实者泻之、虚者补之等，逆其病症之性而治之，所以是"正治"，正对其证而治之也。"从治"属反治法，如寒因寒用、热因热用、塞因塞用、通因通用等，即药性与症状相从，是谓"反治"，"反治"与"正治"相反之意。所以《素问·至真要大论》中云："微者逆之，甚者从之。"又云："逆者正治，从者反治，从少从多，观其事也。"

5. 辨证立法

辨识证候，是临证立法施治的前提。《灵枢·师传》中云："夫治民与自治，治彼与治此，治小与治大，治国与治家，未有逆而能治之也，夫惟顺而已矣。""顺"，就是客观表现和主观认识一致，据此而立之治法，才能较确切地发挥作用。《素问·阴阳应象大论》中云："故因其轻而扬之，因其重而减之，因其衰而彰之。形不足者，温之以气；精不足者，补之以味。其高者，因而越之；其下者，引而竭之；中满者，泻之于内；其有邪者，渍形以为汗；其在皮者，汗而发之；其慓悍者，按而收之；其实者，散而泻之。"所谓轻、重、衰、不足等因，即病证之所在，针对病证而施以扬之、减之、彰之等不同治法，是即所谓"顺"也。

总之，阴阳、表里、寒热、虚实，是辨证之大纲，诸种治法，均须依纲而立。《素问·阴阳应象大论》谓"阳病治阴，阴病治阳"，此阴阳之治也。又谓"其在皮者，汗而发之"，"中满者，泻之于内"，此表里之治也。《素问·至真要大论》谓"寒因热用，热因寒用"，此寒热之治也。又云"盛者泻之，虚者补之"，此虚实之治也。

6. 遣药制方

《内经》中的方药固不多，而遣药制方之大法，却源于《素问·至真要大论》。《素问·至真要大论》中云："五味阴阳之用何如？岐伯曰：辛甘发散为阳，酸苦涌泄为阴，咸味涌泄为阴，淡味渗泄为阳。六者或收、或散、或缓、或急、或燥、或润、或耎、或坚，以所利而行之，调其气，使其平也。"这是遣药之大法。又云："方制君臣何谓也？岐伯曰：主病之谓君，佐君之谓臣，应臣之谓使。"又云："有毒无毒，何先何后？愿闻其道。岐伯曰：有毒无毒，所治为主，适大小为制也。……君一臣二，制之小也；君一臣三佐五，制之中也；君一臣三佐九，制之大也。"这君臣佐使诸制，一直为后世制方所取法也。

7. 针刺大法

《内经》对针刺法的讲究，远甚于方药，其中最重要的为"补""泻"

手法。如《素问·离合真邪论》中所云，为"呼吸补泻法"；《素问·八正神明论》及《灵枢·官能》所云，为"方圆补泻"法；又《灵枢·终始》中所云，为"深浅补泻"法；《素问·针解》中所云，为"徐疾补泻"法；《灵枢·九针十二原》中所云，为"轻重补泻"法。上述各种手法，于临床都有现实意义，如能练习而精熟之，临证运用，则绰有余裕矣。

阴阳五行

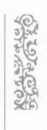

1959 年

叙　例

　　阴阳五行学说，是中国古代哲学"本根论"的主要内容，无论言道、言气、言理，都不能舍弃阴阳五行。据《汉书·艺文志》记载：阴阳二十一家，凡三百六十九篇；五行三十一家，凡六百五十二卷。然书皆不传，虽或散见于诸籍，已不复自成体系。今能见者，惟隋·萧吉的《五行大义》，中多引古佚书，尚能窥测其崖略而已。

　　古代阴阳五行学说，多驳杂而不纯。如《淮南》《易传》，如《管子》《汉书》《春秋繁露》等，无不如此。惟《素问》《灵枢》所言，则纯从医学的运用立说，不牵涉历史、社会诸问题，最接近原始的、素朴的辩证唯物主义之本来面目。抑且学习祖国医学，尤其是学习《素问》《灵枢》的理论，不先弄清楚阴阳五行的道理，便不得其门而入，不容易把医学理论系统地联系起来。本书编写的主要目的，即欲使读者对阴阳五行学说，在不费太多的时间内，能够获得较系统的理解，而为治祖国医学之橐籥。

　　本书提出了阴阳、五行的两大规律，而阴阳五行的运动规律很少有人给以适当的确定。作者亦不过是抛砖引玉，大胆地提出一些认识，以引起对阴阳五行学说修养有素的学者和读者的关注，并愿共为争鸣，互相讨论，使阴阳五行的基本规律这一问题，能得出较好的结论来。若以本书所谈的即为定论，则非知我者之言。

　　要弄清阴阳五行规律的企图，在于能借此更好地研究整理祖国医学。因而本书亦联系着《素问》《灵枢》所言之生理、病变、诊断、治疗、摄生等各个方面来叙述。但所叙述的，亦不过是例举而已，不能说医学中阴阳五行之理毕于是矣。

　　《素问》《灵枢》，不仅是祖国医学基本理论的渊薮，亦是阴阳五行学说较有系统而仅存的典籍。因此本书在叙述中，除必要之处略引他书而外，绝大部分皆以素、灵两书为依据，这样便于对素、灵两书的学习。

　　河图与洛书，是古代推衍阴阳五行象数的唯一的两个公式。诸书所载，理均深讳难晓。笔者昔年曾撰浅说一篇，未曾披露，特附于书末，供读者参考，对理解阴阳之分"太""少"，五行之论"生""成"诸理，不无小补。

安东石寿棠先生所撰《阴阳互根论》《五行生克论》《阴阳治法大要论》等三文，载于先生所著的《医原》上卷，分别将阴阳五行诸理贯通于医学理论和临证治疗中叙述，即事论理，深入浅出，切实而不浮泛，细说而能条贯，确是实用的好文章。而《医原》这书又流传不广，知者甚鲜，作者特予分节断句，附于书末，以补本书之不逮也。

时或见到讨论阴阳五行的文章，辄列生克圆环图，意在帮助说理，未尝不是好事。但五行"土"居中央，这是不易之理，今以土与四行并列圆环，而四行的方位亦任意布置，如《医宗金鉴》等书实始为之，作者认为文字已足以说明其理，无须画蛇添足也。

任应秋

识于北京 1959 年 11 月

前　言

　　"阴阳五行学说"是贯穿于祖国医学理论的指导思想，学习祖国医学而不尽先弄清楚阴阳五行的道理，其事必倍费，其学必无成。不信，请看明代张景岳先生的意见。他说：

　　"凡诊病施治，必须先审阴阳，乃为医道之纲领。阴阳无谬，治焉有差？医道虽繁，而可以一言蔽之者，曰阴阳而已。故证有阴阳，脉有阴阳，药有阴阳。以证而言，则表为阳，里为阴；热为阳，寒为阴；上为阳，下为阴；气为阳，血为阴；动为阳，静为阴；多言者为阳，无声者为阴；喜明者为阳，欲暗者为阴；阳微者不能呼，阴微者不能吸；阳病者不能俯，阴病者不能仰。以脉而言，则浮大滑数之类皆阳也，沉微细涩之类皆阴也。以药而言，则升散者为阳，敛降者为阴；辛热者为阳，苦寒者为阴；行气分者为阳，行血分者为阴；性动而走者为阳，性静而守者为阴。此皆医中之大法。至于阴中复有阳，阳中复有阴；疑似之间，辨须的确，此而不识，极易差讹，是又最为紧要。然总不离于前之数者。但两气相兼，则此少彼多，其中便有变化，一皆以理测之，自有显然可见者。若阳有余而更施阳治，则阳愈炽而阴愈消；阳不足而更用阴方，则阴益盛而阳斯灭矣。设能明彻阴阳，则医理虽玄，思过半矣。"（《景岳全书·传忠录·阴阳》）

　　张氏之说，好像是只谈阴阳而不及五行，其实，阴阳实为五行所衍生，言阴阳，五行即在其中。如张氏所言动者、升者，皆木之性也；明者、热者，皆火之性也；静者、守者，皆土之性也；敛者、降者，皆金之性也；暗者、寒者，皆水之性也。所以周敦颐[1]说：

　　"阳变阴合，而生水火木金土，五气顺布，四时行焉。五行，一阴阳也；阴阳，一太极也；太极，本无极也。五行之生也，各一其性。无极之真，二五之精，妙合而凝。乾道成男，坤道成女。二气交感，化生万物，万物化生，而变化无穷焉。"（《太极图说》）

　　物体的阴阳两方面，不断地一动一静地运动着，五行万物，均由此而化生；因此，阴阳为五行之合，五行为阴阳之分，阴阳中各具五行，五行里互含阴阳。正如《素问》所说：

"天有五行御五位，以生寒、暑、燥、湿、风。……在天为风，在地为木；在天为热，在地为火；在天为湿，在地为土；在天为燥，在地为金；在天为寒，在地为水。故在天为气，在地成形，形气相感，而化生万物矣。然天地者，万物之上下也；左右者，阴阳之道路也；水火者，阴阳之征兆也；金木者，生成之终始也。"（《素问·天元纪大论》）

天为阳，地为阴；风为五行木之气，热为五行火之气，湿为五行土之气，燥为五行金之气，寒为五行水之气。是五行之气，不断地在天地阴阳中变化着。如何变化呢？天阳地阴，上下异位；地阴之气，由左而升，天阳之气，由右而降；左升右降，即阴阳上下交通之所由，亦即五行之气变化所从出。如地阴初从左升，而为春季风木之气；升而至极，而为夏季热火之气；升已而降，天阳初从右降，而为秋季燥金之气；降而至极，而为冬季寒水之气。凡此变化，阴阳虽不可得而见，而五行的水火，确为阴阳所在的验证。春木之气初升，为万物发生所由始；秋金之气初降，为万物收成所由终。金木水火，阴阳终始之气，无一不有赖于土之变化，阴阳五行不可割离的关系有如此者。

凡此阴阳五行的关系，在认识自然界现象的变化是如此，在认识人体中的生理现象也是如此，并借此沟通了人体与自然界相互影响的关系，这是祖国医学理论之所从出。所以说，如果不把阴阳五行的道理尽先会通，是很难进入祖国医学理论的大门的。

一、阴阳五行的发现

生活在大自然环境中的远古人类，不断地接触到日往、月来、白天、黑夜、晴朗、阴雨种种两极现象的变化，便很自然地产生了"阴""阳"的两个观念。尤其是，农业发展至殷代已成为主要的生产方式，这从卜辞[2]中所述及关于农业的情况便可以知道。由于人们重视农业生产，自然就会引起重视"时间"的观念。例如古代最古老的一首民歌说道：

"日出而作，日入而息；凿井而饮，耕田而食。帝力于我何有哉？"（《帝王世纪·击壤歌》）

农耕者的作息时间，完全受着日出、日入的支配，日出为阳，日入为阴。所以《管子·四时》中亦说："日掌阳，月管阴。"是阴阳在早期人类的观念中，不过是正和反两个方面的现象。

由于生产不断发展的关系，人们越来越重视时间阴阳的变换，所以我国的历法亦早在殷代便创始了。殷代的历法，是以太阴为依据的，纪月的方法是以月的一次圆缺为标准。月有大建、小建，又必须与太阳年合，因而便置"闰月"。阴阳的概念便愈来愈扩大了，如医和说："六气曰阴、阳、风、雨、晦、明也。分为四时，序为五节。"（《左传·昭公元年》）这不仅说明一年当中的四季五节，出于阴阳诸气的变化而发生，亦开始把自然界的气候变化运用于医学上了。这里虽是阴阳、风雨、晦明并言，实则"风"与"明"均为阳气，"雨"与"晦"均为阴气，所以一般均言阴阳而不以六气并称了。例如《国语·周语》说：

"阴阳分布，震雷出滞。""夫天地之气，不失其序；若过其序，民乱之也。阳伏而不能出，阴迫而不能蒸，于是有地震。今三川实震，是阳失其所而填阴也。阳失而在阴，原（源）必塞。""阴阳次序，风雨时至。"

阴阳的概念，至此已大大推进了一步。首先，认为自然界的阴阳变化是有一定秩序的，阴阳本身，实代表着两种极巨大的自然力。其次，认识到阴阳变化的秩序如果乱了，自然界就要发生变异。

五行观念，最迟亦是在殷代便已开始发生了，也是殷人在生活实践中体验出来的。其发生的过程，可能是先有五方观念，再对五材（五种材质）有具体的认识，逐渐发展为认识事物变化规律的五行学说。胡厚宣氏说：

"殷代确有五方之观念，则可由卜辞证之。如帝乙帝辛时卜辞有曰：……东土受年，南土受年，西土受年，北土受年。此卜商与东南西北四方受年之辞也。商者，亦称中商。……中商而与东南西北并贞，则殷代已有中东南西北五方之观念明矣。……然则，此即后世五行说之滥觞。"（《论殷代五方观念及"中国"称谓之起源》）

这是一种有意义的说明，五方观念和一年的春夏秋冬加上"中节"互相配合，循环不已，年复一年，是和农业生产有密切的关联的。卜辞中还有关于四方风雨的记载。例如《卜辞·通纂·天象门》中载："癸卯今日雨：其自西来雨？其自东来雨？其自北来雨？其自南来雨？"为什么一雨要问东南西北的方向呢？在当时的殷人看来，不同方向的风雨，结合到农业生产上说，可以发生不同的作用，因而产生了对不同方向风雨的认识。这对后世的五行说，仍有极大联系的。

五方观念不断地发展，到了春秋时候，人们便很清楚地认识了自然界存在着五种物质元素，即水、火、金、木、土。如《左传·襄公二十七年》中说："天生五材，民并用之，废一不可。""五材"，杜预注云："金木水火土也。"《左传·文公七年》又载："水火金木土谷，谓之六府。"《左传·昭公二十五年》又载："用其五行。"《国语·郑语》亦云："以土与金木水火，杂以成百物。"《国语·鲁语》云："地之五行，所以生殖也。"而《尚书大传》解说得尤为切要，它说："水火者，百姓之所饮食也；金木者，百姓之所兴作也；土者，万物之所资生也，是为人用。"（《尚书大传·洪范五行传》）这些都充分地说明了水、火、金、木、土，无非是五种人类所必需的生活资料而已。

阴阳五行成为一种学说，并成为中国早期的哲学体系的组成部分，是战国末期到秦汉之际的事。因为在这以前，中国唯物主义哲学重点在于说明宇宙万有的生成和发展的原因，对于自然界现象的复杂性、多样性的根据，涉及的便很少。至于有关人类本身的生理现象、心理现象、疾病现象的说明就更加不够了。自从阴阳五行成为一种学说，成为中国古代哲学的原则，也是古代自然科学的原则以后，用阴阳五行的学说来解释客观世界的多样性和它的内在的联系性，显然比单纯地用"道"或"气"来解说更具有说服力，更能较为深刻地反映事物的矛盾对立和相互关联。所以郭沫若氏说：

"在神权思想动摇的时代，学者不满足于万物为神所造的那种陈腐的观念，故尔有无神论出现，有太一、阴阳等新观念产生。对这种新的观念犹嫌其笼统，还要更分析入微，还要更具体化一些，于是便有原始原子说的金、木、水、火、土的五行出现。万物的构成，求之于这些实质的五个元素，这思想应该算是一大进步。"（《十批判书》）

的确，在古代，阴阳五行说认为世界上一切事物都是由水、火、金、木、土五种不同的阴阳元素互相配合而成的。成分简单的东西，构成它的元素就较简单，比较复杂的东西，如生物、人类，就是由五种元素在复杂条件之下的阴阳变化互相配合而产生的。自然界中，一切东西都不能离开这五种物质元素。所以《素问》说：

"夫五运阴阳者，天地之道也，万物之纲纪，变化之父母，生杀之本始，神明之府也。"（《素问·天元纪大论》）

"夫五运"义同五行。这段话意思即是说：宇宙的运动，是按照五行生克、阴阳对待的原则而进行的。所以万物因之而有规律，生命因之而有变化，生杀因之而有往复，以至生生化化，无穷无尽，故曰"神明之府也"。

这种朴素的唯物主义世界观学说，随着古代哲学和科学进一步地结合，竟从这五种不同的阴阳物质的属性中抽象出来而为之演绎了。如《尚书》说："水曰润下，火曰炎上，木曰曲直，金曰从革，土爰稼穑。"（《尚书·周书·洪范》）。水之性湿润而下流；火之性炎烈而上升；木性本柔，能曲复能直；金性虽坚，可从火化而变革；土性善于变化，为稼穑所从出。照这样演绎出来，一切事物，凡具润下之性的皆为水，凡具炎上之性的皆为火，凡具曲直之性的皆为木，凡具从革之性的皆为金，凡具稼穑之性的皆为土。润下、从革、稼穑皆属阴，炎上、曲直皆属阳。只需从其属性类分，便不必是指实物了，这是中国古代认识论不同于唯物认识论的区别所在。

总之，阴阳五行都是在说明客观存在的物质，由于古代人们先认识到物质之存在，更进而认识其不同的属性，分析其不同的运动，以至发展而为阴阳五行学说，这个学说具有唯物主义的、辩证法的元素，但又有所区别。这并不是偶然的，更不是不可知的。

二、阴阳五行学说击破了神权迷信

前面已经谈到，阴阳五行早在殷代的时候便已萌芽了。但不等于说殷人已有阴阳五行的学说。相反，殷人在种族奴隶制国家的统治形成后，思想上普遍存在着"天"和"鬼"的观念。因为自种族国家建立以后，社会上阶级壁垒就形成了，有所谓统治者和被统治者了。最大的一位统治者，自然是殷国王。在人们心目中，在天上，至高无上者是天帝，也称作上帝；在人间，至高无上者是国王，也称作皇帝。天帝有如父亲，皇帝是天帝的儿子，所以称作"天子"。做儿子的，一切都得服从父命，于是天子的所行所为，都可说是天帝的意志。于是所有的被奴役的人都得服从，不服从的话，不仅是违背了天子，而且还违背了天帝，因而人人对天帝都怀有畏敬的心情。《尚书·商书·伊训》说："惟上帝不常，作善降之百祥，作不善降之百殃。"《尚书》中像这类的例子是举不胜举的。

殷人在氏族制时代，崇拜"玄鸟"，这玄鸟是他们的图腾[3]。后来又崇拜"夔"，这夔是他们的祖先。无论拜"玄鸟"与拜"夔"，都是殷人"尚鬼"的事例。殷人对"天"的观念，一直被周人承袭了，所以周人取得殷政权以后，仍然是毕恭毕敬地崇奉上天和拜祷神祇。

《周书》说："惟受罔有悛心，乃夷居，弗事上帝神祇，遗厥先宗庙弗祀。"(《尚书·周书·泰誓上》)"受"即殷纣王。周武王伐殷，指责殷纣不祀上帝神祇、不祀宗庙，为罪大恶极，并借此而以为伐殷的理由之一，可见周人对"天"的信奉并不次于殷人。

周武王伐殷商胜利了，便严肃地布告说："天休震动，用附我大邑周。惟尔有神，尚克相予，以济兆民，无作神羞。"(《尚书·武成》)其意若曰：上天有美意(天休)，使我执掌周朝的大权，神祇亦帮助我取得战争的胜利，现在居然有了众多的老百姓来拥护我，我亦无愧于天神了。可见殷周之际，天帝鬼神的观念是很浓厚的。尤其是上层的统治者更为浓厚，因为这样才有利于统治。

但多数的被统治者，由于不堪统治者的压榨，终于怀疑到不会有这样残酷而极不公道的天神。从古代诗歌里很显然看得出他们逐渐对天神的抱怨、怀疑，甚至要革命。

如《诗经》中说："旻天疾威，天笃降丧；瘨我饥馑，民卒流亡，我居圉卒荒。"（《诗经·大雅·召旻》）天老爷太不好呀，给我们这么大的灾害，到处都遭到饿荒的痛苦，老百姓各自逃亡，数不清的田土房舍都荒芜了。

抱怨的结果，就是对天神的否定，因而他们便说："下民之孽，匪降自天；噂沓背憎，职竞由人。"（《诗经·小雅·十月之交》）人民大众的罪孽，并不是什么上天所给予的；所有的纷争与祸乱，都是由人（统治者）所制造出来的。

接着就是要挺起胸膛来干，一切依靠自己的努力。他们说："天命不彻，我不敢傚，我友自逸。"（《诗经·小雅·十月之交》）所谓"天命"是靠不住的，我不能再像过去那样愚蠢了，朋友们！我们应各自拿出豪迈的精神来干。

如前面所引《尚书大传·洪范五行传》说："水火者，百姓之所饮食也；金木者，百姓之所兴作也；土者，万物之所资生也，是为人用。"这一段文字充分说明那些受压迫的奴隶们，理直气壮地要争取掌握水、火、金、木、土这五种生产资料和生活资料。殷周人从被压迫中提出了一个真理，没有什么上帝，组成世界的只是水、火、金、木、土五种物质元素而已。这一从唯物论出发的世界观竟能取天命而代之，在当时确是一个了不起的进步。

到了西周末年，社会发生了根本的变化，族有土地变而为私有，奴隶生产变而为佃农生产，贵族没落，工商业抬头，过去"学在官府"的制度，逐渐变为学术下及于庶人了。《史记》中说："幽、厉之后，周室微，陪臣执政，史不记时，君不告朔，故畴人子弟分散，或在诸夏，或在夷狄，是以其機祥废而不统。"（《史记·历书》）

过去住在官府里的那一批人物，由于他们自身的处境与职务，对现实与天神的认识，往往具有较清醒的自觉，也只有在这样的情况下，他们所具有的自然科学知识，才相对地逐渐摆脱了天神观念的束缚。当然他们还不是彻底的无神论者，在那个时代，他们的身份和教养，都还不允许他们直接否定天神。尽管如此，他们已经不用鬼神而用"五行"来解释万物的构成了，不用天帝而用"阴阳"来解释自然界的变化。前面所提到的《易传》《洪范》《左传》《国语》等，有关阴阳五行的论述都是这样产生出来的。随着人们对真理的发现和学术思想的大转变，于是万有之无限多样性的统一，渐次通过

"阴阳学说"表达出来；宇宙运动的规律性，渐次通过"五行学说"的和谐体系暗示出来。因而我们说，阴阳五行学说在古代是神权迷信的劲敌，是击破了神权迷信而逐渐成长起来的。如果说阴阳五行学说是一种迷信，这是多么的不公道呵！

当然，我们亦不能忘记历史上的唯心主义者，如子思[4]、邹衍[5]、董仲舒[6]之流，用阴阳五行说来论证所谓有意识的、有人格的"天"，把阴阳五行学说完全神秘化了。但这不是阴阳五行说的本来面目，尤其与医学范围内所谈的阴阳五行内容有本质上的区别，不能混为一谈。

三、阴阳运动的基本规律

阴阳，应该说是有属性的两种事物的统一体，两者属性之间，既有相对的一面，也有相成的一面。从自然界言，有"天"便有"地"，有"昼"便有"夜"，天为阳，地为阴，昼为阳，夜为阴。天与地的关系，既是相互对待的，又是相互依存的。昼与夜的关系，也是既相互对待，又相互依存的。而属性不同之天阳地阴、昼阳夜阴存在于不可分割的统一体中。他如"上"之于"下"，上为阳，下为阴；"南"之于"北"，南为阳，北为阴；"东"之于"西"，东为阳，西为阴；"大"之于"小"，大为阳，小为阴；"男"之于"女"，男为阳，女为阴；"气"之于"血"，气为阳，血为阴。推而至于百、千、万、亿、兆的事物，无不各有其阴阳的关系存在，也就是无不有其相互对待、相互依存的属性联系。

《素问》说："阴阳者，数之可十，推之可百，数之可千，推之可万，万之大不可胜数，然其要一也。"（《素问·阴阳离合论》）王冰注云："一，谓离合也。"阴之于阳，离则为两，合则为一。"离"即为对待，"合"即为依存，这一离一合，即是两者的属性联系所在。相反，两者之间不存在有这种属性的，便无阴阳之可言了。正因为两者之间都有其阴阳的属性存在，按照其相互之间的发展规律运动着，毫无休止的时期，正如周敦颐所说："五行阴阳，阴阳太极。四时运行，万物终始。混兮辟兮，其无穷兮。"（《通书·动静》）

五行亦源出于阴阳，阴阳更出乎太极，所谓太极，即阴阳未分的混一体。

即是说，由太极混一体的运动，便分化为有属性的阴阳，阴阳的不断运动，即分化为五行，五行中亦各具阴阳，因之四时得以运行无已，万物得以成始成终。本原于一，即曰"混"，散殊万端，即曰"辟"，因而一混一辟，便没有止息了。

阴阳运动的规律究竟怎样呢？约可分为下列四种方式。

（一）两体合一

两体，即指事物的两个对立体，或曰对待体。事物两体的对待合一，或叫作对立统一，是为两体合一。相当于现在辩证法中所谓的对立统一原则。凡对待者皆有其合一，凡一体必包含对待；对待者的相摩相荡，相反相求，便引起无穷尽的变化。如《易传》说：

"一阴一阳之谓道。"（《易传·系辞上》）

"乾坤其易之门邪？乾，阳物也；坤，阴物也。阴阳合德，而刚柔有体，以体天地之撰。"（《易传·系辞下》）

事物的变化是阴阳相互作用的结果。有阴阳即有变化，阴阳两体若毁灭，变化便会停止，变化停止，也就没有什么阴阳了。要之，变化原于对待，有对待才有变化，没有对待便没有变化，阴阳二者的对待，才是变化之所从出。如《素问》说：

"积阳为天，积阴为地。阴静阳躁，阳生阴长，阳杀阴藏。阳化气，阴成形。"（《素问·阴阳应象大论》）

阳气清轻，所以天积的阳气至大；阴气重浊，所以地积的阴气至厚。积阳的天体至刚至躁，积阴的地体至柔至静，这天阳的刚躁与地阴的柔静，是对待合一的两面。刚躁的阳气主生发，主肃杀，而发挥其"化气"的作用；柔静的阴气主长养，主闭藏，而发挥其"成形"的作用。这就是阴阳对待不同的两面，统一起来而发挥其相反相成的作用。这种对待统一方式，一般习称为阴阳调和。但对待统一中的阴阳调和，并不意味着阴阳绝对的平均，而是在不同的时间、空间，其属性便要发生不同的变化。如《素问》说：

"平旦至日中，天之阳，阳中之阳也；日中至黄昏，天之阳，阳中之阴也。合夜至鸡鸣，天之阴，阴中之阴也；鸡鸣至平旦，天之阴，阴中之阳也。"（《素问·金匮真言论》）

从一昼夜来看，尽管阴阳各有偏盛偏衰的时刻，仍然是统一而调和的。如此两体对待合一的道理，朱熹[7]颇有明切地解说：

"阴阳虽是两个字，然却是一气之消息。一进一退，一消一长，进处便是阳，退处便是阴，长处便是阳，消处便是阴。只是这一气之消长，做出古今天地间无限事来。所以阴阳做一个说亦得，做两个说亦得。"（《朱子语类》）

不仅此也，朱熹还说：

"统言阴阳只是两端，而阴中自分阴阳，阳中亦有阴阳。乾道成男，坤道成女，男虽属阳，而不可谓无阴；女虽属阴，亦不可谓其无阳。"（《朱子语类》）

是对待的两者，各自更含对待，层层对待，更无单独。所谓阴阳之中各含阴阳，即谓正中有正负，负中亦分正负。这样无穷尽的对待，无穷尽的合一，实为认识阴阳的核心。所以张载[8]说：

"两不立则一不可见，一不可见则两之用息。两体者，虚实也，动静也，聚散也，清浊也，其究一而已。"（《正蒙·太和》）

意思即是说，对待普遍存在，而对待皆有其合一，没有合一便见不着对待，没有对待亦将见不着合一。对待、合一，正是变化的根源。故张载还说：

"一物两体，气也。一故神，两故化。"（《正蒙·参两》）

（二）动静升降

动静升降，是阴阳具体运动的方式。从阴阳对待的两方说，阳主动，阴主静，阳主升，阴主降。从阴阳对待合一的方面说，动中复有静，静中复有动，升中必有降，降中必有升，如果截然划分开了，便不可能维系阴阳的永恒运动。如周敦颐说：

"无极而太极，太极动而生阳，动极而静，静而生阴，静极复动。一动一静，互为其根，分阴分阳，两仪立焉。"（《太极图说》）

所谓"动"，即物体内在的运动。太极，即是大而无外的物体；太极动，便有阳分出；动极而静，便有阴分出。是所谓"阳"，实即物体之动；所谓"阴"，实即物体之静。动极则静，静极则动，一动一静的互根，即一阴一阳的相续。是阴阳以动静为生命，如果没有动静，便无生命之可言。所以周敦颐又解释说：

"动而无静，静而无动，物也。动而无动，静而无静，神也。动而无动，静而无静，非不动不静也。物则不通，神妙万物。水阴根阳，火阳根阴，五行阴阳，阴阳太极，四时运行，万物终始，混兮辟兮，其无穷兮。"（《通书·动静》）

有动而无静，或有静而无动，这都是没有生命的死物，即曰"物则不通神妙"。动而无动，即是动中有静；静而无静，即是静中有动；有动有静，才是富有生命、变化无穷的神物。富有生命的阴阳动静，是无时或已的。朱熹说：

"无静不成动，无动不成静。譬如鼻息，无时不嘘，无时不吸，嘘尽则生吸，吸尽则生嘘，理自如此。阴阳只是一气，阴气流行即为阳，阳气凝聚即为阴。"（《注太极图说》）

气之流行即为阳动，气之凝聚即为阴静。严格言之，"动"与"静"只是事物的两种不同方式的运动而已，不能把"静"理解为静止不动。朱熹还说："静者养动之根，动者所以行其静。"（《朱子语类》）因而动之极即为静之始，静之极即为动之始，故不能把动静分看成两个绝对的东西。

阴阳一动一静的运动，主要表现在"升"和"降"两种方式。《素问·阴阳应象大论》中说："清阳上天，浊阴归地。是故天地之动静，神明为之纲纪，故能以生长收藏，终而复始。"清阳上天，浊阴归地，就是阴阳一动一静运动的具体表现。如此升降运动不已，则一年四季春生、夏长、秋收、冬藏的变化亦无有止息。

何以证明阴阳的升降运动呢？则如《素问·阴阳应象大论》所云："清阳为天，浊阴为地，地气上为云，天气下为雨，雨出地气，云出天气。"又《素问·六微旨大论》中说："升已而降，降者谓天；降已而升，升者谓地。天气下降，气流于地；地气上升，气腾于天。故高下相召，升降相因，而变作矣。"地阴之气，随阳上升于天，阴凝上结，则合以成云；天阳之气，化阴下降于地，阳散下流，则注而为雨。阴雨从阳云以施化，故言"雨出地气"；阳云凭阴气以交合，故言"云出天气"。阳则升，阴则降。地阴之气要上升而不能自升，必得阳气之助而后升，地之阳，即天下降之阳，以阳助阴升，故虽曰"阴升"，而实为阳升。天阳之气要下降而不能虚降，必随阴气之降而后降，天之阴，即地上升之阴，以阴随阳化，故虽曰"阳降"，而实为阴降。当升当降的时候为动，升已降已的时候为静。阴阳升降，即动静相因的道理，略尽于此。

（三）终始嗣续

阴阳运动，为什么无穷极呢？就是由于有它的终始延续性的存在的缘故。邵康节[9]说：

"易之数穷，天地终始。或曰：天地亦有终始乎？曰：既有消长，岂无终始？天地虽大，是亦形器，乃二物也。"（《观物外篇》）

阴阳之消，是其所终；阴阳之长，是其所始。所以邵康节说"既有消长岂无终始？"一终一始，一始一终，生命便赖此以延续下来了。所以庄子[10]说：

"无古无今，无始无终，未有子孙而有子孙可乎？"（《庄子·知北游》）

无古则无今，即是无始则无终；相反，有古则有今，有始则有终。而子又生子，孙又生孙，亦无非是终始相续的道理而已。正如蔡九峰[11]所说：

"数终而复乎一，其生生而不穷者也。阴之终，阳之始也；夜之终，昼之始也；岁之终，春之始也；万物之终，万物之始也。是故入乎幽者所以出乎明，极乎静者所以根乎动；前天地之终，其后天地之始乎？"（《洪范皇极内篇》）

前天地之终，即是后天地之始，其间毫无间断的。这个道理，是在他老师朱熹所说"昨日之夜，今日之昼耳，阴阳亦一大合辟也"的基础上来发挥的。有的人以为事物运动没有终始，其所谓无终始，实际是指终始的持续无穷而言。王船山[12]说：

"即始即终，即所生即所自生，即所居即所行，即分即合，无所不肇，无所不成。……成形成色，成生成死，今日始、今日终也。……其始也，人不见其始；其终也，人不见其终。"（《周易外传》）

不见其始，不见其终，不等于没有始没有终，其所以不见，是由于其间无所间断的关系，而终始仍是潜然存在着的。有终始，才有更代，有更代，才能持续。如《素问·四气调神大论》说："故阴阳四时者，万物之终始也，死生之本也。"张景岳注解说："阴阳之理，阳为始，阴为终；四时之序，春为始，冬为终。"(《类经》) 如此一始一终，而岁序以成。《素问》中又说：

"终期之日，周而复始……金木者，生成之终始也。"(《素问·天元纪大论》)

日往月来，暑去寒来，昼去夜来，都属于"终期之日，周而复始"的更代范畴。金主秋，木主春，春木主生，秋金主成，春生为万物之始，秋成为万物之终，而春去秋来，阴阳终始不断地更代，一年四季便因之而得以持续。不仅此也，《素问·六微旨大论》论六气终始蚤晏云："岁气会同，终而复始。"犹言六十年间，阴阳气数的流行会合，仍然是在终而复始的变化中持续下来的。推而至于千万年，也是由终始而持续下来的。

相传古代有专门阐述阴阳终始道理的书籍，古籍不可得见，而《灵枢·终始》篇是其所遗。《灵枢·终始》篇中说：

"凡刺之道，毕于终始，明知终始，五脏为纪，阴阳定矣。……谨奉天道，请言终始，终始者，经脉为纪。"

《灵枢·终始》篇的主要内容是：就人体言，以五脏六腑为始，手足十二经脉为终；就人体与自然界的关系言，则阴阳六气为始，而脏腑经脉为终；无论脏腑与经脉的终始也好，阴阳六气与脏腑经脉的终始也好，其间均有阴阳偏盛偏衰的虚实关系发生，便当用补或泻来调治其终始之气的虚实。试看人体十二经脉的循行，始于手太阴，终于足厥阴；太阴肺主气，厥阴肝主血，气为阳，血为阴，是始于阳而终于阴；足厥阴肝复交于手太阴肺，又是始于阴而终于阳。若分别就十二经脉之手足言，始于手太阴终于手阳明，始于足阳明终于足太阴，始于手少阴终于手太阳，始于足太阳终于足少阴，始于手厥阴终于手少阳，始于足少阳终于足厥阴。如此阴阳终始，如环无端，人的生命便得以持续。反之，终而无始，轻则病，重则死矣。《灵枢·终始》篇最后阐述六经的终气，就是终而不始的具体说明。

(四) 两极反复

事物的运动和发展是与终始密切结合而不可分割的另一问题，即为"反复"。什么是"反复"呢？事物发展演变，达到极度，无可再进，势必一变而为其反面，如是不已。事物由无有而发生，既发生乃渐充盈、进展，以至于极盛，乃衰萎堕退而终于消亡，而新陈代谢，又有新的事物发生。凡事由成长而剥落谓之"反"，而剥落之极新又生则谓之"复"。"复"在《素问》中称为"迁复"，迁，登也，自下而上为迁。《诗经·小雅》云："迁于乔木"，就是这个含义。迁复是指事物的新生，不是复于故旧。因而"反复"是事物向前推进的一种方式，是螺旋式的上升，而不是"团团转"的循环。

"反复"又不同于"终始"，终始只代表着事物发展的延续性，而反复则象征着事物不断地新生。《易传·象上传》说："反复其道，七日来复，天行也。"天地之所以运行不息，就是由于事物反复的变易而没有终止。《易传·象下传》又说："日中则昃，月盈则食，天地盈虚，与时消息。"一切事物的发展，都会到否定那个地步，事物发展到无可再进的时候，便一变而为其反面，这反面乃象征着事物的新生。正如《易传·系辞下》所谓："穷则变，变则通，通则久。"穷，即事物之发展到极点；变，即反；通，即复生而更始。杨雄[13]说：

"阳不极则阴不萌，阴不极则阳不牙。极寒生热，极热生寒，信道致诎，诎道致信。其动也，日造其所无而好其所新，其静也，日减其所为而损其所成。"（《太玄·玄攡》）

极则必反，不极不反，其达到极之前必有积渐的发展。当成长发展时，日达其所无而趋于新，及其衰萎，乃日减损以至于消亡。这个道理在《内经》里也很重视。如《素问·脉要精微论》中说："万物之外，六合之内，天地之变，阴阳之应，彼春之暖，为夏之暑，彼秋之忿，为冬之怒。"夏之暑，即由春暖的积渐发展而来；冬之怒，即由秋忿的积渐发展而来。从春暖而到夏暑，阳之极也；从秋凉而到冬寒，阴之极也。阳极必反而为阴，阴极必反而为阳。所以《素问·阴阳应象大论》又说：

"寒极生热，热极生寒……阳胜则热，阴胜则寒，重寒则热，重热则寒。……故重阴必阳，重阳必阴。"

这种物极而反的反复运动，也就是阴阳两极之间的相互转化。例如冬寒为阴，阴寒至极了，春暖的天气便到来，所以大寒节以后，紧接着便是立春，这就是寒极生热、重阴必阳。夏热为阳，阳热至极了，秋凉的气候便到来，所以大暑节以后，紧接着便是立秋，这就是热极生寒、重阳必阴。《素问·

天元纪大论》中说：

"阴阳之气，各有多少……故其始也，有余而往，不足随之，不足而往，有余从之。"

无论其为阴气阳气，当其有余时，不足之机已积渐矣，极则一反而为不足；当其不足时，有余之机已积渐矣，极则一反而为有余。寒热阴阳反复之变，理固如此。虽然如此，但今年之热，并不同于去年之热；明年之寒，也不同于今年之寒；所以这种阴阳两极的反复变化，实为螺旋式的反复。

凡此两体合一、动静升降、终始嗣续、两极反复，实为阴阳学说对运动方式基本规律的归纳。两体合一，为阴阳之体；动静升降，为阴阳之用，终始嗣续，为阴阳之性；两极反复，为阴阳之变。明乎此，已足以知阴阳之臬栝了。

四、五行学说的基本规律

前面已经谈到五行即阴阳所化生。从历史发展的过程来看，人类先认识昼夜之阴阳，再辨别东南西北中之五方，这是很自然的事。从五行的理论渊源来看，初见于今文《尚书·洪范》篇。其说：

"五行：一曰水，二曰火，三曰木，四曰金，五曰土。"

这一水、二火、三木、四金、五土的数字，并不是偶然的，试看《易传》便明白了。《易传》中说：

"天一，地二，天三，地四，天五，地六，天七，地八，天九，地十。"（《易传·系辞上传》）

《正义》云："此言天地阴阳自然奇耦之数也。"一、三、五、七、九，为天之阳数，二、四、六、八、十为地之阴数。《正义》又说：

"此即是五行生成之数。天一生水，地二生火，天三生木，地四生金，天五生土，此其生数也。如此则阳无匹，阴无耦。故地六成水，天七成火，地八成木，天九成金，地十成土。于是阴阳各有匹耦，而物得成焉，故谓之成数也。"

这就具体说明了五行的生成，是出于阴阳匹耦的变化。如果要进一步了解阴阳之数化生五行的道理，便只有用"河图"来说明，可参见图1。

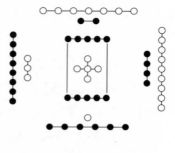

图1 河图

图中白圈为阳数，黑圈为阴数。从图1中可以看出：阳数"一"与阴数"六"相匹耦于北方，阴数"二"与阳数"七"相匹耦于南方，阳数"三"与阴数"八"相匹耦于东方，阴数"四"与阳数"九"相匹耦于西方，阴数"十"与阳数"五"相匹耦于中央。水、火，木、金、土五行，便由此阴阳数的匹耦而生成于北南东西中五方了。杨雄说：

"一六为水，为北方，为冬日；二七为火，为南方，为夏日；三八为木，为东方，为春日；四九为金，为西方，为秋日；五五为土，为中央，为四维日。"（《太玄·玄数》）

这说明五行是生成于五方五季的阴阳变化，一、二、三、四、五为生数，六、七、八、九、十为成数，生数少，成数多。《素问·六元正纪大论》云："太过者其数成，不及者其数生。"于此可以领悟其含义了。

数之所起，起于阴阳；阴阳往来，在于日道。十一月冬至日，南极阳来而阴往，冬至日一阳初生，故以一阳生为水数。五月夏至日，北极阴进而阳退，夏至一阴生，宜乎以一阴生为火数了，但火既生于阴，不应该属奇数，而应该属耦数，故以六月二阴生为火数。盖一年六阴六阳，以五月为一阴，六月为二阴，七月为三阴，八月为四阴，九月为五阴，十月为六阴也。从冬至到夏至，当为阳气之来，一月属春木，正当三阳之气（十一月为一阳，十二月为二阳，一月为三阳，二月为四阳，三月为五阳，四月为六阳），因而以三为本之生数。从夏至到冬至，当为阴气之进，八月正属秋令，又适当四阴之气，因而以四为金之生数。三月为季春月，正当五阳之气，虽季春、季夏、季秋、季冬四个季月都属土（即杨雄所指的四维日），而季春为四季月之首，故以五为土之生数。天一生水、地二生火、天三生木、地四生金、天五生土之义，略尽于此。

至于六、七、八、九、十之成数，为水、火、木、金四行皆生于五土之义。如水数之一，得土数之五则为六；火数之二，得土数之五则为七；木数之三，得土数之五则为八；金数之四，得土数之五则为九。土本五数，再加五则为十。此扬雄言五与五为土，而不言十之所由也。扬雄又说：

"一与六共宗，二与七为朋，三与八成友，四与九同道，五与五相守。"（《太玄·玄图》）

其义亦无非言其阴阳之相合而已。《易传·系辞云》："天数五，地数五，五位相得，而各有合。"正属此义。毛西河[14]欲改河图名为"天地生成图"，理即在此。五行中各含阴阳之义，据此亦很显然了。《白虎通》[15]说：

"五行者，何谓也？谓金、木、水、火、土也。言行者，欲言为天行气之义也。"（《白虎通义·五行》）

所谓五行，亦即五气运行之义。五气如何运行呢？约分为生治、承制、亢乘、胜侮四个方面，兹分述如下。

（一）生治

生治，即五行始于"木"而终于"水"，以木、火、土、金、水依次相生，各行分治于春、夏、长夏、秋、冬五季的运行。《白虎通义》说：

"五行所以更王何？以其转相生，故有终始也。木生火，火生土，土生金，金生水，水生木。"（《白虎通义·五行》）

春木、夏火、长夏（六月）土、秋金、冬水，顺一年五季时令的递变，则五行相生的道理便很明显。《素问》说：

"显明之右，君火之位也。君火之右，退行一步，相火治之；复行一步，土气治之；复行一步，金气治之；复行一步，水气治之；复行一步，木气治之；复行一步，君火治之。"（《素问·六微旨大论》）

"显明"是日出的卯正东方，日出的右边，即从卯到巳的东南方，日躔从卯到巳，即由春分而清明、而谷雨、而立夏、而小满，统为君火主治的节令。日躔从巳到未，由东南而转到正南方，即由小满而芒种、而夏至、而小暑、而大暑，统为相火主治的节令。日躔从未到酉，由正南而转到西南方，即由大暑而立秋、而处暑、而白露、而秋分，统为土气主治的节令。日躔从西到亥，由西南而转到西北方，即由秋分而寒露、而霜降、而立冬、而小雪，统为金气主治的节令。日躔从亥到丑，由西北而转到正北方，即由小雪而大雪、而冬至、而小寒、而大寒，统为水气主治的节令。日躔从丑到卯，由正北而转到东北方，即由大寒而立春、而雨水、而惊蛰、而春分，统为木气主治的节令。日躔至此一周，又行于显明之右。以上说明气候虽分为六，而仍由五行相生之序所变化，无非"火"分化为君相二气而已。于此亦看出五行生治的顺序，实为自然变化规律之所在。而《五行大义》[16]引《白虎通义》说：

"木生火者，木性温暖，火伏其中，钻灼而出，故木生火。火生土者，火热故能焚木，木焚而成灰，灰即土也，故火生土。土生金者，金居石依山，津润而生，聚土成山，山必生石，故土生金。金生水者，少阴之气，润泽流津，销金亦为水，所以山云而从润，故金生水。水生木者，因水润而能生，故水生木也。《元命苞》[17]云：阳吐阴化，故水生木也。"（《五行大义·论相生》）

所谓"生"者，养也，阴阳之气相互养育而化生也。如果以为产生之生，殊失古人阳变阴合的意义。

（二）承制

承制，即五行之间各有所约制和防制的意义。若五行只是无原则的相生，而无所约束，这一定会影响事物的正常发展，因而在"相生"的同时必须"相制"。王安道说：

"承犹随也，然不言随而言承者，以下言之，则有上奉之象，故曰承。虽谓之承，而有防之之义存焉。……制者，克胜之也，然所承者，其不亢则随之而已，故虽承而不见。"（《医经溯洄集》）

是"承制"也，就是后人所言的"克制"，但属于正常的克制，也就是王安道所谓随而防之之义。如何承制呢？《素问》说：

"相火之下，水气承之；水位之下，土气承之；土位之下，风气承之；风位之下，金气承之；金位之下，火气承之；君火之下，阴精承之。"（《素问·六微旨大论》）

这样就构成了水克火、土克水、木克土、金克木、火克金相互承制的关系。相互承制之间，各就其阴阳性质之不同而发生不同的承制作用。《素问》说：

"木得金而伐，火得水而灭，土得木而达，金得火而缺，水得土而绝，万物尽然，不可胜竭。"（《素问·宝命全形论》）

金坚能伐木，木壮则土裂（达），土厚则水阻，水多能灭火，火焚可灼金。是其相互承制，实亦本于物性的自然，自然物性虽如此，亦不过是明确事物之间有相互约制之理如是而已，不能真以实物况之。故《白虎通义》说：

"众胜寡，故水胜火也。精胜坚，故火胜金。刚胜柔，故金胜木。专胜散，故木胜土。实胜虚，故土胜水也。"（《白虎通义·五行》）

如此众寡、精坚、刚柔、专散、实虚，相互约制，隐于生治之中，而不亢极，一生一制，得以维持事物发展的常态，正如《素问·六微旨大论》所谓"制生则化"也。也就是说，一制一生而变化无穷。

（三）亢乘

盛之极而为"亢"，凡事物亢极则乖，而强凌弱、众暴寡，这便叫作"乘"。事物之至于亢极，往往是由于失所承制而然。亢而无制，则强者愈强，而如《易传》所说：

"亢之为言也，知进而不知退，知存而不知亡，知得而不知丧。"（《易传·乾》）

像这样亢极之气，而无所承制，势必乖乱日盛，而乘其所胜。《素问·六节藏象论》说："未至而至，此谓太过，则薄（迫）所不胜，而乘所胜也，命曰气淫。""淫气"，即恃其亢盛之气而肆为淫虐之义。

以上所谈的五行承制（克制），都叫作"所胜"。金克木，即木为金之所胜；木克土，即土为木之所胜；土克水，即水为土之所胜；水克火，即火为水之所胜；火克金，即金为火之所胜。金假其亢盛之气而乘木，木假其亢盛之气而乘土，土假其亢盛之气而乘水，水假其亢盛之气而乘火，火假其亢盛之气而乘金，便为五行之气的"亢乘"。这亢乘和承制是有所不同的，承制是正常的克制、约制，是与生治的关系相互为用，而维系五行运动正常的规律的；亢乘则为亢胜之气，过分地加之于所胜之气，而具有非常的危害作用。

《素问·六微旨大论》所谓"亢则害，承乃制"，就是在说明"亢乘"与"承制"的基本区别。

（四）胜侮

"胜侮"，即被克之气胜而有余，反而欺侮克我者之气，即所谓的"反克"。如《素问》中说：

"气有余，则制己所胜，而侮所不胜。其不及，则己所不胜侮而乘之，己所胜轻而侮之，侮反受邪。"（《素问·五运行大论》）

如金本克木，但木气有余，反能欺侮着金气，这就是"而侮所不胜"。又如金气衰，木气乘其衰而欺侮之，这就是"己所胜轻而侮之"。木本克土，但土气有余，反能欺侮木气；木气衰，土亦能乘其衰而欺侮之。土本克水，但水气有余，反能欺侮土气；土气衰，水亦能乘其衰而欺侮之。水本克火，但火气有余，反能欺侮水气；水气衰，火亦能乘其衰而欺侮之。火本克金，但金气有余，反能欺侮火气；火气衰，金亦能乘其衰而欺侮之。

总之，亢乘胜侮，都是凭其太过之气而乘胁或欺侮。乘胁为承制之气有余，而危害于被克制者；欺侮为受制者之气有余，而反侮其承制者。如此亢乘、胜侮，五行中生治、承制的运动便因此而遭到破坏。《素问·六微旨大论》云"害则败乱，生化大病"，即是说亢而无制，则为危害，其结果使五行生治、承制的运动败乱失常，则不生不化，病变遂由是而发生了。

以上，意在说明古代的阴阳五行说，不仅具有素朴的唯物观，而且还富有自发的辩证法思想方法。

五、阴阳五行学说在医学中的运用

祖国医学在生理、病理、诊断、治疗、摄生各方面，都有其独特的理论体系，其理论体系的基本精神，都贯通有阴阳五行学说，正如《素问》说：

"论理人形，列别脏腑，端络经脉，会通六合，各从其经；气穴所发，各有处名；豁谷属骨，皆有所起；分部逆从，各有条理；四时阴阳，尽有经纪；外内之应，皆有表里。"（《素问·阴阳应象大论》）

故学习祖国医学，如不首先贯通阴阳五行的道理，便无从升堂入室。所以郑康成[18]在驳《尚书》今古文五行互异时说：

"今医疾之法，以肝为木，心为火，脾为土，肺为金，肾为水，则有瘳也；若反其术，不死为剧。"（《礼记注疏》）

的确，如以阴阳五行学说为渺冥不可究诘，置而弗问，于治疗时是颇难下手的。兹就阴阳五行学说运用于医学中的几个主要方面，分述如次。

（一）生理方面的应用

正如苏联 B. Г. 华格拉立克[19]教授所说："在中医的概念中，认为脏器不仅是形态学上的一个单位，而且是一个机能单位。"所以祖国医学在关于生理方面的阐述，并不十分着重谈脏器的形态，而主要是演绎其功能作用。在阐述功能作用时，又必以阴阳五行说为其最基本的理论依据。《素问》说：

"夫言人之阴阳，则外为阳，内为阴；言人身之阴阳，则背为阳，腹为阴；言人身之脏腑中阴阳，则脏者为阴，腑者为阳，肝、心、脾、肺、肾五脏皆为阴，胆、胃、大肠、小肠、膀胱、三焦六腑皆为阳。"（《素问·金匮真言论》）

这说明脏腑内外、形体内外，同样可以用阴阳的属性来概括。古人认为肝、心（包括心主包络）、脾、肺、肾五脏，均为贮藏精气的器官，它的主要功能在储藏阴精而不泄漏；《素问·生气通天论》中说："阴者，藏精而起亟也。"五脏既能藏精气来适应全身的需要（起亟），所以"脏"便属阴。胆、胃、大肠、小肠、膀胱、三焦六腑，均为消磨水谷，灌输气化，排泄液汁和糟粕的器官，其主要功能在排泄灌注而无阻滞；《素问·生气通天论》中说："阳者，卫外而为固也。"六腑既能消磨水谷而化气，并排泄液汁糟粕于体外，所以"腑"便属阳。

《素问·阴阳应象大论》中说："阴在内，阳之守也；阳在外，阴之使也。"前面已经谈到，阴阳是两体合一的。五脏藏精属阴，为阳腑之内守；六腑行气属阳，为阴脏的外使；这就充分表明阴脏阳腑之间的两体合一作用了。

五脏六腑的阴阳属性既已确定，还须用五行学说的方法来分析和阐述。《素问》说：

"人有五脏化五气……木生酸，酸生肝；……火生苦，苦生心（包括心

主包络）；……土生甘，甘生脾；……金生辛，辛生肺；……水生咸，咸生肾。"（《素问·阴阳应象大论》）

所谓"生"就是"养"的意思。所言酸、苦、甘、辛、咸，也不是指现实的食味，无非各代表五行的气、性而已。换句话说，是用五行的道理来抽象地演绎五脏的功能。而五脏与六腑又是表里相配合的，诚如《素问·调经论》中所说："五脏者，故得六腑与为表里。"其表里配合的顺序是：肝脏合胆腑，肝主里，属于足厥阴经，胆主表，属于足少阳经；心脏合小肠腑，心主里，属于手少阴经，小肠主表，属于手太阳经；心主包络脏合三焦腑，心主包络主里，属于手厥阴经，三焦主表，属于手少阳经；脾脏合胃腑，脾主里，属于足太阴经，胃主表，属于足阳明经；肺脏合大肠腑，肺主里，属于手太阴经，大肠主表，属于手阳明经；肾脏合膀胱腑，肾主里，属于足少阴经，膀胱主表，属于足太阳经。

所谓"经"，即各脏各腑的经络。经络通于足的，即称为足经；经络通于手的，便称为手经。于此看出，无论脏腑经络，总是一阴一阳相配合的，因而在五行方面，六腑之五行，即随其属脏之五行而确定。如肝属木，胆亦属木；心属火（君火），小肠亦属火；心主包络属火（相火），三焦亦属火；脾属土，胃亦属土；肺属金，大肠亦属金；肾属水，膀胱亦属水。不过在脏的五行，统属于阴；在腑的五行，统属于阳。阴阳中各具五行、五行中各有阴阳之理，于此亦足以说明了。

（二）病变方面的应用

以上说明人体的五脏六腑无非是阴阳五行相依为用的统一体，这统一体的关系破坏了，即是病变的所由发生。《素问》中说：

"阴胜则阳病，阳胜则阴病，阳胜则热，阴胜则寒；重寒则热，重热则寒。"（《素问·阴阳应象大论》）

阴阳之所以各有偏胜，就是由于对立统一的关系遭到了破坏，阳胜之极则为热，阴胜之极则为寒，阳之性为热，阴之性为寒。阳热偏胜，阴寒不仅不能适应，反而阴从阳化，便是阳胜而为热了；阴寒偏胜，阳热不仅不能适应，反而阳从阴变，便是阴胜而为寒了。阴从阳化，是火反侮水；阳从阴变，是水来乘火。此即寒热病变之所攸分。

但是，阴阳偏胜达到两极以后，势必随其"反复"的运动规律而转化，又转化为"重寒则热，重热则寒"相反的两个极端。例如寒冷愈甚，干燥亦愈甚，寒为阴而燥为阳，即是"重寒则热"之变。炎热愈甚，潮湿亦愈甚，热为阳而湿为阴，是为"重热则寒"之变。重寒则热，为水极似火，阴盛格阳；重热则寒，为火极似水，阳盛格阴。在临床上，重寒则热，往往为真寒假热证。如许多退行性的慢性疾病，患者各部分的机能异常衰弱，衰弱之极，可能一时出现精神焕发、食欲增进、脉大而快、发热等旺盛或紧张的现象，而衰弱是其本质，外表的现象是属于虚性兴奋的假象，这便是"重寒则热"病变的具体表现。相反，重热则寒，往往为真热假寒证。如许多进行性的急性疾病，在体温过高的时候，患者反而会出现四肢厥冷、皮肤青紫、脉搏微细等种种衰竭的现象，而高热是其本质，外表的现象是由高热而引起机能障碍的假象，这便是"重热则寒"病变的具体表现。

这阴阳偏胜发生疾病的过程，亦必须用五行的生克乘侮关系来分析和阐述。《素问》说：

"五行者，金木水火土也。更贵更贱，以知死生，以决成败，而定五脏之气，间甚之时，死生之期也。"（《素问·藏气法时论》）

所谓"贵""贱"即是指盛衰，"更贵更贱"，也就是五行各有阴阳而互为盛衰。由其盛衰不同，五脏六腑病变的间、甚、成、败、死、生等，都可以由此而判断了。究竟如何分析判断呢？《素问·藏气法时论》中说：

"肝主春（木），足厥阴（肝）少阳（胆）主治，其日甲乙（木）……病在肝，愈在夏（火）……甚于秋（金）……持于冬（水），起于春（木）。

心主夏（火），手少阴（心）太阳（小肠）主治，其日丙丁（火）……病在心，愈在长夏（土）……甚于冬（水）……持于春（木），起于夏（火）。

脾主长夏（土），足太阴（脾）阳明（胃）主治，其日戊己（土）……病在脾，愈在秋（金）……甚于春（木）……持于夏（火），起于长夏（土）。

肺主秋（金），手太阴（肺）阳明（大肠）主治，其日庚辛（金）……病在肺，愈在冬（水）……甚于夏（火）……持于长夏（土），起于秋（金）。

肾主冬（水），足少阴（肾）太阳（膀胱）主治，其日壬癸（水）……病在肾，愈在春（木）……甚于长夏（土）……持于秋（金），起于冬（水）。"

以上的春、夏、长夏、秋、冬，都不是指的实际的节令，而是代表着木、火、土、金、水五行的性质。这五行的性质，又包含着自然界的五运六气的变化，人体内的五脏六腑的生克关系。例如：肝在五行属甲乙木，肝的本身属于足厥阴经，与足少阳经的胆腑是一表一里，肝脏为里为阴木，胆腑为表为阳木。无论阴木的肝还是阳木的胆发生了病变，均按五行相互生克的规律来分析。如木能生火，因而木病得着火气便能好转（愈于夏）；金能克木，因而木病又遇着金气便会严重（甚于秋）；水能生木，如木病而遇着水气便甚平稳（持于冬）；肝为木，春亦为木，如木病而遇着木气是得着同气的帮助，也会有好的转机（起于春）。

其他各脏腑亦依此类推。这个规律的发现，在中医临床上是有丰富的经验可以印证的。因此运用五行推理的分析，能帮助我们在临床时辨识疾病，确定治疗的方向，这是很可宝贵的。

（三）诊断方面的应用

对人体的生理和病变的认识，既是根源于阴阳五行运动规律的，则中医望、闻、问、切等诊断的方法，其主要即在观察其阴阳五行变化之所在。《素问》说：

"诊法常以平旦，阴气未动，阳气未散，饮食未进，经脉未盛，络脉调匀，气血未乱，故乃可诊有过之脉。切脉动静，而视精明，察五色，观五脏有余不足，六腑强弱，形之盛衰，以此参伍，决死生之分。"（《素问·脉要精微论》）

施行望、闻、问、切等诊断方法，古人强调要在黎明平旦的理由，是由于被诊断者的"阴气未动，阳气未散"。那么，诊断的基本精神是在诊察阴阳气的盛衰，就可想而知。所以《素问》又说：

"持诊之道，先后阴阳而持之。……诊合微之事，追阴阳之变，章五中之情。……是以切阴不得阳，诊消亡；得阳不得阴，守学不湛。"（《素问·方盛衰论》）

阴阳的概念，是很广泛的。诸如阳动阴静，阳刚阴柔；阳倡阴随，阳施阴受；阳升阴降，阳前阴后；阳上阴下，阳左阴右；数者为阳，迟者为阴；进者为阳，退者为阴；表者为阳，里者为阴；至者为阳，去者为阴；发生者为阳，收藏者为阴；阳之行速，阴之行迟。……这一切一切的阴阳变化，都可以通过望、闻、问、切各种诊法，从各个方面分析尽致。这就叫作"诊合微之事，追阴阳之变，章五中（指脏腑）之情"。同时前面已经谈到阴阳并不是绝对孤立的，所以还要更细致地从阴病中省察其阳的变态，从阳病中省察其阴的变态，否则便不能算是尽到诊断的能事。不仅此也，还要求如《素问》所说：

"微妙在脉，不可不察；察之有纪，从阴阳始；始之有经，从五行生；生之有度，四时为宜。……是故声合五音，色合五行，脉合阴阳。"（《素问·脉要精微论》）

无论望、闻、问、切哪一种诊断方法，不仅要分辨阴阳，还要细细地分辨五行。如肝属木为角音，心属火为徵音，脾属土为宫音，肺属金为商音，肾属水为羽音。角为木音，其音长；徵为火音，其音躁；宫为土音，其音浊；商为金音，其音响；羽为水音，其音清。又五色：肝木青，心火赤，脾土黄，肺金白，肾水黑。《素问》又说：

"赤欲如帛裹朱，不欲如赭；白欲如鹅羽，不欲如盐；青欲如苍璧之泽，不欲如蓝；黄欲如罗裹雄黄，不欲如黄土；黑欲如重漆色，不欲如地苍。"（《素问·脉要精微论》）

帛裹朱、鹅羽、苍璧之泽、罗裹雄黄、重漆色等，是脏腑形色神气充足的色泽，虽病，尚未至阴阳两竭，都为吉兆。赭、盐、蓝、黄土、地苍（尘土），是脏腑阴阳气都已败坏，毫无神气可言的死色。

以脉言，肝主木，脉应弦；所谓"弦"，即长劲而有力；其太过不及，均为肝病。心主火，脉应钩；所谓"钩"，即脉搏来时很有力量，脉搏去时势衰而微，如曲钩之环大而末梢细；其太过不及，均为心病。脾主土，脉应缓；所谓"缓"，即奭而不弱，有一种冲和的气象；其太过不及，均为脾病。肺主金，脉应毛；所谓"毛"，即浮中带濇，有缓缓下沉的气象，但确乎不沉；其太过不及，均为肺病。肾主水，脉应石；所谓"石"，即脉于深部沉而实在；其太过不及，均为肾病。凡此脉象，"脉从阴阳病易已，脉逆阴阳病难已"。(《素问·平人气象论》) 阴病得阴脉，阳病得阳脉，为"从"；病脉阴阳相反为"逆"。"从"则病变单纯，较易已；"逆"则病变复杂，便难已。

（四）治疗方面的应用

阴阳五行学说，既然能用于解释生理、病变、诊断各个方面，因而关于治疗理论，当然亦可以阴阳五行学说为依据。所以《素问》说：

"圣人之治病也，必知天地阴阳，四时经纪，五脏六腑，雌雄表里，刺灸砭石，毒药所主。"(《素问·疏五过论》)

人在自然界中生活，自然界的阴阳四时变化必然是很密切地影响着人体，这是外在的环境；脏腑有雌雄（阴阳），经络有表里（阴阳），这是内在的环境。在治疗时如果不善于掌握内在外在的阴阳变化，便很难恰当地运用刺、灸、砭石、毒药种种治疗方法。如何具体掌握内在外在的阴阳变化并进行治疗呢？《灵枢》中说：

"春夏先治其标，后治其本；秋冬先治其本，后治其标。"(《灵枢·师传》)

春夏为阳，阳气主发越于外，因而病常在外，外为内之标，所以应治其外在的标病，再图其内在的本。秋冬为阴，阴气主敛藏于内，因而病常生于内，内为外之本，所以应治其内在的本病，再图其外在的标。这是联系四时阴阳变化而治疗的常则。有常则有变，常则虽如此，但不必视为定法。又如《素问》说：

"调气之方，必别阴阳，定其中外，各守其乡。内者内治，外者外治，微者调之，其次平之，盛者夺之、汗之、下之，寒热温凉，衰之以属，随其攸利。"(《素问·至真要大论》)

"中外"即内外，即是阴阳。要审阴阳，便得先定内外。病在内即治其内，病在外即治其外，这样阴阳攸分，是不容颠倒的，这是治疗的先决问题。阴阳既分辨清楚了，便当随其病变的轻重进行治疗。如小有寒邪调之以温药，小有热邪调之以凉药，这就是"微者调之"。病有大寒平之以热药，病有大热平之以寒药，这就是"其次平之"。如实邪亢盛至极，便非直攻而夺取之不可。如邪盛于外，可以发汗夺取之；邪实于内，可以攻下夺取之。寒盛，则夺之以热；热盛，则夺之以寒；温盛，则夺之以凉；凉盛，则夺之以温。诸如此类，无一不是随其阴阳变化之所在而"衰之以属"也。

至于治疗的药物，亦不外运用五行气味的阴阳升降作用。《素问》说：

"辛甘发散为阳，酸苦涌泄为阴，咸味涌泄为阴，淡味渗泄为阳。六者或收、或散、或缓、或急、或燥、或润、或奥、或坚，以所利而行之，调其气使其平也。"（《素问·至真要大论》）

辛、甘、酸、苦、咸、淡六者之性，实即五行之味，辛为金味，酸为木味，甘、淡为土味，咸为水味，苦为火味。辛味主散主润，甘味主缓，酸味主收主急，苦味主燥主坚，咸味主奥，淡味主渗泄。凡此气味，升而轻者为阳，降而重者为阴。能掌握了这五行气味的阴阳作用，便能各因其所利而行之，达到调气使平的目的。

（五）摄生方面的应用

古人早已明确认识到，人体能适应自然界的阴阳五行变化便不会发生疾病的道理，于是提出了"不治已病，治未病"的摄生之道，唤起人们对摄生的注意。摄生之道如何讲求呢？重要的是在注意适应四时阴阳的变化。《素问》说：

"夫四时阴阳者，万物之根本也。所以圣人春夏养阳，秋冬养阴，以从其根。……逆之则灾害生，从之则苛疾不起，是谓得道。"（《素问·四气调神大论》）

前面不少地方已经谈到阴根于阳、阳根于阴、阴以阳生、阳以阴长的道理。人们能在春夏季里善于保养阳气以为秋冬之用，在秋冬季里善于保养阴气以为春夏之用，这就是讲求摄生的最根本工夫。譬如春季三月，正是阳气生发之时，应该尽量保持心情舒畅，使神志亦和自然界的生命一般，欣欣向荣，不要稍有损害，这便是保养春气生发的摄生之道。夏季三月，是阳气越发壮盛的时候，人们便经常保持着精神的充沛，并适当地使阳气有所疏泄，这是保养夏气壮长的摄生之道。秋季三月，正是天高气爽，风气劲疾的时候，人们的神志应该尽量内敛，不要与这肃杀的秋气有所忤逆，这是保养秋气肃降的摄生之道。冬季三月，正是冰封地冻阳气内藏的时候，人们更要注意使阳气潜藏，适当的保持温暖，不要受到寒邪的侵胁，这是保养冬气闭藏的摄生之道。在一年四季中，能把养生、养长、养收、养藏这四步摄养工夫做得很好，也就把肝木、心火、肺金、肾水四脏之气调摄适宜，中央脾土便自然有所寄托，而经常保持其中和之道，健康自如。相反，如不能分别四时，把握阴阳，便如《素问》所说：

"逆春气，则少阳不生，肝气内变；逆夏气，则太阳不长，心气内洞；逆秋气，则太阴不收，肺气焦满；逆冬气，则少阴不藏，肾气独沉。"（《素问·四气调神大论》）

"少阳"即肝胆木的生发之气，"逆春气"则木被郁而无所生发，势必病变从而内生。夏令属火，在脏腑为心与小肠，小肠为手太阳经，"逆夏气"则不仅心火衰竭，太阳小肠之火亦无所长养而洞虚于内。肺主秋，肺气主内敛而清肃下降，如"逆秋气"，则手太阴肺气不能收敛而降，反而焦燥逆满于上矣。冬令属水，在脏腑为肾与膀胱，肾主足少阴经，如果"逆冬气"，则真阳不藏于下而化气，阴湿邪气便独沉滞于下焦了。凡此病变，统为违逆阴阳变化之道而使然。所以《素问》说：

"从阴阳则生，逆之则死；从之则治，逆之则乱；反顺为逆，是谓内格。"（《素问·四气调神大论》）

结　语

阴阳，是中华民族在较早的时期，在生活实践中体验而逐渐认识到的。五行在最初发现的时候为五方观念，既而则实指人们日常所必需的五种生产资料和生活资料而言，所以又叫作五材。这些认识都是唯物的。

到了春秋以后，这种从唯物论出发的阴阳五行概念，已经逐步地发展成为一种独特的学说了，而且还建立成为素朴的、唯物主义的、辩证的哲学体系。阴阳着重在阐明许多事物的对立统一特性，五行则在更细致地分析事物的相互依存、相互约制的整体观念，以揭示复杂系统变化发展的规律。

在古代，阴阳五行说，于击破神权迷信方面是起到了巨大的积极作用的。阴阳五行说运用于祖国医学领域里，无论在生理、病变、诊断、治疗、摄生等任何方面，总是以阴阳调和来说明人体内部的矛盾统一，以及人与自然界内在外在环境的统一，以五行生治、承制的理论来具体说明机体内部的联系，以及内外的联系，认为事物都是相互依存（相生），同时又是相互约制（相克）的，在正常的生理状态是相生相克共存，在病变的过程中则表现为相乘相侮。

祖国医学对阴阳五行学说的运用，一向是用以观察自然现象，说明人体生理、病理诸现象的，而不同于用以解释社会、历史、伦理等观念的唯心论者，从这个角度来说，阴阳五行学说是唯物主义的，而不是唯心主义的。

注　释

[1] 周敦颐，北宋道州人，约生于宋真宗天禧元年到神宗熙宁六年（1017－1073），字茂叔，世居营道县濂溪上，故称濂溪先生。为宋朝理学的开创人，以太极阴阳解释宇宙，著有《太极图说》《通书》。宋朝有名的二程（程颢、程颐），都是他的学生。

[2] 卜辞，龟卜的文辞。殷人占卜用龟甲，所以在殷墟（河南安阳）所发掘的甲骨文字，皆为占卜所用而刻制的文辞，一般称之为卜辞。

[3] 图腾，即标志之意。是氏族社会形成时各部落所采用的各自区别的标志，后来即发展为一种原始社会中带有宗教色彩的象征。由于初民知识的蒙昧，对一切自然现象盲目地崇拜，便以所崇拜的和特别保护的、特定的东西为图腾。如农耕民族，往往选择特定的植物或日月星辰为图腾。商的玄鸟、夔，夏的牛蟜，周的鼋等，都是原始氏族社会中的图腾，以及后来对于龙凤龟麟的崇拜，也是一种图腾的遗迹。就是我们今日的姓氏中，如马、牛、羊等，也都是图腾名称的遗留。玄鸟，《诗经·商颂·玄鸟》云："天命玄鸟，降而生商。"《诗经·商颂·长发》云："有娀方将，帝立子生商。"《郑笺》云："天使鳦下而生商者，谓鳦遗卵，娀氏之女简狄吞之而生契。""鳦"即玄鸟，玄鸟即燕子。"契"为商之祖。"夔"，音豪，是一种贪兽，亦说是母猴，颇具人形，见《说文》。

[4] 子思，孔子的孙子，约生于周敬王二十七年到威烈王二十年（公元前493－公元前406）。子思认为，朴素的五行说会给予统治者不利，又无法予以根本上的否定，便把五行附会到人事、政治和迷信各方面，由五行而化为貌、言、视、听、思五事，以及五福、六极的赏罚等，朴素的五行说遂由

此而神秘化了，详见《中庸》各章。

[5] 邹衍，战国时临淄人，约生于周显王二十九年到赧王五十五年（公元前 340 —公元前 260）。邹衍是燕昭王的老师，居于稷下，是当时的阴阳家大师，倡言"五德转移"的学说，认为历代帝王的兴废，都是由于金木水火土五行的转移所致。著《邹子》多篇，今皆失传，惟《史记·孟轲荀卿列传》中，尚可窥见其学说的端倪。清马国翰编的《玉函山房辑佚书》中有《邹子》一卷，即《吕氏春秋》卷十三应同篇，可参考。

[6] 董仲舒，汉广川人，约生于汉惠帝五年到武帝元封六年（公元前 190 —公元前 105）。董仲舒是汉代思潮的权威，"罢黜百家"就是出自他的建议。他的思想是儒家与阴阳家的混合产物，好讲阴阳五行及天象人事的相应，其代表著作为《春秋繁露》。

[7] 朱熹，宋婺源人，侨寓建州，约生于宋高宗建炎四年到宁宗庆元六年（1130 —1200），字元晦，一字仲晦，晚号晦翁，绍兴进士。朱熹综合了周敦颐、邵雍、张载、程颐、程颢的思想，而成体系，大抵是主张穷理以致其知、反躬以践其实，尤以居敬为主。宋代理学到了朱熹才集大成，他整理中国文化最有成绩，著作甚多，在哲学上最要者为《四书章句集注》《四书或问》《朱子语类》《朱文公文集》等。

[8] 张载，北宋郿县横渠镇人，约生于宋真宗天禧四年到神宗熙宁十年（1020 — 1077），字子厚，世称横渠先生。张载的学说最宏伟渊博，他以"气"及"太虚"解释宇宙，宇宙万有，皆气所成，而气之原始是太虚，气即最细微最流动的物质，太虚便是时空，以气与太虚解说宇宙，实可谓一种唯物论。著有《正蒙》《东铭》《西铭》《理窟》《易说》《语录》等。

[9] 邵康节，名雍，字尧夫，宋范阳人，约生于宋真宗大中祥符四年到神宗熙宁十年（1011 — 1077）。精通《周易》，研究象数之学，他以"数"来解释整个宇宙及人的历史，认为宇宙及历史都是受"数"支配的体系，以数的关系贯穿一切，代表他学术思想的为《皇极经世书》。死谥康节，世称康节先生。

[10] 庄子，战国时宋国蒙人，约生于周显王九年到赧王三十五年（公元前 360 —公元前 280），名周，字子休。庄子是融合老子、惠施的学说而自成一大系统的哲学家，他的学说是一种玄妙深闳的神秘哲学，以忘情感、泯

分别的直觉为求真知之道。著有《庄子》一书。

[11] 蔡九峰，名沉，字仲默，宋建阳人，约生于宋孝宗乾道三年到理宗绍定三年（1167－1230），是朱熹的学生，父丧后隐居九峰，屡荐不起，世称为九峰先生。著有《书集传》《洪范皇极内篇》等书。

[12] 王船山，名夫之，字而农，号薑斋，明末清初衡阳人，约生于明神宗万历四十七年到清康熙三十一年（1619－1692），居于衡阳的石船山，人便称之为船山先生。王船山极反对王阳明致良知的学说，最推崇张载，张载的唯气哲学，至王船山才得到进一步的发挥；他以为道本于器，由唯气进而讲唯器，实为一种较显明的唯物论。著有《船山遗书》五十二种，以《周易外传》《尚书引义》《正蒙》《思问录》等最是他研究哲学的代表作。

[13] 杨雄，又作扬雄，西汉成都人，约生于汉宣帝甘露元年到王莽天凤五年（公元前53－公元18），字子云。杨雄口吃，而学博深思，初以文章名世，后来便讨厌词赋文章而不肯作了。他崇信道家的自然论，他的学术思想是《老子》和《易传》学说的混合体，著有《太玄》《法言》等。

[14] 毛西河，名奇龄，字大可，一字齐于，原名甡，字初晴，明末清初萧山人，世称西河先生。本为明诸生，明亡，遁隐，康熙间举鸿博，授检讨职，被命纂修明史，因病乞归，自此不复出。著有《分经集》《文集》凡数百卷。

[15]《白虎通》，本名《白虎通义》，汉班固等撰。后汉章帝时诏诸儒在北宫的白虎观里，考定五经同异，而写成这四卷书，初定名《白虎通德论》。后又由班固撰集其事，除征引《六经传记》而外，兼涉纬谶，才定名为《白虎通义》。为考证古义的必要书籍，一般省称《白虎通》。

[16]《五行大义》，书凡五卷，隋萧吉著，书中阐述五行的大义凡二十四论，可谓仅存讲解五行的崦书，书中援引往往有佚亡的书籍，尤为可贵。清嘉庆间鲍廷博因许某得自日本佚存丛书中的本子，校刊于歙县，国中才有传本。

[17]《元命苞》，春秋纬书的一种，书佚已久，《古微书》中有辑本。

[18] 郑康成，名玄，汉高密人，约生于东汉顺帝永建二年到献帝建安五年（127－200），是马融的学生。郑康成博通诸经、三统历、九章算术等，为一代纯儒。黄巾起义时，特别优待他。凡易、诗、礼、仪礼、论语、孝经、

尚书大传等都由他加过注，著有《天文七政编》《鲁礼禘祫义》《六艺论》等；死后，门人集其问答言论，称为《郑志》，凡八卷。

[19] 苏联 B. Г. 华格拉立克教授，曾来华任我国卫生部顾问。1956 年返国前，曾在中华医学会等五个学会全国会员代表大会上作关于学习中医问题的报告，其题目为"对中医学研究和科学论证方面的见解"，全文曾刊载于全国各中西医学杂志，本文所引据《新中医药》七卷八期。

附　　录

河图洛书浅说

在讨论阴阳五行学说的时候，往往会牵涉到"河图洛书"的问题，诚如扬雄所说："大易之始，河序龙马，洛负龟书。"（《覈灵赋》）其意思即是说，易理是原始于《河图洛书》的。谈阴阳的无不始于《易》，而《易》又始于《河图洛书》，那么，讨论阴阳五行牵涉到《河图洛书》便很可理解了。《河图洛书》之说出于《易传》，书中说：

"河出图，洛出书，圣人则之。"（《易传·系辞上传》）

颜师古注曰："则、效也。"古之圣人如何效《河图洛书》呢？《汉书》说：

"伏羲氏继天而王，受河图则而画之，八卦是也。禹治洪水，赐洛书而陈之，洪范是也。圣人行其道而宝其真。"（《汉书·五行志》）

这无异乎说：八卦出自河图，洪范出自洛书。而"八卦"是阴阳演变的极则，"洪范"是五行生成的原始，则《河图洛书》与阴阳五行的关系，便不言而可知了。自从有"河序龙马，洛出龟书"的传说后，许多人都以为真有龙马负图自"河"而出，灵龟负书自"洛"而出似的，"图"即为马体所生之旋毛所构成，"书"即为龟甲所坼的纹采所显示。这种附会是很难取信于人的。杭辛斋说：

"龙马负图，乾龙坤马，即乾坤也。灵龟吐书，戴九履一，即坎离也。后人不察，必求龙马以实之，泥龟形而坼之，不亦慎乎！"（《易楔·图书》）

"乾坤"为先天之数，"坎离"为后天之数，"图书"即推数的公式。然则，所谓"河图"即推先天数的公式；所谓"洛书"即推后天数的公式而已。

其推数的内容究竟如何呢？宋以前则无所考，到了宋初陈希夷氏，始出龙图之数，邵康节因之，定五十五数为河图，四十五数为洛书。兹就河洛两推数公式的内容分述如次。

一、河图

杨雄说：

"一与六共宗，二与七为朋，三与八成友，四与九同道，五与五相守。"
（《太玄经·玄图》）

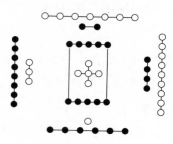

图2　河图

这是构成河图数的基本规律，参见图2。在十数中，一、三、五、七、九为奇数，属阳；二、四、六、八、十为偶数，属阴。"一"与"六"，一阴一阳在下方，是为"一与六共宗"；"二"与"七"，一阴一阳在上方，是为"二与七为朋"；"三"与"八"，一阴一阳在左方，是为"三与八成友"；"四"与"九"，一阴一阳在右方，是为"四与九同道"；"五"与"十"，一阴一阳在中央，是为"五与五相守"。本应是"五"与"十"相守，如何言"五"与"五"相守呢？"五"与"五"即为"十"，《太玄》讲"九"数，故置"十"不言，且数止于"九"，至"十"则复为"一"，"十"为数之盈虚所在也。

河图五方之数既定，如何分析其数理呢？

中央的"五"和"十"，为衍数的子母数，"五"为衍数之母，"十"为衍数之子也。"衍"即蔓衍无极，变化无穷之谓。《易传·系辞》云"大衍之数五、十"，即同此义。四方的数叫作四象数：一、二、三、四等四个数，为四象之"位"；六、七、八、九等四个数，为四象之"数"；"六"为老阴数，"九"为老阳数；"八"为少阴数，"七"为少阳数。《易·璇玑·六九定名》，所谓"二老位于西北，二少位于东南"，即指此四象数而言。

阴阳分老少，其含义如何呢？这是基于"阳顺阴逆"的道理而命名的。四象两阳数两阴数，七、九为阳，六、八为阴。阳则从上而下，必须顺数，先七而后九，故七为少阳，九为老阳。阴则从下而上，必须逆数，先八而后六，故八为少阴，六为老阴也。

怎样推衍呢？

先衍其四位数。在下的"一"与在右的"四"相加，适为"五"数；在上的"二"与在左的"三"相加，又适为"五"数；两个"五"加起来，二五得十，则相当于中央的衍数"五""十"矣。

再衍其四象数。以"四"乘下方的"六"，则为四六二十四；再以"六"相乘，则为六六三十六；三十六与二十四相加，适为六十。以四乘左方的八，则为四八三十二；再以六相乘，则为六八四十八；三十二与四十八相加，适为八十。以四乘上方的七，则为四七二十八；再以六相乘，则为六七四十二；四十二与二十八相加，适为七十。以四乘右方的九，则为四九三十六；再以六相乘，则为六九五十四，五十四与三十六相加，适为九十。结果各为其原数的十倍，而成中央衍子之数矣。何以必用"四"来乘呢？因四象之数，本为四数也。又何以再乘六呢？以十数除去四，只余六也。复以在下的"六"与在右的"九"相加，适为十五；在上的"七"与在左的"八"相加，又适为十五。邵康节以"五十五"数为河图的道理，于此便很显明了。

又四方之数，何以必称为"象"呢？即《易传·系辞》所谓"天垂象，地成形"之象，亦即万物主形象也。"象"之中何以又分"位"和"数"呢？郑康成说：

"布六于北方以象水，布八于东方以象木，布九于西方以象金，布七于南方以象火。"（《易楔·图书引》）

则"六"在下为北方，"七"在上为南方，"八"在左为东方，"九"在右为西方。如此，不仅四方之位因此而定，即五行之象亦因数而出。郑康成又说：

"天地之气各有五（即《易传》所谓天一、地二、天三、地四、天五、地六、天七、地八、天九、地十）。五行之次：一曰水，天数也；二曰火，地数也；三曰木，天数也；四曰金，地数也；五曰土，天数也。此五者，阴无匹，阳无耦，故又合之地六为天一匹也，天七为地二耦也，地八为天三匹也，天九为地四耦也，地十为天五匹也。"（《易楔·图书引》）

换言之，即天一生水，地六成之于北；地二生火，天七成之于南；天三生木，地八成之于东；地四生金，天九成之于西；天五生土，地十成之于中央。于此，河图之数即天地阴阳生成五行之数也。一、二、三、四、五，为五行的阴阳生数，六、七、八、九、十，为五行的阴阳成数。天生地成，地生天成，阴阳五行，万象毕见。

五行由五方的象数生成，有什么依据呢？曰：数之所起，起于阴阳，阴阳往来，在于日道。以十二月分阴阳，则一年六阴六阳。夏至一阴生，故以五月为一阴，六月为二阴，七月为三阴，八月为四阴，九月为五阴，十月为六阴，阴至此而极矣；冬至一阳生，故以十一月为一阳，十二月为二阳，一月为三阳，二月为四阳，三月为五阳，四月为六阳，阳亦至此而极矣。明乎此，五行的生数，可得而说矣。

十一月冬至日，南极阳来而阴往，冬属水，由一阳初生，故以“一”阳数为水的生数；五月夏至日，北极阴进而阳退，夏属火，由一阴初生，一阴实即二阴，以一为阳之始数，二为阴之始数也，况火既生于阴，不应该为奇数，而应为偶数，故以六月的“二”阴数为火的生数；从冬至到夏至，当为阳气之渐来，一月属春木，正当三阳数，故以“三”阳数为木的生数；从夏至到冬至，当为阴气之渐进，八月属秋金，正当四阴数，故以“四”阴数为金的生数；土旺于四季，三月季春、六月季夏、九月季秋、十二月季冬，这四个季月都为土的寄旺月，但以季春三月为首，而三月正当五阳之数，故以“五”阳数为土之生数。一水、二火、三木、四金、五土生数之义，略尽于此。

至于六、七、八、九、十的成数，以水、火、木、金四行均成于土数之五而然也。水数一，得土数五，则为六，故以“六”为水之成数；火数二，得土数五，则为七，故以“七”为火之成数；木数三，得土数五，则为八，故以“八”为木之成数；金数四，得土数五，则为九，故以“九”为金之成数；土数本五，再加五，则为十，故以“十”为土之成数。于此并可以悟出《素问》“土常以生”的道理了。

总之，河图的天地阴阳十数化生五行，一水居北，二火在南，三木居东，四金在西，五土位于中央，则显然看出一年阴阳变化，由北而东，而南，而中央，而西，而北，由水生木，木生火，火生土，土生金，金生水。难怪毛西河说：河图即天地生成数之图也。

二、洛书

蔡元定说：

"九宫之数，戴九履一，左三右七，二四为肩，六八为足，五居中央，龟背之象也。"（《易楔·图书引》）参见图3。

九数在上，一数在下，是为"戴九履一"；三数在左，七数在右，是为"左三右七"；二数在上方九数的右角，四数在上方九数的左角，是为"二四为肩"；六数在下方一数的右角，八数在下方一数的左角，是为"六八为足"；五数独居于四正四隅的中央，这就构成了洛书的基本规律。

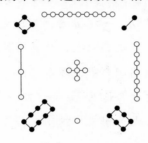

图3 洛书

如何分析洛书这数的规律呢？

首先，应该了解其一、二、三、四和六、七、八、九的相含。一与六相含而为水，二与七相含而为火，三与八相含而为木，四与九相含而为金。因而从图3中看出，六数在一数的旁边，七数在二数的旁边，八数在三数的旁边，九数在四数的旁边，土的五数在中央而不显现十数，正含有一得五而成六，二得五而成七，三得五而成八，四得五而成九的道理。

其次，应了解其为四正四隅，对待相生。在下方的一数，与在上方的九数相对，一为水而九为金；右下角的六数，与左上角的四数相对，六为水而四为金；便成"金生水"之数。右上角的二数，与左下角的八数相对，二为火而八为木；在左方的三数，与在右方的七数相对，七为火而三为木；便成"木生火"之数。以金木而生水火，此后人所以有"洛书为坎离数"之说也。

又其次，应了解其无论纵横错综均能化为"十五"数。一、六、八，横于下共为十五；二、四、九，横于上亦为十五；三、四、八，竖于左适为十五；二、六、七竖于右仍为十五；三、五、七，横划于中为十五；一、五、九，竖立于中亦为十五；二、五、八，斜插之为十五；四、五、六，斜插之亦为十五。要之，四正四隅无不为"十五"之数，此邵康节所以以"四十五"为洛书数也。

又其次，应了解其五行相克之序。从北而西，而南，而东，而中央，而北观之，则下方和右下角一六之水，克右方和右上角二七之火，火克上方和左上角四九之金，金克左方和左下角三八之木，木克中央五之土，土克下方和右下角一六之水。然则，洛书数即阴阳五行生克之数也。

尤有进者，河图数与洛书数的阴阳异同，亦不可不知。杭辛斋说：

"洛书与河图相异，骤视之似一六与三八未易，而二七、四九乃互易其方者，实则为一、三、五不动，一三五者，天阳之生数，不可动者也。《周易》乾用九，九即一、三、五之积数也，故易道扶阳而抑阴，非阳之有待于扶，而阴必处于抑也。天地阴阳之数，理本如是。论其体，阳生于阴；言其用，则阴统于阳。如河图之六合一为七，七阳也；二合七为九，九阳也；三合八为十一，一阳也；四合九为十三，三阳也；五合十为十五，五阳也。总数五十有五，亦阳也。洛书之对位，则皆阴也，一、九合十，三、七合十，二、八合十，四、六合十，总数四十，皆阴数也。而御之以中五，刚纵横上下交错无不为五十，总数四十有五，皆阳数矣。洛书之位，一居于北，与河图同，此为万数之本，不可动摇。《乾·文言》曰：确乎其不可拔者，此也。"（《易楔·图书》）

要而言之：河图之数，五十有五，故统计其全图计数之圈，亦为五十有五；洛书之数，四十有五，故统计其全图计数之圈，亦为四十有五；相合适为一百之数，万物万象，至微至大之数，均穷于此矣。本来天地之数，始于"一"而终于"九"，十百之数，则又见其"一"数之始生，因而天地之数是无穷无尽的。

阴阳互根论

石寿棠

《易》曰："太极生两仪，两仪生四象，四象生八卦，八卦相错，万物生焉。"太极，阴含阳也。仪象，阳分阴也。阳不能自立，必得阴而后立，故阳以阴为基，而阴为阳之母。阴不能自见，必待阳而后见，故阴以阳为统，而阳为阴之父。根阴根阳，天人一理也。

以定位言，则阳在上，阴在下，而对待之体立。以气化言，则阴上升，阳下降，而流行之用宏。请以卦论，乾为天，乾之左为坎水，右为兑水，是水行天上也，而非水也，乃水之阴气上升于天也。若阴升于天，而气化之不及，则阴霾四起，而天象变矣。坤为地，坤之左为震之雷火，巽之风火，离之正火，是火出地下也，而非火也，乃火之阳气下降于地也。若阳降于地，而气运之不周，则赤卤不毛，而地象变矣。

然论卦象犹虚也，请实征诸时。试观一岁之间，夏至以后，酷暑炎蒸，若非阴气潜生，大雨时行，则大地皆成灰烬矣。阴气上升，其明证也。且阴气上升于天，得天之布濩，而阴气乃弥纶于无际。冬至以后，阴凝寒冱，若非阳气潜藏，水泉流动，则世人皆成僵冻矣。阳气下降，其明证也。且阳气下降于地，得地之酝酿，而阳气乃发育于无穷。

独是阴气上升，而非自升，必得阳气乃升，地之阳，即天下降之阳，以阳助阴升，故不曰阳升，而曰阴升。阳气下降，而非虚降，必含阴气以降，天之阴，即地上升之阴，以阴随阳化，故不曰阴降，而曰阳降。若是阴阳互根，本是一气，特因升降而为二耳。

以人言之。人之阴升，脾胃水谷精微之气，上升于肺，如《经》所谓"饮入于胃，游溢精气，上输于脾，脾气散精，上归于肺"，是即水行天上也。气中有水，故曰阴升，然水不离乎气也。若非气水蒸腾，而为邪水上泛，则水溢高原，而肺胀喘嗽诸证生矣。然气水既生于胃，必胃中水谷充满，而后阴气乃旺。《经》故曰："精气生于谷气。"若胃气自病，则生化之源绝，安望阴升乎？且夫阴气非能自升，必借阳气乃升。肾之真阳，即肺下降之阳，惟肺阳下归于肾，得肾之含纳，而阳气乃收藏不越。人之阳降，肺之阳气下降于肾，如天之阳气潜藏于地，是即火出地下也。水由气化，故曰阳降，然气不离乎水也。若非气水涵濡，而为燥阳下降，则金枯水竭，而劳咳骨蒸诸证生矣。然则，阳气不可虚降，必含阴气以降，肺之真阴，即脾胃肾上升之阴，惟脾胃肾之阴上升于肺，得肺之敷布，而阴气乃充周一身。《经》故曰："肾上连肺。"又曰："无阴则阳无以生，无阳则阴无以化。"

然而阴阳升降，不可得而见也，请借证釜甑。釜中之水谷，水也；釜底之火，火也。釜上之气，即为阳气；气中之水，即为阴气。然必釜中水谷充满，又得釜底之火以熏蒸之，釜上之盖以统束之，而后气中之水，细缊煦育，上蒸下布。气中有水，即是阴升；水由气化，即为阳降。若釜中水谷不充，则无米之炊，将见釜底之火，仅存虚阳，釜上之盖，亦为虚器。又或釜中虽有水谷，而釜底无火，不独精气不能蒸运，即渣滓亦难销熔。釜上无盖，不独统摄无权，亦且漫溢不治。然则，阴阳二气，非相需而不可须臾离者哉！

然就二气而权衡之，阴承阳，阳统阴，阳气一分不到即病，阳气一分不尽不死，人自当以阳气为重。然阳气固重，阴气亦重，何也？人事与病，多致阴伤者也。《经》云"静则神藏，动则消亡"，日用操劳，皆动机也，动则所生之少，不敌所耗之多。病亦动机也，动则六气皆从火化，化火则必伤阴，则又当以阴气为重。譬如行舟，行者气也，行之者水也，水足气始旺也。再譬诸灯，灯火，火也，油，水也，油足火始明也。气为血帅，血又为气航，此阳统阴而基于阴之理也。若无阴，则阳气亦无依而亡矣（阴液脱者死，大肉脱者亦死）。故阴阳二字不读曰阳阴，而读曰阴阳，其亦可以恍然悟矣。

五行生克论

石寿棠

水、木、火、土、金，五行生克，一阴阳升降之旋相为宫也。生为长养，即是阴升；克为制化，即是阳降。然必阴先升而后阳乃降，亦必阳能降而后阴转升。五行不克则不生，如有妻而无夫也。乃相生之道，人皆知之，相克之道，人多不察。请详言之。

肾主地、主阴、主水，五液亦皆主地、主阴、主水；肾中真阳之气，细缊煦育，上通各脏腑之阳；而肾中真阴之气，即因肾阳蒸运，上通各脏腑之阴；阳助阴升，以养肝木，则木气敷荣，血充而气畅矣。由是，肝得上升之阴气而养心火，则火气温润，血生而脉行矣。由是，心得上升之阴气而养脾土，则土气健运，统血而散精矣。由是，脾得上升之阴气而养肺金，则金有治节，调元而赞化矣。肺得上升之阴气，转降而入肾，则水精四布，五经并行矣。此五行一气相生，始于肾，终于肺，地所以上交乎天也。

肺主天、主阳、主气，敷布阴液，以柔肝木；木得下降之阳气所制，则温柔和缓，不似燥急难平矣。由是，木来疏土，土得下降之阳气所制，则宣松运化，不似困钝不灵矣。由是土来治水，水得下降之阳气所制，则知周输泄，不似泛滥无归矣。由是，水来济火，火得上升而复下降之阳气所制，则心肾相交，不似火炎水燥矣。由是，火来暖金，金得上升而复下降之阳气所制，则津液分布，不似金寒水冷矣。此五行一气相克，始于肺，终于肾，天所以大包乎地也。

然则，五行之生，虽五脏之阴递升而生，实肾之阳助肾之阴递升而生，阴之升，天统之而地承之也。五行之克，虽五脏之阳递降而克，实肺之阳统肺之阴递降而克，阳之降，地承之而天统之也。生固为生，克以为生，生克二者，非即阴升阳降循环而不穷者哉！

然而，生克又不可太过也，太过则非真阴真阳升降以为生，而为邪水邪火升降以为害也。

木赖水生，水泛则木浮，木浮则火湿，火湿则土困，土困则金埋，金埋则水愈泛，五内有水而无火，则泻利、肿满诸湿病生矣。

火赖水克，水盛则火灭，火灭则金寒，金寒则木湿，木湿则土困，土困则水滥，水滥则火愈灭，五内有水而无火，则泻利、肿、满诸湿病亦生矣。火赖木生，木胜则自焚，火焚则土燥，土燥则金枯，金枯则水涸，水涸则木愈焚，五内有火而无水，则风、劳、蛊、膈、三消诸燥病生矣。

土赖木克，木强则土弱，土弱则水泛，水泛则火衰，真火衰则虚火旺，阳无以生，阴无由化，阴不化则金燥，金燥则木愈强，火既亏而水亦亏，土无火必滥，则痞满、肿胀、泄泻诸湿病生，土无水必干，则蛊、膈、三消诸燥病又相继而生矣。土赖火生，火炎则土燥，土燥则金熔，金熔则水亏，水亏则木炽，木炽则火愈炎，五内有火而无水，则谵狂、膈消诸燥病生矣。

金赖火克，火炎则金燥，金燥则木炽，木炽则土焦，土焦则水涸，水涸则火愈炽，五内有火而无水，则肺劳、肺痿、咳血诸燥病亦生矣。金赖土生，土重则金埋，金埋则水泛，水泛则木浮，木浮则火困，火困则土杂，五内交困于水火（土包五行，故多兼病），则痞满、胀痛燥湿诸病又杂沓而生矣。

水赖土克，土燥则水竭，水竭则火炎，火炎则金烁，金烁则木枯，木枯则土愈燥，五内有火而无水，则膈消、窘迫、下利诸燥病生矣。水赖金生，金寒则水冷，水冷则木滥，木滥则火湿，火湿则土困，土困则金埋，金埋则水愈冷，五内有水而无火，则喘嗽、肿胀、泻利诸湿病生矣。

木赖金克，金亢则木削，木削则土陷，土陷则水亏，水亏则火炎，火炎则金愈亢，五内有火而无水，则劳咳、咽痛、窘迫、下利诸燥病生矣。

生克一有太过，则克固为克，生亦为克。且人身真阴真阳，只有此数，凡见太过，实由不及。太过不及，则为浊阴、为燥阳，浊阴则不为阴而为水，燥阳则不为阳而为火。五行生克，不外水火，生克太过不及为病，亦不外水火。水流湿，火就燥，故水火二气为五行之生成，燥湿二气为百病之纲领。

阴阳以气言，水火以形言。坎为水，水色黑，黑属阴；然水外暗而内明，空灵活泼，实为阴中之阳，故坎中满。离为火，火色赤，赤属阳；然火外明而内暗，且返本归根，则其色黑，实为阳中之阴，故离中虚。以形质言，水火质虚，木金土质实，是水火又为木金土之先天矣。火有形无质，必依附于物而乃有质，水虽有质而极虚。故论五行生成之序，则水一、火二、木三、金四、土五。论五行生克之序，则生始于水，克始于金。知五行气质、阴阳生克，乃知天人一贯道理，玩集中各论自明。

阴阳治法大要论

石寿棠

阳，天道也；阴，地道也。非天之阳，地亦不凝，而万物不生；非地之阴，天亦无依，而万物不成。天主动，无一息之静，使稍不动，则失其健运之机，而万物屯矣；地主静，无一息之动，使稍不静，则失其贞凝之义，而万物否矣。人身之阳，法天者也，一失其流行之机，则百疾起；人身之阴，法地者也，一失其安养之义，则百害生。阴阳二气，固不可稍偏而或失也。夫所谓阳者，乃人身之真阳。真阳，阴中之阳，非燥烈无济之亢阳。亢阳无阴则为火，如天之久旱酷暑，不得不借甘霖以消其亢厉，故丹溪发补阴之论，补阴正所以济阳也。王太仆谓"壮水之主，以制阳光"者，此也。所谓阴者，乃人身之真阴。真阴，阳中之阴，非坚凝寒结之浊阴。浊阴无阳则为水，如天之重阴凛冽，不得不借皓日以致其晴和，故先哲发扶阳之论，扶阳正所以济阴也。王太仆谓"益火之原，以消阴翳"者，此也。

夫乾为阳，坤为阴，乾坤化为坎离，是天地为阴阳之体，水火为阴阳之用，用伤则体害。水火有过不及之弊，在天地则不能无旱涝之灾，在人则不能无燥湿之患，其理一也。阴，人之形也；阳，人之气也。大凡形质之失宜，莫不由气行之失序，故地之万物不生，又皆由天之旱涝失节。人身一分阳气不到之处，则此处便有病。然阴阳互根，凡阳所到之处，皆阴所到之处，若阳到而阴不到，则此处亦有病。

阴阳又当审其虚实。外感实证，先病阳；内伤虚证，先病阴。病阳者，肺主之；病阴者，脾胃肾主之。外感，上焦阳气郁闭，治以开豁，通天气也；中焦阳气燥结，治以苦辛攻下、苦辛开化，平地气也。内伤，中焦阳气下陷，不能上升于肺，治以升补，使地气上腾乎天也；下焦阳气外越，不能下归于肾，治以温纳，使天气下降于地也。盖先天真一之气，自下而上，与后天胃气相接而生，而为人身之至宝。若人真阴受伤，致精不能化气，气即不能归精，于是肾中龙火内烁，而见骨蒸等证，龙火外越，而见发热、颧红、面赤等证。一火兴而五火炽，将见肝之风火、雷火，心之离火，胃之燥火，又必相因而起，而见有余之象。非有余也，实下元不足所致耳。《经》曰："少火生气，壮火食气。"火在丹田以下为少火，即真火；火离丹田而上为壮火，即虚火。虚火，水中之火，不得再以水灭之固也。奈何世执丹溪法，而用知母、黄柏之苦寒以扑灭之，势必愈治愈剧，如雨愈大龙愈腾，欲其潜藏也得乎？不独苦寒不可用也，即甘凉亦当慎投。其在初病，本原未伤者，甘凉清润，犹可获效；若高年以及久病，本原已伤者，法当治以温润，引火归元，如云开日出而龙乃潜也。浊阴可温，桂、附、干姜辛热之属，不得不用；若阴中阳虚，而药偏刚燥，恐阳未能扶，而阴又被劫，治当治以温润，纳气归元。《经》曰"气纳为宝"，盖气纳则归肾，不纳则不归肾，气下归肾者，谓肺气不得归肾，并谓脾胃之气不得归肾也。

夫肾为先天五脏之始，始数一。一，水数也，金为水源，水天本一气也。脾胃为后天五脏之成，成数五。五，土数也，土为万物之母，故精神气血，皆胃气所生，又皆肾气助之以生。胃为人之地，肾为地中之天气，胃肾又本一气。《经》故曰："肾为胃关。"夫所谓胃气者，谷气也。《经》曰："营为水谷之精气，卫为水谷之悍气"。又曰："精气生于谷气。"故"氣"字从气从米，"精"字从青从米，米乃谷之精者也。胃主纳谷，亦主消谷，脾主散精，水谷精气生于胃，输于脾，由脾上输于肺，则为气，从肺回下，入心化血，入肾化精；是生之者胃，升之者脾，降之者肺，地天交泰，胃脾肺又本一气也。《经》故曰："脾为谏议之官，知周出焉。"俗谓脾主消谷，以能食不能化为脾不健，是不知脾之功用也，是指鹿为马也。或曰：饮食伤脾，则又何说？曰：饮食不节，遏郁脾气，脾气为其所郁，则不能散精，而湿斯停矣，是谓伤脾，非脾之过也，良由饮食不节所致耳。

夫人生天地间，天气固重，地气尤重，盖人在天中，而附于地上。生于天中，一呼一吸，与天气相通，而人莫名其妙，亦莫得自主，故凡天之六气，病患之天气者，人不能尽避之。附于地土，实而可据，人得以自主，故凡七情之病，由人事所致者，多病患之地气以及天气。病地气，则胃肾为重，然肾虽主地气，而实为地中之天气，肾属天一所生之水，而为人之先天者，此也。其有胎元薄弱，先天不足者，人不得而主之，又恃调摄后天，以补先天之不足。若是者，胃气不尤重哉！重胃气，非即所以重肾气哉！

夫胃为中土，胃气赖五脏之气以生化。如地无堤防之土，则水无收束，无水则燥，无火则滥，无木则实，无金则死是也。然五脏之气，又赖胃气以成功。如金无土则不生，木无土则不载，水、火无土则无本原，脾土无胃土则不滋润是也。故脾胃谷气不得到肺，则肺之脾胃虚；脾胃谷气不得到心，则心之脾胃虚；脾胃谷气不得到肝，则肝之脾胃虚；脾胃谷气不得到肾，则肾之脾胃虚；胃之谷气不得到脾，则脾之胃虚。若是者，脾胃顾不重哉！内伤百病，可不首固脾胃哉！

请申言之，肺之脾胃虚，则热自内生，热则不能生水，而见虚喘、干咳诸燥证，是肺气不得归肾也。又或肺之脾胃虚，则寒自内生，寒则不能化水，而见喘嗽、肿满诸湿证，是亦肺气不得归肾也。《医学》云："喘，在肾为虚，在肺为实。"夫所谓实者，非真实也，乃肺之阳虚不化，致水上溢高原耳。金寒水冷，非温润纳气不可；邪水射肺，非辛淡输水扶气不可。

心之脾胃虚则热，热则燥，君弱者臣自强，血虚者肝自旺，火水未济，致生虚烦、心热、不寐等证，是心气不得归肾也。或曰：心属火，火性炎上，如何下降？肾属水，水性就下，如何上升？曰：心属火，而心中有血，是火中有真阴，故心火随真阴下降，以交于肾水；肾属水，而肾中有气，是水中有真阳，故肾水随真阳上升，以交于心火。夫真阴真阳者，心肾中之真气也。故欲补心者先实肾，使肾得升；欲补肾者须宁心，使心得降。

肝之脾胃虚则热，热则燥，肝血一亏，肝气即亢，或风雷激搏，致生头疼、呕吐等证；或木火刑金，致生干咳、吐血等证；或燥木侮土，致生胁痛、呕吐、蛊、膈等证，是肝气不得归肾也。夫治肝较他脏尤难，他脏之邪，可移之出腑；若胆虽为肝之腑，而一囊胆汁，藏而不泄，而无出路，虽属腑，而与脏无殊，故肝病较他脏为难治。则惟有清润以濡之，咸柔以潜之，沃水以生木也；甘润以缓之，培土以载木也；微苦以降之，使木火不上僭也；平润以纳之，导木火得下潜也。血能含气，气不耗血，而肝自平矣。其肝有湿热者，方可用苦降、辛通、酸泄之剂；气不条达者，方可用"木郁达之"之法。彼破气、耗血诸品，岂可妄用以伐生气，以耗肝阴也哉！

肾之脾胃虚则热，热则燥，肾阴一亏，肾阳即亢，或骨蒸、发热，或吐血、梦遗，或上咳、下利，是肾气不得归肾也。治法亦不外清润温润，以增水养火而已矣；甘润甘平，以固水火中之脾胃而已矣。

脾之胃虚，则中土自病，或因思虑过度，或因饥饱失宜，以致气结化湿，血结化燥，湿困脾阳，燥伤脾阴等证。胃病则不能散输精气于脾，脾病则不能上输精气于肺，地气不上腾，则天气不下降，是脾胃之气不得归肾也。此则非寒热温凉所能纳也，法当病燥则治燥，病湿则治湿，取纯甘之味，扶土生金，顺其升降之性以纳之耳。

总之，内伤百病，不起于先天，即起于后天，起于后天，又必病及先天。五脏中有一脏不秉生成之气，则形气病。形病不能无害于气，气病不能无害于形，此不易之道，相因之理也。但治之者，不可无标本先后之分。夫阴阳、脏腑、血气，有各自为病者，有相因而至者，有去此适彼者。用药之法，如腑病宜开通，不得以脏药犯之；脏病宜补益，不得以腑药犯之。腑病将及脏，治腑尤须顾脏；脏病将入腑，治脏必兼理腑。腑入脏，脏入腑，又有轻重之异，药亦不得不随其轻重而用之。更有病虽在腑，而起原于脏，则重在治脏；病虽在脏，而起原于腑，则重在治腑。盖病虽在此，不必治此，治此反剧；病已去此，犹当顾此，罔顾此则损。此阴阳、标本、先后、轻重之大略也。

要之，天地与人，不外阴阳二气。天之阴阳失，相燮理之，人之阴阳失，医燮理之。良相良医，总在调剂阴阳，使之两得其平焉已矣。

运气学说

1981 年

增订序言

　　本书原名《五运六气》，写于 1959 年，迄今已 22 年，在"文革"中曾受到批判，故久已置之脑后，不复介意。惟从打倒"四人帮"以来，又渐有人向我讨论"运气"问题，更多的是向我打听要买书，甚至海外来索书的亦不少。1980 年 6 月，北京市中医学会竟把书刻印了，并以十本相赠，要我作几次"运气"的专题讲座，时以事忙未果。后来北京市中医学校亦要我讲"运气"，讲完后听众都希望能买到书。我征得上海科技出版社的同意，将原书略为增订，主要是改写了第一章"运气概说"。"干支""五运""六气"各章亦有所修订补充，特别是增加了六十年运气交司表，逐年各列一表，这在当前无历书可查的情况下，是很有必要的。增订既竣，并易以今名——《运气学说》。

　　在增订过程中，强调中医学的运气学说是结合医学探讨气象运动规律的一门科学。它是在当时历法、天文、气象、物候等科学的基础上发展起来的。"五运"是探索一年五个季节变化的运行规律；"六气"是从我国的气候区划、气候特征来研究气旋活动的规律。古代的气候区划是从五方观念来的，故有春温、夏热、长夏湿、秋燥，冬寒之说。而现代气象学家则谓中国为季风气候区域，冬季风偏北，夏季风偏南，春秋二季为风向转变之时期，这与《素问·至真要大论》"彼春之暖，为夏之暑；彼秋之忿，为冬之怒"的理论有些近似，因为它亦具有以春秋二季为寒热之转换起点的意义。现代气象学把中国分为五带，即寒温带、温带、暖温带、积温带、热带，说明中国气候偏于温热。而"运气"的风、热、湿、火、燥、寒六气说，除"湿"与"寒"外，风、热、燥、火也是偏于温热。说明古今探讨气象的运动规律，尽管科学水平有高下，运用方法有不同，但对于气象的基本认识还是相同的，这是因为同样都是从实践中得来的结果。

　　无可讳言，运气学说是以阴阳五行学说为支架的，并用以说明气象、物候运动的一个基本规律——动态平衡。自然界客观地呈现着大量的周期性循环现象，正如《吕氏春秋·圜道》所说："日夜一周，圜道也。日躔二十八宿，轸与角属，圜道也。精行四时，一上一下，各与遇，圜道也。物动而萌，萌而生，生而长，长而大，大而成，成乃衰，衰乃杀，杀乃藏，圜道也。云气西行，云云然，冬夏不辍；水泉东流，日夜不休；上不竭，下不满；小为大，重为轻；圜道也。"这些天象、气象、物候，无不是一个首尾相接的圆圈，因此运气学说便着重从循环运动方面来研究气象、物候运动的根源。循环运动是自然界整体动态平衡的一种重要表现形式，而阴阳消长、五行生胜，是最能说明这一动态平衡的。所以《素问·天元纪大论》说："夫五运阴阳者，天地之道也，万物之纲纪，变化之父母，生杀之本始，神明之府也。"

运气学说中十天干、十二地支，都是从不同角度来说明气象、物候的循环运动的，故都有阴阳之分，具有五行的生胜关系。用阴阳以说明气象、物候平衡和不平衡的辩证关系。如《素问·至真要大论》说："夫阴阳之气，清静则生化治，动则苛疾起。"前者是阴阳的平衡性，后者是阴阳的不平衡性。事物的运动，总是存在着平衡和不平衡的两种状态；没有平衡，事物就不可能有一定的质的规定性；没有不平衡，矛盾统一体就不会破坏，一事物就不能转化为他事物。气象物候的运动更是如此。春温夏热，秋凉冬寒，这一相对的平衡，就是"阳生阴长，阳杀阴藏"的具体体现。太过、不及，都是相对的平衡受到破坏，阳主太过，阴主不及，也就是阴阳盛衰的表现。尤其是"五行生胜说"，不仅说明了气象、物候运动内部结构关系的复杂性，同时还阐明了气象、物候运动在异常变化中能保持自身的相对稳定性。五行中任何两行之间的关系并不是单向的，而是相互的，表现为与整体调节和反馈机制相似的形式。反馈是相互作用的一种特殊形式。例如："火"是受"水"制的，但"火"能生"土"，而"土"却能制"水"，即是"火"能通过生"土"的间接关系对"水"发生胜制的反作用，使"水"不能过分的胜制于"火"而使之偏衰。即受作用者通过某些中间环节，反作用于作用者，产生调节的效果，使系统得以保持相对平衡。这种反馈机制，在运气学说中是非常突出的。气象、物候的运动，由于太过、不及所引起的变化，还能产生"胜气"和"复气"的调节关系。《素问·至真要大论》说："有胜之气，其必来复也。"也就是说，既产生了胜制之气，必然要招致一种将其压抑下去的相反的力量"复气"。而且还如《素问·五常政大论》所说："微者复微，甚者复甚，气之常也。"意思是说，"复气"的大小轻重，随着"胜气"的大小轻重而定，其中包含着作用与反作用等同的意义。正因为如此，五行结构才能在局部出现较大不平衡的情况下，通过调节，继续维持其循环运动的相对平衡。

在"运气"中的五行学说存在着两种类型的自行调节机制，一种类型是正常情况下相生、相胜的机制，另一类型是反常情况下的胜复机制。这样就形成并保持了气象、物候运动的动态平衡和循环运动。

总之，运气学说固然古老，但它却具有系统论的思想，而且具有大系统理论的思想，是很值得研究的一门科学。书中所述，都是关于运气学说的一些具体方法，少有从理论上去分析它。这次增订完毕，略书点滴认识如上。

任应秋

1981 年 1 月于北京

五运六气是《素问》七篇"大论"的主要内容，从唐·王冰著《素问六气玄珠密语》、宋·刘温舒著《素问入式运气论奥》、明·熊宗立著《素问运气图括定局立成》、清·吴谦等撰《医宗金鉴·运气要诀》等，皆欲对《素问》之"大论"有所发挥，但都没有把"大论"的运气理论使之成为较完整的理论体系，以俾人易于学习和掌握，反令人望而生畏。因此，本书以不太大的篇幅，勉将《素问》中有关运气学说的内容进行梳理，使之自成系统而纲举目张，一览可概其全。

坊刻"运气"书，如《运气要诀》《运气彀》《运气掌诀录》《运气指掌》等，均以歌诀、图表为主，其意欲使人易读易懂，非不善也。但适得其反，这些书都不容易使人读得懂，反不如汪省之的《运气易览》、张介宾的《类经图翼》引人入胜，此无他，能多说清道理故也。本书亦以多讲明道理为主要，适当地辅以图表，一般的歌诀，鄙俚不堪，概不采用。

五运六气既出于《素问》之"大论"，故本书亦以"大论"为根据。凡非"大论"所出，如天气生运曰"顺化"，天气克运曰"天刑"，运生天气曰"小逆"，运克天气曰"不和"等，其义固包涵于"大论"客主逆从之中，无须巧立名目，徒扰烦声而无新义也。

运气南北政之说，王太仆以降，都错误地举以说五运，惟清代海安人陆儋辰勘破了这个道理，是指客气之所司而言。本书则一破旧例，而独取陆说以阐明之。

目前研究《内经》最困难者，莫如五运六气，本书为了帮助大家对《素问》运气学说的研究，以及为中医院校讲授运气学说提供参考，特别引用了较多的"大论"原文，略加解说。但亦力求避免不必要的繁冗，俾阅读者轻松一些。

如何运用五运六气的理论于临床，是读者最关心的问题。而从来谈运气的书，只是把"大论"中所述的许多症状罗列起来，如某日某运生某病、某气遭某症等，反弃运用之大法而不言，虽明朝如汪省之、陆九芝之流，仍不能脱此窠臼，这于临床是毫无用处的。本书则反此而行，各运、各气所主之病症，置而不言；非不欲言也，"大论"全文具载，又胡可胜言？独以《素问·藏气法时论》为典范，从运用的原则大法阐述，只要掌握了原则大法，变化万千的病症，都在我心胸。笔者更反对如宋人《三因方》《圣惠方》等按五运六气胪列方药，不合现实应用的死板教条。

五运六气，本来是在阴阳五行生克制化的基础上，进一步究诘自然变化的规律，但本书并没有谈到这方面的问题，亦非不言也，当另有讨论阴阳五行的专册，故不赘及。

本书所制诸图，多以《运气论奥》及《类经图翼》为蓝本，然亦有所修订，使其更能表达《素问》"大论"的旨意。

任应秋

1959 年识于北京

第一讲　运气概说

什么叫"运气学说"（下简称"运气"）？仅解释为"五运六气"，这是不能令人满意的，因为并没有解说清楚运气的实质。假使再问什么叫"五运六气"？又仅以风木、君火、相火、湿土、燥金、寒水来回答，还是不足以说明问题。那么，究竟什么是"运气学说"呢？应该说：运气学说，是中医学在古代探讨气象运动规律的一门科学。下面谨就这个问题谈一点个人的看法。

一、运气学说的科学基础

在古代关于研究气象运动的相关知识，涉及的面是比较广泛的，诸如历法、天文、气候、物候等，经常都是交叉在一起的。由于气象学是人类在生产斗争中最迫切、最需要、最基本的知识，所以人类在很早的时候就开始留心和研究它了。人们若不能把握寒暑阴晴的变化规律，衣食住行都会发生问题。故远在三千年以前，殷墟甲骨文中的许多卜辞，都为要知道阴晴雨雪而留传下来，积累了丰富的经验。到周代前半期，我们的祖先已经搜集了许多气象学的经验，播为诗歌，使妇孺统可以传诵。如《诗经·小雅·頍弁》中云："如彼雨雪，先集维霰。"笺云："将大雨雪，始必微温，雪自上下，遇温气而抟，谓之霰。久而寒盛，则大雪矣。"这是说冬天要下大雪之前，必定先飞雪珠。又《诗经·国风·鄘风·蝃蝀》中云："朝隮于西，崇朝其雨。"笺云："朝有升气于西方，终其朝，则雨气应自然。""隮"即彩虹，意思是说，早晨太阳东升时，西方看见有虹，不久就要下雨了。

到了春秋、战国时期，"铁"得到普遍应用，生产技术和交通工具大有改进，我国的天文学和气象学知识也大有发展，表现在以下几个方面。

（一）二十四节气的确定

四季的递嬗，我国知道得极早。二"分"二"至"已见于《尚书·尧典》："日中、星鸟，以殷仲春。……日永、星火，以正仲夏。……宵中、星虚，以殷仲秋。……日短、星昴，以正仲冬。"注云："日中，谓春分之日。鸟，南方朱雀七宿①。殷，正也。春分之昏，鸟星毕见，以正仲春之气节，转以推季孟则可知。永，长也，谓夏至之日。火，苍龙②之中星，举中则七星见可知，以正仲夏之气节，季孟亦可知。宵，夜也，春言日，秋言夜，互相备。虚，玄武之中星③，亦言七星皆以秋分日见，以正三秋。日短，冬至之日。昴，白虎之中星④，亦以七星并见，以正冬之三节。"

犹言春分之日而见朱雀七宿，说明时当二月中的仲春，夏至之日而见苍龙七宿，则时当五月中的仲夏，秋分之日而见玄武七宿，则时当八月中的仲秋，冬至之日而见白虎七宿，则时当十一月中的仲冬。"尧"在历史上属于原始公社时期，这说明春夏秋冬四季以及二"分"二"至"的认识，早在原始公社时期便已经有了。降及战国秦汉之间，遂有二十四节气的名目，《大戴礼·夏小正》《管子》等虽有记载，究不全备。立春、雨水、惊蛰、春分、清明、谷雨、立夏、小满、芒种、夏至、小暑、大暑、立秋、处暑、白露、秋分、寒露、霜降、立冬、小雪、大雪、冬至、小寒、大寒等二十四节气记载完全而又较早者，当以《淮南子·天文训》为最。从立春到立夏为春季，自立夏到立秋为夏季，从立秋到立冬为秋季，自立冬到立春为冬季。每季分三气三节，每月定一气一节，凡在月首者为"节气"，立春、惊蛰、清明、立夏、芒种、小暑、立秋、白露、寒露、立冬、大雪、小寒是也；凡在月中者为"中气"，雨水、春分、谷雨、小满、夏至、大暑、处暑、秋分、霜降、小雪、冬至、大寒是也。像这样四季的安排，历法上应是最好的。所以气象学泰斗英人肖纳伯（Napier Shaw）亦曾经提倡欧美采用中国的这种历法。

（二）阴阳历调整的成功

"阳历"和"阴历"调合的困难，在于月亮绕地球和地球绕日两个周期的不能配合。月亮绕地球一周所需时间为 29 天 12 小时 44 分 3 秒，地球绕太阳一周所需时间为 365 天 5 小时 48 分 46 秒，两个周期不能相互除尽。我国

---

① 朱雀七宿，即井、鬼、柳、星、张、翼、轸。
② 东方七宿名苍龙，即角、亢、氐、房、心、尾、箕。心宿又名大火，居于七宿之间第五位，故谓之中星。
③ 玄武，即北方斗、牛、女、虚、危、室、壁七宿。虚当第四位，故亦称中星。
④ 白虎，即奎、娄、胃、昴、毕、觜、参七宿。昴之前后各有三宿，故亦称中。

古代"农历"把阴阳两历调和得相当成功。阴历月大 30 天，月小 29 天，一年 12 个月只 354 天，要比阳历少 11 天有余；每隔 3 年插入 1 个闰月，却尚多了几天；但若 19 个阴历年，加了 7 个闰月，便与 19 个阳历年几乎相等。我国在春秋中叶，已知道 19 年 7 闰的方法。《尚书·尧典》说："期三百有六旬有六日，以闰月定四时成岁。"所谓"三百有六旬有六日"，就是阳历年，"以闰月定四时成岁"，乃阴阳历并用。西洋在巴比伦时代，或希腊、罗马时代，也夹用阴阳两历，和中国原是一样。不过同一时代，我国的历法要比希腊、罗马来得进步。《孟子·离娄》说："天之高也，星辰之远也，苟求其故，千岁之日至，可坐而致也。"古人称冬至、夏至为"日至"，照孟子所说，在战国时代，我国测定阳历年的长短已极有把握。西洋到了我国西汉末年的时候，历法还是非常紊乱的。

（三）重要天象的翔实记录

我国古代可靠的重要天象记录，也多在世界各国之先，不但时间早，而且也详尽。其中日食是最受人注意的，大白青天，太阳忽然不见，出现满天星斗，这在当时是一件惊心动魄的事。为了要明白其中的道理，我们的祖先三千年前就不断地在记录和观测，殷墟甲骨文有记载，《尚书》有记载，《诗经》有记载，因为年代不详姑置勿论，单是《春秋》一书 242 年中便记有 36次日食，其中 32 个已证明是可靠的。最早是鲁隐公三年二月朔的日食，即在公元前 720 年 2 月 22 日，比西方最早的记录，即希腊人泰耳所记的日食要早135 年。又如太阳黑斑，是太阳上的一种风暴，因为风暴的温度要比太阳其他部分的温度低，所以它的光芒也比较幽暗些。我国历史上从汉成帝河平元年（公元前 28）起，即有太阳黑子记载，一直持续到明代、清代。由太阳黑子数所决定的太阳活动性，17 ~ 18 世纪初期的 70 年间，因为缺少记载，而定为太阳活动的衰落期，天文学称之为蒙德极小期。南京紫金山天文台徐振韬夫妇在 19 种地方志上查出 23 条关于 17 世纪的黑子纪录，其中 6 条在蒙德极小期中，经分析后，证明 17 世纪太阳活动一直是正常的。所谓蒙德极小期是资料不足的假象①。这足以说明我国的天象记录是相当完整的，在西洋直至 1610 年以前尚不知道日中有黑斑。著名天文学家刻卜勒（开普勒）在

---

① 见 1980 年 3 月 18 日《北京日报》。

1607 年 5 月间看到了日中黑斑，尚以为是水星凌日，不久以后伽利略用天文镜来看太阳，才知道太阳里有黑斑。

仅从以上所举的几个例子来看，古人在这方面的成就是很不平凡的，对于气象学、天文学都做出了伟大的贡献。特别是二十四节气和阴阳合历的确定，给广大劳动人民带来了无穷的方便，这些历法、天文知识的丰硕成果，也给运气学说奠定了科学基础。

二、古代气象学获得成就的因素

古代气象学之所以获得巨大成就，归纳起来约有三点：首先是由于广大民众生活和生产的需要，人们总要留心于气象和天象的观测；并在有条件的时候，不断地做了翔实的记录和总结；甚至还制造出相当精细的仪器，以助人力之所不及。兹分别叙述之。

（一）民众观测的积累

在春秋以前没有二十四节气记录，人们的衣食住行统要看星宿的出没来作决定，所以当时观测天象的知识是很普及的。明代顾炎武《日知录》中云："三代以上人人皆知天文。'七月流火'，农夫之辞也。'三星在户'，妇人之语也。'月离于毕'，戍卒之作也。'龙尾伏辰'，儿童之谣也。后世文人学士有问之而茫然者矣。""七月流火，九月授衣"，出于《诗经·豳风·七月》，"火"是东方七宿"心星"的名称，犹言七月火星向西流逝，气候逐渐转凉，最迟到九月便当加衣服了。"绸缪束楚，三星在户"，见于《诗经·唐风·绸缪》，"三星"即"参星"，为东方七宿之一。"在户"，犹言"当户"。笺云："参星在户，谓之五月之末，六月之中也。""月离于毕，俾滂沱矣"，见《诗经·小雅·渐渐之石》，"毕星"乃西方七宿之一，注云："以毕为月所离而雨，星有好雨者，即此毕是也。""滂沱"即下大雨的意思。"龙尾伏辰"这句话的来历，见于《左传·僖公五年·传五》谓："八月甲午，晋侯围上阳，问于卜偃曰：'吾其济乎?'对曰：'克之。'公曰：'何时?'对曰：'童谣云：丙之晨，龙尾伏辰，均服振振，取虢之旂。'"意思是说，甲午日，晋侯派大兵包围了虢国的都城上阳，问卜偃道，能攻进城吗?卜偃说：你听童谣就知道了。童谣歌词的大意是：丙申清晨，尾星伏辰，日光大明，晋军振振，夺取虢旂。这说明春秋以前天象知识的传播在民众中是极其普遍的。

（二）翔实记录的总结

在各个朝代里，凡是当时首都所在地的区域，特别重视异常气候的记载，如大旱、大水、大寒、大暑，以及霜雪冰雹等。略从西汉以后，对异常气候的记载不仅继续增加，而且记录的地域范围也不断扩大。例如南宋的首都在杭州，从高宗绍兴五年（1135）到理宗景定五年（1264），凡129年间，有41次杭州晚春下雪的记载。气象学家根据这些记载，和近年杭州春天最后一次降雪日期相比，推断出南宋时代的春天降雪期要比现在延迟两个星期。这就是说12~13世纪的时候，杭州的春天要比现在冷1℃之多。所以我国科学家竺可桢氏曾说："在我们的史书上和各地方志上，古代气候记录的丰富，是世界各国所不能比拟的[1]。"把广大民众所具有的丰富经验和长期积累的记录资料进行加工处理、分析研究，必然能够总结出一些较有价值的东西来。

（三）气象仪器的创制

古代人们对气象的研究，不仅是单凭观测，也发明并制造了一些仪器，以辅助观测之不足。

如后汉或魏晋人所著的《三辅黄图》中云："长安宫南有灵台，高十五仞，上有浑仪，张衡所制。又有相风铜乌，过风乃动。"这个能测风向的铜乌制法虽不详，但据《观象玩占》说："凡侯风必于高平远畅之地，立五丈竿，于竿首作盘，上作三足乌，两足连上外立，一足系下内转，风来则转，回首向之，乌口衔花，花施则占之。"可知张衡制的候风铜乌，和西洋屋顶上的候风鸡相类。西洋的候风鸡，到17世纪时始见于记载，要比张衡候风铜乌的记载迟到一千年。

雨量器也是在中国最早应用的，宋·秦九韶著的《数书九章》中有一算题，就是关于计算雨量器的容积。到明永乐末年（1424）令全国各州县报告雨量多少，当时各县统一颁发了雨量器，一直发到朝鲜。朝鲜的《文选备考》中有一节记载了明朝雨量器，计长1尺5寸，圆径7寸。到康熙、乾隆

---

[1] 竺可桢著《中国过去在气象学上的成就》，载《科学通报》1951年第2卷第6期。

时期，陆续颁发雨量器到国内各县和朝鲜。日本人和田雄治先后在大邱、仁川等地，发现乾隆庚寅年（1770）所颁发给朝鲜的雨量器，高1尺，广8寸，并有标尺以量雨之多少，均为黄铜制。这是我们所知道的世界现存最早的雨量器。西洋到17世纪才用雨量器。

张衡创浑天学说的同时还制造了浑天仪，立黄赤二道，相交成24度，分全球为365度四分度之一，立南北二极，布置二十八宿及日月五星，以漏水转之，某星始出，某星方中，某星今没，与实计完全一样，其精巧为中外前所未有。这些仪器的制成与应用，使人们对天象和气象的认识大大提高了一步。

由于经验的不断总结，资料的不断积累，以及有关仪器的发明创造，使我国的气象学取得了巨大的成就，于很长一段时间里在世界上居于领先的地位。

三、结合医学探讨气象运动规律

中医学对人与自然的关系一向是看得很重的，故《素问·宝命全形论》说："天覆地载，万物悉备，莫贵于人，人以天地之气生，四时之法成。"说明人这一有机体，要想很好地生存于天地之间，首先就要认识春夏秋冬四时变化的规律，以及掌握好适应四时变化的法则。怎样才能适应四时变化呢？在《素问·四气调神大论》里有详尽的叙述。如春三月要善于养生奉长之道，夏三月要善于养长奉收之道，秋三月要善于养收奉藏之道，冬三月要善于养藏奉生之道。总之，"春夏养阳，秋冬养阴"，是保持人体健康的根本法则，反之则如篇中所说："逆春气，则少阳不生，肝气内变；逆夏气，则太阳不长，心气内洞；逆秋气，则太阴不收，肺气焦满；逆冬气，则少阴不藏，肾气独沉。"四季气候变化，对人体影响如此之大，迫使中医学不得不从这方面加以研究，并在上述的基础上，发明了探讨气象变化规律的运气学说。

可见运气学说的产生是有科学基础的，所以它既能说明气象变化的一些问题，并可以得到一定的实践验证。兹录宋人沈存中《梦溪笔谈·卷七》关于验证运气学说的故事一则于下：

医家有五运六气之术，大则候天地之变，寒暑风雨，水旱螟蝗，率皆有法，小则人之众疾，亦随气运盛衰。今人不知所用，而胶于定法，故其术皆不验。假令厥阴用事，其气多风，民病湿泄，岂溥天之下皆多风，溥天之民皆病湿泄耶？至于一邑之间，而旸雨有不同者，此气运安在？欲无不谬，不可得也。大凡物理有常有变：运气所主者，常也；异夫所主者，皆变也。常则如本气，变则无所不至，而各有所占。故其候有从、逆、淫、郁、胜、复、太过、不足之变，其发皆不同。若厥阴用事，多风，而草木荣茂，是之谓从；天气明絜，燥而无风，此之谓逆；太虚埃昏，流水不冰，此之谓淫；大风折木，云物浊扰，此之谓郁；山泽焦枯，草木凋落，此之谓胜；大暑燔燎，螟蝗为灾，此之谓复；山崩地震，埃昏时作，此之谓太过；阴森无时，重云昼昏，此之谓不足。随其所变，疾病应之，皆视当时当处之候。虽数里之间，但气候不同，而所应全异，岂可胶于一定？熙宁中，京师久旱，祈祷备至，连日重阴，人谓必雨，一日骤晴，炎日赫然。余时因事入对，上问雨期，余对曰：'雨候已见，期在明日。'众以谓频日晦溽，尚且不雨，如此旸燥，岂复有望？次日，果大雨。是时湿土用事，连日阴者，从气已效，但为厥阴所胜，未能成雨。后日骤晴者，燥金入候，厥阴当折，则太阴得伸，明日运气皆顺，以是知其必雨。此亦当处所占也，若他处候别，所占亦异。其造微之妙，间不容发。推此而求，自臻至理。

沈存中，名括，是我国北宋时期著名的科学家，所著的《梦溪笔谈》是我国科学史上的一部重要著作。他以很大的篇幅总结了我国古代特别是北宋时期自然科学所达到的辉煌成就，详细记载了古代科学家以及劳动人民在科学技术方面的卓越贡献，内容涉及数学、天文、物理、化学、生物、地质、地理、气象、医药和工程技术等十分广阔的领域。因此，他所记载的运气一则，不仅可靠性很大，而且对待运气学说的观点也是较正确的，很值得我们学习。

由于中医学一向重视气候变化与疾病发生的关系，所以对外来病因着重于风、寒、暑、湿、燥、火六淫邪气的研究，特别是注重对"岁露"的研究。所谓"岁露"者，即岁时不正之气也，《灵枢·岁露论》就是讨论这一问题的专篇，颇类似医学气象学所谈的气象预报。因此，我认为运气学说即古代的医学气象学。

第二讲　干支甲子

十天干、十二地支，又简称"十干""十二支"。《史记》称"十干"为"十母"，"十二支"为"十二子"①，又简称作"干支"或"干枝"，都是相对而言的。从历史的发展看来，大概是先发明了十干，再发明了十二支，再发明了甲子。早在公元前 1562 ~ 公元前 1066 年的殷商时期，便已经有了"干支甲子"。十干首先被用于商王朝世系的名号，如成汤名"天乙"，他的儿子便叫"大丁""外丙""中壬"；孙子名"大甲""沃丁"；曾孙名"大庚""小甲"；一直到纣王，凡传十七代，三十三王，都是以天干命名的，纣王就名"帝辛"。后来有了十二支和甲子，随着历法的发展，便普遍被用于历法方面来了。旧史称："大桡探五行之情，占斗纲所建，于是始作甲乙以名日，谓之干，作子丑以名月，谓之枝，枝干相配，以成六旬。"② 这就充分说明干支甲子的产生是和历法有密切关系的。梁任公引丹徒马良的话说："甲子等十干十二支，盖与今欧洲通用之罗马字母同物。腓尼西亚及希腊文皆二十二字母，其数与此正同。我国字形变迁，不知凡几，音读变迁及方言不知凡几，泰西亦然。若从两方面尽搜罗其异形异音者而校合之，安见此二十二文，非即腓尼西亚之二十二字母乎！"③

马氏之说只是臆度而已，干支与希腊字母数固相同而义则大异，字母是西方文字语言之根，干支固无字母之用宏，只是具有古代天文、历法方面的特殊意义，不能混为一谈。兹分别叙述如次。

一、十　干

如上所述，"甲乙以名日"，十干在殷商时期就是用以纪天日的，所以又称"天干"。在未纪月之前，是以"旬"为单位的，从"甲"日起到"癸"日止刚好为十日，便称为"一旬"，所以"十干"恰好是十数。从出土的殷

---

① 均见《史记》卷二十五《律书》第三。
② 《后汉书·律历上》注引《月令章句》。
③ 《饮冰室丛书》第五种。

墟卜辞来看，纪日虽亦有干、支并言的，但确是以十干为主。如罗振玉《殷墟书契前编》三·一八·一卜辞云："己丑卜，庚雨。"意思是说，己丑这天问卜，说是庚寅天（即第二天）会下雨，这里并没有把"寅"字写出来。又七·四四卜辞云"乙卯卜，翌丙雨""辛亥卜箙，翌壬雨，允雨"，亦只写了"丙雨"和"壬雨"，没有写"丙辰雨"和"壬子雨"。于此可见，用干、支纪日只重在"干"而不在"支"。这样的例子在卜辞中是数见不鲜的。《尔雅·释天疏》中云"甲至癸为十日，日为阳"，就是对十干纪日的意义来说的。

甲、乙、丙、丁、戊、己、庚、辛、壬、癸为什么称作"十干"呢？《汉书·食货志》颜师古注云："干，犹个也。"也就是十个数目字的意思。前面已谈到殷人主要是用这十个字来纪天日的次第，因而又叫"十天干"。这"十干"为什么能代表天日演进的次第呢？《史记·律书》说："甲者，言万物剖符甲而出也；乙者，言万物生轧轧也……丙者，言阳道著明，故曰丙；丁者，言万物之丁壮也，故曰丁……庚者，言阴气庚万物，故曰庚；辛者，言万物之辛生，故曰辛……壬之为言妊也，言阳气任养万物于下也；癸之为言揆也，言万物可揆度，故曰癸。"其中缺"戊""己"二干，因其只言四正四隅未及中央，故未说到戊己土。但在《汉书·律历志》都作了解释："出甲于甲，奋轧于乙，明炳于丙，大盛于丁，丰楙于戊，理纪于己，敛更于庚，悉新于辛，怀妊于壬，陈揆于癸。"

《史记》和《汉书》的解释基本是一致的，也可以说《汉书》就是本着《史记》的精神来解释的。总而言之，十干的次第，不外乎是象征着万物由发生而少壮，而繁盛，而衰老，而死亡，而更始的顺序。如："甲"为嫩芽突破荢甲的初生（剖符出甲）；"乙"为幼苗逐渐抽轧的生长（奋轧于乙）；"丙"为阳盛气充生长得特别显著（阳道明炳）；"丁"为不断地壮大成长（丁壮大盛）；"戊"为越发茂盛（丰楙于戊）；"己"为盛熟之极（理纪于己）；"庚"为果实收敛，生命将从此而更换（敛更于庚）；"辛"为成熟辛杀之后，新的生机又潜伏起来（悉新于辛）；"壬"为阳气又妊养着新的生命（阳气怀妊）；"癸"为第二代生命又将开始，宿根待发（陈揆于癸）。可见用十干来计算天日演进的次序，是人们由对万物生命发展过程的观察而得出来的，是人类在生活现实中的体验；这说明一日甲、二日乙、三日丙、四日丁、五日戊、六日己、七日庚、八日辛、九日壬、十日癸是很朴素的。

继因于阴阳五行说的不断发展，"十干"不仅具有阴阳两种性质，同时亦以之分别纳入五方、五行、五季、五脏的系统中了。《素问·藏气法时论》中云："肝主春……其日甲乙（王冰注：甲乙为木，东方干也）……心主夏……其日丙丁（王冰注：丙丁为火，南方干也）……脾主长夏……其日戊己（王冰注：戊己为土，中央干也）……肺主秋……其日庚辛（王冰注：庚辛为金，西方干也）……肾主冬……其日壬癸（王冰注：壬癸为水，北方干也）。"这种把五季、五方、五脏统一于五行属性之中的概念，是基于"援物比类"的逻辑方法。如五行的甲乙木，在五季的"春"亦为木，在五方的"东"亦为木，在五脏的"肝"亦为木；五行的丙丁火，在五季的"夏"亦为火，在五方的"南"亦为火，在五脏的"心"亦为火，等等，其余几行，莫不如此。

但五行之数仅有"五"，而十干之数则为"十"，以十干分属五行，每一行势必两干并居，才能如数备属，即如上述《素问》所列，甲乙木、丙丁火、戊己土、庚辛金、壬癸水。每一行并居两干，又将怎样区别呢？刘温舒《素问入式运气论奥·论十干》中云："甲、丙、戊、庚、壬为阳，乙、丁、己、辛、癸为阴，五行各一阴一阳，故有十日。"于是，甲乙同属木，但甲为阳木，乙为阴木；丙丁同属火，丙为阳火，丁为阴火；戊己同属土，戊为阳土，己为阴土；庚辛同属金，庚为阳金，辛为阴金；壬癸同属水，壬为阳水，癸为阴水。十干、五行如此阴阳配合，正如《皇极·内篇》所云："十干者，五行有阴阳也。"又如《周易·系辞上》所说："一阴一阳之谓道。"意思就是说，事物之所以有规律地运动着，是由于它们都有对立统一的两个方面。"道"就是规律。

甲、丙、戊、庚、壬，为什么属阳？乙、丁、己、辛、癸，为什么属阴呢？《伤寒直格》解释云："凡先言者为刚、为阳……后言者为柔、为阴。"其意若曰，甲与乙，甲在先而乙在后，则甲为阳，乙为阴；丙与丁，丙在先而丁在后，则丙为阳，丁为阴；戊与己，戊在先而己在后，则戊为阳，己为阴；庚与辛，庚在先而辛在后，则庚为阳，辛为阴；壬与癸，壬在先而癸在后，则壬为阳，癸为阴。此应为奇偶之序：甲、丙、戊、庚、壬，为一、三、五，七、九，奇数也；乙、丁、己、辛、癸，为二、四、六、八、十，偶数也。奇为阳，偶为阴，古义昭然，百世不惑。

兹将十干阴阳分属五行、五方、五季、五脏之义，列表 1 如下：

表1　十干分属表

十干	甲	乙	丙	丁	戊	己	庚	辛	壬	癸
阴阳	阳	阴	阳	阴	阳	阴	阳	阴	阳	阴
五行	木		火		土		金		水	
五方	东		南		中		西		北	
五季	春		夏		长夏		秋		冬	
五脏	肝		心		脾		肺		肾	

二、十二支

殷人历法是以"太阴"为准则，所以纪月的方法是以月球的一次圆缺周期为标准。每月为 30 天，但是月之圆缺一次，有时又不足 30 天，于是便分为"大建"和"小建"。大建每月 30 天，小建每月 29 天。以一年而论，一般是分作 12 个月，不过要与"太阳"合，又不得不设置闰月，否则一年的时间因误差而发生错乱。所以《甲骨学商史编》曾载："辛巳卜大贞，出自上甲，元示三牛，二示一牛，十三月。"这第十三月便是殷人年终置的闰月。

殷人纪月的次序，当然是按着一、二、三、四……十一、十二的数次排列的，后来由于天文和历法的不断进展，他们观察到一岁四时之候皆统于"十二辰"。所谓"十二辰"，即"斗纲"所指之地，即"节气"所在之处，正月指寅，二月指卯，三月指辰，四月指巳，五月指午，六月指未，七月指申，八月指酉，九月指戌，十月指亥，十一月指子，十二月指丑，这叫作"月建"。斗纲，指北斗七星的一、五、七三星而言，第一为魁星，第五为衡星，第七为杓星。例如正月建寅，天昏时则"杓"指向"寅"，夜半则"衡"指向"寅"，平旦则"魁"指向"寅"。观察其他 11 个月的月建，亦莫不如此。所以《尔雅·释天》郝懿行疏中云："寅至丑为十二辰，辰为阴。""辰为阴"就是指月建。"建"训作"健"，即《周易》所谓"天行健"的意义。"辰"训为"时"，春夏秋冬为四时，每一时为三个月，即孟、仲、季也。把十二支分建于十二个月，便可以据十二支以纪月、纪时、纪岁的健行不息，纪日成月，纪月成时，纪时成岁，因而十二支又名岁阴，以月为阴也。《尔雅·释天》云："岁阴者，子、丑、寅、卯、辰、巳、午、未、申、酉、戌、亥十二支是也。"

惟十二支月建的顺序，却是始于"寅"而终于"丑"，这是为什么？《类经图翼·气数统论》云："朱子曰：冬至前四十五日属今年，后四十五日属明年……而冬至之日，正当斗柄建于子中，是为一岁之首尾也……故十一月建在子，一阳卦复……盖以建子之月，阳气虽始于黄钟，然犹潜伏地下，未见发生之功，及其历丑转寅，三阳始备，于是和风至而万物生，萌芽动而蛰藏振，遍满寰区，无非生意。故阳虽始于子，而春必起于寅，是以寅卯辰为春，巳午未为夏，申酉戌为秋，亥子丑为冬，而各分其孟仲季焉。"这段话是说十二支的顺序以"子"为始者象征阳气之始也，月建以"寅"为始者象征阳气之备也。

所以《史记·律书》解释十二支顺序说："子者，滋也；滋者，言万物滋于下也……丑者，纽也，言阳气在上未降，万物厄纽，未敢出也……寅言万物始生蟆然也，故曰寅……卯之为言茂也，言万物茂也……辰者，言万物之蜄也。巳者，言阳气之已尽也……午者，阴阳交，故曰午……未者，言万物皆成，有滋味也……申者，言阴用事，申贼万物，故曰申……酉者，万物之老也，故曰酉……戌者，言万物尽灭，故曰戌……亥者，该也，言阳气藏于下，故该也。"《汉书·律历志》又为之申其说云："孳萌于子，纽牙于丑，引达于寅，冒茆于卯，振美于辰，已盛于巳，咢布于午，昧薆于未，申坚于申，留孰于酉，毕入于戌，该阂于亥……故阴阳之施化，万物之终始。"

"十二支"的次序与"十干"可谓具有同一意义，主要在说明事物发展由微而盛、由盛而衰的反复变化而发展的过程。十一月冬至一阳复苏，生命潜藏于地，已渐有滋生之机（孳萌于子），故建之以"子"；十二月，阴气尽，阳气生，新的生命已将解脱阴纽而出土（纽牙于丑），故建之以"丑"；正月为孟春，三阳开泰，生机已蟆然活泼（引达于寅），故建之以"寅"；二月仲春，阳气方盛，生物的成长渐茂（卯之为言茂），故建之以"卯"；三月季春，春阳振动，生物越发长得茂美（振美于辰），故建之以"辰"；四月阳气益为盛壮（已盛于巳），故建之以"巳"；五月阳盛阴生，生物的成长，葶繁叶布（阴阳交葶成），故建之以"午"；六月生物盛长，果实成熟，（万物皆成），故建之以"未"；七月凉秋初至，生物成熟渐收（申贼万物），故建之以"申"；八月阴气益盛，阳气益衰，生物衰老（万物之老），故建之以"酉"；九月季秋，生物尽收（万物尽灭），故建之以"戌"；十月阴气渐盛于外，阳气潜藏于内（阳气藏于下），故建之以亥。

"十二支"既有纪月、定岁、分立四时的作用，而月也、岁也、四时也，无不有阴阳五行生生化化的道理存乎其中。正如《素问·六节藏象论》所说："天为阳，地为阴，日为阳，月为阴，行有分纪，周有道理……五日谓之候，三候谓之气，六气谓之时，四时谓之岁，而各从其主治焉。五运相袭，而皆治之，终期之日，周而复始，时立气布，如环无端。"一候五日，一气三候，一时六气，一岁四时，统由天地日月的阴阳变化、五运承袭，才能时立气布。因而古人亦运用"十二支"以观察一岁四时、十二月、二十四节气的阴阳五行变化关系，以分析气候变化的规律。正如《类经图翼·五行统论》所云："十二支以应月，地之五行也，子阳亥阴曰水，午阳巳阴曰火，寅阳卯阴曰木，申阳酉阴曰金，辰戌阳丑未阴曰土。"

为什么"十二支"的阴阳五行属性要这样搭配呢？仍须首先了解阴阳奇偶之数的道理。一、三、五、七、九、十一这六个月统为单数，单数为奇属阳，而一月建寅，三月建辰，五月建午，七月建申，九月建戌，十一月建子，所以寅、辰、午、申、戌、子六支为阳支；二、四、六、八、十、十二这六个月统为双数，双数为偶属阴，而二月建卯，四月建巳，六月建未，八月建酉，十月建亥，十二月建丑，所以卯、巳、未、酉、亥、丑六支为阴支。亥月、子月，一阴一阳，正当孟、仲两个冬月，正是北方寒水之气当令的时候，所以亥、子在五行同属于"水"。巳月、午月，一阴一阳，正当孟、仲两个夏月，正是南方火热之气当令的时候，所以巳、午在五行同属于"火"。寅月、卯月，一阴一阳，正当孟、仲两个春月，正是东方风木之气当令的时候，所以寅、卯在五行同属于"木"。申月、酉月，一阴一阳，正当孟、仲两个秋月，正是西方燥金之气当令的时候，所以申、酉在五行同属于"金"。辰为季春三月，未为季夏六月，戌为季秋九月，丑为季冬十二月，这四个季月，都是中央土湿之气寄王于四时的月份，所以辰、戌、丑、未在五行同属于"土"。此即《素问·太阴阳明论》所云："脾者，土也，治中央，常以四时长四藏，各十八日寄治。"即在三月（辰）、六月（未）、九月（戌）、十二月（丑）这四个月的立春、立夏、立秋、立冬节气前的 18 天，都是中央土寄王的时候。

为了便于理解上述内容，示图 1 如下。

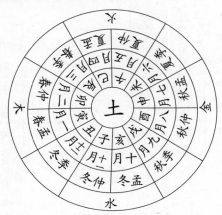

图 1　十二支月建五行所属图

一年 360 日以四季分之，各得 90 日，今于每个 90 日中各除去 18 日，则每季各为 72 日，这种五分法，仍无损于 360 日以成一岁之数也。

三、甲　子

天干和地支配合起来便叫作"甲子"，因天干在上，地支在下，按着干、支各自的顺序以次相加，于是天干的"甲"与地支的"子"首先组合排列在一起。所以《素问·六微旨大论》说："天气始于甲，地气始于子，子甲相合，名曰岁立，谨候其时，气可与期。"意思是说：推算天气的有十干，而十干的次第以"甲"字为始；推算地气的有十二支，而十二支的次第以"子"字为始。从干、支的头一个字"甲""子"开始，依次组合起来，一直到十干末尾的"癸"字和十二支末尾的"亥"字，刚刚是 60 对组合整数，便为甲子一周。甲子的次第建立后，推算岁气的方法亦随之建立，于是候时占气，都可以通过甲子的推算而为之预期。

干、支组合的方法是：甲、丙、戊、庚、壬五个阳干，和子、寅、辰、午、申、戌六个阳支相配；乙、丁、己、辛、癸五个阴干和丑、卯、巳、未、酉、亥六个阴支相配，这样干的十数与支的十二数相配，天干往复排演 6 次，地支往复排演 5 次，便构成了 60 轮甲子的一周，其次序如表 2。

表 2　甲子表

天干	甲	乙	丙	丁	戊	己	庚	辛	壬	癸
地支	子	丑	寅	卯	辰	巳	午	未	申	酉
天干	甲	乙	丙	丁	戊	己	庚	辛	壬	癸
地支	戌	亥	子	丑	寅	卯	辰	巳	午	未
天干	甲	乙	丙	丁	戊	己	庚	辛	壬	癸
地支	申	酉	戌	亥	子	丑	寅	卯	辰	巳
天干	甲	乙	丙	丁	戊	己	庚	辛	壬	癸
地支	午	未	申	酉	戌	亥	子	丑	寅	卯
天干	甲	乙	丙	丁	戊	己	庚	辛	壬	癸
地支	辰	巳	午	未	申	酉	戌	亥	子	丑
天干	甲	乙	丙	丁	戊	己	庚	辛	壬	癸
地支	寅	卯	辰	巳	午	未	申	酉	戌	亥

《素问·六节藏象论》说："天有十日，日六竟而周甲，甲六复而终岁，三百六十日法也。""十日"是指"十干"，因为十干原是用以纪日的。从表 2 不难看出十天干在一轮周的甲子里往复排演了六次，这就叫作"日六竟而周甲"，竟，尽也。实际上，一年是 365 天有余，这 5 天是由各个节气所余的奇零数累积起来的，古人往往置而不言，仅概举其 360 之大数。

单是天干的"六竟"，还不能构成甲子，必须与地支的"五周"相合才行。所以《素问·天元纪大论》说："天以六为节，地以五为制。周天气者六，期为一备；终地纪者五，岁为一周……五六相合，而七百二十气为一纪，凡三十岁。千四百四十气，凡六十岁，而为一周。不及太过，斯皆见矣。"十干为阳，主天；十二支为阴，主地。十天干往复轮周六次，是谓"天以六为节"，又叫作"周天气者六"。十二地支往复轮周五次，是谓"地以五为制"，也就是"终地纪者五"，天干六周，地支五备，是谓"五六相合"，这就是干、支构成甲子的基本要义。

由于"五六相合"构成 60 周甲子以后，前 30 年包括 720 个节气（一年 24 节气，30 年故如上数），这叫作"一纪"，或者叫作"一世"。再加上后 30 年的 720 个节气，而成为整整一周甲子的 60 年。在这 60 年中，有了由阴阳干支配合的甲子来推衍计算，凡五运六气的太过、不及均可从此而知。因为甲子中的天干主要是主五运的盛衰，《素问·五运行大论》所谓"五气主岁，首甲定运"义即指此。甲子中的地支，主要是司六气的变化，《素问·六元正纪大论》所谓"六化六变，胜复淫治"的道理，就要从地支上来推求。

所以讲求五运六气，便不能离开干支甲子。《类经图翼·气数统论》说："试举一岁之气及干支之数而言，从天用干，则五日一候（任注：一个节气十五日，凡三候），五阴五阳，而天之所以有十干，甲戊（任注：甲丙戊庚壬）以阳变，己癸（任注：乙丁己辛癸）以阴变，五之变也。从地用支，则六日一变，六刚六柔，而地之所以有十二支，子巳（任注：子丑寅卯辰巳）以阳变，午亥（任注：午未申酉戌亥）以阴变，六之变也。十干以应日，十二支以应月，故一年之月两其六，一月之日六其五，一年之气四其六，一气之候三其五。总计一年之数，三十六甲而周以天之五，三十子而周以地之六，故为十二月（原书注：以二因六得此），二十四气（原书注：以十五日归三百六十得此），七十二候（原书注：以五日归三百六十得此），三百六十日（原书注：以三十日因十二月得此），四千三百二十辰（原书注：以十二辰因三百六十得此），十二万九千六百分（原书注：以三百六十日因三百六十得此），何非五六之所化。"可见十干与十二支"五六相合"而成甲子，是古代历法中的一种计算方法。

用甲子纪日、纪月、纪时，约在殷商时期就有了。《甲骨学商史编》载："民国十八年秋季，容庚曾为燕京大学购得一枚，列六十甲子甚全，骨版刮治甚平滑，背面又未经钻凿，此版既非卜用，可决为专著旬历之用了。"这可以说是殷代纪日、纪旬用的六旬周期甲子表是毫无疑义的。为什么在这样早的时期能编制出水平相当高的甲子表呢？这应该说和当时的历法成就是分不开的。由于农业之被重视，自然也就引起当时文化官员对于天文、历数的探求，借以准确把握农时。例如什么时候宜于种植，什么时候可以收获，以及什么时候宜于栽种什么，这一切都应及时把握住。因之，殷人就这样从探求中创造出了纪日、纪旬、纪月、纪年的历法来。

这里要说明一点，即殷人确已知道纪年，但未曾用"甲子"来纪年，且对"年"的称谓亦不统一。如胡厚宣在《殷代年岁称谓考》中说："殷代自盘庚迁都以后，早期称年为年、为岁、为春、为秋，至晚期始称为祀，亦以事纪年。"殷人为什么以"春"或"秋"来纪年呢？因春为五谷之始生，秋乃五谷之大熟，以五谷的始生或大熟来记载年岁，既方便又明确。为什么又称"祀"，即一年祭祀完毕之义。要之，东汉以前是没有用"甲子"来纪年的。顾炎武《日知录》云："《尔雅》疏曰：'甲至癸为十日，日为阳；寅至丑为十二辰，辰为阴。'此二十二名，古人用以纪日，不以纪岁。岁则自有阏逢至昭阳十名，为岁阳；摄提格至赤奋若十二名，为岁名。后人谓甲子岁、癸亥岁，非古也。自汉以前，初不假借。《史记·历书》：'太初元年年名焉（即阏字）逢摄提格，月名毕聚，日得甲子，夜半朔旦冬至'，其辨析如此。"

汉以前的纪年，基本是如《尔雅·释天》所说："太岁在甲曰阏逢，在乙曰旃蒙，在丙曰柔兆，在丁曰强圉，在戊曰著雍，在已曰屠维，在庚曰上章，在辛曰重光，在壬曰玄黓，在癸曰昭阳，岁阳。太岁在寅曰摄提格，在卯曰单阏，在辰曰执徐，在巳曰大荒落，在午曰敦牂，在未曰协洽，在申曰涒滩，在酉曰作噩，在戌曰阉茂，在亥曰大渊献，在子曰困敦，在丑曰赤奋若，岁名。"相当于十干的称为"岁阳"，相当于十二支的称为"岁名"，也就是从"阏逢"到"昭阳"十名，叫作岁阳，从"摄提格"到"赤奋若"十二名，叫作岁名。把岁阳、岁名按次第配合起来，便是一年之名。如：岁阳之"甲"是阏逢，岁名之"子"是困敦，"阏逢困敦"便是"甲子"年；岁阳之"乙"为旃蒙，岁名之"丑"为赤奋若，"旃蒙赤奋若"便是"乙丑年"。其他岁阳、岁名依次相配，亦同于甲子之纪年，只是没有"五""六"节制，阴阳配合之义罢了。《吕氏春秋·季冬纪序意》称："维秦八年，岁在涒滩。"这是岁名最早之应用，"涒滩"是"申"年，这可能是"庚申"，具体应当是"上章涒滩"。南宋·洪迈著在《容斋随笔》中说："岁阳岁名之说，始于《尔雅》，自后惟太史公《历书》用之，而或有不同。如阏逢为焉逢，旃蒙为端蒙，柔兆为游兆，强圉作强梧，著雍作徒维，屠维作祝犁，上章作商横，重光作昭阳，玄黓作横艾，昭阳作尚章，此乃年纪久远，传写或讹，不必深辩。郭景纯注释云：'自岁阳至月名，皆所未详通，故缺而不论。'《资治通鉴》专取岁阳岁名以冠年，不可晓解。韩退之诗，岁在渊献牵牛中，王介甫《字说》言强圉，自余亦无说。"

关于岁阳、岁名的解释，后世虽有为之一一阐明者，惟亦多牵强附会。正如《尔雅疏》所云："李巡孙炎虽各有其说，皆构虚不经，疑事无质。"梁任公在《国文语原解》中亦说：“此等名称，虽以郭璞之博闻多识，犹云字义未详，注中缺而不论，而其音读，亦往往有异同。以《史记》较之，此皆以音近而生异同者，然则，此二十二文，殆为衍声而非衍形也。”自郭景纯讫梁任公，先后1600年，岁名之意义，无人能晓解。梁任公谓岁阳、岁名诸名目乃衍声而非衍形，若以《天官书》和《尔雅》之异同比较，任公之说是有一定道理的。晚近欧西人士有谓中国岁名出于西文译音，显见其来自异国之说，虽未免失之武断，但迄无正确之解释，这是存在的事实。

第三讲　五　　运

　　为研究气象运行的规律，古人提出了“五运”的概念。远在殷商时代，人们已经具备“五方”观念，正如胡厚宣《论五方观念及中国称谓之起源》所说：“帝乙帝辛时卜辞有曰：‘己巳王卜贞囝岁商受囿，王占曰吉。’东土受年，南土受年，西土受年，北土受年。商者，亦称中商，中商而与东南西北并贞，则殷代已有中东南西北五方之观念明矣。然则，此即后世五行说之滥觞。”①

　　不仅此也，在殷商卜辞中还有关于“四方风雨”的记载，也是和原始的五行说有关。杨向奎《五行说的起源及其演变》中云：“郭沫若先生的《卜辞通纂·天象门》中曾经录有如下材料：‘癸卯今日雨，其自西来雨？其自东来雨？其自北来雨？其自南来雨？’郭先生说：‘一雨而问东西南北之方向，至可异。’这真是值得我们注意的地方。为什么他们要问雨的方向？在当时人看来，不同方向的风雨，结合到农业生产上说，可以发生不同的作用，因而产生他们对于不同方向风雨的看法。在卜辞中还有关于四方风的记载，刘晦之善斋所藏甲骨文字有一片曰：‘东方曰析，凤（风）曰劦，南方曰夹，凤囷凸，西方曰丯，凤曰彝，□（北）□（方）□（曰）口，□（凤）曰段。’”②

　　对五方风雨进行研究，就是在研究变动不居的气象。今日的气象学家亦

---

①　杨向奎《五行说的起源及其演变》引（原载《文史哲》1955年11月号）。
②　杨向奎《五行说的起源及其演变》引（原载《文史哲》1955年11月号）。

认为，中国的气候变化与四季的风向活动有关。竺可桢氏《中国气流之运行》一文曾说："中国为季风气候区域，冬季风向偏北，夏季风向偏南，季节更始，风信随之转易。此种风向之变动，于民生之关系至巨。冬季之风发自极北，挟寒凉冰雪之气流以俱来，远至粤南。夏季之风来自南海，与温暖湿润之气流相携并进，故其来也，雨泽丰沛，以在中国东南部分润湿为尤甚。是以中国居民春耕之早迟，寒衣之御藏，皆以季风之消长为视。中国于冬季风向自陆上以吹入海中，夏季风向自海上以吹上大陆，至于春秋二季，则殆为风向转变之时期。"①

古代对气象变化的研究，虽未必如竺氏那样用科学的方法来进行，从而做出较准确的分析，但古人亦筚路蓝缕地本着"则天之明，因地之性，生其六气，用其五行"②的精神，通过对一年各个季节中风向变化的观察，从而依据中国一年的气候变化将其划分为五个季节，并探测出一定的运行规律。如《素问·五运行大论》说："东方生风，风生木，木生酸……在天为风，在地为木……其性为暄，其德为和，其用为动，其色为苍，其化为荣，其虫毛，其政为散，其令宣发，其变摧拉，其眚为陨。……南方生热，热生火，火生苦……其在天为热，在地为火……其性为暑，其德为显，其用为躁，其色为赤，其化为茂，其虫羽，其政为明，其令郁蒸，其变炎烁，其眚燔炳。……中央生湿，湿生土，土生甘……其在天为湿，在地为土……其性静兼，其德为濡，其用为化，其色为黄，其化为盈，其虫倮，其政为谧，其令云雨，其变动注，其眚淫溃。……西方生燥，燥生金，金生辛……其在天为燥，在地为金……其性为凉，其德为清，其用为固，其色为白，其化为敛，其虫介，其政为劲，其令雾露，其变肃杀，其眚苍落。……北方生寒，寒生水，水生咸……其在天为寒，在地为水……其性为凛，其德为寒，其用为藏，其色为黑，其化为肃，其虫鳞，其政为静，其令闭塞，其变凝冽，其眚冰雹……"

这段文字用木、火、土、金、水五行来说明一年五个季节的基本特性，这就是"五运"的基本意义所在，每一季节各有三"生"两"为"，即由于季节变换而有不同的"发生"和"作为"之意。至每一季节的性、德、用、

---

① 见《科学》1933 年第 17 卷第 8 期。
② 见《左传·昭公二十五年》引子太叔和赵简子的答问。

化、政、令，即各个季节正常气候的多方面表现，色、虫是不同季节的物候表现，变、眚是不同季节的反常变化。五个季节的中央，名为"长夏"，可以说是一年之中的转变时期，于此可知所谓"五运"，即将一年气象分为五季各按五行之性有规律地运行之谓。

一、十干化运

气象既有五运之分，古人用什么方法来观察和归纳五种不同气象的运行呢？主要是利用甲子年表对每年的年干来进行分析。十天干的五行分属是甲乙为木、丙丁为火、戊己为土、庚辛为金、壬癸为水，这已经解说在前面了。而推测"五运"则与此大不相同，须把十干的阴阳干重新调整一番，而如《素问·五运行大论》所说："土主甲己，金主乙庚，水主丙辛，木主丁壬，火主戊癸。"

"甲"为木行的阳干，"己"为土行的阴干，甲与己相合，则化为五运的"土运"；"乙"为木行的阴干，"庚"为金行的阳干，乙与庚相合，则化为五运的"金运"；"丙"为火行的阳干，"辛"为金行的阴干，丙与辛相合，则化为五运的"水运"；"丁"为火行的阴干，"壬"为水行的阳干，丁与壬相合，则化为五运的"木运"；"戊"为土行的阳干，"癸"为水行的阴干，戊与癸相合，则化为五运的"火运"。从这甲己土运、乙庚金运、丙辛水运、丁壬木运、戊癸火运的次序看来，仍然是土生金，金生水，水生木，木生火，火生土五行相生的次序。为什么化运的十干要不同于五行十干的阴阳配合呢？因五行十干的配合，是以五方、五季等关系来确定的，而五运十干表达的是五种气象运行于宇宙间的规律，即《素问·天元纪大论》所谓"五运终天"者，张介宾《类经》注云："终天者，五行终天，运而无已也。"这便有关于天体上星宿的问题了。

《素问·五运行大论》说："览《太始天元册》文：'丹天之气，经于牛女戊分；黅天之气，经于心尾己分；苍天之气，经于危室柳鬼；素天之气，经于亢氐昂毕；玄天之气，经于张翼娄胃。'所谓戊己分者，奎壁角轸，则天地之门户也。夫候之所始，道之所生，不可不通也。"这说明十干化运，是由二十八宿位于天体上的方位来决定的，如图 2 所示。

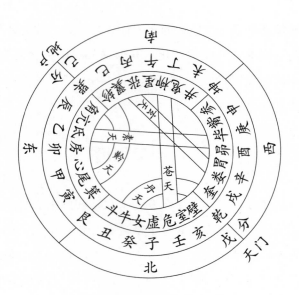

图2　五气经天化五运图

在图 2 中：丹天之气，即五行化见于天体的火气，火色赤，故曰"丹天"；黅天之气，即五行化见于天体的土气，土色黄，黅即黄色，故曰"黅天"；苍天之气，即五行化见于天体的木气，木色青，故曰"苍天"；素天之气，即五行化见于天体的金气，金色白，素，白色也，故曰"素天"；玄天之气，即五行化见于天体的水气，水色黑，玄，幽深而黑之色，故曰"玄天"。

在图 2 中：牛、女、心、尾、危、室、柳、鬼、亢、氐、昴、毕、张、翼、娄、胃、奎、壁、角、轸等，是天体上 28 星宿的宿名。它们分布于天体的情况是这样的：角、亢、氐、房、心、尾、箕，是东方苍龙七宿，凡 75 度，计角 12 度、亢 9 度、氐 15 度、房 5 度、心 5 度、尾 18 度、箕 11 度；斗、牛、女、虚、危、室、壁，是北方玄武七宿，凡 98 度，计斗 26 度、牛 8 度、女 12 度、虚 10 度、危 17 度、室 16 度、壁 9 度；奎、娄、胃、昴、毕、觜、参，是西方白虎七宿，凡 80 度，计奎 16 度、娄 12 度、胃 14 度、昴 11 度、毕 16 度、觜 2 度、参 9 度；井、鬼、柳、星、张、翼、轸，是南方朱雀七宿，凡 112 度。计井 33 度、鬼 4 度、柳 15 度、星 7 度、张 18 度、翼 18 度、轸 17 度。共周天 365 度。

从图 2 可以清楚地看到二十八星宿的方位及其干支所属，四方的地支代表着四季 12 个月，四方的天干即为五行方位所属。所谓"丹天之气，经于牛女戊分"者，即五行火气在天体上经过牛、女、奎、壁四宿时，在十干则适当戊、癸的方位，因而逢戊逢癸年，便是属火的气象运行主事，是为"戊癸化火"；所谓"黅天之气，经于心尾己分"者，即五行土气在天体上经过心、尾、角、轸四宿时，在十干则适当甲、己的方位，因而逢甲逢己年，便是属土的气象运行主事，是为"甲己化土"；所谓"苍天之气，经于危室柳鬼"者，即五行木气在天体上经过危、室、柳、鬼四宿时，在十干则适当于丁、壬的方位，因而逢丁逢壬年，便是属木的气象运行主事，是为"丁壬化木"；所谓"素天之气，经于亢氐昴毕"者，即五行金气在天体上经过亢、氐、昴、毕四宿时，在十干则适当乙、庚的方位，因而逢乙逢庚年，便是属金的气象运行主事，是为"乙庚化金"；所谓"玄天之气，经于张翼娄胃"者，即五行水气在天体上经过张、翼、娄、胃四宿时，在十干则适当丙、辛的方位，因而逢丙逢辛年，便是属水的气象运行主事，是为"丙辛化水"。

于此，尚须明确两个问题，即奎、壁、角、轸四宿何以分别称为戊分、己分？又何以叫作天门、地户呢？十天干在图2的方位中，甲乙木在东，丙丁火在南，庚辛金在西，壬癸水在北，戊己土应居于中央，今不居中央，而戊土寄于乾方的戌位，己土寄于巽方的辰位也。戊己为什么要这样分别寄居乾、巽二方呢？沈括《梦溪笔谈·象数》解释说："《素问》以奎壁为戊分，轸角为己分，奎壁在戌亥之间，谓之戊分，则戊当在戌也。角轸在辰巳之间，谓之己分，则己当在辰也。《遁甲》以六戊（戊辰、戊寅、戊子、戊戌、戊申、戊午）为天门，天门在戌亥之间，则戊亦当在戌；六己（己巳、己卯、己丑、己亥、己酉、己未）为地户，地户在辰巳之间，则己亦当在辰。辰、戌皆土位，故戊、己寄焉（即天干的土位，寄于地支的土位）。二说正相合。按字书，戌从戊从一，则戊寄于戌，盖有从来。辰文从厂（音汉），从戻（音身）……戻从乚（音隐）从己，则己寄于辰，与《素问》《遁甲》相符矣。五行，土常与水相随，'戊'阳土也，'一'水之生数，水乃金之子，水寄于西方金之末者，生水也，而旺土包之，此戊之理如是。'己'阴土也，'六'（十干，己在第六位）水之成数也，水乃木之母，水寄于东方之末者，老水也，而衰土（即是辰为木所制之土）相与隐于厂下者，水土之墓也，'厂'山岩之可居者，'乚'隐也。"其《遁甲》即《遁甲经》，专讲六甲循环推数的方法，为术书之一种。总之，辰、戌是十二支的土位，戊、己是十干的土位，土寄居于土位这是很自然的。

天门、地户的意义，张介宾的《类经图翼·奎壁角轸天地之门户说》有云："周天七政躔度（即日月星辰在天体上所经行的度数），则春分二月中，日躔壁初，以次而南，三月入奎、娄，四月入胃、昴、毕，五月入觜、参，六月入井、鬼，七月入柳、星、张。秋分八月中，日躔翼末，以交于轸，循次而北，九月入角、亢，十月入氐、房、心，十一月入尾、箕，十二月入斗、牛，正月入女、虚、危，至二月复交于春分而入奎、壁矣。是日之长也，时之暖也，万物之生发也，皆从奎、壁始；日之短也，时之寒也，万物之收藏也，皆从角、轸始。故曰春分司启，秋分司闭，夫既司启闭，要非门户而何？然自奎、壁而南，日就阳道，故曰天门；角、轸而北，日就阴道，故曰地户。"是天门、地户，亦《素问·天元纪大论》所谓"天以阳生阴长，地以阳杀阴藏"之意，阴阳消长之机之所从出的意义而已。

附带在这里谈一个问题，就是中国、印度、阿拉伯都有二十八星宿，特别是印度的二十八宿与我国尤为接近，竺可桢氏在《中国古代在天文学上的伟大贡献》一文曾说："我国有二十八宿，印度也有二十八宿。我们若把中国二十八宿和印度二十八宿相比较，知道中国二十八宿距星和印度相同者，有角、氐、室、壁、娄、胃、昴、觜、轸九宿。距星虽不同，而同在一个星座者，有房、心、尾、箕、斗、危、毕、参、井、鬼、柳十一宿。其距星之不同属于一个星座者，只有亢、牛、女、虚、奎、星、张、翼八个宿。而其中印度却以织女代我们的女宿，何鼓即牛郎，代我们的牛宿。从此可以知道二者是同出于一原的。这二十八宿究竟起源于中国还是起源于印度，从 19 世纪初叶起，西洋人热烈地辩论了一百多年，不得结论。但从中国二十八宿以角宿为带头，和牛、女两宿的变动看起来，二十八宿的发祥地，无疑是在中国。"[1]

二十八宿起源于中国，1875 年荷兰人薛莱格《星辰考源》略谓：西方之星座，自希腊、埃及传授而来，除少数外，非西方所创造；中国之星座乃全为中国所创造；西洋之星座与中国同者甚多，均自中国传入西洋；中国星座历史之悠久，可自天文地质各方面证明之[2]。

20 世纪初叶法国德沙素著《中国天文学》，亦主张二十八宿起源于中国

---

① 见《科学通报》1951 年第 2 卷第 3 期。

② 见薛莱格著《星辰考源》。

之说。日本前京都帝大校长天文学家新城新藏著《二十八宿之起源说》略称，二十八宿于中国在周初时代或其前所设定，而于春秋中叶以后自中国传出，经由中亚细亚传于印度，更传于波斯、阿拉伯地区①。

后人解释十干化五运的道理是从各年的第一个月建的寅位上产生的，如《素问运气论奥·论五音建运》中云："丙者火之阳，建于甲己岁之首，正月建丙寅，丙火生土，故甲己为土运。戊者土之阳，建于乙庚岁之首，正月建戊寅，戊土生金，故乙庚为金运。庚者金之阳，建于丙辛岁之首，正月建庚寅，庚金生水，故丙辛为水运。甲者木之阳，建于戊癸岁之首，正月建甲寅，甲木生火，故戊癸为火运。壬者水之阳，建于丁壬岁之首，正月建壬寅，壬水生木，故丁壬为木运。"这样解释，虽未必是化运的所以然，但确便于推算和记忆，故亦足资参考。《运气彀》并为五言韵语，尤便于记诵，其云：甲己丙为寅，余年更酌斟。乙庚当起戊，丙辛庚上寻。戊癸先生甲，丁壬复建壬。②

十干所化的"运"叫作"中运"，其意义则如《素问·六元正纪大论》所说："天气不足，地气随之；地气不足，天气从之。运居其中，而常先也。"天气在上，地气在下，运气居于天地之中，气交之分。故天气欲降，则居中的运必先之而降；地气欲升，而居中的运亦必先之而升。

"中运"通主一年的岁气，所以一般又有把中运叫作"大运"。《素问·天元纪大论》中云："甲己之岁，土运统之；乙庚之岁，金运统之；丙辛之岁，水运统之；丁壬之岁，木运统之；戊癸之岁，火运统之。"所谓"统"就是通纪一年的意思，例如甲年则为阳土运通纪全年，乙年则为阴土运通纪全年，其余类推。正因其能通纪一年，所以一般才把它叫作"大运"。

以上"五运"所从化生的基本知识既已了解，而在运用时还有几个主要内容必须了解，即太过不及、平气、主运、客运。兹分别列述如下。

二、太过不及

太过，即主岁的运气旺盛而有余；不及，即主岁的运气衰少而不足。甲、

---

① 见德沙素著《东洋天文学史研究》第四编，沈璇译中译本，1983 年中华学艺社出版。
② 《运气彀》明万历间大梁人张昶著。

丙、戊、庚、壬五阳干，均主岁运之有余，是为太过；乙、丁、己、辛、癸五阴干，均主岁运之衰少，是为不及。兹说明如下。

甲己化土，同样的"土运"主事，逢六甲年（甲子、甲戌、甲申、甲午、甲辰、甲寅）便为土运太过，即《素问·气交变大论》所谓"岁土太过，雨湿流行"是也；逢六己年（己巳、己卯、己丑、己亥、己酉、己未）便为土运不及，亦即《素问·气交变大论》所谓"岁土不及，风乃大行"是也。

丙辛化水，同样是"水运"主事，逢六丙年（丙寅、丙子、丙戌、丙申、丙午、丙辰）便为水运太过，即《素问·气交变大论》所谓"岁水太过，寒气流行"是也；逢六辛年（辛未、辛巳、辛卯、辛丑、辛亥、辛酉）便为水运不及，亦即《素问·气交变大论》所谓"岁水不及，湿乃大行"是也。

戊癸化火，同样的"火运"主事，逢六戊年（戊辰、戊寅、戊子、戊戌、戊申、戊午）便为火运太过，即《素问·气交变大论》所谓"岁火太过，炎暑流行"是也；逢六癸年（癸酉、癸未、癸巳、癸卯、癸丑、癸亥）便为火运不及，亦即《素问·气交变大论》所谓"岁火不及，寒乃大行"是也。

乙庚化金，同样的"金运"主事，逢六庚年（庚午、庚辰、庚寅、庚子、庚戌、庚申）便为金运太过，即《素问·气交变大论》所谓"岁金太过，燥气流行"是也；逢六乙年（乙丑、乙亥、乙酉、乙未、乙巳、乙卯）便为金运不及，亦即《素问·气交变大论》所谓"岁金不及，炎火乃行"是也。

丁壬化木，同样的"木运"主事，逢六壬年（壬申、壬午、壬辰、壬寅、壬子、壬戌）便为木运太过，即《素问·气交变大论》所谓"岁木太过，风气流行"是也；逢六丁年（丁卯、丁丑、丁亥、丁酉、丁未、丁巳）便为木运不及，亦即《素问·气交变大论》所谓"岁木不及，燥乃大行"是也。

"太过"是运本身的气胜，所以土太过则湿气流行，水太过则寒气流行，火太过则暑气流行，金太过则燥气流行，木太过则风气流行，以土为湿、水为寒、火为暑、金为燥、木为风也。"不及"是运本身的气衰，不能抵御克制之气。所以土不及则风气大行，风为木，木克土也；水不及则湿气大行，湿为土，土克水也；火不及则寒气大行，寒为水，水克火也；金不及则炎暑大行，炎为火，火克金也；木不及则燥气大行，燥为金，金克木也。

凡属甲、丙、戊、庚、壬太过之年，各运之气，每年都在大寒节（十二月中气）前十三日交运。凡属乙、丁、己、辛、癸不及之年，各运之气，都在大寒节后十三日交运。即《素问·气交变大论》所云："太过者先天，不及者后天。"又《素问·六元正纪大论》所云："运有余，其至先；运不及，其至后。"

三、平　气

五运之气既非"太过"又非"不及"便叫作"平气"，与太过、不及并称为"五运三纪"。如《素问·五常政大论》所谓"三气之纪"，就是指这太过、不及、平气三个不同之运而言的。十干化五运，不属于阳，便属于阴，阳为太过，阴为不及，为什么可以产生平气呢？则如张介宾《类经图翼·五运太少齐兼化逆顺图解》所谓："平气，如运太过而被抑，运不及而得助也。"

例如："癸巳"年是火运不及，因癸为阴火也，但"巳"在南方属火，则不及的癸火得着南方巳火的帮助，于是便平均而无不及之弊，因而火运不及的癸巳年便一变而为平气之年。又如："戊辰"年是火运太过，以戊属阳火也，但逢"辰"之年总是太阳寒水司天，太过的火运遇着司天的寒水之气，火便被水抑制住了，因而火太过的戊辰年又一变而为平气之年了。再如："辛亥"年是水运不及，以辛为阴水也，但"亥"在北方属水，不及的辛水得到北方亥水的帮助，于是亦平均而无不及之弊，因而水不及的辛亥年又一变而为平气之年。诸如此类，都是从年干和年支的关系来测定的。

另外还有一种情况，也可以产生平气。例如：每年的初运总是在年前的大寒节交接，假使是"丁亥"年，交运的第一天，与日甲子的"壬"相合，即是年干和日干相合，这叫作"干德符"，符者合也，亦称为平气。或者是交运的时刻甲子是"壬"，年干与时干合，还是为"干德符"，还是叫平气。

又如：在阴运不及之年，而所逢的月干皆符合相济，没有胜制者，仍然称为平气。总之，平气不能预期，要以当年的辰（年支）、日、时依法推算，才能确定。所以林亿校正《素问·五常政大论》说："王注太过不及，各纪年辰。此平木运注不纪年辰者，平气之岁，不可以定纪也。或者欲补注云：谓丁巳、丁亥、壬寅、壬申岁者，是未达也。"

运得其平，在气候方面的征象，就是无偏无颇、不胜不衰，五运之性，各守其平。故《素问·五常政大论》中云："平气何如而名，何如而纪也？……木曰敷和，火曰升明，土曰备化，金曰审平，水曰静顺。"木气敷布调柔，火气上升光明，土气备具生化，金气平颐无妄，水气清静顺流，此即为五运各守其平的征象，无论任何一运如此，则物阜民安，疾疫不兴了。

四、主　运

"主运"即五运之气分主于一年各个季节的岁气。主运之气全年分作五步运行，从木运开始，而火运，而土运，而金运，而水运。按着五行相生的次第运行，直至水运而终。每一步运，各主 73 日零 5 刻。

所谓"刻"即时刻，古时无钟表，用铜壶贮水，穿一小孔，使水自然滴漏，经一昼夜，则一壶之水漏尽，壶面平均刻作百格，视壶低至第几格，即知时间为第几刻。既刻百格，即是分一昼夜为百刻，每刻复分作十分，计时间的刻分，实由此起。广州尚保存有古铜壶，乃秦汉间南粤王赵佗故物，制作绝巧，非但漏水记刻，漏至某时，即有一铜牌浮出，上刻子丑等辰名，不稍紊乱。今通行分一昼夜为 24 小时，一小时为 60 分，又以 15 分为一刻，则一昼夜仅 96 刻，是刻分之名虽同，其实则异；"刻"则古时较短而今时较长，"分"则古时较长而今时较短。水漏之刻，起自寅初，相当上午 3 点钟，与今之计时起自夜半者不同，寅时初初刻，实为零刻，亦上午 3 点零分。

每年木运的起运都开始于大寒日，岁岁如此，居恒不变，略如图 3 所示。

从图 3 看出，要了解"主运"的内容，必须先弄清楚以下四个问题：五音建运；太少相生；五步推运；交司时刻等。兹分述如下。

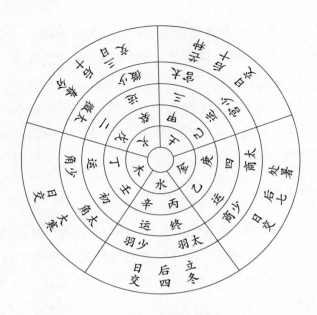

图 3　五运主运图

（一）五音建运

　　五音，即宫、商、角、徵、羽。由于五音亦随着春、夏、长夏、秋、冬五个季节不同的气运而发生，所以它们亦各属于五行，"宫"为土音，"商"为金音，"角"为木音，"徵"为火音，"羽"为水音。"角"者触也，谓由阳气所触动而发生也，"木"正是由于春阳之气发动而生者，所以"角"为木之音；"徵"者止也，谓阳盛而极、物盛则止也，"火"为盛阳之象，司炎暑之令，所以"徵"为火之音；"宫"者中也，为中和之义，惟土居中央，化生万物，所以"宫"为土之音；"商"者强也，为坚强之义，五行的金，性最坚强，所以"商"为金之音；"羽"者舒也，阴尽阳生，万物将由之而舒发，惟水气具有这种生机，冬尽春回，水能生木，所以"羽"为水之音。宫音最长、最下、最浊；羽音最短、最高、最清；商音次长、次下、次浊；徵音次短、次高、次清；角音介于长短、高下、清浊之间。

　　五音的解说既清楚了，便把它分别建立于五运十干之中。宫为土音，建于土运，在十干为甲己；商为金音，建于金运，在十干为乙庚；羽为水音，建于水运，在十干为丙辛；角为木音，建于木运，在十干为丁壬；徵为火音，建于火运，在十干为戊癸。此即《素问·阴阳应象大论》中云："东方生风，风生木……在音为角；南方生热，热生火……在音为徵；中央生湿，湿生土……在音为宫；西方生燥，燥生金……在音为商；北方生寒，寒生水……在音为羽。"

五音所具五行、五运之义，略尽于此。故《素问·五常政大论》《素问·六元正纪大论》诸篇亦屡言之，其旨亦无非是见其所言五音，即知其所言之五运，如斯而已。

（二）太少相生

由于十干有阴阳之别，五音建于五运，亦应有阴阳的区分。据《素问·六元正纪大论》叙述六十年运气病治之纪的记载，是以"太"和"少"来区分五音之阴阳的。如：十干以甲、丙、戊、庚、壬为阳，乙、丁、己、辛、癸为阴，在阳干则属"太"，在阴干则属"少"。例如：甲己土均为宫音，阳土甲则属"太宫"，阴土己则属"少宫"；乙庚金均为商音，阳金庚则属"太商"，阴金乙则属"少商"；丙辛水均为羽音，阳水丙则属"太羽"，阴水辛则属"少羽"；丁壬木均为角音，阳木壬则属"太角"，阴木丁则属"少角"；戊癸火均为徵音，阳火戊则属"太徵"，阴火癸则属"少徵"。

五运的相生，即为木生火，火生土，土生金，金生水，水生木。五音既建于五运之中了，当然亦必以五运相生之次而生。但除此而外，另有一个太、少互为相生之义存乎其中，所谓太少相生，亦即阴阳相生。试以甲己土年为例：甲为阳土，土生金，便是阳土生阴金，于五音便是太宫生少商；金生水，便是阴金生阳水，即少商生太羽；水生木，便是阳水生阴木，即太羽生少角；木生火，便是阴木生阳火，即少角生太徵；火生土，便是阳火生阴土，即太徵生少宫。己为阴土，土生金，便是阴土生阳金，即少宫生太商；金生水，便是阳金生阴水，即太商生少羽；水生木，便是阴水生阳木，即少羽生太角；木生火，便是阳木生阴火，即太角生太徵；火生土，便是阴火生阳土，即少徵生太宫。如此太、少相生，以衍成运气阴阳的变化。正如《类经图翼·五音五运太少相生解》所云："盖太者属阳，少者属阴，阴以生阳，阳以生阴，一动一静，乃成易道。故甲以阳土，生乙之少商；乙以阴金，生丙之太羽；丙以阳水，生丁之少角；丁以阴木，生戊之太徵；戊以阳火，生己之少宫；己以阴土，生庚之太商；庚以阳金，生辛之少羽；辛以阴水，生壬之太角；

壬以阳木，生癸之太徵；癸以阴火，复生甲之太宫。"

"太"为有余，"少"为不足，不仅纪主运如此，中运、客运，亦各有太少相生之义，如图4所示。于图4中可以清楚地看出，年干排列的顺序，是按照五运太少相生的顺序而衍变以至无穷的。

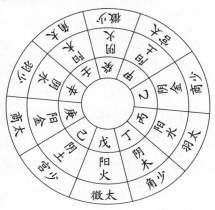

图4　五音建运太少相生图

（三）五步推运

"主运"五步分在一年的五个季节中。木运主春季而属角，木能生火，故火运次之，主夏季而属徵；火能生土，故土运又次之，主长夏季而属宫；土能生金，故金又次之，主秋季而属商；金能生水，故水运又次之，主冬季而属羽。在这春木角、夏火徵、长夏土宫、秋金商、冬水羽的次序中，再辨别其属阳年、属阴年，或为太、或为少，从其主岁运的本身而推到初运木角，这就叫作"五步推运"，也就是从"中运"年干本身推算本年五个季节分主五运阴阳的步骤。兹说明如下。

甲年为阳土，运属太宫，按照五运主运图，从"太宫"土运依次上而推至初运的"角"，便会看到，生太宫的是少徵，生少徵的是太角，因而甲年的主运便是起于太角。太少相生则为：太角生少徵，少徵生太宫（甲本运），太宫生少商，少商生太羽，而终于太羽。

己年为阴土，运属少宫，按照五运主运图，从"少宫"土运依次上而推至初运的"角"，便会看到，生少宫的是太徵，生太徵的是少角，因而己年的主运便是起于少角。少太相生则为：少角生太徵，太徵生少宫（己本运），少宫生太商，太商生少羽，而终于少羽。

乙年为阴金，运属少商，按照五运主运图，从"少商"金运依次上而推至初运的"角"，便会看到，生少商的是太宫，生太宫的是少徵，生少徵的是太角，因而乙年的主运便是起于太角。太少相生则为：太角生少徵，少徵生太宫，太宫生少商（乙本运），少商生太羽，而终于太羽。

庚年为阳金，运属太商，按照五运主运图，从"太商"金运依次上而推至初运的"角"，便会看到，生太商的是少宫，生少宫的是太徵，生太徵的是少角，因而庚年的主运便是起于少角。少太相生则为：少角生太徵，太徵生少宫，少宫生太商（庚本运），太商生少羽，而终于少羽。

丙年为阳水，运属太羽，按照五运主运图，从"太羽"水运依次上而推至初运的"角"，便会看到，生太羽的是少商，生少商的是太宫，生太宫的是少徵，生少徵的是太角，因而丙年的主运便是起于太角。太少相生则为：太角生少徵，少徵生太宫，太宫生少商，少商生太羽（丙本运），而终于太羽。

辛年为阴水，运属少羽，按照五运主运图，从"少羽"水运依次上而推至初运的"角"，便会看到，生少羽的是太商，生太商的是少宫，生少宫的是太徵，生太徵的是少角，因而辛年的主运便是起于少角。少太相生则为：少角生太徵，太徵生少宫，少宫生太商，太商生少羽（辛本运），而终于少羽。

丁年为阴木，运属少角，按照五运主运图，"少角"本身是初运，无从上推，则丁年即从少角起算。少太相生即：少角（丁本运）生太徵，太徵生少宫，少宫生太商，太商生少羽，而终于少羽。

壬年为阳木，运属太角，按照五运主运图，"太角"本身是初运，亦无从上推，则壬年便从太角起算。太少相生即：太角（壬本运）生少徵，少徵生太宫，太宫生少商，少商生太羽，而终于太羽。

戊年为阳火，运属太徵，按照五运主运图，从"太徵"火运上推一步，即是少角，因而戊年的主运便是起于少角。少太相生则为：少角生太徵（戊本运），太徵生少宫，少宫生太商，太商生少羽，而终于少羽。

癸年为阴火，运属少徵，按照五运主运图，从"少徵"火运上推一步，即是太角，因而癸年的主运便是起于太角。太少相生则为：太角生少徵（癸本运），少徵生太宫，太宫生少商，少商生太羽，而终于太羽。

如此逐步推算，本年的主运在某一步才了如指掌，而主运必始于"角"
而终于"羽"，主运一定不易之序亦更为明白了。

（四）交司时刻

主运五步，分司于五季，而为每岁之常令，其于各年交司的时刻如下，
其中"刻"的意思已在前解释过了。

1. 申、子、辰年

初运角：大寒日寅时初初刻起。

二运徵：春分后十三日寅正一刻起。

三运宫：芒种后十日卯初二刻起。

四运商：处暑后七日卯正三刻起。

五运羽：立冬后四日辰初四刻起。

2. 巳、酉、丑年

初运角：大寒日巳初初刻起。

二运徵：春分后十三日巳正一刻起。

三运宫：芒种后十日午初二刻起。

四运商：处暑后七日午正三刻起。

五运羽：立冬后四日未初四刻起。

3. 寅、午、戌年

初运角：大寒日申时初初刻起。

二运徵：春分后十三日申正一刻起。

三运宫：芒种后十日酉初二刻起。

四运商：处暑后七日酉正三刻起。

五运羽：立冬后四日戌初四刻起。

4. 亥、卯、未年

初运角：大寒日亥初初刻起。

二运徵：春分后十三日亥正一刻起。

三运宫：芒种后十日子初二刻起。

四运商：处暑后七日子正三刻起。

五运羽：立冬后四日丑初四刻起。

申、子、辰、寅、午、戌六阳年，寅为木，午为火，申为金，子为水，辰与戌为土，此为五行之属于阳者；巳、酉、丑、亥、卯、未六阴年，卯为木，巳为火，酉为金，亥为水，丑与未为土，此为五行之属于阴者。凡阳年的初运，均起于阳时，所以申、子、辰三阳年都起于"寅"时，寅、午、戌三阳年都起于"申"时；凡阴年的初运，均从阴时起，所以巳、酉、丑三阴年都起于"巳"时，亥、卯、未三阴年都起于"亥"时。统观六阴六阳十二年中所交司的时刻，从"寅"到"丑"顺序而下，与一年中月建的次序秩然无紊，五运推移而司岁气的道理，于此越发显然可见。《素问·六元正纪大论》云："先立其年，以明其气，金、木、水、火、土运行之数，寒、暑、燥、湿、风、火临御之化，则天道可见，民气可调。"

至此，所谓"主岁之纪"，所谓"立年明气"等道理，均在以上四个部分的内容中分别说明了。概言之，主运的建立是为了明确一年五纪常令运行的次序而已。

五、客　　运

客运者，即据中运之推步而计算者也。前面讲过中运通管一年之气候特点，客运则以每年的中运为初运，循着五行相生的次序，分五步运行，每步仍为73日零5刻，行于主运之上。与主运相对而言，所以便称作"客运"，逐岁运行，10年一周。

例如：甲己年属土运，甲年为阳土为太宫，己年为阴土为少宫。逢甲年便以"太宫"阳土为初运；土生金，太生少，则"少商"为二运；金生水，少生太，则"太羽"为三运；水生木，太生少，则"少角"为四运；木生火，少生太，则"太徵"为终运。逢己年便以"少宫"阴土为初运；土生金，少生太，则"太商"为二运；金生水，太生少，则"少羽"为三运；水生木，少生太，则"太角"为四运；木生火，太生少，则"少徵"为终运。

凡乙、庚、丙、辛、丁、壬、戊、癸诸年，均如此太少相生，10年一司令，而轮周十干，周而复始。

于此看出主运与客运的异同是：阴阳干互为起运，太少相生，五行顺序，五步推移等，都是相同的；惟"主运"年年始于春角，终于冬羽，万年不变；而"客运"必须以本年的中运为初运，循五行次序，太少相生，十年之内，年年不同，10年一周，周而复始。客运、主运相较的极大不同处在于，主运年年不变，客运年年不同。客运的运行规律如图5所示，以觇其10年运行的次序。

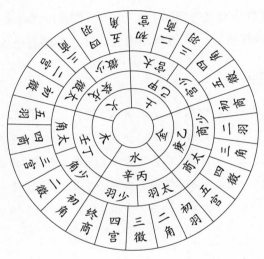

图5　五运客运图

在《素问》的几篇"大论"里，虽然未对客运进行系统的叙述，而于《素问·六元正纪大论》中确有客运定局的程式，其式如下：

壬年：太角（初正）　少徵　　太宫　　少商　　太羽（终）

戊年：太徵　　　　少宫　　太商　　少羽（终）　少角（初）

甲年：太宫　　　　少商　　太羽（终）　太角（初）　太徵

庚年：太商　　　　少羽（终）　少角（初）　太徵　　少宫

丙年：太羽（终）　太角（初）　少徵　　太宫　　少商

丁年：少角（初正）　太徵　　少宫　　太商　　少羽（终）

癸年：少徵　　　　太宫　　少商　　太羽（终）　太角（初）

己年：少宫　　　　太商　　少羽（终）　少角（初）　太徵

乙年：少商　　　　太羽（终）　太角（初）　少徵　　太宫

辛年：少羽（终）　　　少角（初）　　　太徵　　　　少宫　　　　太商

　　这个程式，基本还是以"主运"为主来立的局。如它所注的"初"，即是指每年主运的初运，"终"即每年主运的终运。所以"初"字都注之于"角"，而"终"字均注之于"羽"，即是每年主运均始于"角"而终于"羽"的意义。惟十干各年的第一列，或角、或徵、或宫、或商、或羽，则为客运的初运。如壬年太角、戊年太徵、甲年太宫、庚年太商、丙年太羽、丁年少角、癸年少徵、己年少宫、乙年少商、辛年少羽，都是表达该年客运的初运。至壬年太角和丁年少角，又多注一"正"字，系指这两年的主运和客运五步太少相生都是一致的，其他八年便没有这种情况了，"正"者谓其得四时之正也。

　　唯陆筦泉《运气辨》[①]，谓五运当两分回环，亦颇有道理，其式如下：

1. 太角壬统五运

壬年：太角（初正）　　少徵（癸）　　太宫（甲）　　少商（乙）　　太羽（终丙）

癸年：少徵　　　　　太宫（甲）　　少商（乙）　　太羽（终丙）　太角（初壬）

甲年：太宫　　　　　少商（乙）　　太羽（终丙）　太角（初壬）　少徵（癸）

乙年：少商　　　　　太羽（终丙）　太角（初壬）　少徵（癸）　　太宫（甲）

丙年：太羽（终）　　太角（初壬）　少徵（癸）　　太宫（甲）　　少商（乙）

2. 少角丁统五运

丁年：少角（初正）　　太徵（戊）　　少宫（己）　　太商（庚）　　少羽（终辛）

戊年：太徵　　　　　少宫（己）　　太商（庚）　　少羽（终辛）　少角（初丁）

己年：少宫　　　　　太商（庚）　　少羽（终辛）　少角（初丁）　太徵（戊）

庚年：太商　　　　　少羽（终辛）　少角（初丁）　太徵（戊）　　少宫（己）

辛年：少羽（终）　　少角（初丁）　太徵（戊）　　少宫（己）　　太商（庚）

　　丁、壬两年，主运、客运是一样的，所以便用其阴阳之不同，而分统其五运的回环。这样回环，从客运的 10 年一周来看，按壬、癸、甲、乙、丙、丁、戊、己、庚、辛之序，这 10 年依次是太少相生的。从壬、丁分统之五运来看，每年亦是壬、癸、甲、乙、丙、丁、戊、己、庚、辛五步太少相生的，而年干下之运，即是客运。主客运的异同，于兹益判。

───────────────

　　① 陆筦泉，名儋辰，清乾道间海陵海安人，所著《运气辨》二卷，载《海陵丛刻》中。

第四讲 六 气

"五运"是探讨一年五个季节变化的运行规律，而"六气"是从我国的气候区划、气候特征来讨论气旋活动的规律，这当中自然也包括对灾害性天气的研究。现代的气候学家认为，中国除高山、高原外，可分为五带，从北到南为寒温带、温带、暖温带、积温带、热带。古人的气候区划，是从五方观念来的，所以才有东方生风、南方生热、中央生湿、西方生燥、北方生寒之说。其中把"风"与热、湿、燥、寒相提并论，便知其所说的"风"不是指风向、风力，而是代表气候温和之意。故《素问·五运行大论》在发挥"东方生风"的具体内容时便说："在天为风，在地为木……在气为柔……其性为喧，其德为和，其用为动，其色为苍……其化为荣，其政为散，其令宣发。"总起来说，无非就是一种春风温和的气象，因此可以说"东方生风"，就是"东方生温"之意。这样，东方温，南方热，中央湿，西方燥，北方寒，也是对气候的五种区划方法。

由于东、南、中、西、北等五方的区划不同，因而各个区划的干燥度、蒸发量、雨量、积温等都不同，因此必然要产生不同的气旋活动，于是出现温、热、湿、燥、寒不同的气候特征。既然已将气候分为五个区划，为什么却对气候提出六种不同的特征呢？气候的六种特征即风、热、湿、火、燥、寒等六气，与五行相较，五行有"水"而无"热"，六气则有"火"又有"热"，五行之"火"，尚可别为君火、相火，而六气之"热"即相当于君火，六气之"火"即属于相火。在五行中"君火"属阴"相火"属阳，在六气中"热"则为阴"火"则为阳。

正如《素问·天元纪大论》所说："厥阴之上，风气主之；少阴之上，热气主之；太阴之上，湿气主之；少阳之上，相火主之；阳明之上，燥气主之；太阳之上，寒气主之。所谓本也，是谓六元。"风、热、湿、火、燥、寒六气之化，复用三阴三阳以为之识别，风化厥阴，热化少阴，湿化太阴，火化少阳，燥化阳明，寒化太阳。以六气之化为本，三阴三阳之辨为标。这六种具有不同特征的气候，时至而气至，便为宇宙间的六元正气；如果化非其时，便为邪气，也就是气候学所谓的灾害性天气。《素问·五运行大论》

所谓"非其位则邪，当其位则正"，就是这个道理。

在六种不同特征的气候之中，有热、有火、有燥，而风又属于温，似乎三分之二都偏于温热，这可能是根据我国的气候特点而产生的认识。从气象学来看，中国处于亚热带，它的位置介于热带与温带之间，是一个过渡地带。据竺可桢氏《论我国气候的几个特点及其与粮食作物生产的关系》一文称："中国太阳年总辐射量超出西欧和日本，最高地区在西藏、青海、新疆，黄河流域次之，长江流域与大部分华南地区较少，与世界各国相比，我国西北地区不亚于地中海沿岸的埃及、西班牙和意大利，即长江流域与华南较之日本与西欧，仍不愧为天赋独厚的地区。"[①] 即是说，我国的太阳辐射总量，长江流域与华南地区较少，但与日本及西欧相比，仍然要多，所以我国始终是以产水稻著称的国家之一。古人虽不可能测知确切的太阳辐射量，但他们在物候观测方面、农业生产方面积累了大量的经验，亦大体知道太阳对中国地区的影响是很大的。故朱丹溪在《格致余论·阳有余阴不足论》中说"月禀日光以为明"，又在《格致余论·相火论》中说"天主生物恒于动"，张介宾在《类经附翼·大宝论》中说"天之和者惟此日，万物生者惟此日"，这些重视太阳的论点是有其实践意义的。于此可知，六气中之言温、言热、言火、言燥独多，便不难于理解了。

一、十二支化气

各具不同特征的六气，在运气学说中，是用配合十二支的方法来推衍分析的，一般简称之为"十二支化气"。正如《素问·五运行大论》所说："子午之上，少阴主之；丑未之上，太阴主之；寅申之上，少阳主之；卯酉之上，阳明主之；辰戌之上，太阳主之；巳亥之上，厥阴主之。""上"是指在天之气而言。犹言逢子、午之年，则为少阴君火之气所主；逢丑、未之年，则为太阴湿土之气所主；逢寅、申之年，则为少阳相火之气所主；逢卯、酉之年，则为阳明燥金之气所主；逢辰、戌之年，则为太阳寒水之气所主；逢巳、亥之年，则为厥阴风木之气所主。这与前述十二支配五行有很大的不同：前为"子"与"亥"配为水，此为"子"与"午"配为少阴君火；前为"午"与

"巳"配为火，此为"巳"与"亥"配为厥阴风木；前为"寅"与"卯"配为木，此为"寅"与"申"配为少阳相火；前为"申"与"酉"配为金，此为"卯"与"酉"配为阳明燥金；前为"辰""戌"与"丑""未"配为土，此为"丑"与"未"配为太阴湿土，"辰"与"戌"配为太阳寒水。兹将十二支配五行、六气的差异列表如表3所示。

表3　十二支配五行与化六气比较表

寅卯	午巳	辰戌丑未	申酉	子亥
木	火	土	金	水

厥阴风木	少阴君火	少阳相火	太阴湿土	阳明燥金	太阳寒水
巳亥	子午	寅申	丑未	卯酉	辰戌

为什么六气要这样组配呢？《素问·六元正纪大论》说："寒、暑、燥、湿、风、火，临御之化。"所谓"临御"者，主制为"临"，从侍为"御"。也就是说，寒水、君火（热）、相火、湿土、燥金、风木等六气，总是由阴阳两个方面，一主一从，两相激动而发生的。正如《素问·天元纪大论》云："动静相召，上下相临，阴阳相错，而变由生也。"

这种临御主从的作用，王冰解释为"正对之化"，他在《素问六气玄珠密语》中说："正化者，即天令正化其令，正无邪化，天气实故也……对化者，即对位冲化也。对化即天令虚，易其正数，乃从成也。"

究竟怎样"正对之化"呢？所谓正化、对化，如图6所示，一"正"一"对"而施化六气也。刘温舒对此颇有较明晰的解释，他在《素问入式运气论奥·论客气》中云："六气分上下左右而行天令，十二支分节令时日而司地化。上下相召，而寒、暑（热）、燥、湿、风、火与四时之气不同者，盖相临不一而使然也。六气司于十二支者，有正对之化也。然厥阴所以司于巳亥者，何也？谓厥阴木也，木生于亥，故正化于亥，对化于巳也。虽有卯为正木之分，乃阳明燥金对化也，所以从生而顺于巳也。少阴所以司于子午者，何也？谓少阴为君火尊位，所以正得南方离位，故正化于午，对化于子也。太阴所以司于丑未者，何也？谓太阴为土，土属中宫，寄于坤位西南，居未分也，故正化于未，对化于丑也。少阳所以司于寅申者，何也？谓少阳相火，位卑于君火也，虽有午位，君火居之，火生于寅，故正化于寅，对化于申也。阳明所以司于卯酉者，何也？谓阳明为金，酉为西方，西方属金，故正化于酉，对化于卯也。太阳所以司于辰戌者，何也？谓太阳为水，虽有子位，以居君火对化，水乃伏土中，即六戊天门戌是也，六巳地户辰是也，故水虽土用，正化于戌，对化于辰也……此天之阴阳合地之十二支，动而不息者也。"

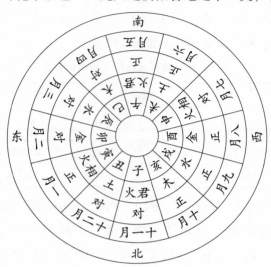

图6　六气正对化图

总之，所谓正化、对化，不是取其方位之所在，就是含有阴阳五行相生之的意义。如"子"与"午"均为君火，"午"之方位在南，月建为五月，南方与五月仲夏均属火，所以"午"为正化；"子"之月建为十一月，居正北方，与正南方之"午"遥遥相对，故"子"为对化。又如"未"与"丑"均为湿土，"未"之方位在西南方，月建为六月，六月为长夏，正当湿土旺季，所以"未"为正化；"丑"之月建为十二月，位居东北方，与在西南方之"未"遥遥相对，故"丑"为对化。又如"寅"与"申"均为相火，正月建寅，在时令为孟春，正当木气旺时，木能生火，为火之母，所以"寅"为正化；"申"之月建为七月，七月初秋属燥金，是下半年的第一月，与上半年的正月的"寅"遥遥相对，故"申"为对化。又如"酉"与"卯"均为燥金，"酉"之月建为八月，正是西方金气旺盛的季节，所以"酉"为正化；"卯"之月建为二月，八月仲秋，二月仲春，仲春"卯"与仲秋"酉"遥遥相对，故"卯"为对化。又如"戌"与"辰"均为寒水，"戌"之月建为九月，适逢秋金隆盛之时，金能生水，为水之母，所以"戌"为正化；"辰"之月建为三月，三月为季春，与季秋之"戌"遥遥相对，故"辰"为对化。又如"亥"与"巳"均为风木，"亥"之月建为十月，为水令之孟冬月，水能生木，为木之母，所以"亥"为正化；"巳"之月建为四月，属孟夏月，与孟冬月之"亥"遥遥相对，故"巳"为对化。

《灵枢·卫气行》中云："子午为经，卯酉为纬。"在天象，"定"者为经"动"者为纬。子、午当南北二极，居其所而不移，所以"子午为经"；卯、酉居于东西两端，东升西降，列宿周旋无已，所以"卯酉为纬"。子午、卯酉之所以成为天体之经纬，仍不外于东西、南北的一"正"一"对"，明乎此，则"正对之化"的道理可以不费辞而解了。

"六气"的主要内容还包括主气、客气、客主加临等三个方面的内容，兹分别叙述如次。

二、主　气

主气，又叫地气，即风木、君火、相火、湿土、燥金、寒水等六气，分主于春夏秋冬二十四节气，体现了一年不同季节气候的不同特点和变化，六气的次序是按木、火、土、金、水五行相生之序而排列的。

厥阴风木为"初气"，主"春分"前 60 日又 87 刻半，以风木是东方生气之始，"初气"从十二月中的大寒日起算，经过立春、雨水、惊蛰，至二月中的"春分"前夕；木能生火，则少阴君火为"二气"，主"春分"后 60 日又 87 刻半，从二月中的"春分"起算，经过清明、谷雨、立夏，至四月中的"小满"前夕；火有君相之分，且君相相随，君火在前相火在后，所以少阳相火势必要紧接着君火而为"三气"，主"夏至"前后各 30 日又 43 刻有奇，从四月中"小满"起算，经过芒种、夏至、小暑，至六月中的"大暑"前夕；火能生土，则太阴湿土为"四气"，主"秋分"前 60 日又 87 刻半，从六月中的"大暑"起算，经过立秋、处暑、白露，至八月中的"秋分"前夕；土能生金，则阳明燥金为"五气"，主"秋分"后 60 日又 87 刻半，从八月中的"秋分"起算，经过寒露、霜降、立冬，至十月中的"小雪"前夕；金能生水，则太阳寒水为"终气"，主"冬至"前后各 30 日又 43 刻有奇，从十月中的"小雪"起算，经过大雪、冬至、小寒，至十二月中的"大寒"前夕。一年的主气，至此而一周，兹列图 7 说明之。

《素问·六微旨大论》说："愿闻地理之应六节气位何如……曰：显明之

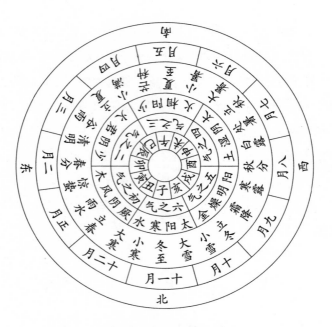

图 7　六气主时节气图

右，君火之位也；君火之右，退行一步，相火治之；复行一步，土气治之；复行一步，金气治之；复行一步，水气治之；复行一步，木气治之；复行一步，君火治之。"六步主气的推移，就是这样推算出来的，兹结合图 7 来理解这段文字。

图 7 中最小圈的十二支，即表示地平之方位，即所引《素问·六微旨大论》所问之"地理"，亦即 12 个月的月建。"显明"者据王冰注云"日出谓之显明"，有了地平方位，则"显明之右，君火之位"一语就容易理解。按日出的地平方位，虽四季不同，又因地面纬度而各异，但取其平均，则为正东方的"卯"位。又以二十四节气分配四方，则"冬至"位正北，"春分"正东，"夏至"正南，"秋分"正西，这样四时的中气（即二"分"二"至"），居于四正方于理最惬，因而"显明"即是"春分"的"卯"位，"显明"即在正东。若人向东而立，则"显明之右"为从正东之点南迤，从图 7 中的十二支看，则从"卯"位移至"巳"位，若从第四圈的节气看，则是由"春分"到"小满"，这一步凡 60 日又 87 刻半，为少阴君火之位。"君火之右，退行一步"，即从"巳"位至"未"位，即从"小满"至"大暑"，这一步即少阳相火之位。所谓"退行"者，古天文学家以日月五星各于其本天缓缓东行，以东行为进，西行为退也。以此依次步推，则从"未"至

1058

"酉",即从"大暑"至"秋分",为太阴湿土之位;从"酉"至"亥",从"秋分"至"小雪",为阳明燥金之位;从"亥"至"丑",即从"小雪"至"大寒",为太阳寒水之位;从"丑"至"卯",即从"大寒"至"春分",为厥阴风木之位。于此,总为六步,共得 365 日又 25 刻,一岁一周遍,年年无异动,此所以称为主时之六气,即"主气"也。

三、客　气

前面谈到"主气"属于地气,那么"客气"便不言而可知属于天气了。地为阴主静(与动相对而言,不是绝对静止不动),所以主气六步,始于春木,终于冬水,居恒不变。天为阳主动,所以"客气"便运行于天,动而不息。主气分为六步,客气亦分做六步,即:司天之气、在泉之气、上下左右四间气。"客气"六步的次序,是从阴阳先后次序来排定的,即先"三阴"后"三阳"。三阴者以"厥阴"为始,次"少阴",又次"太阴",即厥阴为一阴,少阴为二阴,太阴为三阴。三阳者则以"少阳"为始,次"阳明",又次"太阳",即少阳为一阳,阳明为二阳,太阳为三阳。合三阴三阳六气而计之,则一厥阴,二少阴,三太阴,四少阳,五阳明,六太阳,分布于上下左右,互为司天,互为在泉,互为间气,便构成了司天、在泉、四间气的六步运行。司天、在泉,又各有南北主政之不同,而称为"南北政",兹分述之。

(一)司天在泉

司天、在泉、四间气,为"客气"运行的六步。凡主岁的气为"司天",位当三之气;在司天的下方,恰与之相对的,是为"在泉",位当终之气;司天的左方为"左间气",右方为"右间气";在泉的左方亦有"左间气",在泉的右方亦有"右间气"。"间"即间隔于司天、在泉之中的意思。因为司天、在泉的左右都各有一间气,所以又统称作"四间气",略如图 8 所示(图 8 中间的圆圈所示为图例)。

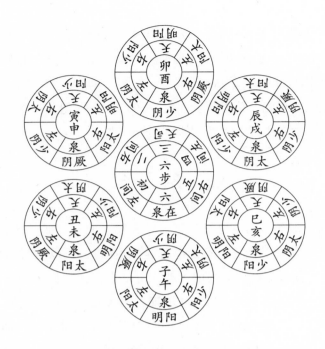

图 8　司天在泉左右间气图

从图例可知：每岁的"客气"总是始于"司天"前的第二位，即"在泉"的左间，是为"初气"；从此向右退行而到二气，即"司天"的右间；而三气，即"司天"本身；而四气，即"司天"的左间；而五气，即"在泉"的右间；而终气，即为"在泉"本身。一步一气，各主 60 日又 87 刻半。《素问·六微旨大论》中所云"所谓步者，六十度而有奇"，就是指此而言。

《素问·六微旨大论》中又云："上下有位，左右有纪。故少阳之右，阳明治之；阳明之右，太阳治之；太阳之右，厥阴治之；厥阴之右，少阴治之；少阴之右，太阴治之；太阴之右，少阳治之。此所谓气之标，盖南面而待之也。"六步客气在天的位置，也就是按着这个顺序排列的。古人以为大地包于浑天之中，因而假设人居于上列六个小圆圈任何一圈的圆心，则出现面对"少阳"时，则"阳明"在右，面对"阳明"时，则"太阳"在右，此即所谓"南面而待之也"的意思。所谓"上下有位"，即指"司天"在上"在泉"居下，各定其位。上下之位既定，"司天"就有左右间气，"在泉"也有左右间气，这便是"左右有纪"的意思。

又如《素问·五运行大论》中云："天地者，万物之上下；左右者，阴阳之道路……所谓上下者，岁上下见阴阳之所在也。左右者，诸上见厥阴，左少阴，右太阳；见少阴，左太阴，右厥阴；见太阴，左少阳，右少阴；见少阳，左阳明，右太阴；见阳明，左太阳，右少阳；见太阳，左厥阴，右阳明。所谓面北而命其位，言其见也。"阴阳之所在"即指三阴、三阳之所在，"上见"即指司天，司天的位置既经确定，司天的左右间气便自然随之而定。如上见"厥阴"司天，则左"少阴"而右"太阳"，如上列巳、亥圆图；上见"少阴"司天，则左"太阴"而右"厥阴"，如上列子、午圆图。其他各气均按此类推，南方为上，上见司天，人必须北立于图之南，则左右阴阳自见，即所谓"面北而命其位，言其见也"。

《素问·五运行大论》又云："何谓下……曰：厥阴在上，则少阳在下，左阳明，右太阴；少阴在上，则阳明在下，左太阳，右少阳；太阴在上，则太阳在下，左厥阴，右阳明；少阳在上，则厥阴在下，左少阴，右太阳；阳明在上，则少阴在下，左太阳，右厥阴；太阳在上，则太阴在下，左少阳，右少阴。所谓面南而命其位，言其见也。""下"即指"在泉"而言，这是以"在泉"方位为主，而定左右间气。"厥阴在上，则少阳在下"，如"厥阴"司天之年，"在泉"之气即为"少阳"，"阳明"便位于"在泉"的左间，"太阴"便位于在泉的右间，如图 8 中巳、亥圆图所示。其余五气，依次参看各个小圆图，自可类推而得。在上之司天既属南方，在泉即在司天垂直之下，自属北方了。人面南立于图之北，则左右阴阳自见，即所谓"面南而命其位，言其见也"。

六气的互为司天、互为在泉、互为间气，是按着十二支的顺序迭为迁转的。《素问·五运行大论》中云："动静何如……曰：上者右行，下者左行，左右周天，余而复会也。"司天之气在上，不断地右转，自上而右，以降于地；在泉之气在下，不断地左转，自下而左，以升于天。即如图 9所示。

例如：戌年"太阳"司天，"太阴"在泉，转圆图"太阳"于上方，则"太阴"自然在下方；亥年"厥阴"司天，"少阳"在泉，将圆图依箭头所示转"厥阴"于上方，则"少阳"自然在下方。图中箭头所指之方向，在上者自左向右，在下者自右向左，这就是"上者右行，下者左行"的意思。如此"左右周天"，一周之后而"复会也"。

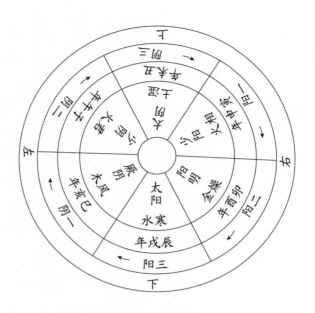

图9 六气互为上下左右图

从图9还可以看出司天、在泉之气，总是一阴对一阳、二阴对二阳、三阴对三阳而上下相交的。如一阴厥阴司天，便是一阳少阳在泉；二阴少阴司天，便是二阳阳明在泉；三阴太阴司天，便是三阳太阳在泉；一阳少阳司天，便是一阴厥阴在泉；二阳阳明司天，便是二阴少阴在泉；三阳太阳司天，便是三阴太阴在泉。天地阴阳之数相参，就是这样秩然不紊的。

《素问·至真要大论》中云："六气分治，司天地者，其至何如……曰：厥阴司天，其化以风；少阴司天，其化以热；太阴司天，其化以湿；少阳司天，其化以火；阳明司天，其化以燥；太阳司天，其化以寒……地化奈何……曰：司天同候，间气皆然。"这是说六气的特性，即厥阴风、少阴热、太阴湿、少阳火、阳明燥、太阳寒，无论其为"司天"、为"在泉"（地化）、为"间气"，其特性都是一样的。

这里还要解释一点，即司天、在泉、四间气虽各分做六步走，而司天、在泉两气，又可以主岁。如《素问·至真要大论》所云："间气何谓……曰：司左右者，是谓间气也……何以异之……曰：主岁者纪岁，间气者纪步也。""主岁"即指司天、在泉之气而言，谓司天、在泉可以共主一岁之气，而不仅各主一步。惟四间气只能"纪步"，即一个间气只管辖60日又87刻半，这是四间气与司天、在泉不同的地方。

司天、在泉又怎样纪岁呢？《素问·六元正纪大论》中云："岁半之前，天气主之；岁半之后，地气主之。"即是说，"司天"通主上半年，即始于十二月中的大寒，终于六月初的小暑；"在泉"通主下半年，即始于六月中的大暑，终于十二月初的小寒。正如《素问·至真要大论》所云："初气终三气，天气主之……四气尽终气，地气主之。""初气终三气"，即由初气、二气到三气；"四气尽终气"，即由四气、五气到终气；前三气属于"司天"之气，故曰"天气主之"；后三气属于"在泉"之气，故曰"地气主之"。

（二）南北政

"南北政"之说，旧注多谓"甲己岁"为南政，余岁皆为北政，其义多以尊土为说，似属牵强。唯陆筦泉的《运气辨》① 谓南北政之分在于岁阴有南北之分布，较他说为胜，兹从陆氏之说而叙述如下。

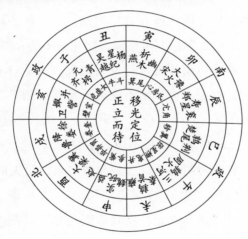

图10　南北政分宫次星土图

无论司天、在泉，都有南政与北政的区分。"南"即黄道南纬，起于寿星辰宫，一直到娵訾亥宫，因而岁支的亥、子、丑、寅、卯、辰都为南政；"北"即黄道北纬，起于降娄戌宫，一直到鹑尾巳宫，因而岁支的巳、午、未、申、酉、戌都为北政。如《素问·至真要大论》中云："视岁南北，可知之矣。"犹言视察岁气（即岁支）之在南、在北，即为南政、北政，便清楚地可以分辨了。兹列图10以明其概。

---

① 见陆筦泉著《运气辨·辨南北政》

子、丑、寅、卯、辰、巳、午、未、申、酉、戌、亥等为天体的十二宫。所谓"移光定位"，即由日光之移易所在，南北位次便随之而定，《素问·生气通天论》所云"天运当以日光明"，正属此义。如日光在亥、子、丑、寅、卯、辰任何一宫，均为南政。在巳、午、未、申、酉、戌任何一宫，均为北政。人随日光之所在，而面南、面北，即可命其政为南、为北，即所谓"正立而待也"。如前所引《素问·六微旨大论》所谓"南面而待之"，及《素问·五运行大论》所谓"面北而命其位，言其见也"，都是同一道理。所谓"政"，即指司天、在泉居于南纬或居于北纬的主令。所以《素问·六元正纪大论》叙述三阴三阳的司天主事，一则曰"三之气，天布政"，再则曰"司天之政"，再则曰"其政肃、其政切"，无一不为"主令"之义。

　　"南北政"的运用，据《素问》所云，惟用于诊切少阴脉一途。如《素问·至真要大论》中云："阴之所在寸口何如？曰：视岁南北，可知之矣。曰：愿卒闻之，曰：北政之岁：少阴在泉，则寸口不应；厥阴在泉，则右不应；太阴在泉，则左不应。南政之岁：少阴司天，则寸口不应；厥阴司天，则右不应；太阴司天，则左不应。诸不应者，反其诊则见矣。曰尺候何如？曰：北政之岁：三阴在下，则寸不应；三阴在上，则尺不应。南政之岁：三阴在天，则寸不应；三阴在泉，则尺不应。左右同。"这里应明确三个问题：一是南政为阳为上，北政为阴为下；二是北政之年，司天应"尺"，在泉应"寸"，南政之年，司天应"寸"，在泉应"尺"；三是所谓"不应"，是指少阴脉的反常而言，故曰"诸不应者，反其诊则见矣"，即脉来沉细而伏不应于指之谓。

　　北政之岁，"尺"主司天，"寸"主在泉。如属酉年，则少阴在泉，两寸之脉便沉细而伏；申年厥阴在泉，右寸之脉沉细而伏；戌年太阴在泉，左寸之脉沉细而伏。南政之岁，"寸"主司天，"尺"主在泉。如属子年，少阴司天，两寸之脉沉细而伏；亥年厥阴司天，右寸之脉沉细而伏；丑年太阴司天，左寸之脉沉细而伏。

　　为什么北政司天、南政在泉，少阴脉之应均在两寸，厥阴脉之应均在右寸，太阴之应均在左寸呢？这是因为按司天、在泉，三阴、三阳的顺序是一厥阴、二少阴、三太阴，是少阴居中，厥阴居少阴之右，太阴居少阴之左，居中者则应于两寸，居右者则应于右，居左者则应于左也。

北政之岁，三阴在下（即在泉），少阴脉之应于左右寸已如上述。如果是三阴在上（即司天），少阴司天，则两尺之脉沉细而伏；厥阴司天，右尺之脉沉细而伏；太阴司天，左尺之脉沉细而伏。南政之岁，三阴在上（即司天），少阴脉之应于左右寸已如上述。如果是三阴在下，少阴在泉，则两尺之脉沉细而伏；厥阴在泉，右尺之脉沉细而伏；太阴在泉，左尺之脉沉细而伏。以上是指少阴脉之在南北政应于寸尺而言。

本来《素问·五运行大论》有云："脉法曰，天地之变，无以脉诊"，犹言天地气运变化，不一定要应见于脉的。为什么少阴之脉，偏要受到南北政司天、在泉的影响呢？《类经·运气类》第五解释云："夫三阴三阳者，天地之气也。如《太阴阳明论》曰：'阳者，天气也，主外；阴者，地气也，主内。故阳道实，阴道虚。'此阴阳虚实，自然之道也。第以日月证之，则日为阳，其气常盈；月为阴，其光常缺。是以潮汐之盛衰，亦随月而有消长，此阴道当然之义，为可知矣。人之经脉，即天地之潮汐也。故三阳所在，其脉无不应者，气之盈也；三阴所在，其脉有不应者，以阳气有不及，气之虚也。然三阴之列，又惟少阴独居乎中，此又阴中之阴也，所以少阴所在为不应，盖亦应天地之虚耳。"气象的阴阳盛衰变化，可以影响血脉的运行，故《素问·八正神明论》说："天温日明，则人血淖液而卫气浮，故血易泻，气易行；天寒日阴，则人血凝泣而卫气沉。月始生，则血气始精，卫气始行；月郭满，则血气实，肌肉坚；月郭空，则肌肉减，经络虚，卫气去，形独居。是以因天时而调血气也。"张介宾的解说，颇与此理同。同样是属于气象变化对人体的影响。不过，其影响固无可疑，其规律是否如此，尚待进一步的研究和探讨。

四、客主加临

在天的客气与在地的主气，虽然上下攸分，动静迥异，而它们相互间的关系，仍是非常密切的，正如《素问·五运行大论》所云"上下相遘，寒暑相临"，变化顺逆，便由斯见了。

客、主气之间，究竟如何相遘、相临呢？《素问·天元纪大论》中云："子午之岁，上见少阴；丑未之岁，上见太阴；寅申之岁，上见少阳；卯酉之岁，上见阳明；辰戌之岁，上见太阳；巳亥之岁，上见厥阴……厥阴之上，风气主之；少阴之上，热气主之；太阴之上，湿土主之；少阳之上，相火主之；阳明之上，燥气主之；太阳之上，寒气主之。所谓本也，是谓六元。"这就是说，首先要确定逐年客气司天的所在。如逢子逢午年为少阴君火（热气）司天，逢丑逢未年为太阴湿土司天，逢寅逢申年为少阳相火司天，逢卯逢酉年为阳明燥金（燥气）司天，逢辰逢戌年为太阳寒水（寒气）司天，逢巳逢亥年为厥阴风木司天。再将逐年的司天客气（三之气），加临于主气的第三气上面，其余五气，便很自然地以次相加，而成为以下的公式：

子、午年少阴君火司天，阳明燥金在泉。初气的主气为厥阴风木，客气则为太阳寒水；二气的主气为少阴君火，客气则为厥阴风木；三气的主气为少阳相火，客气则为少阴君火；四气的主气为太阴湿土，客气亦为太阴湿土；五气的主气为阳明燥金，客气则为少阳相火；六气的主气为太阳寒水，客气则为阳明燥金。

丑、未年太阴湿土司天，太阳寒水在泉。初气的主气为厥阴风木，客气亦为厥阴风木；二气的主气为少阴君火，客气亦为少阴君火；三气的主气为少阳相火，客气则为太阴湿土；四气的主气为太阴湿土，客气则为少阳相火；五气的主气为阳明燥金，客气亦为阳明燥金；六气的主气为太阳寒水，客气亦为太阳寒水。

寅、申年少阳相火司天，厥阴风木在泉。初气的主气为厥阴风木，客气则为少阴君火；二气的主气为少阴君火，客气则为太阴湿土；三气的主气为少阳相火，客气亦还是少阳相火；四气的主气为太阴湿土，客气则为阳明燥金；五气的主气为阳明燥金，客气则为太阳寒水；六气的主气为太阳寒水，客气则为厥阴风木。

卯、酉年阳明燥金司天，少阴君火在泉。初气的主气为厥阴风木，客气则为太阴湿土；二气的主气为少阴君火，客气则为少阳相火；三气的主气为少阳相火，客气则为阳明燥金；四气的主气为太阴湿土，客气则为太阳寒水；五气的主气为阳明燥金，客气则为厥阴风木；六气的主气为太阳寒水，客气则为少阴君火。

辰、戌年为太阳寒水司天，太阴湿土在泉。初气的主气为厥阴风木，客气则为少阳相火；二气的主气为少阴君火，客气则为阳明燥金；三气的主气

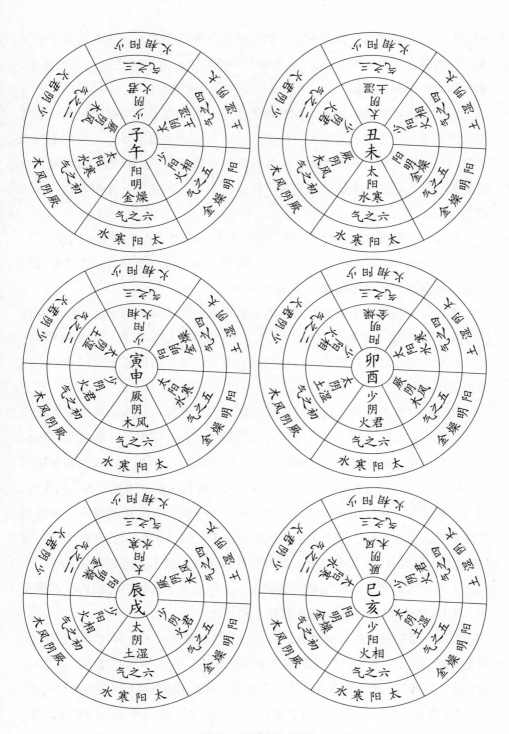

图11 六气客主加临图

为少阳相火，客气则为太阳寒水；四气的主气为太阴湿土，客气则为厥阴风木；五气的主气为阳明燥金，客气则为少阴君火；六气的主气为太阳寒水，客气则为太阴湿土。

巳、亥年厥阴风木司天，少阳相火在泉。初气的主气为厥阴风木，客气则为阳明燥金；二气的主气为少阴君火，客气则为太阳寒水；三气的主气为少阳相火，客气则为厥阴风木；四气的主气为太阴湿土，客气则为少阴君火；五气的主气为阳明燥金，客气则为太阴湿土；六气的主气为太阳寒水，客气则为少阳相火。

这样主岁的客气与主时的主气，在一年的六步中，上下交遘，错综互见，以成一期年的气象变化的情景，六年一周期。为了进一步理解这规律变化的由来，特制六气客主加临图，其如图 11 所示。

客气、主气这样上下加临的结果怎么样呢？其关键是观察其相生相克的关系所在，正如《素问·五运行大论》所谓"气相得则和，不相得则病"也。客、主之气彼此是相生的，便相得而安和；如果彼此是相克的，便不相得而为病。

例如子、午少阴君火司天之年，初气的主气是厥阴风木，客气是太阳寒水，水能生木，于是客主之气相得；二气的主气是少阴君火，客气是厥阴风木，木能生火，客主之气仍然相得；三气的主气是少阳相火，客气是少阴君火，同一火气，而君相相从，仍然相得，但须防其亢盛；四气的客气和主气，同为太阴湿土，同气相求，仍为相得之例；五气的主气为阳明燥金，客气是少阳相火，火能克金，似乎客主之气不相得了，但《素问·至真要大论》云"主胜逆，客胜从"，相火克金，是客气胜制主气，因而又为相得之气了；六气的主气为太阳寒水，客气是阳明燥金，金能生水，当然更为相得。因而子年、午年的客、主气六步，基本都属于相得之气。

如卯、酉阳明燥金司天之年，初气的主气是厥阴风木，客气是太阴湿土，即是木克土，是主胜客；三气的主气是少阳相火，客气是阳明燥金，火克金，也是主气胜客气。便都属于客主不相得之候，可预测病气丛生，其余可以类推。

"主胜逆，客胜从"这是什么道理呢？"主气"居而不动，为岁气之常；"客气"动而不居，为岁气之暂。即是说，主气是常在的，客气之至比较短暂，常在之主气胜制短暂之客气，则客气将无从司令了。因而宁使客气胜制主气，不使主气胜制客气。也正由于客气的时间短暂，虽有胜制之气，一转瞬就会过去的，所以"客胜"为从。

例如1980年是庚申年，少阳相火司天，厥阴风木在泉，客、主气六部加临的情况是：初气之主气厥阴风木，生客气之少阴君火；二气之主气少阴君火，生客气之太阴湿土；三气之主气少阳相火，与客气少阴君火同气相求；四气之主气太阴湿土，生客气之阳明燥金；五气之主气阳明燥金，生客气之太阳寒水；六气之主气太阳寒水，生客气之厥阴风木。客、主气加临是极其顺利的，惟上半年既是少阳相火司天，初之气与三之气又是君相火相同，惟当防其火热之亢盛而已。

第五讲　运气同化

主运、客运，主气、客气，在60年的变化中，除互为生克、互有消长外，还有20多年的同化关系发生。《素问·六元正纪大论》说："愿闻同化何如？曰：风温春化同，热曛昏火夏化同，胜与复同，燥清烟露秋化同，云雨昏暝埃长夏化同，寒气霜雪冰冬化同。此天地五运六气之化，更用盛衰之常也。"这就是说，无论"运"或"气"，只要遇着同一性质的变化，必然有同一气象的反应，这便叫作"同化"。如木同风化、火同暑热化、土同湿化、金同燥化、水同寒化之类。

在运气中，或太过、或不及，其或同天化、或同地化，变化各殊，所以《素问·六元正纪大论》中云："太过而同天化者三，不及而同天化者亦三；太过而同地化者三，不及而同地化者亦三。此凡二十四岁也。""天"者指司天，"地"者指在泉，太过、不及之运，同司天之化者各有三个类型，太过、不及之运，同在泉之化者亦各有三种类型，包括天符、岁会、同天符、同岁会、太乙天符等。兹就此五个方面叙述如次。

一、天　符

通主一年的中运（俗称"大运"）之气，与司天之气相符而同化者，这叫作"天符"。《素问·天元纪大论》中云："应天为天符。"所谓"天符"

就是"运气"与"司天之气"相应而符合的意思。哪些年辰属于"天符"呢？《素问·六微旨大论》中云："土运之岁，上见太阴；火运之岁，上见少阳、少阴；金运之岁，上见阳明；木运之岁，上见厥阴；水运之岁，上见太阳。奈何？曰：与天之会也，故《天元册》曰天符。"又《素问·六元正纪大论》中云："戊子戊午太徵，上临少阴；戊寅戊申太徵，上临少阳；丙辰丙戌太羽，上临太阳。如是者三。丁巳丁亥少角，上临厥阴；乙卯乙酉少商，上临阳明；己丑己未少宫，上临太阴。如是者三。"文献所述"上见""上临"的"上"，都是指"司天"而言。"土运之岁，上见太阴"，即指己丑、己未年也，"己"为阴土运，故云"己丑己未少宫"，且丑、未为太阴湿土司天，于是运气的"己土"与司天的"湿土"相合而同化。"火运之岁，上见少阳、少阴"，即指戊寅、戊申、戊子、戊午年也，"戊"为阳火运，故云"戊子戊午太徵""戊寅戊申太徵"，且寅、申为少阳相火司天，子、午为少阴君火司天，于是运气的"戊火"与司天的相火、君火相合而同化。"金运之岁，上见阳明"，即指乙卯、乙酉年也，"乙"为阴金运，故云"乙卯乙酉少商"，且卯、酉为阳明燥金司天，于是运气的"乙金"与司天的"燥金"相合而同化。"木运之岁，上见厥阴"，是指丁巳、丁亥年也，"丁"为阴木运，故云"丁巳丁亥少角"，且巳、亥为厥阴风木司天，于是运气的"丁木"与司天的"风木"相合而同化。"水运之岁，上见太阳"，是指丙辰、丙戌岁也，"丙"为阳水运，故云"丙辰丙戌太羽"，且辰、戌为太阳寒水司天，于

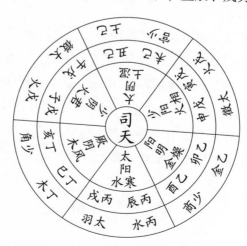

图12　天符图

是运气的"丙水"与司天的"寒水"相合而同化。

　　凡此己丑、己未、戊寅、戊申、戊子、戊午、乙卯、乙酉、丁巳、丁亥、丙辰、丙戌等十二年，都是司天之气与主岁的运气相合而同化者，正如《素问·六微旨大论》所谓的"与天之会"，所以都叫作"天符"年，盖"符"即为"合"之义。兹将12年司、运相合的"天符"列图12以示之。

二、岁　会

　　通主一年的中运之气，与岁支之气相同，这叫作"岁会"。《素问·六微旨大论》说："木运临卯，火运临午，土运临四季，金运临酉，水运临子，所谓岁会，气之平也。"如丁卯年，"丁"为木运，"卯"在东方属木，是即"木运临卯"；戊午年，"戊"为火运，"午"在南方属火，是为"火运临午"；甲辰、甲戌、己丑、己未四年，甲、己均为土运，而辰、戌、丑、未分布在四个季月，"辰"为季春，"戌"为季秋，"丑"为季冬，"未"为季夏，同属于"土"寄旺之支，是为"土运临四季"；乙酉岁，"乙"为金运，"酉"在西方属金，是为"金运临酉"；丙子岁，"丙"为水运，"子"在北方属水，是为"水运临子"。凡此8年，都是本运临于本气，本气上承本运，即《素问·天元纪大论》之所谓"承岁为岁值"也，"值"为"遇会"之意，所以又叫作"岁会"。

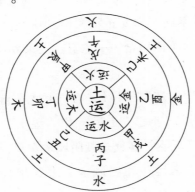

图13　岁会图

　　又：子午为经，卯酉为纬。在一年四季中，子居于正北方，而为仲冬；午居于正南方，而为仲夏；卯居于正东方，而为仲春；酉居于正西方，而为仲秋。东西南北经纬相对，是为四正支。以上列举的丁卯、戊午、乙酉、丙子 4 年，即为四正支与运相合之年，所以又把这 4 年称为"四直承岁"。他如壬寅皆为木，庚申皆为金，癸巳皆为火，辛亥皆为水，这 4 年也是"运"与"年支"相合的，为什么不称为"岁会"呢？即因寅、申、巳、亥四支不当于四正位的缘故，但亦可称之为"类岁会"，以其似"岁会"而实非也。参看图 13，四支正的方位便一览了然。

三、同天符

凡逢阳年，太过的中运之气，与在泉之气相合，这叫作"同天符"。因为司天之气与中运之气相符，叫作"天符"。无论司天、在泉，同样是运行于天空的气象，无非在上者为司天，在下者为在泉而已，则太过的中运之气与在泉之气相合，实有与"天符"相同之处，而又不尽然，便叫作"同天符"，以别于"天符"之年。

《素问·六元正纪大论》云："太过而同地化者三……甲辰、甲戌太宫，下加太阴；壬寅、壬申太角，下加厥阴；庚子、庚午太商，下加阳明。如是者三……加者何谓？曰：太过而加同天符……"也就是说，甲辰、甲戌的甲土，壬寅、壬申的壬木，庚子、庚午的庚金，都是太过之运，所以分别称之为太宫、太角、太商；所谓"下加"者，即以在上之运加于在下之气，也就是"中运"而加于"在泉"。以"运"和"气"的关系，即司天在上，中运在中，在泉在下。如《素问·六元正纪大论》所举之例："甲子、甲午岁：上少阴火、中太宫土运，下阳明金……乙丑、乙未岁：上太阴土、中少商金运，下太阳水……"

如甲辰、甲戌年，中运是太宫甲土，客气是太阴湿土在泉，以"甲土太宫"下加于"在泉太阴"，于是"土运"和"湿土"之气相合而同化。壬寅、壬申年，中运是太角壬木，客气是厥阴风木在泉，以"壬木太角"下加于"在泉厥阴"，于是"木运"和"风木"之气相合而同化。庚子、庚午年，中运是太商庚金，客气是阳明燥金在泉，以"庚金太商"下加于"在泉阳明"，于是"金运"和"燥金"之气相合而同化。则太宫、太角、太商均为"太过之运"，加临于同一性质的三种"在泉之气"，所以都称之为"同天符"，如图 14 所示。

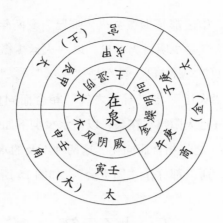

图14 同天符图

四、同岁会

凡逢阴年，不及的中运之气与在泉之气相合，这叫作"同岁会"。原本中运与岁支之气相同叫作"岁会"，但司天、在泉之气均取决于岁支，故运之气与在泉之气合并不是完全取决于岁支，而是找岁支所主的在泉之气，这便与"岁会"有似同而实异的区别，所以叫作"同岁会"。

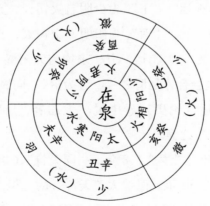

图15 同岁会图

《素问·六元正纪大论》中云："不及而同地化者亦三……癸巳、癸亥太徵，下加少阳；辛丑、辛未少羽，下加太阳；癸卯、癸酉少徵，下加少阴。如是者三……不及而加，同岁会也。"癸巳、癸亥、癸卯、癸酉的癸火，以及辛丑、辛未的辛水，均为不及之运，所以分别称之为少徵、少羽。癸巳、癸亥、癸卯、癸酉年，中运都是少徵癸火，唯巳、亥两年的客气是少阳相火在泉，卯、酉两年的客气是少阴君火在泉，以"火运少徵"分别下加于"少阳相火"和"少阴君火"，则癸巳、癸亥是"火运"与"相之火气"相合而同化，癸酉、癸卯是"火运"与"君火之气"相合而同化。辛丑、辛未年，中运是少羽辛水，客气是太阳寒水在泉，以辛水少羽下加于在泉的太阳寒水，是"水运"和"寒水"之气相合而同化。这两种不及的水火之运，而分别会合于在泉的水火之气，所以都称作"同岁会"，如图 15 所示。

五、太乙天符

是年既是"天符"又是"岁会"者，便叫作"太乙天符"之年。《素问·六微旨大论》中云："天符岁会何如？曰：太乙天符之会也。"

如戊午、乙酉、己丑、己未四年，在天符 12 年中既有之，在岁会 8 年中又有之，因而这四年便为"太乙天符"之年。既是"天符"，又是"岁会"，天气、中运、岁支三者之气都会合了，即《素问·天元纪大论》所谓"三合为治"是也。

戊午年，"戊"为火运，"午"为少阴君火司天，且"午"又是南方火位；乙酉年，"乙"为金运，"酉"为阳明燥金司天，且"酉"又是西方金位；己丑、己未年，"己"为土运，丑、未均为太阴湿土司天，丑、未位居中央土位。如此，三气会合，是谓之"三合为治"，同属"太乙天符"之年。刘温舒在《素问入式运气论奥》卷中说"太乙者，所以尊之之号也"，即"太乙"为"难得可贵"之意。

以上"天符"12 年，"岁会"8 年，"同天符"6 年，"同岁会"6 年，"太乙天符"4 年，共为 36 年。但"太乙天符"的 4 年，已在"天符"的 12 年中和"岁会"的 8 年中计算过了，实际只有 26 年。但为什么《素问·六元正纪大论》云"二十四岁"呢？因为那里只计算了"天符"12 年，"同天符"6 年，"同岁会"6 年，而没有算及"岁会"的缘故。在"岁会"的 8 年中，除了与"天符"相同的四年，和与"同天符"相同的两年（甲辰、甲戌）外，还应该有丁卯、丙子两年，所以实际应为 26 年。在这 26 年中，天地同化，运气符会，无所克侮，而气象极其正常，所以都属于较好的年辰。

但是，这样的运气同化之年，并不等于是平气之年，相反，正因其同化的纯一之气，亦须防其亢害为灾。所以《素问·六微旨大论》中云："天符为执法，岁会为行令，太乙天符为贵人……邪之中也奈何？曰：中执法者，其病速而危；中行令者，其病徐而持；中贵人者，其病暴而死。""执法"是表述"天符"之邪气在上，法执于上之意也；"行令"是表述"岁会"之邪气在下，下奉令而行之意也；"贵人"是表述天符、岁会之邪气盈于上下，邪气盈于上下，说明邪气甚盛，病则暴而死。邪气仅盛于上，或邪气仅盛于下，与"太乙天符"之邪气盈于上下相较，便要轻缓些。所以伤于"天符"邪气者仅是"速而危"，"危"则未必死；伤于"岁会"邪气者仅是"徐而持"，"持"为"相持不下"之意。要之，这亦不过是言其邪气有轻重，受病亦有轻重之不同而已。

第六讲　运气学说与辨证论治

我国著名科学家竺可桢氏曾著《气候与人生及其他生物之关系》一文，载于《广播教育》1936年创刊号，备述气候和衣食住、气候与文化、气候与卫生、气候与其他生物之关系等方方面面。文中说到："据1932～1933年，上海、南京、杭州、汉口、青岛五个城市的统计，一年中死亡人数最多在8月和9月，次之在3月和2月，而死亡人数最少是在10月、11月和5月、6月。换句话讲，在我国中部，夏秋之交死人最多，冬春之交次之，而春秋却是死人最少的时候。夏季和冬季之病症亦不同，夏季的流行症是霍乱、伤寒、疟疾和痢疾，冬季是肺炎、白喉和猩红热。夏季患的多是胃肠病，而冬季多是肺管病。为什么死人最多，夏季不在最热的7月，而在8～9月，冬季不在最冷的1月而在2～3月呢？这多半因为人身抵抗力经过夏天的酷暑和冬天的严寒以后，慢慢地减少了，而病菌遂得乘机以入的缘故。"

竺氏在这里只说明了一个问题：疾病和死亡与气候有着密切的关系。但这究竟是为什么？不仅竺氏在这里的答案尚欠深入，即使是现今医学气候学的专家们亦还在探索之中。例如，苏联的医学气候学正在研究自然环境各种物理因素对人类健康的影响，认为这一研究对当前保健事业是非常现实的，如在天气和气候变化时，有百分之六七十的人会产生不良感觉，特别是患有心脏病、血管病、神经系统病、运动器官和呼吸器官病的人。而中医学的"运气学说"，正是以研究气候变化与自然万物，以及与人类疾病、保健的关系为主题的，故《素问·至真要大论》说："夫百病之生也，皆生于风、寒、暑、湿、燥、火，以之化之变也。"

运气学说，试图探讨风、寒、暑、湿、燥、火诸种气候致人于病的"之化""之变"的规律问题。特别是《灵枢·百病始生》中云："风雨寒热，不得虚邪，不能独伤人……其中于虚邪也，因于天时，与其身形，参以虚实，大病乃成。""虚邪"是指反常的气候变化，认为虚邪对人体的危害性尤其大，于是古人发明了通过运气的种种推算方法，来预测"虚邪"的发生，使人们有所防范，这是研究运气学说的目的之一，即《灵枢·九宫八风》所谓："避虚邪之道，如避矢石。"

在古代，没有"运气学说"是不可能得到"避虚邪之道"的。古人于"运气学说"不仅用以测知气候对疾病的影响，还用以测知气候与生理和治疗的关系。《素问·八正神明论》说："天温日明，则人血淖液而卫气浮，故血易泻，气易行；天寒日阴，则人血凝泣而卫气沉。月始生，则血气始精，卫气始行；月郭满，则血气实，肌肉坚；月郭空，则肌肉减，经络虚，卫气去，形独居。是以因天时而调血气也。"这里提出太阳、月亮对人体的照射，将影响到气血在生理、病理方面的变化。苏联的医学气候学家们在1976年日食时，对100名不同年龄的病人进行观察后，认为"日食"会使许多人的健康恶化，而"日食"一结束，这一现象很快就消失了。但他们还没有提到"月亮"的问题。据中医针灸治疗学的经验，掌握太阳和月亮的变化来治疗某些疾病，如运动器官疾病、泌尿系疾病等，与疗效的关系是非常密切的。

又《灵枢·五十营》说："愿闻五十营奈何？曰：天周二十八宿，宿三十六分，人气行一周千八分。"此即说，营气在人体运行，一昼夜共行50周，用周天二十八宿，每一宿的等距为36分，加起来共得1008分，这就是营气运行的度数。又《灵枢·卫气行》说："卫气之行，一日一夜五十周于身，昼日行于阳（自注：手足三阳经）二十五周，夜行于阴（自注：手足三阴经）二十五周……终而复始，一日一夜，水下百刻而尽矣。"这是用"漏刻"来测定卫气运行于人体的节律。

后世针灸家竟据以测知营卫气运行在人体一日夜的节律是：肺寅大卯胃辰宫，脾巳心午小未中，膀申肾酉心包戌，亥三子胆丑肝通。这一时辰表，反映的是五脏六腑十二经气在 24 小时里运行的节律，也就是所谓经气的旺时。针对脏腑不同的疾病，各选定其旺时，以进行针刺的补泻治疗，往往能取得较满意的疗效。这些基于临床经验的认识，能经受实践的检验，说明其并非虚妄。现在的生物钟学说，发现每一种生物，从单细胞的草履虫以至于人，是由复杂的、天生的生理节奏所控制，使每一生物具有时钟般的调节功能，保持其特别的节奏。现代医学已证明，人体内的细胞分裂、血液成分、直肠温度、尿量及尿成分等等，都有着日节律、月节律、年节律。既然具备这些节律，便可以肯定这些节律与气候的变化规律是分不开的。气候变化既然与人体生理、病变的关系如此密切，那么在预防或治疗时，究应如何具体运用"运气学说"的种种推算方法呢？且作以下几方面的说明以供参考。

一、运用原则

五运、六气变化之极，总不外太过、不及、生化、克制诸端，而人体病变的发生，也不外乎是这几个方面。因而掌握运气学说的胜衰生克，这是具体运用时的关键所在。

《素问·六节藏象论》中云："未至而至，此谓太过，则薄所不胜，而乘所胜也，命曰气淫。至而不至，此谓不及，则所胜妄行，而所生受病，所不胜薄之也，命曰气迫。"时节未至，而气候先至，这是气运的"太过"，太过则为有余。凭太过有余之气，彼虽是所不胜而克我者，我亦能以盛气凌（薄）之，"薄"即"欺凌"之意；若为我能胜之气，即所克之气，便更能乘势而侵袭之。例如：木气有余，金不能克制木，而木反来侮金，便是"薄所不胜"；木盛而土受其克，便是"乘所胜"。凡属太过之气，都会淫虐而至于此，故"命曰气淫"。时节已到，而气候还未到，这是气运不及之气，不及则衰弱无能。虽是被克制者，由于制者的衰弱，亦可狂妄起来；又由于制者衰弱，不仅是被克制者反过来威胁到制克者，甚至还影响到被克制者的所生者也会受病。例如：木气不及，木虽能克土，但由于衰弱，土不畏木而妄行，是为"所胜妄行"；土气妄行，水便受克，影响到水不能生木而病肝，这就是"所生受病"；因于木气之衰，金便越发威胁着木气而有加无已，是所谓"所不胜薄之"。凡属不及之气，都会被威迫到这个地步，这就是"命曰气迫"的意思。

《素问·五运行大论》中云："主岁何如？曰：气有余，则制己所胜，而侮所不胜；其不及，则己所不胜侮而乘之，己所胜轻而侮之，侮反受邪。侮而受邪，寡于畏也。"无论五运或六气，都各有其所主之岁，是为"主岁"。主岁之气，无论其为太过、为不及，仍不能离开生克制化的关系来推算其气运的相得与否。"己所胜"，即是我克制它；"所不胜"，是它克制我。例如：木气有余，不仅能克制着己所胜的土，使其湿化之用大衰，甚至还能欺侮到素所不能胜的金，而风气大行。这就是"制己所胜，而侮所不胜"的意思。假使木气不及，不仅木气素所不能胜的金气将乘着木气之衰而来欺侮之，即使是木气素所能胜制的土，亦将轻视木气之衰而来欺侮之，这就是"己所不胜，侮而乘之；己所胜，轻而侮之"。但是，事物运动的规律是有极必有反、有胜必有衰。胜气到了肆无忌惮，妄行暴虐之极，等到势极而衰的时候，亦将使自己受到灾害，"侮而受邪，寡于畏也"就是这个意思。这与《素问·五常政大论》所说的"乘危而行，不速而至，暴虐无德，灾反及之"，具有同样的含义。

以上生克制化的规律，无论其为五运、为六气，或五运与六气之间，推而至于为五脏、为六腑，或脏与腑之间，其原理都是一样的，了无他义。所以《素问·藏气法时论》中云："合人形以法四时五行而治，何如而从？何如而逆？得失之意，愿闻其事。……五行者，金木水火土也，更贵更贱，以知死生，以决成败，而定五藏之气，间甚之时、死生之期也。"所谓"贵"即是"盛"，所谓"贱"即是"衰"。如肝木之盛于春，心火之盛于夏，此都是"贵"；肝木之衰于秋，心火之衰于冬，此都是"贱"。所谓"更贵更贱"，就是指五行的互为生克、阴阳的互为盛衰而言。脏腑之间所构成的动态平衡，既与阴阳五行的相对稳定规律没有两样，因而便可以用阴阳五行互为"贵贱"的道理，来说明脏腑之间生理、病理的"间甚之时、死生之期"了。

运气学说是以阴阳、五行理论为基础的，更具体地说是以五行生克制化的理论认识为基础的，古代的唯物论者，把五行学说当作宇宙的普遍规律提出来的。所以《灵枢·阴阳二十五人》中云："天地之间，六合之内，不离于五，人亦应之。"又《素问·天元纪大论》中云："夫五运阴阳者，天地之道也，万物之纲纪，变化之父母，生杀之本始，神明之府也。"故《内经》认为，世界上任何事物，不论天上地下，都是遵循五行的法则而运动变化的，五行生克制化的运动方式，揭示了事物之间的相互关系，事物之间存在的这种联系方式，是一种相对稳定的、有规律的结构联系。当运用"五行"的观点来分析事物时，体现的是从事物内部来理解其结构关系及在整体上把握事物运动规律的学术思想。把这一学术思想用于对人体这一复杂系统的认识，把脏腑分属于五行，便形成了以脏腑之间的五行结构为中心的藏象学说。

二、运用示例

五运六气的理论，既是以阴阳五行学说为基础的，而讨论五脏六腑之间的动态平衡及其整体关系，也是运用阴阳五行学说来阐明的，如果要运用五运六气的知识于临证，亦离不开阴阳五行理论的指导。联系"五运六气""阴阳五行"这两者的关系，并从原则上解说得最扼要的，莫过于《素问·藏气法时论》，兹就其所列举的五脏生克制化的病理内容，略加解释，作为运用的示例叙述如下。

（一）肝、胆

《素问·藏气法时论》中云："肝主春，足厥阴、少阳主治，其日甲乙，肝苦急，急食甘以缓之……病在肝，愈于夏，夏不愈，甚于秋，秋不死，持于冬，起于春，禁当风。肝病者，愈于丙丁，丙丁不愈，加于庚辛，庚辛不死，持于壬癸，起于甲乙。肝病者，平旦慧，下晡甚，夜半静。肝欲散，急食辛以散之，用辛补之，酸泻之。"

肝主春木之气，木有阴阳之分，故肝在足厥阴经为阴木，胆在足少阳经为阳木。纪旬日的十干，甲、乙同属木，"甲"为阳木，"乙"为阴木，所以乙木属肝，甲木属胆。肝木之性，以能曲、能直而柔和为常，若肝木偏亢，而苦于急躁，便当用"甘"味的药物以缓和之。肝胆为甲乙木，夏为丙丁火，木生火，火克金，金克木，火既为木生之子，所以肝木病到了夏季火气旺时，便借着火气之能克金，金受克而不能制木，肝木之气便可以逐渐转好。相反，肝木病，遇庚辛秋金旺时便会加甚（金克木）。幸而未至于死，遇着冬令壬癸水气旺时，水能生木，为木之母，便能得到母气的维护而逐渐好转。如果肝胆病，适逢春木本气，就会有更大的起色。不过，若风木之气太盛，于肝病也是有所妨碍的，还是要加以注意，不能遭受风邪。推而至于一日的五行生克关系，亦复如此。例如："平旦"属寅卯，是木气旺之时，肝病者在这时便要清爽些，故曰"平旦慧"；"下晡"是申酉金气胜的时候，金能克木，肝病在这时便会加剧，故曰"下晡甚"；"夜半"亥子时属水，水能生木，因而肝病患者在这时便会安静一些，故曰"夜半静"。木气主疏泄条达，肝病则木气郁而不能疏，宜用"辛"味药物来使之疏散，或者用"酸"味的药来使之疏泄，辛散、酸泄使木郁之气得到通调，这便是对肝病者最好的补益。

（二）心、小肠

《素问·藏气法时论》中云："心主夏，手少阴、太阳主治，其日丙丁。心苦缓，急食酸以收之……病在心，愈在长夏，长夏不愈，甚于冬，冬不死，持于春，起于夏，禁温食热衣。心病者，愈在戊己，戊己不愈，加于壬癸，壬癸不死，持于甲乙，起于丙丁。心病者，日中慧，夜半甚，平旦静。心欲软，急食咸以软之，用咸补之，甘泻之。"

心主夏火之气，故为阳中之阳脏。火有阴阳之分，心在手少阴经为阴火，小肠在手太阳经为阳火。纪旬日的十天干，丙、丁都属火，"丙"为阳火，"丁"为阴火，所以丁火属心，丙火属小肠。心火之性，以炎上为常，若心火缓散不收，便当用"酸"味的药物以收敛之。心（包括小肠）为丙丁火，长夏（六月节令）为戊己土，火生土，土克水，水克火，土既为火生之子，所以心病到了长夏土气旺时，便借着土气之能克水，水受克而不能制火，心火之气便可以逐渐转好。相反，心火病遇着壬癸冬水旺时，便会加甚（水克火）。幸而未至于死，遇着春令甲乙木气旺时，木能生火，为火之母，便能得母气的维护而逐渐好转。如果心病，适逢夏火本气，就会有更大的起色。不过，若火气过于亢盛，于心病还是不利的，在调护中必须避免"温食热衣"等以助长火气。推而至于一日的五行关系，亦复如此。例如："日中"时属巳午，是火旺之时，心病患者在这时可能清爽些，故曰"日中慧"；"夜半"是亥子水气胜之时，水能克火，心病在这时便会加剧，故曰"夜半甚"；"平旦"寅卯属木，木能生火，因而心病患者在这时更要安静一些，故曰"平旦静"。心火属阳，阳中要含有阴，如阳气偏盛，高亢而不柔软，宜用"咸"味的药物以柔软之，或者用"甘寒"的药物来泻火，亢盛之火得到柔泻，这便是对心病者最好的补益。

（三）脾、胃

《素问·藏气法时论》中云："脾主长夏，足太阴、阳明主治，其日戊己。脾苦湿，急食苦以燥之……病在脾，愈在秋，秋不愈，甚于春，春不死，持于夏，起于长夏，禁温食、饱食、湿地、濡衣。脾病者，愈在庚辛，庚辛不愈，加于甲乙，甲乙不死，持于丙丁，起于戊己。脾病者，日昳慧，日出甚，下晡静。脾欲缓，急食甘以缓之，用苦泻之，甘补之。"

脾主长夏土之气，土有阴阳之分，脾在足太阴经为阴土，脾与胃为表里，胃在足阳明经为阳土。纪旬日的十干，戊、己都属土，"戊"为阳土，"己"为阴土，所以己土属脾，戊土属胃。脾土以运化水谷、克制水湿为事，若湿气过盛，势必反伤脾土，便当用"苦"味的药物以温燥之。脾、胃为戊、己土，秋为庚辛金，土生金，金克木，木克土，金既为土生之子，所以脾病到了秋金气旺之时，便借着金气之能克木，木受克而不能制土，脾土之气便可以逐渐转好。相反，病脾土遇着甲乙春木旺时，便会加甚（木克土）。幸而未至于死，遇着夏令丙丁火气旺时，火能生土，为土之母，脾能得母气的维护而逐渐好转。如果脾病适逢长夏土之本气，就会更有起色。饱食伤脾，胃欲清饮，凡脾胃有病，必须禁忌温食、饱食，他如湿地卑洼、水湿濡衣等，也应当特别谨慎。推而至于一日之中的五行生克关系，亦复如此。例如："日昳"是未之时，土气正旺，脾病者遇之，便会感到清爽，故曰"日昳慧"；"日出"的时候，正当寅卯木气旺，木能克土，脾病在这时便会加剧，故曰"日出甚"；时至"下晡"，正当申酉，金气旺盛，金为土之子，脾土得子气亦要安静一些，故曰"下晡静"。脾土居中，和缓为宜，故应服用"甘缓"的药物，若湿邪太盛，仍当用"苦温"之品来燥湿，脾土既得甘缓，而湿邪又被苦燥之品所泻，这便是对脾病者最好的补益。

（四）肺、大肠

《素问·藏气法时论》中云："肺主秋，手太阴、阳明主治，共日庚辛。肺苦气上逆，急食苦以泄之……病在肺，愈在冬，冬不愈，甚于夏，夏不死，持于长夏，起于秋，禁寒饮食、寒衣。肺病者，愈在壬癸，壬癸不愈，加于丙丁，丙丁不死，持于戊己，起于庚辛。肺病者，下晡慧，日中甚，夜半静。肺欲收，急食酸以收之，用酸补之，辛泻之。"

肺主秋金之气，金有阴阳之分，肺在手太阴经为阴金，肺与大肠相表里，大肠在手阳明经为阳金。纪旬日的十干，庚、辛都属金，"辛"为阴金，"庚"为阳金，所以辛金属肺，庚金属大肠。肺主气而下降，病则肺气上逆，便当用"苦降"药物来泄其上逆之气。肺与大肠为庚、辛金，冬为壬、癸水，金生水，水克火，火克金，水既为金生之子，所以肺病到冬季水气旺时，便借着水气之能克火，火受克而不能制金，肺金之气便可以逐渐转好。相反，肺金病遇丙丁夏火旺时，便会加甚（火克金）。幸而未至于死，遇着长夏戊己土气旺时，土能生金，为金之母，肺能得到母气的维护而逐渐好转。如果肺病，适逢秋金本气，就会更有起色。肺为娇脏，无论外之形寒或内之饮冷，都容易伤害肺气，所以对肺病的调护，凡寒衣、冷食等都要特别留意。推而至于一日之中的五行生克关系，亦复如此。例如："下晡"时正当申酉时刻，金气最旺，肺病而得本气的帮助，在这时便感觉清爽些，故曰"下晡慧"；"日中"属巳午，为火气旺时，火能克金，肺病在这时便会加甚，故曰"日中甚"；"夜半"是亥子时刻，正当水气旺，水是金之子，肺病得着子气的帮助亦能安静些，故曰"夜半静"。肺既属秋金，秋以收降为用，因而肺气不降，便当用"酸收"药物以敛降之。如肺气伤于寒湿诸邪，还得用"辛温"药物以疏泄之，肺气既疏且降，这便是对肺病者最好的补益。

（五）肾、膀胱

《素问·藏气法时论》中云："肾主冬，足少阴、太阳主治，其日壬癸。

肾苦燥，急食辛以润之，开腠理，致津液，通气也……病在肾，愈在春，春不愈，甚于长夏，长夏不死，持于秋，起于冬，禁犯焠、热食、温炙衣。肾病者，愈在甲乙，甲乙不愈，甚于戊己，戊己不死，持于庚辛，起于壬癸。肾病者，夜半慧，四季甚，下晡静。肾欲坚，急食苦以坚之，用苦补之，咸泻之。"

肾主冬水之气，水有阴阳之分，肾在足少阴经为阴水，肾与膀胱相表里，膀胱在足太阳经为阳水。纪旬日的十干，壬、癸都属水，"癸"为阴水，"壬"为阳水，所以癸水属肾，壬水属膀胱。肾为水脏，主藏阴精，阴精宜润不宜燥，便宜用"辛润"的药物以滋养之，只要阴精充足，既可以使其外达而通气于腠理，亦可以使其上升而有济于津液。肾与膀胱为壬癸水，春为甲乙木，水生木，木克土，土克水。木既为水生之子，所以肾病到了春季木气旺时，便借着木气之能克土，土受克而不能制水，肾水之气便可以逐渐转好。相反，肾水病，遇戊己长夏土气旺之时，肾病便会加甚（土克水）。幸而未至于死，肾病遇庚辛秋金之气旺时，金能生水，为水之母，肾能得到母气的维护而逐渐好转。如果肾病，适逢冬水之本气，就会更有起色。肾病最怕干燥，在调护时，凡焠焴、热食、温炙衣等，都应当禁忌。推而至于一日之中五行生克的关系，亦复如此。例如："夜半"正当亥子时刻，水气正旺，肾病在这时因得本气的帮助便要清爽些，故曰"夜半慧"；"四季"指辰、戌、丑、未四个时刻，都是土气之旺时，土能克水，肾病遇之便可能加剧，故曰"四季甚"；"下晡"正当申酉时刻，为金气旺时，金能生水，所以肾病在这时便可安静些，故曰"下晡静"。肾病而遇燥热固然不好，若火衰而逢水寒邪盛亦不行，如果寒水盛，便当用"苦温"药物以坚肾气，又须用"咸"味之品以排泻水邪，肾气坚而水邪去，这便是对肾病者最好的补益。

三、运用要点

从上面所举《素问·藏气法时论》的示例来看，一病而轻重于四时、昼夜，好像十分机械，其实这在临证时是最受用的，关键在于要理解示例中所论及的春夏秋冬、白昼黑夜中所包涵五行生克的概念。例如：示例中所说的春、甲乙、平旦、酸等，都应理解为"木"的概念；夏、丙丁、日中、苦等，都应理解为"火"的概念；长夏、戊己、日昳、甘等，都应理解为"土"的概念；秋、庚辛、下晡、辛等，都应理解为"金"的概念；冬、壬癸、夜半、咸等，都应理解为"水"的概念。木、火、土、金、水这五个不同的概念，概括了肝、心、脾、肺、肾五个脏器的不同特性和功能，胆、小肠、胃、大肠、膀胱诸腑，亦分别概括于这五个属性之中，这样便于理解各个脏腑之间的相互关系，这是一种动态平衡的关系。如此，则受用于临证而有余，若不以五行学说的理论来认识，只是机械地理解为具体的四时、昼夜，在临证时就可能体现不出其应有的意义。

《素问·至真要大论》中云："故治病者，必明六化分治，五味五色所生，五脏所宜，乃可以言盈虚病生之绪也。""六化"实际就是指"五行"，五行的概念各有不同、各有所属，就叫"分治"，也就是说在辨证论治时，必须要把五脏、五味、五色等分别用"五行"的概念抽象化，才易于理出病变的头绪来，此即所谓"盈虚病生之绪"。

《素问·至真要大论》又云："以名命气，以气命处，而言其病。"无论言运气、言脏气、言病气，分别以五行学说的理论来认识，以讨论气象的运行规律、脏腑的生理病理，便持之有故，亦言之成理。兹将古人以五行概括各种事物的一般情况列表如下，如表2所示。

用"五行"的方法来分别隶属有关的事物，即所谓"以名命气，以气命处"，对所属事物均明确其五行属性，以辨识其我生、生我、我克、克我的相互关系，用之辨识疾病，用以确立治法，均可由此而定。

正如《素问·藏气法时论》所说："夫邪气之客于身也，以胜相加，至其所生而愈，至其所不胜而甚，至其所生而持，自得其位而起。必先定五脏之脉，乃可言间甚之时，死生之期也。"所谓"以胜相加"，就是泛指五运六气太过不及、相互克制、相互乘侮等关系。"所生"即指五行相生关系，生我、我生都叫作"所生"。"所不胜"是指五行相克关系，如燥金伤木、寒水凌心、风木乘脾、火热灼肺、湿土侵肾等。本气自旺，叫作"自得其位"。总之，疾病转归演变的基本规律是：虚证逢"生我"者，或遇"本气旺"时，均主吉，而遇"克我"者则主凶；实证而遇"克我"者，或"本气衰"时，均主吉，而遇"生我"者则主凶。

以 1981 年为例，用运气学说的理论，试分析如下。

表 2 五行所属表

五行	木	火	土	金	水
六气	风	热、火	湿	燥	寒
五方	东	南	中	西	北
五季	春	夏	长夏	秋	冬
十天干	甲乙	丙丁	戊己	庚辛	壬癸
十二支	寅卯	巳午	辰戌丑未	申酉	亥子
五运干	丁壬	戊癸	甲己	乙庚	丙辛
六气支	巳亥	子午、寅申	丑未	卯酉	辰戌
五时	平旦	日中	日昳	下晡	夜半
五色	青	赤	黄	白	黑
五味	酸	苦	甘	辛	咸
五臭	臊	焦	香	腥	腐
五脏	肝	心	脾	肺	肾
六腑	胆	三焦、小肠	胃	大肠	膀胱
十二经	足厥阴、足少阳	手少阴、手太阳、手厥阴、手少阳	足阳明、足太阴	手太阴、手阳明	足太阳、足少阴
我所生	火、热、相火	土、湿	金、燥	水、寒	木、风
生我者	水、寒	木、风	火、热、相火	土、湿	金、燥
我所克	土、湿	金、燥	水、寒	木、风	火、热、相火
克我者	金、燥	水、寒	木、风	火、热、相火	土、湿

今年（1981）为辛酉年，从"五运"来看，"辛"为阴水，则本年的中运为水运不及。从主客运关系来看，从去年（1980）大寒日巳时初初刻起，便交了本年的主运初运少角，客运初运少羽，少羽生少角，水来生木，阴运而得相生，水虽不足，木犹滋荣；春分后十三日巳时正一刻起交二运，主运太徵，客运太角，太角生太徵，木来生火，还是客运生主运；芒种后十日午时初二刻起交三运，主运少宫，客运少徵，少徵生少宫，火来生土，也是客运生主运；处暑后七日午时正三刻起交四运，主运太商，客运太宫，太宫生太商，土来生金，仍为客运生主运；立冬后四日未时初四刻起交终运，主运

少羽，客运少商，少商生少羽，金来生水。全年五步运都是"相生"关系，所以 1981 年春夏秋冬四季的气候都是比较正常的。

从"六气"来看，"酉"年为阳明燥金司天、少阴君火在泉，即上半年是燥金之气主事，下半年是君火之气主事，中运又为阴水不足，故是年的气象偏于燥热可知，入冬以后一直少有下雪的原因亦可知。从"运"与"气"的关系来看，上半年是水生金，燥气盛之机已见，下半年水运克君火在泉之气，燥热之气可能略有缓和。本年总的气象变化是：水运不及，燥金司天，君火在泉，阴水不足以济燥火。因此，凡属阴精不足、津液亏损或阴虚阳亢的患者，无论在心、在肺、在肝、在肾，总宜生津以润燥，甚则养阴以泻火为宜。

从客主加临来看，自去年（1980）大寒日（12 月 15 日）巳时初刻至本年（1981）春分日（2 月 16 日）卯时初刻为"初之气"，客气是太阴湿土，主气是厥阴风木，风木克湿土，即主气克客气，故初气仍以风、燥两盛为特点。因此，脾虚肝亢的患者，应着重于柔润息风、泻木清燥、甘淡培土诸法为宜。自春分日卯时正刻起，至小满日（4 月 18 日）丑时正为"二之气"，客气是少阳相火，主气是少阴君火，以两火同气为气候特点。因此，于脾虚湿盛者颇相宜，于阴虚火旺者将助其炎上之势，故当慎用辛温诸法为宜。自小满日寅时初刻起，至大暑日（6 月 22 日）子时初刻为"三之气"，客气是阳明燥金（即司天之气），主气是少阳相火，相火克制燥金，又时值盛夏，火热之气独旺是其气候特点。因此，于阳热患者应注重泻火养阴诸法为宜。自大暑日子时正起，至秋分日（8 月 26 日）戌时正为"四之气"，客气是太阳寒水，主气是太阴湿土，本年中运为水气不足，又逢主气之土克客气之水，水将益见其弱，下半年"在泉"之气又为君火，这些气候特点于阴虚阳亢证患者均不相宜。自秋分日亥时初刻起，至小雪日（10 月 26 日）酉时初刻为"五之气"，客气是厥阴风木，主气是阳明燥金，金克木，主胜客，燥金挟君火之气以行，本年秋季当以燥热为气候特点。因此，于呼吸系统的病应注重清火润燥为宜。自小雪日酉时正起，至大寒日（12 月 15 日）未时正为"终之气"，客气是少阴君火（即在泉之气），主气是太阳寒水，水克火，主胜客，本年火热之气可将由此衰歇，交明年"壬戌"之木运，即太阳寒水司天、太阴湿土在泉之气。

以上是以今年（1981）气候分析为例，今年总的来说是偏于燥热的，特别是反映在上半年，其他各年，可以类推。从分析的过程可以看出，掌握运气的基本精神仍在于胜衰生克之所在，胜者抑之，衰者扶之，生者助之，克者平之。正如《素问·六元正纪大论》云："安其运气，无使受邪，折其郁气，资其化源。""郁气"即被克而郁结不散之气，如水胜则火郁，火胜则金郁之类。要"折"其被郁之气，必先折服其制胜之气，如水得制则火郁解，火得制则金郁解是也。"化源"即指生化之源，如木生火，火失养则当资木，金生水，水失养则当资金，皆从其母气以滋养，是谓"资其化源"。这种种论治的原理，在临证时是具有指导意义的，千万不可忽视。

结　语

运气学说的基本内容，已略如上述。我们究竟应该怎样对待这门古老的学说呢？自古迄今，议论纷纷，莫衷一是。

首先我们要承认气候变化对人类生活的影响是存在的，特别是对疾病的影响，其关系是十分密切的。古代的人们在生活实践和生产实践中就清楚地认识到了这一点，并尽当时的科学技术，不断认识，反复提高，总结出"运气学说"这样一套认识气候变化规律的方法，这是难能可贵的。

从运气学说的具体内容来看，立足于所生存的地带，逐渐扩大到所能了解到的地带（基本是以黄河流域的平原为中心地带），经过长期的"则天之明，因地之性"① 进行观察，依据中国一年的气候变化特点，将气候分为五季，并用"五运"总结出一般的气候变化规律，又用"六气"总结出三阴三阳六种不同的气旋活动。

"运气学说"与今天的气候学、气象学比较起来，显得相当朴素，甚至还有不尽符合实际的地方，但毕竟是在长期的生活和生产实践中总结出来的，亦反复经过长期的生活和生产实践的验证，这一事实说明运气学说是具有一定的科学基础的。

从中国人的农业生产实践来看，二十四节气指导农业生产是非常有效的，

---

① 见《左传》昭公二十五年。

直到科学发达的今天，仍对中国农业的生产起着指导作用。从中国人的生活实践来看，许多流行病的发生，是与气候有着密切关系的。如1959的丙申年，少阳相火司天，乙型脑炎猖獗，多数都用"白虎汤"加减而治愈。还有很多的实际例子，这些客观存在的事实是谁也否定不了的。当然，我们也要承认，"运气学说"由于受到历史条件、科技水平的种种局限，仅凭直觉的观察，不可能对复杂的气候变化，得出完全符合客观现实的规律来。尽管说什么"五运相袭"（《素问·天元纪大论》），"六气分治"（《素问·至真要大论》），五、六之说虽辩，究嫌其过于简单化，不足以尽气流运动之穷，实有待于运用科学的方法加以整理提高。因此对"运气学说"持完全否定或完全肯定的态度，都是不正确的。

尽管《素问》七篇"大论"阐发运气学说甚详，但古人亦一而再地告诉我们要辩证地对待，不能胶柱鼓瑟。如《素问·六元正纪大论》中说："四时之气，至有早晏高下左右，其候何如？岐伯曰：行有逆顺，至有迟速……至高之地，冬气常在；至下之地，春气常在。必谨察之。"又《素问·五常政大论》中说："地有高下，气有温凉，高者气寒，下者气热。"又《素问·至真要大论》中说："胜复之动，时有常乎？气有必乎？岐伯曰：时有常位，而气无必也。"这些论点都在阐明，因时、因地之不同而气候迥殊，决不能不辨方隅高下一概而论。在历史的争论中，惟汪省之、张介宾持论较为允当，兹录如下，以殿吾文。

汪省之《运气易览·序》云：

运气一书，古人启其端……岂可徒泥其法，而不求其法外之遗耶！如冬有非时之温，夏有非时之寒，春有非时之燥，秋有非时之热，此四时不正之气，亦能病人也。又况百里之内，晴雨不同，千里之邦，寒暖各异，此方土之候，各有不齐，所生之病，多随土著，乌可皆以运气相比例哉！务须随机达变，因时识宜，庶得古人未发之旨，而能尽其不言之妙也。奈何程德斋、马宗素①等，妄谓某人生于某日，病于某经，用某药，某日当汗瘥，某日当危殆。悖乱经旨，愚惑医流，莫此为甚。后人因视经为繁文，置之而弗用者有也。又有读其书，玩其理，茫然无入手处，遂乃弃去而莫之省者有也。是

---

① 程德斋，元人；马宗素，金人。明·徐春圃《古今医统》云："《伤寒法》，马宗素、程德斋撰，按日时受病为治法，与仲景不同。"

以世医罕有能解其意者焉。

张介宾《类经·运气类》十注云：

读运气者，当知天道有是理，不当曰理必如是也……自余有知以来，常以五六之义，逐气推测，则彼此盈虚，十应七八。即有少不相符者，正属井蛙之见，而见有未至耳，岂天道果不足凭耶？今有昧者，初不知常变之道，盛衰之理……故每凿执经文，以害经意，徒欲以有限之年辰，概无穷之天道，隐微幽显，诚非易见，管测求全，陋亦甚矣。此外复有不明气化如马宗素之流者，假仲景之名，而为《伤寒钤法》等书，用运气之更迁，拟主病之方治，拘滞不通，诚然谬矣。然又有一等偏执己见，不信运气者，每谓运气之学，何益于医？且云疾病相加，岂可依运气以施治乎？非切要也。余喻之曰：若所云者，似真运气之不必求，而运气之道岂易言哉！凡岁气之流行，即安危之关系。或疫气遍行，而一方皆病风温；或清寒伤脏，则一时皆犯泻痢；或痘疹盛行，而多凶多吉，期各不同；或疔毒遍生，而是阳是阴，每从其类；或气急咳嗽，一乡并兴；或筋骨疼痛，人皆道苦；或时下多有中风，或前此盛行痰火。诸如此类，以众人而患同病，谓非运气之使然欤……第运气之显而明者，时或盛行，犹为易见；至其精微，则人多阴受，而识者为难。夫人殊禀赋，令易寒暄，利害不侔，气交使然。故凡以太阳之人，而遇流衍①之气；以太阴之人，而逢赫曦②之纪。强者有制，弱者遇扶，气得其平，何病之有？或以强阳遇火，则炎烈生矣；阴寒遇水，则冰霜及矣。天有天符，岁有岁会，人得无人和乎！能先觉预防者，上智也；能因机辨理者，明医也；既不能知，而且云乌有者，下愚也。然则，运气之要与不要，固不必辩，独慨乎知运气者之难其人耳。由此言之，则凿执者本非智士，而不谕者又岂良材。二者病则一般，彼达人之见，自所不然。故善察运气者，必当顺天以察运，因变以求气。如杜预之言历曰：'治历者，当顺天以求合，非为合以验天。知乎此，则可以言历矣③。'而运气之道亦然，既得其义，则胜复盛衰，理可窥也。随其机而应其用，其有不合乎道者，未之有也。

————

① 《灵枢·通天》云："太阳之人，多阳而少阴。""流衍"，水气太过之名。《素问·五常政大论》云："太过何谓？……水曰流衍。"

② 《灵枢·通天》云："太阴之人，多阴而少阳。"《素问·五常政大论》云："太过何谓？……火曰赫曦。"

③ 杜预，晋·杜陵人，著有《春秋左氏经传集解》《春秋长历》两书，后一种即其言历法者。

汪、张两氏的论点是很可取的。其一，认为运气学说十之八九是有征验的，不能完全否定；其二，当知天道有是理，不当曰理必如是，故不能拘泥其法；其三，对待运气学说，应该是随机达变，因时识宜，顺天以察运，因变以求气，要灵活地掌握和应用；其四，对运气学说既不知不谕，便云乌有而不信，这种态度只能说是下愚无知；其五，"欲以有限之年辰，概无穷之天道"，过分夸大运气学说的作用，也是不科学的；其六，运气虽有一定的征验，但亦必须结合人体自身的强弱来因机辨理，不能一概而论。

我认为对待运气学说的态度，就应该是这样。

附 六十年运气交司表

甲子年

四季	月建	二十四节气	中运	五运		运交司时刻	六气			气交司时刻
				客运	主运		客主加临	主气	客气	
孟春	正月丙寅	立春 雨水	土运太过	太宫	太角	癸亥年大寒日寅时初初刻起	初 主气厥阴风木 客气太阳寒水	厥阴风木	司天 少阴君火	自癸亥年大寒日寅初，至春分日子正
仲春	二月丁卯	惊蛰 春分								
季春	三月戊辰	清明 谷雨		少商	少徵	春分后十三日寅时正一刻起	二 主气少阴君火 客气厥阴风木	少阴君火	左间 太阴湿土	自春分日子正，至小满日戌正
孟夏	四月己巳	立夏 小满								
仲夏	五月庚午	芒种 夏至		太羽	太宫	芒种后十日卯时初二刻起	三 主气少阳相火 客气少阴君火	少阳相火	右间 厥阴风木	自小满日戌正，至大暑日酉初
季夏	六月辛未	小暑 大暑								
孟秋	七月壬申	立秋 处暑		少角	少商	处暑后七日卯时正三刻起	四 主气太阴湿土 客气太阴湿土	太阴湿土	在泉 阳明燥金	自大暑日酉正，至秋分日未正
仲秋	八月癸酉	白露 秋分								
季秋	九月甲戌	寒露 霜降					五 主气阳明燥金 客气少阳相火	阳明燥金	左间 太阳寒水	自秋分日未初，至小雪日午正
孟冬	十月乙亥	立冬 小雪		太徵	太羽	立冬后四日辰时初四刻起				
仲冬	十一月丙子	大雪 冬至					六 主气太阳寒水 客气阳明燥金	太阳寒水	右间 少阳相火	自小雪日午正，至大寒日辰正
季冬	十二月丁丑	小寒 大寒								

乙 丑 年

四季	月建	二十四节气	五运				六气			
			中运	客运	主运	交司时刻	客气	主气	客主加临	交司时刻
孟春	正月戊寅	立春 雨水	金运不及	少商	太角	甲子年大寒日巳初初刻起	司天 太阴湿土	厥阴风木	初 主气厥阴风木 客气厥阴风木	初气 自甲子年大寒日巳初,至本年春分日卯初
仲春	二月己卯	惊蛰 春分		太羽	少徵	春分后十三日巳正一刻起	左间 少阳相火	少阴君火	二 主气少阴君火 客气少阴君火	二气 自春分日卯正,至小满日丑正
季春	三月庚辰	清明 谷雨								
孟夏	四月辛巳	立夏 小满		少角	太宫	芒种后十日午时初二刻起	右间 少阴君火	少阳相火	三 主气少阳相火 客气太阴湿土	三气 自小满日寅初,至大暑日子初
仲夏	五月壬午	芒种 夏至								
季夏	六月癸未	小暑 大暑		太徵	少商	处暑后七日午正三刻起	在泉 太阳寒水	太阴湿土	四 主气太阴湿土 客气少阳相火	四气 自大暑日子正,至秋分日戌正
孟秋	七月甲申	立秋 处暑								
仲秋	八月乙酉	白露 秋分		少宫	太羽	立冬后四日未初四刻起	左间 厥阴风木	阳明燥金	五 主气阳明燥金 客气阳明燥金	五气 自秋分日亥初,至小雪日酉初
季秋	九月丙戌	寒露 霜降								
孟冬	十月丁亥	立冬 小雪					右间 阳明燥金	太阳寒水	六 主气太阳寒水 客气太阳寒水	六气 自小雪日酉正,至大寒日未正
仲冬	十一月戊子	大雪 冬至								
季冬	十二月己丑	小寒 大寒								

丙 寅 年

四季	月建	二十四节气	五运 中运	五运 客运	五运 主运	五运 交司时刻	六气 客气	六气 主气	六气 客主加临	六气 交司时刻
孟春	正月庚寅	立春 雨水	水运太过	太羽	太角	乙丑年大寒日申时初初刻起	司天 少阳相火	厥阴风木	初 主气厥阴风木 客气少阴君火	气 自乙丑年大寒日申初,至春分日午正
仲春	二月辛卯	惊蛰 春分					左间 阳明燥金			
季春	三月壬辰	清明 谷雨		少角	少徵	春分后十三日申时正一刻起		少阴君火	二 主气少阴君火 客气太阴湿土	气 自春分日午正,至小满日辰正
孟夏	四月癸巳	立夏 小满					右间 太阴湿土			
仲夏	五月甲午	芒种 夏至		太徵	太宫	芒种后十日酉时初二刻起		少阳相火	三 主气少阳相火 客气少阳相火	气 自小满日辰正,至大暑日卯初
季夏	六月乙未	小暑 大暑					在泉 厥阴风木			
孟秋	七月丙申	立秋 处暑		少宫	少商	处暑后七日酉时正三刻起		太阴湿土	四 主气太阴湿土 客气阳明燥金	气 自大暑日卯初,至秋分日丑正
仲秋	八月丁酉	白露 秋分					左间 少阴君火			
季秋	九月戊戌	寒露 霜降		太商	太羽	立冬后四日戌时初四刻起		阳明燥金	五 主气阳明燥金 客气太阳寒水	气 自秋分日丑正,至小雪日子初
孟冬	十月己亥	立冬 小雪					右间 太阳寒水			
仲冬	十一月庚子	大雪 冬至						太阳寒水	六 主气太阳寒水 客气厥阴风木	气 自小雪日子初,至大寒日戌正
季冬	十二月辛丑	小寒 大寒								

1093

丁 卯 年

四季	月建	二十四节气	五运 中运	五运 客运	五运 主运	五运 交司时刻	六气 客气	六气 主气	六气 客主加临	六气 交司时刻
孟春	正月壬寅	立春 雨水	木运不及（岁会）	少角	少角	丙寅年大寒日亥初初刻起	司天 阳明燥金	厥阴风木	初 主气厥阴风木 客气太阴湿土	初 自丙寅年大寒日亥初，至本年春分日酉初
仲春	二月癸卯	惊蛰 春分					左间 太阳寒水	少阴君火	二 主气少阴君火 客气少阳相火	二 自春分日酉正，至小满日未正
季春	三月甲辰	清明 谷雨		太徵	太徵	春分后十三日亥正正一刻起	右间 少阳相火	少阳相火	三 主气少阳相火 客气阳明燥金	三 自小满日申初，至大暑日午初
孟夏	四月乙巳	立夏 小满					在泉 少阴君火	太阴湿土	四 主气太阴湿土 客气太阳寒水	四 自大暑日午正，至秋分日辰正
仲夏	五月丙午	芒种 夏至		少宫	少宫	芒种后十日子时初二刻起	左间 太阴湿土	阳明燥金	五 主气阳明燥金 客气厥阴风木	五 自秋分日巳初，至小雪日卯初
季夏	六月丁未	小暑 大暑					右间 厥阴风木	太阳寒水	六 主气太阳寒水 客气少阴君火	六 自小雪日卯正，至大寒日丑正
孟秋	七月戊申	立秋 处暑		太商	太商	处暑后七日子时正三刻起				
仲秋	八月己酉	白露 秋分								
季秋	九月庚戌	寒露 霜降								
孟冬	十月辛亥	立冬 小雪		少羽	少羽	立冬后四日丑时初四刻起				
仲冬	十一月壬子	大雪 冬至								
季冬	十二月癸丑	小寒 大寒								

1094

戊 辰 年

四季	月建	二十四节气	五运				六气			
			中运	客运	主运	交司时刻	客气	主气	客主加临	交司时刻
孟春	正月甲寅	立春 雨水	火运太过	太徵	少角	丁卯年大寒日寅时初初刻起	司天 太阳寒水	厥阴风木	初 主气厥阴风木 客气少阳相火	自丁卯年大寒日寅初，至本年春分日子初 气
仲春	二月乙卯	惊蛰 春分								
季春	三月丙辰	清明 谷雨		少宫	太徵	春分后十三日寅时正一刻起	左间 厥阴风木	少阴君火	二 主气少阴君火 客气阳明燥金	自春分日子正，至小满日戌正 气
孟夏	四月丁巳	立夏 小满								
仲夏	五月戊午	芒种 夏至		太商	少宫	芒种后十日卯时正二刻起	右间 阳明燥金	少阳相火	三 主气少阳相火 客气太阳寒水	自小满日亥初，至大暑日酉正 气
季夏	六月己未	小暑 大暑								
孟秋	七月庚申	立秋 处暑		少羽	太商	处暑后七日卯时正三刻起	在泉 太阴湿土	太阴湿土	四 主气太阴湿土 客气厥阴风木	自大暑日酉初，至秋分日未正 气
仲秋	八月辛酉	白露 秋分								
季秋	九月壬戌	寒露 霜降		太角	少羽	立冬后四日辰时初四刻起	左间 少阳相火	阳明燥金	五 主气阳明燥金 客气少阴君火	自秋分日申初，至小雪日午正 气
孟冬	十月癸亥	立冬 小雪								
仲冬	十一月甲子	大雪 冬至					右间 少阴君火	太阳寒水	六 主气太阳寒水 客气太阴湿土	自小雪日午正，至大寒日辰正 气
季冬	十二月乙丑	小寒 大寒								

己 巳 年

四季	月建	二十四节气	中运	客运	主运	交司时刻	客气	主气	客主加临	交司时刻
孟春	正月丙寅	立春 雨水	土运不及	少宫	少角	戊辰年大寒日巳时初初刻起	司天 厥阴风木	厥阴风木	初 主气厥阴风木 客气阳明燥金	初气 自戊辰年大寒日巳初,至春分日卯初
仲春	二月丁卯	惊蛰 春分								
季春	三月戊辰	清明 谷雨		太商	太徵	春分后十三日巳时正一刻起	左间 少阴君火	少阴君火	二 主气少阴君火 客气太阳寒水	二气 自春分日卯正,至小满日丑正
孟夏	四月己巳	立夏 小满								
仲夏	五月庚午	芒种 夏至		少羽	少宫	芒种后十日午时初二刻起	右间 太阴寒水	少阳相火	三 主气少阳相火 客气厥阴风木	三气 自小满日寅初,至大暑日子初
季夏	六月辛未	小暑 大暑								
孟秋	七月壬申	立秋 处暑		太角	太商	处暑后七日午时正三刻起	在泉 少阳相火	太阴湿土	四 主气太阴湿土 客气少阴君火	四气 自大暑日子正,至秋分日戌正
仲秋	八月癸酉	白露 秋分								
季秋	九月甲戌	寒露 霜降					左间 阳明燥金	阳明燥金	五 主气阳明燥金 客气太阴湿土	五气 自秋分日亥初,至小雪日酉初
孟冬	十月乙亥	立冬 小雪		少徵	少羽	立冬后四日未时初四刻起				
仲冬	十一月丙子	大雪 冬至					右间 太阴湿土	太阳寒水	六 主气太阳寒水 客气少阳相火	六气 自小雪日酉正,至大寒日未正
季冬	十二月丁丑	小寒 大寒								

庚 午 年

四季	月建	二十四节气	五运 中运	五运 客运	五运 主运	五运 交司时刻	六气 客气	六气 主气	六气 客主加临	六气 交司时刻
孟春	正月戊寅	立春 雨水	金运太过(同天符)	太商	少角	己巳年大寒日申时初初刻起	司天 少阴君火	厥阴风木	初 主气厥阴风木 客气太阳寒水	气 自己巳年大寒日申初,至本年春分日午初
仲春	二月己卯	惊蛰 春分								
季春	三月庚辰	清明 谷雨		少羽	太徵	春分后十三日申时正一刻起	右间 太阴湿土	少阴君火	二 主气少阴君火 客气厥阴风木	气 自春分日午正,至小满日辰正
孟夏	四月辛巳	立夏 小满								
仲夏	五月壬午	芒种 夏至		太角	少宫	芒种后十日酉时初二刻起	右间 厥阴风木	少阳相火	三 主气少阳相火 客气少阴君火	气 自小满日巳初,至大暑日卯初
季夏	六月癸未	小暑 大暑								
孟秋	七月甲申	立秋 处暑		少徵	太商	处暑后七日酉时正三刻起	在泉 阳明燥金	太阴湿土	四 主气太阴湿土 客气太阴湿土	气 自大暑日卯正,至秋分日丑正
仲秋	八月乙酉	白露 秋分								
季秋	九月丙戌	寒露 霜降		太宫	少羽	立冬后四日戌时初四刻起	左间 太阳寒水	阳明燥金	五 主气阳明燥金 客气少阳相火	气 自秋分日子初,至小雪日子初
孟冬	十月丁亥	立冬 小雪								
仲冬	十一月戊子	大雪 冬至					右间 少阳相火	太阳寒水	六 主气太阳寒水 客气阳明燥金	气 自小雪日戌正,至大寒日戌正
季冬	十二月己丑	小寒 大寒								

1097

庚午年

四季	月 建	二十四节气	五运 中运	五运 客运	五运 主运	五运 交司时刻	六气 客气	六气 主气	六气 客主加临	六气 交司时刻
孟春	正月戊寅	立春 雨水	金运太过（同天符）	太商	少角	己巳年大寒日申时初初刻起	司天 少阴君火	厥阴风木	初 主气厥阴风木 客气太阳寒水	气 自己巳年大寒日申初，至本年春分日午初
仲春	二月己卯	惊蛰 春分						少阴君火		
季春	三月庚辰	清明 谷雨		少羽	太徵	春分后十三日申时正一刻起	左间 太阴湿土		二 主气少阴君火 客气厥阴风木	气 自春分日午正，至小满日辰正
孟夏	四月辛巳	立夏 小满						少阳相火		
仲夏	五月壬午	芒种 夏至		太角	少宫	芒种后十日申时初二刻起	右间 厥阴风木		三 主气少阳相火 客气少阴君火	气 自小满日巳初，至大暑日卯初
季夏	六月癸未	小暑 大暑						太阴湿土		
孟秋	七月甲申	立秋 处暑		少徵	太商	处暑后七日酉时正三刻起	在泉 阳明燥金		四 主气太阴湿土 客气太阴湿土	气 自大暑日卯正，至秋分日丑正
仲秋	八月乙酉	白露 秋分						阳明燥金		
季秋	九月丙戌	寒露 霜降		太宫	少羽	立冬后四日戌时初四刻起	左间 太阳寒水		五 主气阳明燥金 客气少阳相火	气 自秋分日寅初，至小雪日子初
孟冬	十月丁亥	立冬 小雪						太阳寒水		
仲冬	十一月戊子	大雪 冬至					右间 少阳相火		六 主气太阳寒水 客气阳明燥金	气 自小雪日子正，至大寒日戌正
季冬	十二月己丑	小寒 大寒								

壬申年

四季	月建	二十四节气	中运	客运	主运	交司时刻	客气	主气	客主加临	交司时刻
孟春	正月壬寅	立春 雨水	木运太过（同天符）	太角	太角	辛未年大寒日寅时初初刻起	司天 少阳相火	厥阴风木	初 主气厥阴风木 客气少阴君火	初之气 自辛未年大寒日寅初，至春分日子正
仲春	二月癸卯	惊蛰 春分					左间 阳明燥金			
季春	三月甲辰	清明 谷雨		少徵	少徵	春分后十三日寅时正一刻起		少阴君火	二 主气少阴君火 客气太阴湿土	二之气 自春分日子正，至小满日戌正
孟夏	四月乙巳	立夏 小满								
仲夏	五月丙午	芒种 夏至		太宫	太宫	芒种后十日卯时初二刻起	右间 太阴湿土	少阳相火	三 主气少阳相火 客气少阳相火	三之气 自小满日戌正，至大暑日酉初
季夏	六月丁未	小暑 大暑								
孟秋	七月戊申	立秋 处暑		少商	少商	处暑后七日卯时正三刻起	在泉 厥阴风木	太阴湿土	四 主气太阴湿土 客气阳明燥金	四之气 自大暑日酉初，至秋分日申正
仲秋	八月己酉	白露 秋分								
季秋	九月庚戌	寒露 霜降		太羽	太羽	立冬后四日辰时初四刻起	左间 少阴君火	阳明燥金	五 主气阳明燥金 客气太阳寒水	五之气 自秋分日申正，至小雪日午正
孟冬	十月辛亥	立冬 小雪								
仲冬	十一月壬子	大雪 冬至					右间 太阳寒水	太阳寒水	六 主气太阳寒水 客气厥阴风木	六之气 自小雪日午正，至大寒日辰正
季冬	十二月癸丑	小寒 大寒								

癸酉年

四季	月建	二十四节气	五运				六气			
			中运	客运	主运	交司时刻	客气	主气	客主加临	交司时刻
孟春	正月甲寅	立春 雨水	火运不及 (同岁会)	少徵	太角	壬申年大寒日巳时初初刻起	司天 阳明燥金	厥阴风木	初 主气厥阴风木 客气太阴湿土	气 自壬申年大寒日巳初,至春分日卯初
仲春	二月乙卯	惊蛰 春分					左间 太阴寒水		二 主气少阴君火 客气少阳相火	气 自春分日卯正,至小满日丑正
季春	三月丙辰	清明 谷雨						少阴君火		
孟夏	四月丁巳	立夏 小满		太宫	少徵	春分后十三日巳时正一刻起	右间 少阳相火		三 主气少阳相火 客气阳明燥金	气 自小满日寅初,至大暑日子初
仲夏	五月戊午	芒种 夏至						少阳相火		
季夏	六月己未	小暑 大暑		少商	太宫	芒种后十日午时初二刻起	在泉 少阴君水		四 主气太阴湿土 客气太阳寒水	气 自大暑日子正,至秋分日戌正
孟秋	七月庚申	立秋 处暑						太阴湿土		
仲秋	八月辛酉	白露 秋分		太羽	少商	处暑后七日午时正三刻起	左间 太阴湿土		五 主气阳明燥金 客气厥阴风木	气 自秋分日亥初,至小雪日酉初
季秋	九月壬戌	寒露 霜降						阳明燥金		
孟冬	十月癸亥	立冬 小雪		少角	太羽	立冬后四日未时初四刻起	右间 厥阴风木		六 主气太阳寒水 客气少阴君水	气 自小雪日酉正,至大寒日未正
仲冬	十一月甲子	大雪 冬至						太阳寒水		
季冬	十二月乙丑	小寒 大寒								

甲戌年

四季	月建	二十四节气	五运 中运	五运 客运	五运 主运	五运 交司时刻	六气 客气	六气 主气	六气 客主加临	六气 交司时刻
孟春	正月丙寅	立春 雨水	土运太过（岁会,同天符）	太宫	太角	癸酉年大寒日申时初初刻起	司天 太阳寒水	厥阴风木	初 主气厥阴风木 客气少阳相火	气初 自癸酉年大寒日寅初,至春分日午初
仲春	二月丁卯	惊蛰 春分								
季春	三月戊辰	清明 谷雨		少商	少徵	春分后十三日申时正一刻起	左间 厥阴风木	少阴君火	二 主气少阴君火 客气阳明燥金	气二 自春分日午正,至小满日辰正
孟夏	四月己巳	立夏 小满								
仲夏	五月庚午	芒种 夏至		太羽	太宫	芒种后十日酉时初三刻起	右间 阳明燥金	少阳相火	三 主气少阳相火 客气太阳寒水	气三 自小满日巳初,至大暑日卯初
季夏	六月辛未	小暑 大暑								
孟秋	七月壬申	立秋 处暑		少角	少商	处暑后七日酉时正三刻起	在泉 太阴湿土	太阴湿土	四 主气太阴湿土 客气厥阴风木	气四 自大暑日卯正,至秋分日丑正
仲秋	八月癸酉	白露 秋分								
季秋	九月甲戌	寒露 霜降		太徵	太羽	立冬后四日戌时初四刻起	左间 少阳相火	阳明燥金	五 主气阳明燥金 客气少阴君火	气五 自秋分日寅初,至小雪日子初
孟冬	十月乙亥	立冬 小雪								
仲冬	十一月丙子	大雪 冬至					右间 少阴君火	太阳寒水	六 主气太阳寒水 客气太阴湿土	气六 自小雪日子正,至大寒日戌正
季冬	十二月丁丑	小寒 大寒								

乙亥年

四季	月建	二十四节气	五运 中运	五运 客运	五运 主运	五运 交运时刻	六气 客气	六气 主气	六气 客主加临	六气 交司时刻
孟春	正月戊寅	立春 雨水	金运不及	少商	太角	甲戌年大寒日亥时初初刻起	司天 厥阴风木	厥阴风木	初 主气厥阴风木 客气阳明燥金	自甲戌年大寒日亥初，至本年春分日酉初〔气〕
仲春	二月己卯	惊蛰 春分								
季春	三月庚辰	清明 谷雨		太羽	少徵	春分后十三日亥时正一刻起	左间 少阴君火	少阴君火	二 主气少阴君火 客气太阳寒水	自春分日酉正，至小满日未正〔气〕
孟夏	四月辛巳	立夏 小满								
仲夏	五月壬午	芒种 夏至		少角	太宫	芒种后十日子时初二刻起	右间 太阳寒水	少阳相火	三 主气少阳相火 客气厥阴风木	自小满日申正，至大暑日午初〔气〕
季夏	六月癸未	小暑 大暑								
孟秋	七月甲申	立秋 处暑		太徵	少商	处暑后七日子时正三刻起	在泉 少阳相火	太阴湿土	四 主气太阴湿土 客气少阴君火	自大暑日午正，至秋分日辰正〔气〕
仲秋	八月乙酉	白露 秋分								
季秋	九月丙戌	寒露 霜降		少宫	太羽	立冬后四日丑时初四刻起	左间 阳明燥金	阳明燥金	五 主气阳明燥金 客气太阴湿土	自秋分日巳初，至小雪日卯初〔气〕
孟冬	十月丁亥	立冬 小雪								
仲冬	十一月戊子	大雪 冬至					右间 太阴湿土	太阳寒水	六 主气太阳寒水 客气少阳相火	自小雪日卯正，至大寒日丑正〔气〕
季冬	十二月己丑	小寒 大寒								

丙子年

四季	月建	二十四节气	中运	客运	主运	交司时刻（五运）	客气	主气	客主加临	交司时刻（六气）
孟春	正月庚寅	立春 雨水	水运太过（岁会）	太羽	太角	乙亥年大寒日寅时初初刻起	司天 少阴君火	厥阴风木	初 主气厥阴风木 客气太阳寒水	气 自乙亥年大寒日寅初，至春分日子正
仲春	二月辛卯	惊蛰 春分								
季春	三月壬辰	清明 谷雨		少角	少徵	春分后十三日寅时正一刻起	左间 太阴湿土	少阴君火	二 主气少阴君火 客气厥阴风木	气 自春分日子正，至小满日戌正
孟夏	四月癸巳	立夏 小满								
仲夏	五月甲午	芒种 夏至		太徵	太宫	芒种后十日卯时初二刻起	右间 厥阴风木	少阳相火	三 主气少阳相火 客气少阴君火	气 自小满日亥初，至大暑日酉初
季夏	六月乙未	小暑 大暑								
孟秋	七月丙申	立秋 处暑		少宫	少商	处暑后七日卯时正三刻起	在泉 阳明燥金	太阴湿土	四 主气太阴湿土 客气太阴湿土	气 自大暑日酉正，至秋分日未正
仲秋	八月丁酉	白露 秋分								
季秋	九月戊戌	寒露 霜降		太商	太羽	立冬后四日辰时初四刻起	左间 太阳寒水	阳明燥金	五 主气阳明燥金 客气少阳相火	气 自秋分日申初，至小雪日午初
孟冬	十月己亥	立冬 小雪								
仲冬	十一月庚子	大雪 冬至					右间 少阳相火	太阳寒水	六 主气太阳寒水 客气阳明燥金	气 自小雪日午正，至大寒日辰正
季冬	十二月辛丑	小寒 大寒								

丁 丑 年

四季	月 建	二十四节气	中运	客运	主运	交司时刻	客气	主气	客主加临		交司时刻
孟春	正月壬寅	立春 雨水	木运不及	少角	少角	丙子年大寒日巳时初初刻起	司天 太阴湿土	厥阴风木	初 主气厥阴风木 客气厥阴风木	气	自丙子年大寒日巳初，至本年春分日卯初
仲春	二月癸卯	惊蛰 春分									
季春	三月甲辰	清明 谷雨		太徵	太徵	春分后十三日巳时正一刻起	左间 少阴相火	少阴君火	二 主气少阴君火 客气少阴君火	气	自春分日卯正，至小满日丑正
孟夏	四月乙巳	立夏 小满									
仲夏	五月丙午	芒种 夏至		少宫	少宫	芒种后十日午时初二刻起	右间 少阳君火	少阳相火	三 主气少阳相火 客气太阴湿土	气	自小满日寅初，至大暑日子初
季夏	六月丁未	小暑 大暑									
孟秋	七月戊申	立秋 处暑		太商	太商	处暑后七日午时正三刻起	在泉 太阳寒水	太阴湿土	四 主气太阴湿土 客气少阳相火	气	自大暑日子正，至秋分日戌正
仲秋	八月己酉	白露 秋分									
季秋	九月庚戌	寒露 霜降					左间 厥阴风木	阳明燥金	五 主气阳明燥金 客气阳明燥金	气	自秋分日亥初，至小雪日酉初
孟冬	十月辛亥	立冬 小雪		少羽	少羽	立冬后四日未时初四刻起					
仲冬	十一月壬子	大雪 冬至					右间 阳明燥金	太阳寒水	六 主气太阳寒水 客气太阳寒水	气	自小雪日酉正，至大寒日未正
季冬	十二月癸丑	小寒 大寒									

五 运　　六 气

戊寅年

四季	月 建	二十四节	中运	客运	主运	交司时刻	客气	主气	客主加临	交司时刻
孟春	正月甲寅	立春 雨水	火运太过（天符）	太徵	少角	丁丑年大寒日申时初初刻起	司天 少阳相火	厥阴风木	初 主气厥阴风木 客气少阳相火	自丁丑年大寒日申时初，至春分日午年初
仲春	二月乙卯	惊蛰 春分								
季春	三月丙辰	清明 谷雨		少宫	太徵	春分后十三日申时正一刻起	右间 阳明燥金	少阴君火	二 主气少阴君火 客气太阴湿土	自春分日午正，至小满日辰正
孟夏	四月丁巳	立夏 小满					左间 太阴湿土			
仲夏	五月戊午	芒种 夏至		太商	少宫	芒种后十日酉时初二刻起	右间 太阴湿土	少阳相火	三 主气少阳相火 客气少阳相火	自小满日巳初，至大暑日卯正
季夏	六月己未	小暑 大暑								
孟秋	七月庚申	立秋 处暑		少羽	太商	处暑后七日酉时正三刻起	在泉 厥阴风木	太阴湿土	四 主气太阴湿土 客气阳明燥金	自大暑日卯初，至秋分日丑正
仲秋	八月辛酉	白露 秋分								
季秋	九月壬戌	寒露 霜降		太角	少羽	立冬后四日戌时初四刻起	左间 少阴君火	阳明燥金	五 主气阳明燥金 客气太阳寒水	自秋分日子初，至小雪日子正
孟冬	十月癸亥	立冬 小雪								
仲冬	十一月甲子	大雪 冬至					右间 太阳寒水	太阳寒水	六 主气太阳寒水 客气厥阴风木	自小雪日戌正，至大寒日戌正
季冬	十二月乙丑	小寒 大寒								

五运　　　六气

1105

己　卯　年

四季	月建	二十四节气	五运				六气			
			中运	客运	主运	交司时刻	客气	主气	客主加临	交司时刻
孟春	正月丙寅	立春 雨水	土运不及	少宫	少角	戊寅年大寒日亥时初初刻起	司天 阳明燥金	厥阴风木	初 主气厥阴风木 客气太阴湿土	自戊寅年大寒日酉初,至本年春分日酉初
仲春	二月丁卯	惊蛰 春分								
季春	三月戊辰	清明 谷雨		太商	太徵	春分后十三日亥时正一刻起	左间 太阳寒水	少阴君火	二 主气少阴君火 客气少阳相火	自春分日酉正,至小满日未正
孟夏	四月己巳	立夏 小满								
仲夏	五月庚午	芒种 夏至		少羽	少宫	芒种后十日子时初二刻起	右间 少阳相火	少阳相火	三 主气少阳相火 客气阳明燥金	自小满日申初,至大暑日午初
季夏	六月辛未	小暑 大暑								
孟秋	七月壬申	立秋 处暑		太角	太商	处暑后七日子时正三刻起	在泉 少阴君火	太阴湿土	四 主气太阴湿土 客气太阳寒水	自大暑日午正,至秋分日辰正
仲秋	八月癸酉	白露 秋分								
季秋	九月甲戌	寒露 霜降		少徵	少羽	立冬后四日丑时初四刻起	左间 太阴湿土	阳明燥金	五 主气阳明燥金 客气厥阴风木	自秋分日巳初,至小雪日卯初
孟冬	十月乙亥	立冬 小雪								
仲冬	十一月丙子	大雪 冬至					右间 厥阴风木	太阳寒水	六 主气太阳寒水 客气少阴君火	自小雪日卯正,至大寒日丑正
季冬	十二月丁丑	小寒 大寒								

庚辰年

四季	月建	二十四节气	五运 中运	五运 客运	五运 主运	五运 交司时刻	六气 客气	六气 主气	六气 客主加临	六气 交司时刻
孟春	正月戊寅	立春 雨水	金运太过	太商	少角	己卯年大寒日寅时初初刻起	司天 太阳寒水	厥阴风木	初 主气厥阴风木 客气少阳相火	初气 自己卯年大寒日寅初,至本年春分日子正
仲春	二月己卯	惊蛰 春分								
季春	三月庚辰	清明 谷雨		少羽	太徵	春分后十三日寅时正一刻起	左间 厥阴风木	少阴君火	二 主气少阴君火 客气阳明燥金	二气 自春分日子正,至小满日戌初
孟夏	四月辛巳	立夏 小满								
仲夏	五月壬午	芒种 夏至		太角	少宫	芒种后十日卯时初二刻起	右间 阳明燥金	少阳相火	三 主气少阳相火 客气太阳寒水	三气 自小满日戌初,至大暑日酉正
季夏	六月癸未	小暑 大暑					在泉 太阴湿土			四气 自大暑日酉正,至秋分日未正
孟秋	七月甲申	立秋 处暑		少徵	太商	处暑后七日卯时正三刻起		太阴湿土	四 主气太阴湿土 客气厥阴风木	
仲秋	八月乙酉	白露 秋分					左间 少阳相火			五气 自秋分日未正,至小雪日午初
季秋	九月丙戌	寒露 霜降						阳明燥金	五 主气阳明燥金 客气少阴君火	
孟冬	十月丁亥	立冬 小雪		太宫	少羽	立冬后四日辰时初四刻起	右间 少阴君火			六气 自小雪日午正,至大寒日辰正
仲冬	十一月戊子	大雪 冬至						太阳寒水	六 主气太阳寒水 客气太阴湿土	
季冬	十二月己丑	小寒 大寒								

辛　巳　年

四季	月建	二十四节气	五运 中运	五运 客运	五运 主运	五运 交司时刻	六气 客气	六气 主气	六气 客主加临	六气 交司时刻
孟春	正月庚寅	立春 雨水	水运不及	少羽	少角	庚辰年大寒日巳时初初刻起	司天 厥阴风木	厥阴风木	初　主气厥阴风木　客气阳明燥金	自庚辰年大寒日巳初，至本年春分日卯初　气（初）
仲春	二月辛卯	惊蛰 春分					左间 少阴君火	少阴君火	二　主气少阴君火　客气太阳寒水	自春分日卯正，至小满日丑正　气（二）
季春	三月壬辰	清明 谷雨		太角	太徵	春分后十三日巳时正一刻起				
孟夏	四月癸巳	立夏 小满					右间 太阳寒水	少阳相火	三　主气少阳相火　客气厥阴风木	自小满日寅正，至大暑日子初　气（三）
仲夏	五月甲午	芒种 夏至		少徵	少宫	芒种后十日午时初二刻起				
季夏	六月乙未	小暑 大暑					在泉 少阳相火	太阴湿土	四　主气太阴湿土　客气少阴君火	自大暑日子正，至秋分日戌正　气（四）
孟秋	七月丙申	立秋 处暑						阳明燥金		
仲秋	八月丁酉	白露 秋分		太宫	太商	处暑后七日午时正三刻起	左间 阳明燥金		五　主气阳明燥金　客气太阴湿土	自秋分日亥初，至小雪日酉初　气（五）
季秋	九月戊戌	寒露 霜降								
孟冬	十月己亥	立冬 小雪		少商	少羽	立冬后四日未时初四刻起	右间 太阴湿土	太阳寒水	六　主气太阳寒水　客气少阳相火	自小雪日酉正，至大寒日未正　气（六）
仲冬	十一月庚子	大雪 冬至								
季冬	十二月辛丑	小寒 大寒								

1108

壬午年

四季	月建	二十四节气	五运 中运	五运 客运	五运 主运	五运 交司时刻	六气 客气	六气 主气	六气 客主加临	六气 交司时刻
孟春	正月壬寅	立春 雨水	木运太过	太角	太角	辛巳年大寒日申时初初刻起	少阴君火（司天）	厥阴风木	初 主气 厥阴风木 客气 太阳寒水	自辛巳年大寒日申初，至本年春分日午初
仲春	二月癸卯	惊蛰 春分		少徵	少徵	春分后十三日申时正一刻起	太阴湿土（左间）	少阴君火	二 主气 少阴君火 客气 厥阴风木	自春分日午正，至小满日辰正
季春	三月甲辰	清明 谷雨								
孟夏	四月乙巳	立夏 小满					厥阴风木（右间）	少阳相火	三 主气 少阳相火 客气 少阴君火	自小满日巳初，至大暑日卯初
仲夏	五月丙午	芒种 夏至		太宫	太宫	芒种后十日酉时初二刻起				
季夏	六月丁未	小暑 大暑					阳明燥金（在泉）	太阴湿土	四 主气 太阴湿土 客气 太阴湿土	自大暑日卯正，至秋分日丑正
孟秋	七月戊申	立秋 处暑		少商	少商	处暑后七日酉时正三刻起				
仲秋	八月己酉	白露 秋分					太阳寒水（左间）	阳明燥金	五 主气 阳明燥金 客气 少阳相火	自秋分日子初，至小雪日戌初
季秋	九月庚戌	寒露 霜降								
孟冬	十月辛亥	立冬 小雪		太羽	太羽	立冬后四日戌时初四刻起	少阳相火（右间）	太阳寒水	六 主气 太阳寒水 客气 阳明燥金	自小雪日戌正，至大寒日戌正
仲冬	十一月壬子	大雪 冬至								
季冬	十二月癸丑	小寒 大寒								

癸未年

四季	月建	二十四节气	五运 中运	五运 客运	五运 主运	五运 交司时刻	六气 客气	六气 主气	六气 客主加临	六气 交司时刻
孟春	正月甲寅	立春 雨水	火运不及	少徵	太角	壬午年大寒日亥初初刻起	司天 太阴湿土	厥阴风木	初 主气厥阴风木 客气厥阴风木	初气 自壬午年大寒日亥初，至春分日酉正
仲春	二月乙卯	惊蛰 春分								
季春	三月丙辰	清明 谷雨		太宫	少徵	春分后十三日亥时正一刻起	左间 少阳相火	少阴君火	二 主气少阴君火 客气少阴君火	二气 自春分日酉正，至小满日未正
孟夏	四月丁巳	立夏 小满								
仲夏	五月戊午	芒种 夏至		少商	太宫	芒种后十日子时初二刻起	右间 少阴君火	少阳相火	三 主气少阳相火 客气太阴湿土	三气 自小满日未初，至大暑日午正
季夏	六月己未	小暑 大暑								
孟秋	七月庚申	立秋 处暑		太羽	少商	处暑后七日子时正三刻起	在泉 太阳寒水	太阴湿土	四 主气太阴湿土 客气少阳相火	四气 自大暑日午正，至秋分日辰正
仲秋	八月辛酉	白露 秋分								
季秋	九月壬戌	寒露 霜降		少角	太羽	立冬后四日丑时初四刻起	左间 厥阴风木	阳明燥金	五 主气阳明燥金 客气阳明燥金	五气 自秋分日辰正，至小雪日卯初
孟冬	十月癸亥	立冬 小雪								
仲冬	十一月甲子	大雪 冬至					右间 阳明燥金	太阳寒水	六 主气太阳寒水 客气太阳寒水	六气 自小雪日卯正，至大寒日丑正
季冬	十二月乙丑	小寒 大寒								

甲申年

二十四节气与月建

四季	月建	二十四节气
孟春	正月丙寅	立春 雨水
仲春	二月丁卯	惊蛰 春分
季春	三月戊辰	清明 谷雨
孟夏	四月己巳	立夏 小满
仲夏	五月庚午	芒种 夏至
季夏	六月辛未	小暑 大暑
孟秋	七月壬申	立秋 处暑
仲秋	八月癸酉	白露 秋分
季秋	九月甲戌	寒露 霜降
孟冬	十月乙亥	立冬 小雪
仲冬	十一月丙子	大雪 冬至
季冬	十二月丁丑	小寒 大寒

五运

中运：土运太过

主运	客运	交司时刻
太角	太宫	癸未年大寒日寅时初初刻起
少徵	少商	春分后十三日寅时正一刻起
太宫	太羽	芒种后十日卯时初二刻起
少商	少角	处暑后七日卯时正三刻起
太羽	太徵	立冬后四日辰时初四刻起

六气

	客气	主气	客主加临	交司时刻
初	司天 少阳相火	厥阴风木	主气厥阴风木 客气少阴君火	自癸未年大寒日寅初，至春分日子正
二	左间 阳明燥金	少阴君火	主气少阴君火 客气太阴湿土	自春分日子正，至小满日戌正
三	右间 太阴湿土	少阳相火	主气少阳相火 客气少阳相火	自小满日亥初，至大暑日酉初
四	在泉 厥阴风木	太阴湿土	主气太阴湿土 客气阳明燥金	自大暑日酉正，至秋分日未正
五	左间 少阴君火	阳明燥金	主气阳明燥金 客气太阳寒水	自秋分日申初，至小雪日午初
六	右间 太阳寒水	太阳寒水	主气太阳寒水 客气厥阴风木	自小雪日午正，至大寒日辰正

乙 酉 年

四季	月建	二十四节气	五运 中运	五运 客运	五运 主运	五运 交司时刻	六气 客气	六气 主气	六气 客主加临	六气 交司时刻
孟春	正月戊寅	立春 雨水	金运不及（太乙天符，岁会）	少商	太角	甲申年大寒日巳时初初刻起	司天 阳明燥金	厥阴风木	初 主气少阴君火 客气太阴湿土	自甲申年大寒日巳初，至春分日卯正 气
仲春	二月己卯	惊蛰 春分								
季春	三月庚辰	清明 谷雨		太羽	少徵	春分后十三日巳时正一刻起	左间 太阴寒水	少阴君火	二 主气少阳相火 客气少阳相火	自春分日卯正，至小满日丑正 气
孟夏	四月辛巳	立夏 小满								
仲夏	五月壬午	芒种 夏至		少角	太宫	芒种后十日午时初二刻起	右间 少阳相火	少阳相火	三 主气阳明燥金 客气阳明燥金	自小满日丑正，至大暑日亥初 气
季夏	六月癸未	小暑 大暑								
孟秋	七月甲申	立秋 处暑		太徵	少商	处暑后七日午时正三刻起	在泉 少阴君火	太阴湿土	四 主气太阳寒水 客气太阳寒水	自大暑日亥初，至秋分日酉正 气
仲秋	八月乙酉	白露 秋分								
季秋	九月丙戌	寒露 霜降		少宫	太羽	立冬后四日未时初四刻起	左间 太阴湿土	阳明燥金	五 主气厥阴风木 客气厥阴风木	自秋分日酉正，至小雪日未初 气
孟冬	十月丁亥	立冬 小雪								
仲冬	十一月戊子	大雪 冬至					右间 厥阴风木	太阳寒水	六 主气少阴君火 客气少阴君火	自小雪日未正，至大寒日未正 气
季冬	十二月己丑	小寒 大寒								

1112

丙 戌 年

四季	月建	二十四节气	五运·中运	五运·客运	五运·主运	五运·交司时刻	六气·客气	六气·主气	六气·客主加临	六气·交司时刻
孟春	正月庚寅	立春 雨水	水运太过(天符)	太羽	太角	乙酉年大寒日申时初初刻起	司天 太阳寒水	厥阴风木	初 主气厥阴风木 客气少阳相火	初气 自乙酉年大寒日申初,至本年春分日午初
仲春	二月辛卯	惊蛰 春分					左间 厥阴风木	少阴君火	二 主气少阴君火 客气阳明燥金	二气 自春分日午正,至小满日辰正
季春	三月壬辰	清明 谷雨		少角	少徵	春分后十三日酉时正一刻起	右间 阳明燥金	少阳相火	三 主气少阳相火 客气太阳寒水	三气 自小满日巳初,至大暑日卯初
孟夏	四月癸巳	立夏 小满					在泉 太阴湿土	太阴湿土	四 主气太阴湿土 客气厥阴风木	四气 自大暑日卯正,至秋分日丑正
仲夏	五月甲午	芒种 夏至		太徵	太宫	芒种后十日酉时初二刻起	左间 少阳相火	阳明燥金	五 主气阳明燥金 客气少阴君火	五气 自秋分日寅初,至小雪日子初
季夏	六月乙未	小暑 大暑					右间 少阴君火	太阳寒水	六 主气太阳寒水 客气太阴湿土	六气 自小雪日子正,至大寒日戌正
孟秋	七月丙申	立秋 处暑		少宫	少商	处暑后七日戌时正三刻起				
仲秋	八月丁酉	白露 秋分								
季秋	九月戊戌	寒露 霜降								
孟冬	十月己亥	立冬 小雪		太商	太羽	立冬后初四日戌时初四刻起				
仲冬	十一月庚子	大雪 冬至								
季冬	十二月辛丑	小寒 大寒								

丁 亥 年

四季	月建	二十四节气	中运	五运 客运	五运 主运	交司时刻	六气 司天/客气	六气 主气	客主加临	交司时刻
孟春	正月壬寅	立春 雨水	木运不及（天符）	少角	少角	丙戌年大寒日亥时初初刻起	司天 厥阴风木	厥阴风木	初 主气厥阴风木 客气阳明燥金	初气 自丙戌年大寒日亥初，至本年春分日酉初
仲春	二月癸卯	惊蛰 春分					左间 少阴君火	少阴君火	二 主气少阴君火 客气太阳寒水	二气 自春分日酉正，至小满日未正
季春	三月甲辰	清明 谷雨		太徵	太徵	春分后十三日亥时正一刻起				
孟夏	四月乙巳	立夏 小满					右间 太阳寒水	少阳相火	三 主气少阳相火 客气厥阴风木	三气 自小满日申初，至大暑日午初
仲夏	五月丙午	芒种 夏至		少宫	少宫	芒种后十日子时初二刻起				
季夏	六月丁未	小暑 大暑					在泉 少阳相火	太阴湿土	四 主气太阴湿土 客气少阴君火	四气 自大暑日午正，至秋分日辰正
孟秋	七月戊申	立秋 处暑		太商	太商	处暑后七日子时正三刻起				
仲秋	八月己酉	白露 秋分					左间 阳明燥金	阳明燥金	五 主气阳明燥金 客气太阴湿土	五气 自秋分日巳初，至小雪日卯初
季秋	九月庚戌	寒露 霜降								
孟冬	十月辛亥	立冬 小雪		少羽	少羽	立冬后四日丑时初四刻起	右间 太阴湿土	太阳寒水	六 主气太阳寒水 客气少阳相火	六气 自小雪日卯正，至大寒日丑正
仲冬	十一月壬子	大雪 冬至								
季冬	十二月癸丑	小寒 大寒								

1114

戊子年

四季	月建	二十四节气	五运			交司时刻	六气			交司时刻
			中运	客运	主运		客气	主气	客主加临	
孟春	正月甲寅	立春 雨水	火运太过（天符）	太徵	少角	丁亥年大寒日寅时初初刻起	司天 少阴君火	厥阴风木	初 主气厥阴风木 客气太阳寒水	初气 自丁亥年大寒日寅初，至春分日子正
仲春	二月乙卯	惊蛰 春分								
季春	三月丙辰	清明 谷雨		少宫	太徵	春分后十三日寅时正一刻起	左间 太阴湿土	少阴君火	二 主气少阴君火 客气厥阴风木	二气 自春分日子正，至小满日戌正
孟夏	四月丁巳	立夏 小满								
仲夏	五月戊午	芒种 夏至		少商	少宫	芒种后十日卯时初二刻起	右间 厥阴风木	少阳相火	三 主气少阳相火 客气少阴君火	三气 自小满日亥初，至大暑日酉初
季夏	六月己未	小暑 大暑								
孟秋	七月庚申	立秋 处暑		少羽	太商	处暑后七日卯时正三刻起	在泉 阳明燥金	太阴湿土	四 主气太阴湿土 客气太阴湿土	四气 自大暑日酉正，至秋分日未正
仲秋	八月辛酉	白露 秋分								
季秋	九月壬戌	寒露 霜降		太角	少羽	立冬后四日辰时初四刻起	左间 太阳寒水	阳明燥金	五 主气阳明燥金 客气少阳相火	五气 自秋分日申初，至小雪日午初
孟冬	十月癸亥	立冬 小雪								
仲冬	十一月甲子	大雪 冬至					右间 少阳相火	太阳寒水	六 主气太阳寒水 客气阳明燥金	六气 自小雪日午正，至大寒日辰正
季冬	十二月乙丑	小寒 大寒								

己 丑 年

四季	月建	二十四节气	五运				六气			
			中运	客运	主运	交司时刻	客气	主气	客主加临	交司时刻
孟春	正月丙寅	立春 雨水	土运不及 (太乙天符,岁会)	少宫	少角	戊子年大寒日巳时初初刻起	司天 太阴湿土	厥阴风木	初 主气厥阴风木 客气厥阴风木	气 自戊子年大寒日巳初,至本年春分日卯初
仲春	二月丁卯	惊蛰 春分								
季春	三月戊辰	清明 谷雨		太商	太徵	春分后十三日巳时正一刻起	左间 少阴君火	少阴君火	二 主气少阴君火 客气少阴君火	气 自春分日卯正,至小满日丑正
孟夏	四月己巳	立夏 小满								
仲夏	五月庚午	芒种 夏至		少羽	少宫	芒种后十日午时初二刻起	右间 少阴君火	少阳相火	三 主气少阳相火 客气太阴湿土	气 自小满日寅正,至大暑日子初
季夏	六月辛未	小暑 大暑								
孟秋	七月壬申	立秋 处暑		太角	太商	处暑后七日未时正三刻起	在泉 太阳寒水	太阴湿土	四 主气太阴湿土 客气少阳相火	气 自大暑日子正,至秋分日戌正
仲秋	八月癸酉	白露 秋分								
季秋	九月甲戌	寒露 霜降		少徵	少羽	立冬后四日未时初四刻起	左间 厥阴风木	阳明燥金	五 主气阳明燥金 客气阳明燥金	气 自秋分日亥初,至小雪日酉初
孟冬	十月乙亥	立冬 小雪								
仲冬	十一月丙子	大雪 冬至					右间 阳明燥金	太阳寒水	六 主气太阳寒水 客气太阳寒水	气 自小雪日酉正,至大寒日未正
季冬	十二月丁丑	小寒 大寒								

庚寅年

四季	月	建	二十四节气	中运	五运 客运	五运 主运	交司时刻	六气 客气	六气 主气	客主加临	交司时刻气
孟春	正月戊寅		立春 雨水	金运太过	太商	少角	己丑年大寒日申时初初刻起	司天 少阳相火	厥阴风木	初 主气厥阴风木 客气少阴君火	气 自己丑年大寒日申日初初刻，至本年春分日午初
仲春	二月己卯		惊蛰 春分					左间 阳明燥金			
季春	三月庚辰		清明 谷雨		少羽	太徵	春分后十三日申时正一刻起		少阴君火	二 主气少阴君火 客气太阴湿土	气 自春分日午正，至小满日辰正
孟夏	四月辛巳		立夏 小满								
仲夏	五月壬午		芒种 夏至		太角	少宫	芒种后十日申时初二刻起	右间 太阴湿土	少阳相火	三 主气少阳相火 客气少阳相火	气 自小满日巳初，至大暑日卯初
季夏	六月癸未		小暑 大暑								
孟秋	七月甲申		立秋 处暑		少徵	太商	处暑后七日酉时正三刻起	在泉 厥阴风木	太阴湿土	四 主气太阴湿土 客气阳明燥金	气 自大暑日卯正，至秋分日丑正
仲秋	八月乙酉		白露 秋分								
季秋	九月丙戌		寒露 霜降					左间 少阴君火	阳明燥金	五 主气阳明燥金 客气太阳寒水	气 自秋分日子正，至小雪日戌初
孟冬	十月丁亥		立冬 小雪		太宫	少羽	立冬后四日戌时初四刻起				
仲冬	十一月戊子		大雪 冬至					右间 太阳寒水	太阳寒水	六 主气太阳寒水 客气厥阴风木	气 自小雪日戌正，至大寒日戌正
季冬	十二月己丑		小寒 大寒								

辛卯年

四季	月建	二十四节气	五运				六气			
			中运	客运	主运	交司时刻	客气	主气	客主加临	交司时刻
孟春	正月庚寅	立春 雨水	水运不及	少羽	少角	自庚寅年大寒日亥初初刻起	司天 阳明燥金	厥阴风木	初 主气厥阴风木 客气太阴湿土	自庚寅年大寒日亥初初刻，至春分日酉正
仲春	二月辛卯	惊蛰 春分		太角	太徵	春分后十三日亥时正一刻起				
季春	三月壬辰	清明 谷雨					左间 太阳寒水	少阴君火	二 主气少阴君火 客气少阳相火	自春分日酉正，至小满日未正
孟夏	四月癸巳	立夏 小满								
仲夏	五月甲午	芒种 夏至		少徵	少宫	芒种后十日子时初二刻起	右间 少阳相火	少阳相火	三 主气少阳相火 客气阳明燥金	自小满日午初，至大暑日辰正
季夏	六月乙未	小暑 大暑								
孟秋	七月丙申	立秋 处暑		太宫	太商	处暑后七日子时正三刻起	在泉 少阴君火	太阴湿土	四 主气太阴湿土 客气太阳寒水	自大暑日午正，至秋分日卯初
仲秋	八月丁酉	白露 秋分								
季秋	九月戊戌	寒露 霜降					左间 太阴湿土	阳明燥金	五 主气阳明燥金 客气厥阴风木	自秋分日卯正，至小雪日丑正
孟冬	十月己亥	立冬 小雪		少商	少羽	立冬后四日丑时初四刻起				
仲冬	十一月庚子	大雪 冬至					右间 厥阴风木	太阳寒水	六 主气太阳寒水 客气少阴君火	自小雪日丑初，至大寒日丑正
季冬	十二月辛丑	小寒 大寒								

壬 辰 年

四季	月建	二十四节气	五运：中运	五运：客运	五运：主运	五运：交司时刻	六气：客气	六气：主气	六气：客主加临	六气：交司时刻
孟春	正月壬寅	立春 雨水	木运太过	太角	太角	辛卯年大寒时寅时初初刻起	司天 太阳寒水	厥阴风木	初 主气厥阴风木 客气少阳相火	初之气 自辛卯年大寒日寅初，至春分日子正
仲春	二月癸卯	惊蛰 春分								
季春	三月甲辰	清明 谷雨		少徵	少徵	春分后十三日寅时正一刻起	左间 厥阴风木	少阴君火	二 主气少阴君火 客气阳明燥金	二之气 自春分日子正，至小满日戌正
孟夏	四月乙巳	立夏 小满								
仲夏	五月丙午	芒种 夏至		太宫	太宫	芒种后十日卯时初二刻起	右间 阳明燥金	少阳相火	三 主气少阳相火 客气太阳寒水	三之气 自小满日戌正，至大暑日酉初
季夏	六月丁未	小暑 大暑								
孟秋	七月戊申	立秋 处暑		少商	少商	处暑后七日卯时正三刻起	在泉 太阴湿土	太阴湿土	四 主气太阴湿土 客气厥阴风木	四之气 自大暑日酉初，至秋分日未正
仲秋	八月己酉	白露 秋分								
季秋	九月庚戌	寒露 霜降		太羽	太羽	立冬后四日辰时初四刻起	左间 少阳相火	阳明燥金	五 主气阳明燥金 客气少阴君火	五之气 自秋分日未正，至小雪日午正
孟冬	十月辛亥	立冬 小雪								
仲冬	十一月壬子	大雪 冬至					右间 少阴君火	太阳寒水	六 主气太阳寒水 客气太阴湿土	六之气 自小雪日午正，至大寒日辰正
季冬	十二月癸丑	小寒 大寒								

癸 巳 年

四季	月建	二十四节气	中运	客运	主运	交司时刻	客气	主气	客主加临	交司时刻
孟春	正月甲寅	立春 雨水	火运不及（类岁会）	少徵	大角	壬辰年大寒日巳时初初刻起	司天 厥阴风木	厥阴风木	初 主气厥阴风木 客气阳明燥金	气 自壬辰年大寒日巳初，至本年春分日卯初
仲春	二月乙卯	惊蛰 春分								
季春	三月丙辰	清明 谷雨		太宫	少徵	春分后十三日巳时正一刻起	左间 少阴君火	少阴君火	二 主气少阴君火 客气太阳寒水	气 自春分日卯正，至小满日丑正
孟夏	四月丁巳	立夏 小满								
仲夏	五月戊午	芒种 夏至		少商	太宫	芒种后十日午时初二刻起	右间 太阳寒水	少阳相火	三 主气少阳相火 客气厥阴风木	气 自小满日寅正，至大暑日子正
季夏	六月己未	小暑 大暑								
孟秋	七月庚申	立秋 处暑		太羽	少商	处暑后七日午时正三刻起	在泉 少阴相火	太阴湿土	四 主气太阴湿土 客气少阴君火	气 自大暑日子初，至秋分日戌正
仲秋	八月辛酉	白露 秋分								
季秋	九月壬戌	寒露 霜降		少角	太羽	立冬后四日未时初四刻起	左间 阳明燥金	阳明燥金	五 主气阳明燥金 客气太阴湿土	气 自秋分日亥初，至小雪日酉初
孟冬	十月癸亥	立冬 小雪								
仲冬	十一月甲子	大雪 冬至					右间 太阴湿土	太阳寒水	六 主气太阳寒水 客气少阳相火	气 自小雪日酉正，至大寒日未正
季冬	十二月乙丑	小寒 大寒								

四季	月建	二十四节气	五运 中运	五运 客运	五运 主运	五运 交司时刻	六气 客气	六气 主气	六气 客主加临	六气 交司时刻
孟春	正月丙寅	立春 雨水	土运太过	太宫	太角	癸巳年大寒日申时初初刻起	司天 少阴君火	厥阴风木	初 主气少阴君火 客气厥阴风木	初气 自癸巳年大寒日申初,至本年春分日午初
仲春	二月丁卯	惊蛰 春分					左间 太阴湿土		二 主气少阴君火 客气厥阴风木	
季春	三月戊辰	清明 谷雨		少商	少徵	春分后十三日申时正一刻起	太阴湿土	少阴君火		二气 自春分日午正,至小满日辰正
孟夏	四月己巳	立夏 小满					右间 厥阴风木		三 主气少阳相火 客气少阴君火	
仲夏	五月庚午	芒种 夏至		太羽	太宫	芒种后十日酉时初二刻起	厥阴风木	少阳相火		三气 自小满日巳初,至大暑日卯初
季夏	六月辛未	小暑 大暑					在泉 阳明燥金		四 主气太阴湿土 客气太阴湿土	
孟秋	七月壬申	立秋 处暑		少角	少商	处暑后七日酉时正三刻起	阳明燥金	太阴湿土		四气 自大暑日丑正,至秋分日子正
仲秋	八月癸酉	白露 秋分					左间 太阳寒水		五 主气阳明燥金 客气少阳相火	
季秋	九月甲戌	寒露 霜降		太徵	太羽	立冬后四日戌时初四刻起	太阳寒水	阳明燥金		五气 自秋分日子初,至小雪日戌初
孟冬	十月乙亥	立冬 小雪					右间 少阳相火		六 主气太阳寒水 客气阳明燥金	
仲冬	十一月丙子	大雪 冬至					少阳相火	太阳寒水		六气 自小雪日戌正,至大寒日戌正
季冬	十二月丁丑	小寒 大寒								

乙未年

四季	月建	二十四节气	五运 中运	五运 主运	五运 客运	五运 交司时刻	六气 客气	六气 主气	六气 客主加临	六气 交司时刻
孟春	正月戊寅	立春 雨水	金运不及	太角	少商	甲午年大寒日亥时初初刻起	司天 太阴湿土	厥阴风木	初 主气厥阴风木 客气厥阴风木	自甲午年大寒日亥初,至本年春分日酉初 气
仲春	二月己卯	惊蛰 春分					左间 少阳相火			
季春	三月庚辰	清明 谷雨		少徵	太羽	春分后十日亥时正一刻起		少阴君火	二 主气少阴君火 客气少阴君火	自春分日酉正,至小满日未正 气
孟夏	四月辛巳	立夏 小满					右间 少阴君火			
仲夏	五月壬午	芒种 夏至		太宫	少角	芒种后十日子时初二刻起		少阳相火	三 主气少阳相火 客气少阴君火	自小满日申初,至大暑日午初 气
季夏	六月癸未	小暑 大暑					在泉 太阳寒水			
孟秋	七月甲申	立秋 处暑		少商	太徵	处暑后七日子时正三刻起		太阴湿土	四 主气太阴湿土 客气少阳相火	自大暑日午正,至秋分日辰正 气
仲秋	八月乙酉	白露 秋分					左间 厥阴风木			
季秋	九月丙戌	寒露 霜降		太羽	少宫	立冬后四日丑时初四刻起		阳明燥金	五 主气阳明燥金 客气太阴湿土	自秋分日辰正,至小雪日卯初 气
孟冬	十月丁亥	立冬 小雪					右间 阳明燥金			
仲冬	十一月戊子	大雪 冬至						太阳寒水	六 主气太阳寒水 客气太阳寒水	自小雪日卯正,至大寒日丑正 气
季冬	十二月己丑	小寒 大寒								

丙申年

四季	月建	二十四节气	中运	五运 客运	五运 主运	五运 交司时刻	六气 客气	六气 主气	六气 客主加临	六气 交司时刻
孟春	正月庚寅	立春 / 雨水	水运太过	太羽	太角	乙未年大寒日寅时初初刻起	司天 少阳相火	厥阴风木	初 主气厥阴风木 客气少阴君火	气 自乙未年大寒日寅初，至本年春分日子正
仲春	二月辛卯	惊蛰 / 春分								
季春	三月壬辰	清明 / 谷雨		少角	少徵	春分后十三日寅时正一刻起	左间 阳明燥金	少阴君火	二 主气少阴君火 客气太阴湿土	气 自春分日子正，至小满日戌正
孟夏	四月癸巳	立夏 / 小满								
仲夏	五月甲午	芒种 / 夏至		太徵	太宫	芒种后十日卯时初二刻起	右间 太阴湿土	少阳相火	三 主气少阳相火 客气少阳相火	气 自小满日亥初，至大暑日酉初
季夏	六月乙未	小暑 / 大暑								
孟秋	七月丙申	立秋 / 处暑		少宫	少商	处暑后七日卯时正三刻起	在泉 厥阴风木	太阴湿土	四 主气太阴湿土 客气阳明燥金	气 自大暑日酉初，至秋分日未正
仲秋	八月丁酉	白露 / 秋分								
季秋	九月戊戌	寒露 / 霜降		太商	太羽	立冬后四日辰时初四刻起	左间 少阴君火	阳明燥金	五 主气阳明燥金 客气太阳寒水	气 自秋分日未正，至小雪日午初
孟冬	十月己亥	立冬 / 小雪								
仲冬	十一月庚子	大雪 / 冬至					右间 太阳寒水	太阳寒水	六 主气太阳寒水 客气厥阴风木	气 自小雪日午初，至大寒日辰正
季冬	十二月辛丑	小寒 / 大寒								

丁 酉 年

四季	月建	二十四节气	五运				六气			
			中运	客运	主运	交司时刻	司天客气	主气	客主加临	交司时刻
孟春	正月壬寅	立春 雨水	木运不及	少角	少角	丙申年大寒日巳时初初刻起	阳明燥金（司天）	厥阴风木	初 主气厥阴风木 客气太阴湿土	初气 自丙申年大寒日巳初，至本年春分日卯正
仲春	二月癸卯	惊蛰 春分					太阳寒水（左间）	少阴君火	二 主气少阴君火 客气少阳相火	二气 自春分日卯正，至小满日丑正
季春	三月甲辰	清明 谷雨		太徵	太徵	春分后十三日巳时正一刻起				
孟夏	四月乙巳	立夏 小满					少阳相火（右间）	少阳相火	三 主气少阳相火 客气阳明燥金	三气 自小满日丑正，至大暑日子初
仲夏	五月丙午	芒种 夏至		少宫	少宫	芒种后十日午时初二刻起				
季夏	六月丁未	小暑 大暑					少阴君火（在泉）	太阴湿土	四 主气太阴湿土 客气太阳寒水	四气 自大暑日子初，至秋分日戌正
孟秋	七月戊申	立秋 处暑		太商	太商	处暑后七日午时正三刻起				
仲秋	八月己酉	白露 秋分					太阴湿土（左间）	阳明燥金	五 主气阳明燥金 客气厥阴风木	五气 自秋分日戌正，至小雪日酉初
季秋	九月庚戌	寒露 霜降								
孟冬	十月辛亥	立冬 小雪		少羽	少羽	立冬后四日未时初四刻起	厥阴风木（右间）	太阳寒水	六 主气太阳寒水 客气少阴君火	六气 自小雪日酉初，至大寒日未正
仲冬	十一月壬子	大雪 冬至								
季冬	十二月癸丑	小寒 大寒								

戊戌年

四季	月建	二十四节气	中运	客运（五运）	主运（五运）	交司时刻（五运）	客气	主气（六气）	客主加临	交司时刻（六气）
孟春	正月甲寅	立春 雨水	火运太过	太徵	少角	丁酉年大寒日申时初初刻起	司天 太阳寒水	厥阴风木	初 主气厥阴风木 客气少阳相火	自丁酉年大寒日申初，至春分日午正 气
仲春	二月乙卯	惊蛰 春分					左间 厥阴风木			
季春	三月丙辰	清明 谷雨		少宫	太徵	春分后十三日申时正一刻起	右间 阳明燥金	少阴君火	二 主气少阴君火 客气阳明燥金	自春分日午正，至小满日辰正 气
孟夏	四月丁巳	立夏 小满								
仲夏	五月戊午	芒种 夏至		太商	少宫	芒种后十日酉时初二刻起	在泉 太阴湿土	少阳相火	三 主气少阳相火 客气太阳寒水	自小满日巳初，至大暑日卯初 气
季夏	六月己未	小暑 大暑								
孟秋	七月庚申	立秋 处暑		少羽	太商	处暑后七日酉时正三刻起	左间 少阳相火	太阴湿土	四 主气太阴湿土 客气厥阴风木	自大暑日卯正，至秋分日丑正 气
仲秋	八月辛酉	白露 秋分								
季秋	九月壬戌	寒露 霜降		太角	少羽	立冬后四日戌时初四刻起	右间 少阴君火	阳明燥金	五 主气阳明燥金 客气少阴君火	自秋分日寅初，至小雪日子初 气
孟冬	十月癸亥	立冬 小雪								
仲冬	十一月甲子	大雪 冬至						太阳寒水	六 主气太阳寒水 客气太阴湿土	自小雪日子正，至大寒日戌正 气
季冬	十二月乙丑	小寒 大寒								

1125

己 亥 年

四季	月建	二十四节气	中运	客运	主运	交司时刻（运）	客气	主气	客主加临	交司时刻（气）
孟春	正月丙寅	立春／雨水	土运不及	少宫	少角	戊戌年大寒日亥时初初刻起	司天 厥阴风木	厥阴风木	初　主气厥阴风木　客气阳明燥金	初　自戊戌年大寒日亥初，至春分日酉初
仲春	二月丁卯	惊蛰／春分					左间 少阴君火			
季春	三月戊辰	清明／谷雨		太商	太徵	春分后十三日亥时正一刻起		少阴君火	二　主气少阴君火　客气太阳寒水	二　自春分日酉正，至小满日未正
孟夏	四月己巳	立夏／小满								
仲夏	五月庚午	芒种／夏至		少羽	少宫	芒种后十日子时初二刻起	右间 太阳寒水	少阳相火	三　主气少阳相火　客气厥阴风木	三　自小满日申正，至大暑日午正
季夏	六月辛未	小暑／大暑					在泉 少阳相火		四　主气太阴湿土　客气少阴君火	四　自大暑日午初，至秋分日辰正
孟秋	七月壬申	立秋／处暑		太角	太商	处暑后七日子时正三刻起		太阴湿土		
仲秋	八月癸酉	白露／秋分					左间 阳明燥金		五　主气阳明燥金　客气太阴湿土	五　自秋分日巳正，至小雪日卯初
季秋	九月甲戌	寒露／霜降		少徵	少羽	立冬后四日丑时初四刻起		阳明燥金		
孟冬	十月乙亥	立冬／小雪					右间 太阴湿土		六　主气太阳寒水　客气少阳相火	六　自小雪日卯正，至大寒日丑正
仲冬	十一月丙子	大雪／冬至						太阳寒水		
季冬	十二月丁丑	小寒／大寒								

庚 子 年

四季	月 建	二十四节气	中运	五 运			六 气			
				客运	主运	交司时刻	客气	主气	客主加临	交司时刻
孟春	正月戊寅	立春 / 雨水	金运太过（同天符）	太商	少角	己亥年大寒日寅时初初刻起	司天 少阴君火	厥阴风木	初 主气厥阴风木 客气太阳寒水	气 自己亥年大寒日寅初，至本年春分日子正
仲春	二月己卯	惊蛰 / 春分		少羽	太徵	春分后十三日寅时正一刻起	左间 太阴湿土	少阴君火	二 主气少阴君火 客气厥阴风木	气 自春分日子正，至小满日戌正
季春	三月庚辰	清明 / 谷雨					右间 厥阴风木	少阳相火	三 主气少阳相火 客气少阴君火	气 自小满日戌初，至大暑日酉正
孟夏	四月辛巳	立夏 / 小满		太角	少宫	芒种后十日卯时初二刻起				
仲夏	五月壬午	芒种 / 夏至					在泉 阳明燥金	太阴湿土	四 主气太阴湿土 客气太阴湿土	气 自大暑日酉初，至秋分日未正
季夏	六月癸未	小暑 / 大暑		少徵	太商	处暑后七日卯时正三刻起				
孟秋	七月甲申	立秋 / 处暑					左间 太阳寒水	阳明燥金	五 主气阳明燥金 客气少阳相火	气 自秋分日未初，至小雪日午正
仲秋	八月乙酉	白露 / 秋分		太宫	少羽	立冬后四日辰时初四刻起				
季秋	九月丙戌	寒露 / 霜降					右间 少阳相火	太阳寒水	六 主气太阳寒水 客气阳明燥金	气 自小雪日午初，至大寒日辰正
孟冬	十月丁亥	立冬 / 小雪								
仲冬	十一月戊子	大雪 / 冬至								
季冬	十二月己丑	小寒 / 大寒								

1127

辛　丑　年

四季	月建	二十四节气	五运 中运	客运	主运	交司时刻	六气 客气	主气	客主加临	交司时刻
孟春	正月庚寅	立春 雨水	水运不及（同岁会）	少羽	少角	庚子年大寒日巳时初初刻起	司天 太阴湿土	厥阴风木	初 主气厥阴风木 客气厥阴风木	自庚子岁大寒日巳初，至本年春分日卯正
仲春	二月辛卯	惊蛰 春分								
季春	三月壬辰	清明 谷雨		大角	太徵	春分后十三日巳时正一刻起	左间 少阳相火	少阴君火	二 主气少阴君火 客气少阴君火	自春分日卯正，至小满日丑正
孟夏	四月癸巳	立夏 小满								
仲夏	五月甲午	芒种 夏至		少徵	少宫	芒种后十日午时初二刻起	右间 少阴君火	少阳相火	三 主气少阳相火 客气太阴湿土	自小满日寅初，至大暑日子正
季夏	六月乙未	小暑 大暑								
孟秋	七月丙申	立秋 处暑		太宫	太商	处暑后七日午时正三刻起	在泉 太阳寒水	太阴湿土	四 主气太阴湿土 客气少阳相火	自大暑日子初，至秋分日戌正
仲秋	八月丁酉	白露 秋分								
季秋	九月戊戌	寒露 霜降		少商	少羽	立冬后四日未时初四刻起	左间 厥阴风木	阳明燥金	五 主气阳明燥金 客气阳明燥金	自秋分日戌初，至小雪日酉正
孟冬	十月己亥	立冬 小雪								
仲冬	十一月庚子	大雪 冬至					右间 阳明燥金	太阳寒水	六 主气太阳寒水 客气太阳寒水	自小雪日酉正，至大寒日未正
季冬	十二月辛丑	小寒 大寒								

1128

壬寅年

四季	月 建	二十四节气	中运	五运 客运	五运 主运	五运 交司时刻	六气 客气	六气 主气	六气 客主加临	六气 交司时刻
孟春	正月壬寅	立春 雨水	木运太过（同天符、类岁会）	太角	太角	辛丑年大寒日申初初刻起	司天 少阳相火	厥阴风木	初 主气厥阴风木 客气少阴君火	初气 自辛丑年大寒日申初，至本年春分日午初
仲春	二月癸卯	惊蛰 春分								
季春	三月甲辰	清明 谷雨		少徵	少徵	春分后十三日申正一刻起	左间 阳明燥金	少阴君火	二 主气少阴君火 客气太阴湿土	二气 自春分日午正，至小满日辰正
孟夏	四月乙巳	立夏 小满								
仲夏	五月丙午	芒种 夏至		太宫	太宫	芒种后十日酉初二刻起	右间 太阴湿土	少阳相火	三 主气少阳相火 客气少阳相火	三气 自小满日巳初，至大暑日卯初
季夏	六月丁未	小暑 大暑								
孟秋	七月戊申	立秋 处暑		少商	少商	处暑后七日酉正三刻起	在泉 厥阴风木	太阴湿土	四 主气太阴湿土 客气阳明燥金	四气 自大暑日卯正，至秋分日丑正
仲秋	八月己酉	白露 秋分					左间 少阴君火			
季秋	九月庚戌	寒露 霜降		太羽	太羽	立冬后四日戌初四刻起		阳明燥金	五 主气阳明燥金 客气太阳寒水	五气 自秋分日丑初，至小雪日子初
孟冬	十月辛亥	立冬 小雪								
仲冬	十一月壬子	大雪 冬至					右间 太阳寒水	太阳寒水	六 主气太阳寒水 客气厥阴风木	六气 自小雪日子正，至大寒日戌正
季冬	十二月癸丑	小寒 大寒								

癸　卯　年

四季	月建	二十四节气	五运 中运	五运 客运	五运 主运	五运 交司时刻	六气 客气	六气 主气	六气 客主加临	六气 交司时刻
孟春	正月甲寅	立春 / 雨水	火运不及（同岁会）	少徵	太角	壬寅年大寒日亥时初初刻起	司天 阳明燥金	厥阴风木	初 主气厥阴风木 客气太阴湿土	初之气 自壬寅年大寒日亥初，至春分日酉初
仲春	二月乙卯	惊蛰 / 春分			少徵			少阴君火		
季春	三月丙辰	清明 / 谷雨		太宫		春分后十三日亥时正一刻起	左间 太阳寒水		二 主气少阴君火 客气少阳相火	二之气 自春分日酉正，至小满日未正
孟夏	四月丁巳	立夏 / 小满			太宫			少阳相火		
仲夏	五月戊午	芒种 / 夏至					右间 少阳相火		三 主气少阳相火 客气阳明燥金	三之气 自小满日申初，至大暑日午正
季夏	六月己未	小暑 / 大暑		少商		芒种后十日子时初二刻起		太阴湿土		
孟秋	七月庚申	立秋 / 处暑			少商		在泉 少阴君火		四 主气太阴湿土 客气太阳寒水	四之气 自大暑日午正，至秋分日辰正
仲秋	八月辛酉	白露 / 秋分		太羽		处暑后七日子时正三刻起		阳明燥金		
季秋	九月壬戌	寒露 / 霜降			太羽		左间 太阴湿土		五 主气阳明燥金 客气厥阴风木	五之气 自秋分日巳初，至小雪日卯初
孟冬	十月癸亥	立冬 / 小雪		少角		立冬后四日丑时初四刻起		太阳寒水		
仲冬	十一月甲子	大雪 / 冬至					右间 厥阴风木		六 主气太阳寒水 客气少阴君火	六之气 自小雪日卯正，至大寒日丑正
季冬	十二月乙丑	小寒 / 大寒								

1130

甲辰年

四季	月建	二十四节气	中运	五运 客运	五运 主运	运交司时刻	六气 客气	六气 主气	客主加临	气交司时刻
孟春	正月丙寅	立春 / 雨水	土运太过（岁会，同天符）	太宫	太角	癸卯年大寒日寅时初初刻起	司天 太阳寒水	厥阴风木	初 主气厥阴风木 客气少阳相火	初之气 自癸卯年大寒日寅初，至本年春分日子初
仲春	二月丁卯	惊蛰 / 春分								
季春	三月戊辰	清明 / 谷雨		少商	少徵	春分后十三日卯时正一刻起	左间 厥阴风木	少阴君火	二 主气少阴君火 客气阳明燥金	二之气 自春分日子正，至小满日戌正
孟夏	四月己巳	立夏 / 小满								
仲夏	五月庚午	芒种 / 夏至		太羽	太宫	芒种后十日卯时初二刻起	右间 阳明燥金	少阳相火	三 主气少阳相火 客气太阳寒水	三之气 自小满日亥初，至大暑日酉初
季夏	六月辛未	小暑 / 大暑								
孟秋	七月壬申	立秋 / 处暑		少角	少商	处暑后七日卯时正三刻起	在泉 太阴湿土	太阴湿土	四 主气太阴湿土 客气厥阴风木	四之气 自大暑日酉正，至秋分日未正
仲秋	八月癸酉	白露 / 秋分								
季秋	九月甲戌	寒露 / 霜降		太徵	太羽	立冬后四日辰时初四刻起	左间 少阳相火	阳明燥金	五 主气阳明燥金 客气少阴君火	五之气 自秋分日申初，至小雪日午初
孟冬	十月乙亥	立冬 / 小雪								
仲冬	十一月丙子	大雪 / 冬至					右间 少阴君火	太阳寒水	六 主气太阳寒水 客气太阴湿土	六之气 自小雪日午正，至大寒日辰正
季冬	十二月丁丑	小寒 / 大寒								

乙 巳 年

四季	月建	二十四节气	五运 中运	五运 客运	五运 主运	五运 交司时刻	六气 客气	六气 主气	六气 客主加临	六气 交司时刻
孟春	正月戊寅	立春 雨水	金运不及	少商	太角	甲辰年大寒日巳时初初刻起	司天 厥阴风木	厥阴风木	初 主气厥阴风木 客气阳明燥金	自甲辰年大寒日巳初，至本年春分日卯正
仲春	二月己卯	惊蛰 春分		太羽	少徵	春分后十三日巳时正一刻起	左间 少阴君火	少阴君火	二 主气少阴君火 客气太阳寒水	自春分日卯正，至小满日丑正
季春	三月庚辰	清明 谷雨			太宫					
孟夏	四月辛巳	立夏 小满		少角			右间 太阳寒水	少阳相火	三 主气少阳相火 客气厥阴风木	自小满日丑正，至大暑日戌初
仲夏	五月壬午	芒种 夏至			少商	芒种后十日午时初二刻起				
季夏	六月癸未	小暑 大暑		太徵			在泉 少阳相火	太阴湿土	四 主气太阴湿土 客气少阴君火	自大暑日戌初，至秋分日申正
孟秋	七月甲申	立秋 处暑			太羽	处暑后七日申时正三刻起				
仲秋	八月乙酉	白露 秋分		少宫			左间 阳明燥金	阳明燥金	五 主气阳明燥金 客气太阴湿土	自秋分日申正，至小雪日午初
季秋	九月丙戌	寒露 霜降								
孟冬	十月丁亥	立冬 小雪				立冬后四日未时初四刻起	右间 太阴湿土	太阳寒水	六 主气太阳寒水 客气少阳相火	自小雪日午正，至大寒日未正
仲冬	十一月戊子	大雪 冬至								
季冬	十二月己丑	小寒 大寒								

丙午年

四季	月建	二十四节	五运				六气			
			中运	客运	主运	交司时刻	客气	主气	客气加临（主气／客气）	交司时刻气
孟春	正月庚寅	立春 雨水	水运太过	太羽	太角	乙巳年大寒日申时初初刻起	司天 少阴君火	厥阴风木	初 主气厥阴风木／客气太阳寒水	自乙巳年大寒日申初，至春分日午初
仲春	二月辛卯	惊蛰 春分								
季春	三月壬辰	清明 谷雨		少角	少徵	春分后十三日申时正一刻起	左间 太阴湿土	少阴君火	二 主气少阴君火／客气厥阴风木	自春分日午正，至小满日辰正
孟夏	四月癸巳	立夏 小满								
仲夏	五月甲午	芒种 夏至		太徵	太宫	芒种后十日酉时初二刻起	右间 厥阴风木	少阳相火	三 主气少阳相火／客气少阴君火	自小满日巳初，至大暑日卯初
季夏	六月乙未	小暑 大暑								
孟秋	七月丙申	立秋 处暑		少宫	少商	处暑后七日酉时正三刻起	在泉 阳明燥金	太阴湿土	四 主气太阴湿土／客气太阴湿土	自大暑日卯正，至秋分日丑正
仲秋	八月丁酉	白露 秋分								
季秋	九月戊戌	寒露 霜降		太商	太羽	立冬后四日戌时初四刻起	左间 太阳寒水	阳明燥金	五 主气阳明燥金／客气少阳相火	自秋分日寅初，至小雪日子初
孟冬	十月己亥	立冬 小雪								
仲冬	十一月庚子	大雪 冬至					右间 少阳相火	太阳寒水	六 主气太阳寒水／客气阳明燥金	自小雪日子正，至大寒日戌正
季冬	十二月辛丑	小寒 大寒								

丁未年

四季	月建	二十四节气
孟春	正月壬寅	立春 雨水
仲春	二月癸卯	惊蛰 春分
季春	三月甲辰	清明 谷雨
孟夏	四月乙巳	立夏 小满
仲夏	五月丙午	芒种 夏至
季夏	六月丁未	小暑 大暑
孟秋	七月戊申	立秋 处暑
仲秋	八月己酉	白露 秋分
季秋	九月庚戌	寒露 霜降
孟冬	十月辛亥	立冬 小雪
仲冬	十一月壬子	大雪 冬至
季冬	十二月癸丑	小寒 大寒

五运

中运	客运	主运	交司时刻
木运不及	少角	少角	丙午年大寒日亥初初刻起
	太徵	太徵	春分后十三日亥时正一刻起
	少宫	少宫	芒种后十日子时初二刻起
	太商	太商	处暑后七日子时正三刻起
	少羽	少羽	立冬后四日丑时初四刻起

六气

	客气	主气	客主加临	交司时刻
初	司天 太阴湿土	厥阴风木	主气厥阴风木 客气厥阴风木	自丙午年大寒日亥初，至春分日酉初
二	左间 少阳相火	少阴君火	主气少阴君火 客气少阴君火	自春分日酉正，至小满日未正
三	右间 少阴君火	少阳相火	主气少阳相火 客气太阴湿土	自小满日申初，至大暑日午正
四	在泉 太阳寒水	太阴湿土	主气太阴湿土 客气少阳相火	自大暑日午正，至秋分日辰正
五	左间 厥阴风木	阳明燥金	主气阳明燥金 客气阳明燥金	自秋分日辰正，至小雪日卯初
六	右间 阳明燥金	太阳寒水	主气太阳寒水 客气太阳寒水	自小雪日卯初，至大寒日丑正

戊申年

四季	月建	二十四节气	中运	客运	主运	交司时刻（运）	客气	主气	客主加临	交司时刻（气）
孟春	正月甲寅	立春 雨水	火运太过（天符）	太徵	少角	丁未年大寒日寅时初初刻起	司天 少阳相火	厥阴风木	初 主气厥阴风木 客气少阴君火	初气 自丁未年大寒日寅初，至春分日子初
仲春	二月乙卯	惊蛰 春分					右间 阳明燥金			
季春	三月丙辰	清明 谷雨		少宫	太徵	春分后十三日寅时正一刻起		少阴君火	二 主气少阴君火 客气太阴湿土	二气 自春分日子正，至小满日戌正
孟夏	四月丁巳	立夏 小满					右间 太阴湿土			
仲夏	五月戊午	芒种 夏至		太商	少宫	芒种后十日卯时二刻起		少阳相火	三 主气少阳相火 客气少阳相火	三气 自小满日亥初，至大暑日酉初
季夏	六月己未	小暑 大暑					在泉 厥阴风木	太阴湿土	四 主气太阴湿土 客气阳明燥金	四气 自大暑日酉正，至秋分日未正
孟秋	七月庚申	立秋 处暑		少羽	太商	处暑后七日卯时正三刻起				
仲秋	八月辛酉	白露 秋分					左间 少阴君火	阳明燥金	五 主气阳明燥金 客气太阳寒水	五气 自秋分日申初，至小雪日午初
季秋	九月壬戌	寒露 霜降		太角	少羽	立冬后四日辰时初四刻起				
孟冬	十月癸亥	立冬 小雪					右间 太阳寒水	太阳寒水	六 主气太阳寒水 客气厥阴风木	六气 自小雪日午正，至大寒日辰正
仲冬	十一月甲子	大雪 冬至								
季冬	十二月乙丑	小寒 大寒								

己酉年

四季	月建	二十四节气	五运 中运	五运 客运	五运 主运	五运 交司时刻	六气 客气	六气 主气	六气 客主加临	六气 交司时刻
孟春	正月丙寅	立春 雨水	土运不及	少宫	少角	戊申年大寒日巳时初初刻起	阳明燥金（司天）	厥阴风木	初 主气厥阴风木 客气太阴湿土	自戊申年大寒日巳初，至本年春分日卯初
仲春	二月丁卯	惊蛰 春分								
季春	三月戊辰	清明 谷雨		太商	太徵	春分后十三日巳时正正一刻起	太阳寒水（左间）	少阴君火	二 主气少阴君火 客气少阳相火	自春分日卯正，至小满日丑正
孟夏	四月己巳	立夏 小满								
仲夏	五月庚午	芒种 夏至		少羽	少宫	芒种后十日午时初二刻起	少阳相火（右间）	少阳相火	三 主气少阳相火 客气阳明燥金	自小满日寅初，至大暑日子正
季夏	六月辛未	小暑 大暑								
孟秋	七月壬申	立秋 处暑		太角	太商	处暑后七日午时正三刻起	少阴君火（在泉）	太阴湿土	四 主气太阴湿土 客气太阳寒水	自大暑日子正，至秋分日戌初
仲秋	八月癸酉	白露 秋分								
季秋	九月甲戌	寒露 霜降		少徵	少羽	立冬后四日未时初四刻起	太阴湿土（左间）	阳明燥金	五 主气阳明燥金 客气厥阴风木	自秋分日亥初，至小雪日酉初
孟冬	十月乙亥	立冬 小雪								
仲冬	十一月丙子	大雪 冬至					厥阴风木（右间）	太阳寒水	六 主气太阳寒水 客气少阴君火	自小雪日酉正，至大寒日未正
季冬	十二月丁丑	小寒 大寒								

1136

庚 戌 年

四季	月建	二十四节气	五运 中运	五运 主运	五运 客运	五运 交司时刻	六气 客气	六气 主气	六气 客主加临	六气 交司时刻
孟春	正月戊寅	立春 / 雨水	金运太过	少角	太商	己酉年大寒日申时初初刻起	司天 太阳寒水	厥阴风木	初 主气厥阴风木 客气少阳相火	自己酉年大寒日申初，至春分日午初气
仲春	二月己卯	惊蛰 / 春分		太徵	少羽	春分后十三日申时正一刻起	左间 厥阴风木	少阴君火	二 主气少阴君火 客气阳明燥金	自春分日午正，至小满日辰正气
季春	三月庚辰	清明 / 谷雨					右间 阳明燥金	少阳相火	三 主气少阳相火 客气太阳寒水	自小满日巳初，至大暑日卯初气
孟夏	四月辛巳	立夏 / 小满								
仲夏	五月壬午	芒种 / 夏至		少宫	太角	芒种后十日酉时初二刻起	在泉 太阴湿土	太阴湿土	四 主气太阴湿土 客气厥阴风木	自大暑日卯正，至秋分日丑正气
季夏	六月癸未	小暑 / 大暑								
孟秋	七月甲申	立秋 / 处暑		太商	少徵	处暑后七日酉时正三刻起	左间 少阳相火	阳明燥金	五 主气阳明燥金 客气少阴君火	自秋分日寅初，至小雪日子初气
仲秋	八月乙酉	白露 / 秋分								
季秋	九月丙戌	寒露 / 霜降					右间 少阴君火	太阳寒水	六 主气太阳寒水 客气太阴湿土	自小雪日子正，至大寒日戌正气
孟冬	十月丁亥	立冬 / 小雪		少羽	太宫	立冬后四日戌时初四刻起				
仲冬	十一月戊子	大雪 / 冬至								
季冬	十二月己丑	小寒 / 大寒								

1137

辛 亥 年

四季	月建	二十四节气	中运	客运	主运	交司时刻	司天 客气	主气	客主加临	交司时刻 气
孟春	正月庚寅	立春 雨水	水运不及（类岁会）	少羽	少角	庚戌年大寒日亥时初初刻起	司天 厥阴风木	厥阴风木	初 主气 厥阴风木 客气 阳明燥金	初之气 自庚戌年大寒日亥初，至春分日酉初
仲春	二月辛卯	惊蛰 春分								
季春	三月壬辰	清明 谷雨		太角	太徵	春分后十三日亥时正一刻起	左间 少阴君火	少阴君火	二 主气 少阴君火 客气 太阳寒水	二之气 自春分日酉正，至小满日未正
孟夏	四月癸巳	立夏 小满								
仲夏	五月甲午	芒种 夏至		少徵	少宫	芒种后十日子时初二刻起	右间 太阳寒水	少阳相火	三 主气 少阳相火 客气 厥阴风木	三之气 自小满日申正，至大暑日午初
季夏	六月乙未	小暑 大暑								
孟秋	七月丙申	立秋 处暑		太宫	太商	处暑后七日子时正三刻起	在泉 少阳相火	太阴湿土	四 主气 太阴湿土 客气 少阴君火	四之气 自大暑日午正，至秋分日辰正
仲秋	八月丁酉	白露 秋分								
季秋	九月戊戌	寒露 霜降		少商	少羽	立冬后四日丑时初四刻起	左间 阳明燥金	阳明燥金	五 主气 阳明燥金 客气 太阴湿土	五之气 自秋分日巳初，至小雪日卯初
孟冬	十月己亥	立冬 小雪								
仲冬	十一月庚子	大雪 冬至					右间 太阴湿土	太阳寒水	六 主气 太阳寒水 客气 少阳相火	六之气 自小雪日卯正，至大寒日丑正
季冬	十二月辛丑	小寒 大寒								

1138

壬 子 年

四季	月 建	二十四节气	中运	客运	主运	交司时刻	客气	主气	客主加临	交司时刻
孟春	正月壬寅	立春 雨水	木运太过	太角	太角	辛亥年大寒日黄昏初初刻起	司天 少阴君火	厥阴风木	初 主气厥阴风木 客气太阳寒水	初之气 自辛亥年大寒日黄初，至春分日子正
仲春	二月癸卯	惊蛰 春分					左间 太阴湿土			
季春	三月甲辰	清明 谷雨		少徵	少徵	春分后十三日黄昏正正一刻起		少阴君火	二 主气少阴君火 客气厥阴风木	二之气 自春分日子正，至小满日戌正
孟夏	四月乙巳	立夏 小满					右间 厥阴风木			
仲夏	五月丙午	芒种 夏至		太宫	太宫	芒种后十日卯时初二刻起		少阳相火	三 主气少阳相火 客气少阴君火	三之气 自小满日戌初，至大暑日酉初
季夏	六月丁未	小暑 大暑					在泉 阳明燥金	太阴湿土	四 主气太阴湿土 客气太阴湿土	四之气 自大暑日酉正，至秋分日未正
孟秋	七月戊申	立秋 处暑		少商	少商	处暑后七日卯时正三刻起				
仲秋	八月己酉	白露 秋分					左间 太阳寒水	阳明燥金	五 主气阳明燥金 客气少阳相火	五之气 自秋分日申初，至小雪日午初
季秋	九月庚戌	寒露 霜降								
孟冬	十月辛亥	立冬 小雪		太羽	太羽	立冬后四日辰时初四刻起	右间 少阳相火	太阳寒水	六 主气太阳寒水 客气阳明燥金	六之气 自小雪日午正，至大寒日辰正
仲冬	十一月壬子	大雪 冬至								
季冬	十二月癸丑	小寒 大寒								

五运　　六气

1139

癸 丑 年

四季	月建	二十四节气	五运 中运	五运 客运	五运 主运	五运 交司时刻	六气 客气	六气 主气	六气 客主加临	六气 交司时刻气
孟春	正月甲寅	立春	火运不及	少徵	太角	壬子年大寒日巳时初初刻起	司天 太阴湿土	厥阴风木	初 主气厥阴风木 客气太阴湿土	自壬子年大寒日巳初,至本年春分日卯初 气
		雨水								
仲春	二月乙卯	惊蛰								
		春分		太宫	少徵	春分后十三日巳时正一刻起	左间 少阳相火	少阴君火	二 主气少阴君火 客气少阳相火	自春分日卯正,至小满日丑正 气
季春	三月丙辰	清明								
		谷雨								
孟夏	四月丁巳	立夏					右间 少阴君火	少阳相火	三 主气少阳相火 客气少阴君火	自小满日寅,至大暑日子初 气
		小满								
仲夏	五月戊午	芒种		少商	太宫	芒种后十日午时初二刻起				
		夏至								
季夏	六月己未	小暑					在泉 太阳寒水	太阴湿土	四 主气太阴湿土 客气太阳寒水	自大暑日子正,至秋分日戌正 气
		大暑								
孟秋	七月庚申	立秋								
		处暑		太羽	少商	处暑后七日未时正三刻起				
仲秋	八月辛酉	白露					左间 厥阴风木	阳明燥金	五 主气阳明燥金 客气厥阴风木	自秋分日亥初,至小雪日酉初 气
		秋分								
季秋	九月壬戌	寒露								
		霜降								
孟冬	十月癸亥	立冬		少角	太羽	立冬后四日申时初四刻起	右间 阳明燥金	太阳寒水	六 主气太阳寒水 客气阳明燥金	自小雪日酉正,至大寒日未正 气
		小雪								
仲冬	十一月甲子	大雪								
		冬至								
季冬	十二月乙丑	小寒								
		大寒								

1140

甲寅年

四季	月建	二十四节气	五运				六气				
			中运	客运	主运	交司时刻	客气	主气	客主加临主气	客主加临客气	交司时刻
孟春	正月丙寅	立春 雨水	土运太过	太宫	太角	癸丑年大寒日申时初初刻起	司天 少阳相火	厥阴风木	初 厥阴风木	少阴君火	初 自癸丑年大寒日申日午初,至本年春分日午正
仲春	二月丁卯	惊蛰 春分									
季春	三月戊辰	清明 谷雨		少商	少徵	春分后十三日申时正一刻起	左间 阳明燥金	少阴君火	二 少阴君火	太阴湿土	二 自春分日午正,至小满日辰正
孟夏	四月己巳	立夏 小满									
仲夏	五月庚午	芒种 夏至		太羽	太宫	芒种后十日酉时初二刻起	右间 太阴湿土	少阳相火	三 少阳相火	少阳相火	三 自小满日辰初,至大暑日卯正
季夏	六月辛未	小暑 大暑									
孟秋	七月壬申	立秋 处暑		少角	少商	处暑后七日酉时正三刻起	在泉 厥阴风木	太阴湿土	四 太阴湿土	阳明燥金	四 自大暑日卯初,至秋分日丑正
仲秋	八月癸酉	白露 秋分									
季秋	九月甲戌	寒露 霜降		少徵	太羽	立冬后四日戌时初四刻起	左间 少阴君火	阳明燥金	五 阳明燥金	太阳寒水	五 自秋分日丑初,至小雪日子正
孟冬	十月乙亥	立冬 小雪									
仲冬	十一月丙子	大雪 冬至					右间 太阳寒水	太阳寒水	六 太阳寒水	厥阴风木	六 自小雪日子初,至大寒日戌正
季冬	十二月丁丑	小寒 大寒									

1141

乙 卯 年

四季	月建	二十四节气	五运				六气			
			中运	客运	主运	交司时刻	客气	主气	客主加临	交司时刻
孟春	正月戊寅	立春 雨水	金运不及 (天符)	少商	太角	甲寅年大寒日亥时初初刻起	司天 阳明燥金	厥阴风木	初 主气厥阴风木 客气太阴湿土	自甲寅年大寒日亥初,至春分日酉初 气
仲春	二月己卯	惊蛰 春分			少徵	春分后十三日亥时正一刻起	左间 太阳寒水	少阴君火	二 主气少阴君火 客气少阳相火	自春分日酉正,至小满日未正 气
季春	三月庚辰	清明 谷雨		太羽						
孟夏	四月辛巳	立夏 小满					右间 少阳相火	少阳相火	三 主气少阳相火 客气阳明燥金	自小满日申初,至大暑日午初 气
仲夏	五月壬午	芒种 夏至		少角	太宫	芒种后十日子时初二刻起				
季夏	六月癸未	小暑 大暑					在泉 少阴君火	太阴湿土	四 主气太阴湿土 客气太阳寒水	自大暑日午正,至秋分日辰正 气
孟秋	七月甲申	立秋 处暑		太徵	少商	处暑后七日子时正三刻起				
仲秋	八月乙酉	白露 秋分					左间 太阴湿土	阳明燥金	五 主气阳明燥金 客气厥阴风木	自秋分日巳初,至小雪日卯初 气
季秋	九月丙戌	寒露 霜降								
孟冬	十月丁亥	立冬 小雪		少宫	太羽	立冬后四日丑时初四刻起	右间 厥阴风木	太阳寒水	六 主气太阳寒水 客气少阴君火	自小雪日卯正,至大寒日丑正 气
仲冬	十一月戊子	大雪 冬至								
季冬	十二月己丑	小寒 大寒								

丙辰年

四季	月	建	二十四节气	五运				六气			
				中运	客运	主运	交司时刻	客气	主气	客主加临	交司时刻
孟春	正月庚寅		立春 雨水	水运太过（天符）	太羽	太角	乙卯年大寒日寅时初初刻起	司天 太阳寒水	厥阴风木	初 主气厥阴风木 客气少阳相火	气 自乙卯年大寒日寅初，至春分日子正
仲春	二月辛卯		惊蛰 春分					左间 厥阴风木	少阴君火	二 主气少阴君火 客气阳明燥金	气 自春分日子正，至小满日戌正
季春	三月壬辰		清明 谷雨		少角	少徵	春分后十三日寅时正一刻起	右间 阳明燥金	少阳相火	三 主气少阳相火 客气太阳寒水	气 自小满日亥初，至大暑日酉初
孟夏	四月癸巳		立夏 小满					在泉 太阴湿土	太阴湿土	四 主气太阴湿土 客气厥阴风木	气 自大暑日酉正，至秋分日未正
仲夏	五月甲午		芒种 夏至		太徵	太宫	芒种后十日卯时初二刻起	左间 少阳相火	阳明燥金	五 主气阳明燥金 客气少阴君火	气 自秋分日申初，至小雪日午初
季夏	六月乙未		小暑 大暑					右间 少阴君火	太阳寒水	六 主气太阳寒水 客气太阴湿土	气 自小雪日午正，至大寒日辰正
孟秋	七月丙申		立秋 处暑		少宫	少商	处暑后七日卯时正三刻起				
仲秋	八月丁酉		白露 秋分								
季秋	九月戊戌		寒露 霜降								
孟冬	十月己亥		立冬 小雪		太商	太羽	立冬后四日辰时初四刻起				
仲冬	十一月庚子		大雪 冬至								
季冬	十二月辛丑		小寒 大寒								

1143

丁巳年

四季	月建	二十四节气	五运				六气			
			中运	客运	主运	交司时刻	客气	主气	客主加临	交司时刻
孟春	正月壬寅	立春 雨水	木运不及（天符）	少角	少角	丙辰年大寒日巳时初初刻起	司天 厥阴风木	厥阴风木	初 主气厥阴风木 客气阳明燥金	自丙辰年大寒日巳初，至春分日卯正 气
仲春	二月癸卯	惊蛰 春分								
季春	三月甲辰	清明 谷雨		太徵	太徵	春分后十三日巳时正一刻起	左间 少阴君火	少阴君火	二 主气少阴君火 客气太阳寒水	自春分日卯正，至小满日丑正 气
孟夏	四月乙巳	立夏 小满								
仲夏	五月丙午	芒种 夏至		少宫	少宫	芒种后十日午时初二刻起	右间 太阳寒水	少阳相火	三 主气少阳相火 客气厥阴风木	自小满日寅，至大暑日子初 气
季夏	六月丁未	小暑 大暑								
孟秋	七月戊申	立秋 处暑		太商	太商	处暑后七日未时正三刻起	在泉 少阳相火	太阴湿土	四 主气太阴湿土 客气少阴君火	自大暑日子初，至秋分日戌正 气
仲秋	八月己酉	白露 秋分								
季秋	九月庚戌	寒露 霜降		少羽	少羽	立冬后四日未时初四刻起	左间 阳明燥金	阳明燥金	五 主气阳明燥金 客气太阴湿土	自秋分日戌正，至小雪日酉初 气
孟冬	十月辛亥	立冬 小雪								
仲冬	十一月壬子	大雪 冬至					右间 太阴湿土	太阳寒水	六 主气太阳寒水 客气少阳相火	自小雪日酉正，至大寒日未正 气
季冬	十二月癸丑	小寒 大寒								

1144

戊午年

四季	月	建	二十四节气	五运 中运	客运	主运	交司时刻	六气 客气	主气	客主加临	交司时刻
孟春	正月	甲寅	立春 雨水	火运太过（太乙天符,岁会）	太徵	少角	丁巳年大寒日申时初初刻起	司天 少阴君火	厥阴风木	初 主气厥阴风木 客气太阳寒水	初气 自丁巳年大寒日申初、至春分日午初
仲春	二月	乙卯	惊蛰 春分								
季春	三月	丙辰	清明 谷雨		少宫	太徵	春分后十三日申时正一刻起	左间 太阴湿土	少阴君火	二 主气少阴君火 客气厥阴风木	二气 自春分日午正、至小满日辰正
孟夏	四月	丁巳	立夏 小满								
仲夏	五月	戊午	芒种 夏至		太商	少宫	芒种后十日酉时初二刻起	右间 厥阴风木	少阳相火	三 主气少阳相火 客气少阴君火	三气 自小满日巳初、至大暑日卯初
季夏	六月	己未	小暑 大暑								
孟秋	七月	庚申	立秋 处暑		少羽	太商	处暑后七日戌时正三刻起	在泉 阳明燥金	太阴湿土	四 主气太阴湿土 客气太阴湿土	四气 自大暑日卯正、至秋分日丑正
仲秋	八月	辛酉	白露 秋分								
季秋	九月	壬戌	寒露 霜降		太角	少羽	立冬后四日戌时初四刻起	左间 太阳寒水	阳明燥金	五 主气阳明燥金 客气少阳相火	五气 自秋分日丑初、至小雪日子初
孟冬	十月	癸亥	立冬 小雪								
仲冬	十一月	甲子	大雪 冬至					右间 少阳相火	太阳寒水	六 主气太阳寒水 客气阳明燥金	六气 自小雪日子正、至大寒日戌正
季冬	十二月	乙丑	小寒 大寒								

己未年

四季	月建	二十四节气	五运 中运	五运 客运	五运 主运	五运 交司时刻	六气 客气	六气 主气	六气 客主加临	六气 交司时刻
孟春	正月丙寅	立春 雨水	土运不及（太乙天符，岁会）	少宫	少角	戊午年大寒日亥时初初刻起	司天 太阴湿土	厥阴风木	初　主气厥阴风木　客气厥阴风木	气　自戊午年大寒日亥初，至春分日酉正
仲春	二月丁卯	惊蛰 春分								
季春	三月戊辰	清明 谷雨		太商	太徵	春分后十三日亥时正一刻起	左间 少阴相火	少阴君火	二　主气少阴君火　客气少阴君火	气　自春分日酉正，至小满日未正
孟夏	四月己巳	立夏 小满								
仲夏	五月庚午	芒种 夏至		少羽	少宫	芒种后十日子时初二刻起	右间 少阳君火	少阳相火	三　主气少阳相火　客气太阴湿土	气　自小满日未正，至大暑日午初
季夏	六月辛未	小暑 大暑								
孟秋	七月壬申	立秋 处暑		太角	太商	处暑后七日子时正三刻起	在泉 太阳寒水	太阴湿土	四　主气太阴湿土　客气少阳相火	气　自大暑日午初，至秋分日辰正
仲秋	八月癸酉	白露 秋分								
季秋	九月甲戌	寒露 霜降		少徵	少羽	立冬后四日丑时初四刻起	左间 厥阴风木	阳明燥金	五　主气阳明燥金　客气阳明燥金	气　自秋分日辰正，至小雪日卯初
孟冬	十月乙亥	立冬 小雪								
仲冬	十一月丙子	大雪 冬至					右间 阳明燥金	太阳寒水	六　主气太阳寒水　客气太阳寒水	气　自小雪日卯初，至大寒日丑正
季冬	十二月丁丑	小寒 大寒								

庚申年

四季	月建	二十四节气	中运	五运 客运	五运 主运	五运 交司时刻	六气 客气	六气 主气	六气 客主加临	六气 交司时刻
孟春	正月戊寅	立春 雨水	金运太过（类岁会）	太商	少角	己未年大寒日寅初初刻起	司天 少阳相火	厥阴风木	初 主气厥阴风木 客气少阴君火	初气 自己未年大寒日寅初，至春分日子初
仲春	二月己卯	惊蛰 春分					左间 阳明燥金			
季春	三月庚辰	清明 谷雨		少羽	太徵	春分后十三日黄时正一刻起		少阴君火	二 主气少阴君火 客气太阴湿土	二气 自春分日子正，至小满日戌正
孟夏	四月辛巳	立夏 小满					右间 太阴湿土			
仲夏	五月壬午	芒种 夏至		太角	少宫	芒种后十日卯时初二刻起		少阳相火	三 主气少阳相火 客气少阳相火	三气 自小满日亥初，至大暑日酉初
季夏	六月癸未	小暑 大暑					在泉 厥阴风木			
孟秋	七月甲申	立秋 处暑		少徵	太商	处暑后七日卯时正三刻起		太阴湿土	四 主气太阴湿土 客气阳明燥金	四气 自大暑日酉正，至秋分日未正
仲秋	八月乙酉	白露 秋分					左间 少阴君火			
季秋	九月丙戌	寒露 霜降		太宫	少羽	立冬后四日辰时初四刻起		阳明燥金	五 主气阳明燥金 客气太阳寒水	五气 自秋分日申初，至小雪日午初
孟冬	十月丁亥	立冬 小雪					右间 太阳寒水			
仲冬	十一月戊子	大雪 冬至						太阳寒水	六 主气太阳寒水 客气厥阴风木	六气 自小雪日午正，至大寒日辰正
季冬	十二月己丑	小寒 大寒								

辛酉年

四季	月 建	二十四节气	五运 中运	五运 客运	五运 主运	五运 交司时刻	六气 客气	六气 主气	六气 客主加临	六气 交司时刻
孟春	正月庚寅	立春 雨水	水运不及	少羽	少角	庚申年大寒日巳时初初刻起	司天 阳明燥金	厥阴风木	初 主气厥阴风木 客气太阴湿土	初气 自庚申年大寒日巳初,至本年春分日卯初
仲春	二月辛卯	惊蛰 春分					左间 太阳寒水	少阴君火	二 主气少阴君火 客气少阳相火	二气 自春分日卯正,至小满日丑正
季春	三月壬辰	清明 谷雨		太角	太徵	春分后十三日巳时正一刻起	右间 少阳相火			
孟夏	四月癸巳	立夏 小满					在泉 少阴君火	少阳相火	三 主气少阳相火 客气阳明燥金	三气 自小满日寅初,至大暑日子初
仲夏	五月甲午	芒种 夏至		少徵	少宫	芒种后十日时初二刻起	左间 太阴湿土			
季夏	六月乙未	小暑 大暑					右间 厥阴风木	太阴湿土	四 主气太阴湿土 客气太阳寒水	四气 自大暑日子正,至秋分日戌正
孟秋	七月丙申	立秋 处暑		太宫	太商	处暑后七日午时正三刻起		阳明燥金	五 主气阳明燥金 客气厥阴风木	五气 自秋分日亥初,至小雪日酉初
仲秋	八月丁酉	白露 秋分								
季秋	九月戊戌	寒露 霜降						太阳寒水	六 主气太阳寒水 客气少阴君火	六气 自小雪日酉正,至大寒日未正
孟冬	十月己亥	立冬 小雪		少商	少羽	立冬后四日未时初四刻起				
仲冬	十一月庚子	大雪 冬至								
季冬	十二月辛丑	小寒 大寒								

壬戌年

四季	月建	二十四节气	中运	客运	主运	交司时刻（五运）	客气	主气	客主加临	交司时刻（六气）
孟春	正月壬寅	立春 雨水	木运太过	太角	太角	辛酉年大寒日申初初刻起	司天 太阳寒水	厥阴风木	初 主气厥阴风木 客气少阳相火	初气 自辛酉年大寒日申初，至春分日午初
仲春	二月癸卯	惊蛰 春分								
季春	三月甲辰	清明 谷雨		少徵	少徵	春分后十三日申时正一刻起	左间 厥阴风木	少阴君火	二 主气少阴君火 客气阳明燥金	二气 自春分日午正，至小满日辰正
孟夏	四月乙巳	立夏 小满								
仲夏	五月丙午	芒种 夏至		太宫	太宫	芒种后十日酉时初二刻起	右间 阳明燥金	少阳相火	三 主气少阳相火 客气太阳寒水	三气 自小满日巳初，至大暑日卯初
季夏	六月丁未	小暑 大暑								
孟秋	七月戊申	立秋 处暑		少商	少商	处暑后七日酉时正三刻起	在泉 太阴湿土	太阴湿土	四 主气太阴湿土 客气厥阴风木	四气 自大暑日卯正，至秋分日丑正
仲秋	八月己酉	白露 秋分								
季秋	九月庚戌	寒露 霜降		太羽	太羽	立冬后四日戌时初四刻起	左间 少阳相火	阳明燥金	五 主气阳明燥金 客气少阴君火	五气 自秋分日丑初，至小雪日子初
孟冬	十月辛亥	立冬 小雪								
仲冬	十一月壬子	大雪 冬至					右间 少阴君火	太阳寒水	六 主气太阳寒水 客气太阴湿土	六气 自小雪日子正，至大寒日戌正
季冬	十二月癸丑	小寒 大寒								

癸亥年

四季	月建	二十四节气	五运				六气			
			中运	客运	主运	交司时刻	客气	主气	客主加临	交司时刻
孟春	正月甲寅	立春 雨水	火运不及（同岁会）	少徵	太角	壬戌年大寒日亥时初初刻起	司天 厥阴风木	厥阴风木	初 主气厥阴风木 客气阳明燥金	气 自壬戌年大寒日亥初，至春分日酉正
仲春	二月乙卯	惊蛰 春分								
季春	三月丙辰	清明 谷雨		太宫	少徵	春分后十三日亥时正一刻起	左间 少阴君火	少阴君火	二 主气少阴君火 客气太阳寒水	气 自春分日酉正，至小满日未正
孟夏	四月丁巳	立夏 小满								
仲夏	五月戊午	芒种 夏至		少商	太宫	芒种后十日子时初二刻起	右间 太阴寒水	少阳相火	三 主气少阳相火 客气厥阴风木	气 自小满日申初，至大暑日午正
季夏	六月己未	小暑 大暑								
孟秋	七月庚申	立秋 处暑		太羽	少商	处暑后七日子时正三刻起	在泉 少阳相火	太阴湿土	四 主气太阴湿土 客气少阴君火	气 自大暑日午正，至秋分日辰正
仲秋	八月辛酉	白露 秋分								
季秋	九月壬戌	寒露 霜降		少角	太羽	立冬后四日丑时初四刻起	左间 阳明燥金	阳明燥金	五 主气阳明燥金 客气太阴湿土	气 自秋分日辰初，至小雪日卯正
孟冬	十月癸亥	立冬 小雪								
仲冬	十一月甲子	大雪 冬至					右间 太阴湿土	太阴寒水	六 主气太阴寒水 客气少阳相火	气 自小雪日卯正，至大寒日丑正
季冬	十二月乙丑	小寒 大寒								